CONGO

D'ANATOMIE

8°Ta°

440

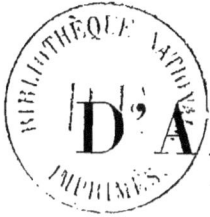

ABRÉGÉ
D'ANATOMIE

1

L'ABRÉGÉ d'ANATOMIE forme trois volumes grand in-8°
ainsi divisés :

Tome I. — EMBRYOLOGIE — OSTÉOLOGIE — ARTHROLOGIE —
MYOLOGIE.

> Un volume in-8° de 560 pages avec 402 figures en noir et en cou-
> leurs, relié toile.

Tome II. — COEUR — ARTÈRES — VEINES LYMPHATIQUES —
CENTRES NERVEUX — NERFS CRANIENS — NERFS RACHIDIENS.

> Un volume in-8° de 500 pages avec 248 figures en noir et en cou-
> leurs, relié toile.

Tome III. — TUBE DIGESTIF ET ANNEXES — ORGANES RESPIRA-
TOIRES — APPAREIL URINAIRE — ORGANES GÉNITAUX DE
L'HOMME ET DE LA FEMME — ORGANES DES SENS.

> Un volume in-8°, avec figures en noir et en couleurs, relié toile.
> (*Sous presse.*)

55910. — Imp. Lahure, 9, rue de Fleurus, à Paris

ABRÉGÉ
D'ANATOMIE

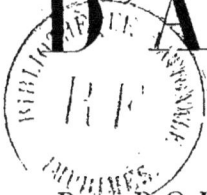

PAR

P. POIRIER
Professeur d'Anatomie
à la Faculté de Médecine de Paris

A. CHARPY
Professeur d'Anatomie à la
Faculté de Médecine de Toulouse

B. CUNÉO
Professeur agrégé à la Faculté
de Médecine de Paris

TOME I

EMBRYOLOGIE — OSTÉOLOGIE
ARTHROLOGIE — MYOLOGIE

AVEC 402 FIGURES EN NOIR ET EN COULEURS

MASSON ET Cᵢₑ, ÉDITEURS
LIBRAIRES DE L'ACADÉMIE DE MÉDECINE
120, BOULEVARD SAINT-GERMAIN, PARIS

1908

Le *Traité d'Anatomie humaine*, publié sous la direction de Poirier qui s'adjoignit bientôt l'un de nous, a obtenu le légitime succès auquel lui donnaient droit la compétence éclairée de ses nombreux collaborateurs, l'ampleur de son illustration et les soins apportés par les éditeurs à son exécution matérielle.

Fruit d'un labeur considérable, il avait pour but d'exposer, dans ses diverses branches, l'état actuel de la science anatomique si profondément modifiée par les découvertes de ces dernières années. Ce programme encyclopédique imposait à l'ouvrage des dimensions en rapport avec l'importance des sujets et le destinait plus particulièrement à ceux qui ont besoin d'approfondir les questions, à l'élève qui prépare un concours, au professeur qui a la charge d'un enseignement, au clinicien auquel l'examen des malades et l'intervention opératoire rendent nécessaires des connaissances chaque jour plus étendues et plus précises. Mais les étudiants des premières années et ceux à qui suffisent pour la pratique courante des notions fondamentales, dégagées du détail, réclamaient depuis longtemps une anatomie plus condensée, et c'est la raison qui nous a fait écrire cet *Abrégé*.

Dans son cadre restreint en trois volumes, ce nouvel ouvrage est cependant assez développé pour éviter l'extrême concision qui nuit à la clarté et la sécheresse qui rebute l'élève et fatigue la mémoire. Un grand nombre des dessins, qui ont largement contribué au succès du Traité, ont été reproduits dans leur format ou avec les réductions nécessaires. Du moment qu'il s'agissait d'une Anatomie descriptive proprement dite, l'embryologie et l'histologie, qui sont traitées dans des manuels spéciaux, ne pouvaient plus être conservées qu'à l'état de résumé, dans la mesure nécessaire pour expliquer certains points de morphologie ou pour compléter la connaissance d'un organe. La bibliographie devenait également superflue. Tandis qu'au contraire il y avait intérêt à faire précéder chaque chapitre d'une technique sommaire de dissection, pour guider les débutants dans leurs préparations anatomiques.

Les deux premiers volumes de cet *Abrégé* étaient terminés, quand la mort est venue enlever Poirier à l'amitié de ses collaborateurs. Nos mesures sont prises pour achever promptement l'œuvre commencée et lui conserver son caractère d'unité et d'actualité.

C ᴇᴛ C.

ABRÉGÉ
D'ANATOMIE HUMAINE

INTRODUCTION

L'*anatomie* (de ἀνατέμνειν, couper, disséquer) a pour objet l'étude de la forme, de la structure et du développement des êtres organisés. Elle est une des deux parties fondamentales de la *biologie*, dont l'autre est représentée par la *physiologie*, qui étudie le fonctionnement de ces êtres. La première envisage les faits d'ordre statique, la deuxième les faits d'ordre dynamique.

Ainsi définie, l'anatomie embrasse un champ des plus vastes. Aussi comprend-elle plusieurs subdivisions.

L'*anatomie proprement dite* étudie l'architecture des êtres vivants. L'*anatomie générale* dont l'*histologie* représente le chapitre fondamental envisage les matériaux, c'est-à-dire les tissus qui constituent ces êtres.

De même que l'anatomie a comme préface naturelle la *morphogénie*, étude du développement de la forme, l'histologie se complète par l'*histogénie*, étude de l'évolution des tissus. L'une et l'autre constituent par leur réunion l'*embryologie*.

Pour arriver à une connaissance exacte de l'architecture d'un être organisé, l'anatomiste doit envisager successivement la disposition des différents *appareils* qui constituent cet être et celle des différents *organes* qui constituent chacun de ces appareils. Cette étude analytique constitue l'*anatomie descriptive*. Celle-ci nous occupera seule ici; mais il faut savoir qu'elle a pour complément l'*anatomie topographique* qui envisage plus particulièrement l'étude des rapports au point de vue des applications médico-chirurgicales que comportent ces derniers.

Il va de soi qu'un traité d'anatomie, destiné aux médecins, ne saurait comporter que l'étude du corps humain. Mais l'homme n'est point isolé dans la série animale et nombre de dispositions de l'anatomie humaine ne s'éclairent que par la comparaison avec les formations homologues des autres animaux. Les *anomalies*, conséquences habituelles de l'influence atavique, établissent un lien de plus entre l'anatomie humaine et l'anatomie des autres êtres. Aussi, bien que dans cet ouvrage

élémentaire, nous soyons décidés à réduire au minimum la place de
l'anatomie dite philosophique, nous faudra-t-il souvent préparer ou
compléter nos chapitres d'anatomie descriptive par des appels à l'embryologie, à l'anatomie comparative ou à l'étude des anomalies.

Les notions embryologiques ont une importance toute particulière.
Abstraction faite de leur intérêt général, elles ont l'avantage, au point
de vue pédagogique pur, de donner un schéma réel de la disposition
définitive, souvent compliquée. Aussi ferons-nous précéder l'étude des
différents systèmes et appareils d'un aperçu rapide de leur développement. Mais il est évident que ces pages détachées d'embryologie ne
sauraient être comprises sans l'étude préalable des premiers développements de l'œuf humain. C'est cette étude, que nous avons réduite au
strict nécessaire, mais dont nous ne saurions assez recommander la
lecture, qui constituera le premier chapitre de ce manuel d'anatomie.

LIVRE I

NOTIONS D'EMBRYOLOGIE[1]

PREMIERS DÉVELOPPEMENTS DE L'OEUF HUMAIN

Définition. — Tout être, avant d'arriver à l'état de complet développement, c'est-à dire à l'état adulte, passe par une série de phases successives dont l'ensemble constitue l'*ontogénie*. L'*embryogénie* est cette
partie de l'ontogénie qui envisage les étapes parcourues par l'être *avant
la naissance*; elle forme l'objet d'étude de l'*embryologie*.

L'*ontogénie* a pour complément naturel la *phylogénie* qui est l'his-
toire généalogique des organismes à travers les âges; pendant son
développement l'être repasse en effet par les différentes étapes parcourues par l'espèce au cours de sa formation, ce que l'on a exprimé dans
cette formule, devenue classique : « l'ontogénie est une récapitulation
abrégée et incomplète de la phylogénie ».

Les deux facteurs qui dirigent la formation de l'être sont l'hérédité
et le milieu; ou, en d'autres termes, l'ontogénèse résulte de l'action
combinée de la *palingénèse* (génèse par répétition, de πάλιν, ancêtre)
et de la *cœnogénèse* (génèse sur de nouveaux frais, χοινός nouveau).

1. Ce chapitre a été rédigé dans le *Traité d'Anatomie humaine*, par M. le professeur Prenant.

PRODUITS SEXUELS. FÉCONDATION

Produits sexuels. — Comme tout métazoaire, l'être humain résulte de la conjugaison de deux éléments cellulaires, l'ovule et le spermatozoïde.

Ovule. — L'ovule humain est une cellule complète dont le diamètre moyen est de 150 à 200 μ. Le noyau, volumineux, porte le nom de *vésicule germinative* ou de *Purkinje*; il contient une masse de chromatine, plus ou moins considérable, concentrée d'ordinaire en un ou plusieurs nucléoles, les *taches germinatives* ou de *Wagner*. Le protoplasma est assez riche en matériaux de réserve ou deutoplasmiques; il contient en outre un corpuscule à signification encore énigmatique, le *corps vitellin de Balbiani*. L'ovule est enveloppé par la membrane vitelline, elle-même entourée par une deuxième enveloppe, la *zone pellucide*, produit de sécrétion des cellules périovulaires.

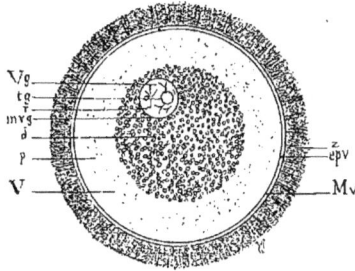

Fig. 1. — Œuf humain (d'après Nagel).

V, vitellus. — *p*, zone protoplasmique; *d*, zone deutoplasmique du vitellus. — *Vg*, vésicule germinative ou noyau. — *mvg*, membrane du noyau. — *r*, réticulum nucléaire. — *tg*, tache germinative. — *Mv*, membrane vitelline. — *epv*, espace périvitellin, — *z*, zone pellucide ou radiée.

L'œuf humain appartient comme l'œuf de la plupart des mammifères au groupe des œufs *oligolécithes*, c'est-à-dire pauvres en vitellus nutritif. A ce point de vue il se rapproche de l'œuf de l'amphioxus et s'éloigne de celui des autres vertébrés (batraciens, poissons, oiseaux) qui appartiennent au groupe des œufs *polylécithes*.

Spermatozoïde. — Le spermatozoïde représente comme l'ovule une cellule. Mais cette cellule est très réduite et très modifiée, de sorte que ce n'est que si l'on étudie la spermatogénèse que l'on peut se convaincre de la nature cellulaire du produit sexuel mâle.

Le spermatozoïde, dont la longueur moyenne est de 50 μ, se compose essentiellement d'une *tête* et d'une *queue* entre lesquelles se trouve interposé un *segment intermédiaire*.

La *tête* est presque exclusivement constituée par le noyau en avant

Fig. 2. — Spermatozoïde.

t, tête. — *q*, queue.

1.

duquel se trouvent des formations peu visibles chez l'homme (acrosome, coiffe céphalique) et qui paraissent représenter des parties du protoplasma douées de propriétés chimiotactives particulières. La *queue* est un long flagellum dont la structure fine paraît être assez complexe.

Maturation et fécondation. — L'œuf, tel que nous venons de le décrire, n'est apte à être fécondé qu'après avoir subi une série de transformations que l'on désigne sous le nom de phénomènes de *maturation*. Le plus important de ces phénomènes est l'émission des globules polaires.

La formation des globules polaires n'est pas autre chose qu'une division de l'ovule. Cette division se fait suivant le processus habituel de la karyokinèse; mais les deux cellules filles sont ici de taille très inégale, le globule le cédant de beaucoup en dimensions à la cellule ovulaire. Chez les mammifères, les globules polaires éliminés sont au nombre de deux, mais ils ne paraissent pas avoir la même signification. En effet, si la première division cellulaire reproduit sans modification le type normal, il n'en est pas de même de la seconde. On sait qu'après toute division cellulaire chacun des noyaux des deux cellules filles reconstitue, avant de se diviser de nouveau, le quantum de chromatine que doit posséder normalement la cellule. Or, la division qui aboutit à la formation du deuxième globule polaire, s'accomplit dans des conditions qui rendent cette reconstitution impossible. Cette deuxième division est dite *réductionnelle* par opposition à la division normale, *équationnelle*. Elle a comme conséquence ce fait que l'ovule ne possède plus que la moitié de la chromatine qu'il contenait avant la maturation. Le spermatozoïde se trouve dans des conditions identiques; mais pour lui les phénomènes de réduction se sont passés dans le tube séminifère au moment de la spermatogénèse. Quoi qu'il en soit, on voit, qu'au point de vue cytologique, l'ovule mûr et le spermatozoïde se trouvent dans des conditions tout à fait particulières. Et s'ils diffèrent l'un de l'autre par leurs masses protoplasmiques, ils sont en revanche équivalents par la quantité de chromatine que contient leurs noyaux *qui doivent être considérés comme les substrata organiques de l'hérédité*.

Lorsque les spermatozoïdes arrivent au contact de l'ovule, on voit l'un d'eux pénétrer à son intérieur; il perd alors sa queue et se transforme en *noyau spermatique* ou *pronucleus mâle* qui se fusionne avec le noyau de l'œuf mûr ou *pronucleus femelle* pour constituer le noyau de la première cellule embryonnaire.

Exceptionnellement, deux ou plusieurs spermatozoïdes peuvent péné-

trer dans l'œuf. Chez les vertébrés supérieurs, cette *polyspermie*
aboutit à la production de monstres doubles ou multiples. Inversement
l'œuf peut se segmenter sans fécondation (*parthénogénèse*). La parthénogénèse, fréquente chez les invertébrés, n'est pas démontrée, même en
tant que processus ébauché, chez les vertébrés supérieurs. Son intervention comme cause possible des néoplasmes tératoïdes des glandes
génitales est des plus discutables et est de moins en moins acceptée
aujourd'hui.

SEGMENTATION

Morula. Blastula. — L'œuf fécondé représente la première cellule
embryonnaire. Cette cellule se divise par les procédés habituels de la
division indirecte, c'est-à-
dire par karyokinèse. Elle
donne ainsi naissance à
une série de cellules de
segmentation ou *blasto-*
mères. Chez l'homme la
segmentation de l'œuf fé-
condé est totale, en d'autres termes l'œuf humain,
comme celui des autres
mammifères, est un œuf
holoblastique[1]. De plus, les blastomères, ayant tous un volume sensiblement égal, l'œuf est dit à segmentation égale; en réalité, il
s'agit plutôt d'une segmentation sub-égale, car les cellules de l'un des
pôles (pôle animal) sont plus volumineuses que celles du pôle opposé[2]
(pôle végétatif).

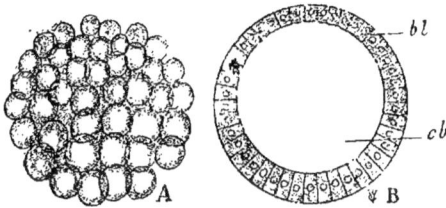

Fig. 3. — Schémas de la morula et de la blastula.

A, morula. — B, blastula. — *bl*, blastoderme. — *cb*, cavité
de la blastula ou de segmentation.

Les tout premiers blastomères présentent, au moins chez les vertébrés inférieurs, la curieuse particularité de pouvoir reproduire un individu complet lorsqu'une circonstance accidentelle les isole de leurs con-
génères. On tend à admettre aujourd'hui que des phénomènes du même
ordre peuvent se produire chez les vertébrés supérieurs et on explique
les tératomes complexes observés chez l'homme au niveau des glandes
génitales par l'évolution secondaire d'un blastomère temporairement
inutilisé au cours de l'ontogénèse. Cette théorie blastomérique des tératomes tend à remplacer, à l'heure actuelle, la théorie parthénogénétique
de ces néoplasmes.

---

1. Les œufs très riches en vitellus nutritif ne se segmentent que sur une petite étendue de leur
masse. Ces œufs à segmentation partielle (poissons, reptiles, oiseaux) portent le nom d'œufs *méro-*
blastiques.

2. Cette inégalité peu apparente chez les mammifères est frappante chez les batraciens.

Les cellules de segmentation forment un amas plein, arrondi, qui porte le nom de *morula*. Dans le centre apparaît ensuite une cavité, la *cavité de segmentation*. Par l'agrandissement de cette cavité, les cellules de segmentation qui occupaient une situation centrale sont refoulées à la périphérie et la morula, primitivement pleine, devient une *blastula*, ou *vésicule blastodermique*.

La paroi de la blastula ne devrait être théoriquement formée que par une seule assise de cellule, ou en d'autres termes devrait être mono-

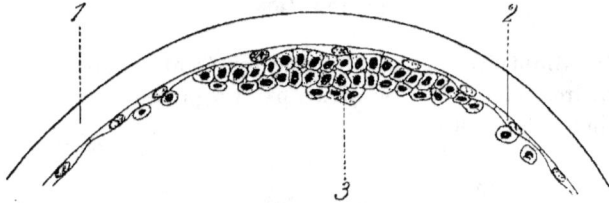

Fig. 4. — Blastula ou stade didermique primitif. Coupe transversale
(d'après Tourneux).

1, couche albumineuse. — 2, couche cellulaire superficielle. — 3, amas vitellin étalé.

dermique. En réalité, au niveau du point où se formera plus tard l'embryon, il existe au-dessous de l'assise des cellules périphériques, un amas cellulaire qui porte le nom de *reste vitellin*. Cet amas est l'homologue du vitellus non segmenté des œufs méroblastiques. Il ne faut pas oublier en effet que si l'œuf des mammifères est oligolécithe et holoblastique, il dérive ancestralement d'œufs riches en vitellus et à segmentation partielle. Et de même que dans les œufs méroblastiques, les cellules blastodermiques tendent à entourer le vitellus non segmenté, de même dans l'œuf des mammifères, les cellules du pôle animal, plus petites et à division plus active, arrivent à emprisonner les cellules du pôle végétatif.

Ce stade didermique n'est d'ailleurs que de courte durée. Les cellules périphériques qui portent le nom *couche recouvrante de Rauber* disparaissent au moins au niveau de la future aire embryonnaire et les cellules du *reste vitellin* deviennent superficielles.

ORIGINE DES FEUILLETS

Jusqu'à présent l'œuf peut être considéré comme formé d'un feuillet unique, l'*ectoderme*. A celui-ci vont s'ajouter un feuillet interne, l'*entoderme*, et un feuillet moyen, le *mésoderme*.

Formation de l'entoderme. Gastrulation. Ligne primitive.

— La blastula, sphère creuse à paroi monodermique, se transforme en une vésicule didermique dont le feuillet interne constitue l'*ento-derme*. Cette transformation se fait par un processus dit de *gastru-lation*.

Chez l'amphioxus cette transformation de la blastula en gastrula s'accomplit d'une façon très simple. L'hémisphère inférieur de la blas-

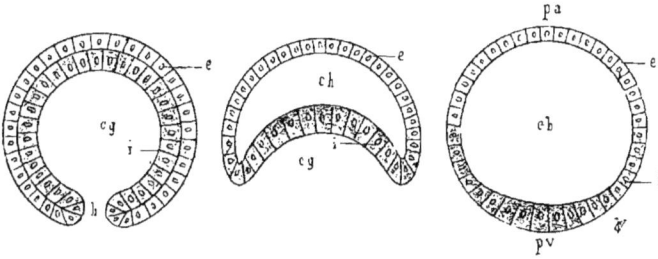

Fig. 5. — Formation de la gastrula chez l'amphioxus (selon Hatschek).

A, blastula, — *pa*, pôle animal. — *pv*, pôle végétatif. — *cb*, cavité blastuléenne. — *e*, *i*, futurs feuillets externe et interne.

B, début de l'invagination gastruléenne. — *cg*, cavité de la gastrula en train de se former.

C, gastrula. La cavité de la blastula a disparu. — *cg*, cavité gastruléenne. — *b*, blastopore. — *e*, feuillet externe ou ectoderme. — *i*, feuillet interne ou entoderme.

tula, répondant au pôle végétatif s'invagine dans l'hémisphère supérieur qui correspond au pôle animal. Le résultat de cette invagination est l'amoindrissement, puis l'effacement de la cavité de segmentation ; c'est en même temps le développement d'une nouvelle cavité que limite une paroi non plus simple, mais double, formée qu'elle est par les deux hémisphères de la blastula invaginée. Cette cavité constitue l'intestin primitif ou *archentéron* ; elle s'ouvre au dehors par un large orifice, la bouche primitive ou *blastopore*, caractérisé morphologiquement par ce fait qu'à son niveau l'ectoderme se continue avec l'entoderme.

Ce processus d'une remarquable simplicité reproduit un type ancien qui s'est conservé chez l'amphioxus dans toute sa pureté et qui se retrouve définitivement fixé comme forme adulte chez des êtres inférieurs tels que les cœlentérés. Mais chez tous les autres vertébrés, la présence du vitellus dans l'œuf, faisant obstacle à la gastrulation par invagination, a modifié le processus primitif au point de le rendre méconnaissable. Seule, l'embryologie comparée, en montrant les étapes intermédiaires, permet de voir comment les formes extrêmes peuvent se rattacher au type primitif.

Dans tous les œufs riches en vitellus et ne présentant par conséquent qu'une segmentation partielle, la portion segmentée affecte au début la forme d'un disque qui repose sur le vitellus au niveau du pôle ani-

1..

mal. Ce disque est séparé du vitellus par un espace assez réduit, homologue de la cavité de segmentation.

Au niveau de l'extrémité postérieure ou caudale du disque segmenté,
on voit les cellules constituantes de ce disque se multiplier activement,

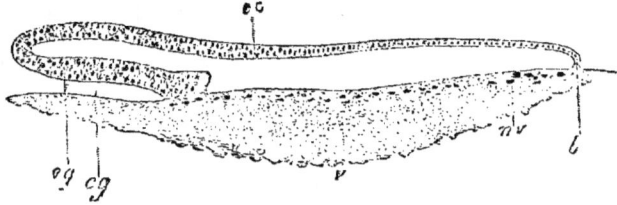

Fig. 6. — Coupe longitudinale de la gastrula d'un sélacien (imitée de Ruckert).
e, ectoderme. — *nv*, noyaux vitellins (entoderme vitellin). — *v*, vitellus. — *cg*, cavité de la gastrula
— *eg*, entoderme gastruléen. — *b*, bord d'enveloppement antérieur du blastoderme.

puis s'enfoncer dans la profondeur et se refléchir au-dessous de l'assise
superficielle pour gagner progressivement l'extrémité antérieure du
disque segmenté. Ces cellules forment ainsi une deuxième assise qui
constitue l'entoderme. Ce feuillet entodermique représente le plafond
de la cavité de segmentation dont le plancher est constitué par le
vitellus non segmenté. Cette cavité de segmentation devient alors la
cavité de gastrulation. Mais, comme on le voit, celle-ci se confond en
réalité avec celle-là.

L'orifice au niveau duquel se produit la réflexion du feuillet externe
constitue le *blastopore*. Sa forme primitive est celle d'un croissant qui
répond à l'extrémité postérieure de la portion segmentée de l'œuf et
dont la concavité regarde en avant. Mais la forme du blastopore est des
plus variables. Lorsqu'on remonte dans la série des vertébrés, on le
voit prendre progressivement l'aspect d'une *ligne* sagittale, coïncidant
avec l'axe du futur embryon.

C'est cette disposition que présente le blastopore des mammifères.
Mais comme l'œuf de ces derniers subit la segmentation totale, il en
résulte des modifications dans l'emplacement du blastopore. Celui-ci,
généralement désigné sous le nom de *ligne primitive*, est placé, au
moins au début, au voisinage du pôle animal du blastoderme. Il répond
à l'extrémité postérieure de l'aire embryonnaire, c'est-à-dire de la portion de l'œuf qui donnera plus tard naissance à l'embryon proprement dit.

La figure 7 représente une vue en surface de la ligne primitive d'un
embryon humain de 2 millimètres (16 jours). Comme on le voit elle
présente à son extrémité antérieure une partie dilatée. C'est le canal

neurentérique sur lequel nous reviendrons plus loin. Une coupe
transversale de la ligne primitive montre nettement la continuité de l'ectoderme
et de l'entoderme, et
rend ainsi évidente
l'homologie entre
cette formation et le
blastopore de l'am-
phioxus.

La ligne primitive
se déplace au cours
du développement
d'avant en arrière;
elle progresse en
effet par son extré-
mité postérieure,
tandis que sa partie
antérieure s'efface
par coalescence de
ses deux lèvres.
Comme les ébauches
des différents orga-
nes fondamentaux
de l'embryon se for-
ment symétrique-
ment des deux côtés
de la ligne primi-
tive, leur coales-
cence sur la ligne

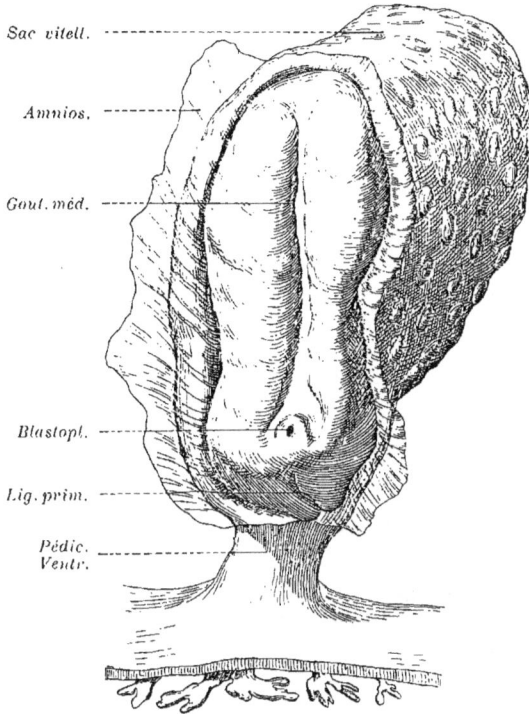

Fig. 7. — Ligne primitive et blastopore d'un embryon
humain de 2 millimètres (d'après Graf Spée).

médiane marche de pair avec la coalescence des deux bords du sillon
blastoporique. Cela revient à dire, conformément à une opinion for-
mulée autrefois et renouvelée dans ces derniers temps sous le nom de
théorie de la concrescence, que le germe au stade de gastrula et,
plus tard, l'ébauche embryonnaire qui en dérive se développent d'avant
en arrière par coalescence de deux moitiés symétriques.

Normalement la ligne primitive disparaît sans laisser de trace. Sa
persistance partielle ou totale détermine des anomalies plus ou moins
graves et très variées depuis certaines formes de spina-bifida jusqu'à
l'exstrophie vésicale.

Formation du mésoderme. — A l'ectoderme et à l'entoderme,
feuillets primaires, s'ajoute bientôt un troisième feuillet, le mésoderme.

Chez les vertébrés inférieurs et plus particulièrement chez l'amphioxus, la formation du mésoderme s'accomplit suivant un processus de la plus grande simplicité. Chez l'amphioxus, la voûte de la cavité intestinale primitive se creuse en gouttières sagittales qui sont au nombre de trois. La gouttière médiane (gouttière chordale) est l'ébauche de la chorde dorsale sur laquelle nous reviendrons plus loin. Les gouttières latérales sont les sacs cœlomiques, ébauches du mésoderme. Ces sacs s'isolent de la cavité intestinale primitive et s'étendent de plus en plus loin entre les deux feuillets primaires jusqu'à la face ventrale de la larve.

Chez les vertébrés supérieurs, le mésoderme naît sous forme de deux bourgeons pleins. Ceux-ci naissent des deux côtés de la ligne primitive et progressent excentriquement entre l'ectoderme et l'entoderme. En raison de la continuité de ces deux feuillets primaires au niveau des lèvres de la ligne primitive, il est difficile de savoir quel est celui des deux qui donne naissance aux deux bourgeons mésodermiques, et c'est plutôt par analogie que par l'observation directe que l'on admet l'origine entodermique de ces bourgeons. Ce n'est qu'ultérieurement que

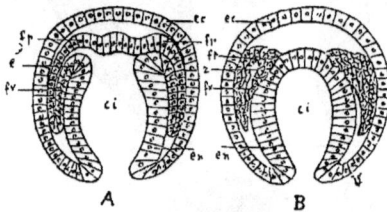

Fɪɢ. 8. — Schémas de l'entérocœle (A) et du schizocœle (B).

ec, ectoderme. — *en*, entoderme. — *ci*, cavité intestinale primitive. — *o*, entérocœle. — *z*, schizocœle. — *fp, fv*, feuillets pariétal et viscéral du mésoderme.

En A, à gauche, l'entérocœle est une fente perméable ; à droite elle est virtuelle par accolement de ses parois.

En B, à droite, stade où le mésoderme n'est pas encore creux ; la cavité cénérale existe du côté gauche qui représente un stade plus avancé.

ces bourgeons, primitivement pleins, se délaminent en deux feuillets par l'apparition dans leur épaisseur d'une cavité cœlomique. La cavité ainsi formée par fissuration porte le nom de *schizocœle*, alors que le cœlome des vertébrés inférieurs, né par évagination, est appelé *entérocœle*.

Quel que soit son mode de formation initial, le mésoderme ne tarde pas à se diviser en deux parties : une partie dorsale et une partie ventrale. La partie ᴅᴏʀsᴀʟᴇ (*épimère*), limitée à la région juxta axiale de l'aire embryonnaire, se divise métamériquement en une série de segments placés les uns derrière les autres. Ce sont les segments primordiaux (*somites, myotomes, myomères, protovertèbres*). — La partie ᴠᴇɴᴛʀᴀʟᴇ du mésoderme (*hypomère*) ne présente point de segmentation ; son feuillet externe, pariétal ou cutané, s'accole à l'ectoderme ; il porte le nom de *somatopleure* ; son feuillet externe, viscéral, s'unit à l'entoderme et constitue la *splanchnopleure*. — Ces deux portions dorsale et ventrale du mésoderme sont réunies par un isthme qui se présente

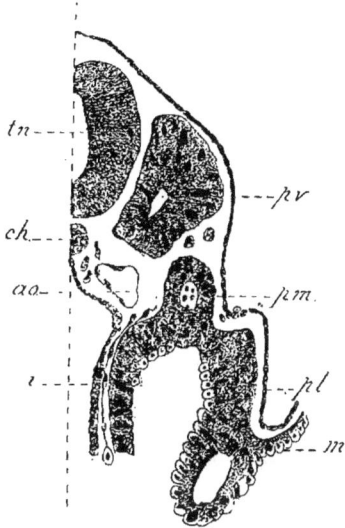

FIG. 9. — Coupe transversale d'un embryon humain possédant treize segments primitifs (un peu modifiée, d'après Kollmann).

pv, protovertèbre ou myotome. — *pm*, plaque moyenne.— *pl*, plaque latérale. — *m*, mésoderme extra-embryonnaire. — *tn*, tube nerveux. — *ch*, chorde dorsale. — *ao*, aorte. — *i*, intesti

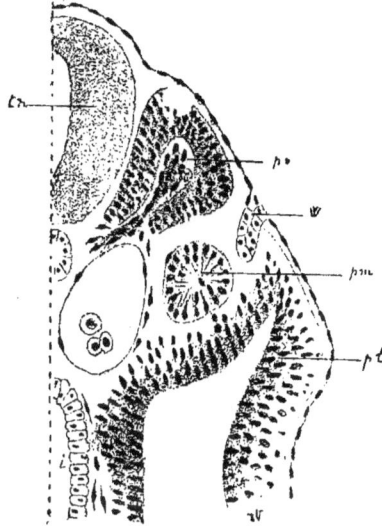

FIG. 10. — Coupe transversale d'un embryon humain de 4 mm. 5 (d'après Kollmann).

tn, tube nerveux. — *i*, cavité intestinale. — *pv*, protovertèbre ou épimère. — *pm*, mésomère. — *pl*, plaque latérale, hypomère. — *w*, canal de Wolff.

sur les coupes transversales sous forme d'un cordon arrondi; c'est le *segment intermédiaire* (*mésomère*), ébauche du rein primitif.

Formation du mésenchyme. — Aux trois feuillets dont nous venons d'indiquer l'origine s'ajoute bientôt une nouvelle formation, le *mésenchyme*. On désigne sous ce nom un ensemble d'éléments cellulaires qui se détachent des feuillets précédents et se disséminent rapidement entre eux, pour fournir ultérieurement la substance connective, ainsi que le sang et les vaisseaux.

L'origine du mésenchyme a soulevé de nombreuses discussions qui ne sont pas près d'être closes. Il semble cependant acquis que les centres de production des cellules mésenchymatiques diffèrent suivant les espèces, qu'ils sont toujours multiples et qu'ils occupent les uns la portion embryonnaire, les autres la portion extra-embryonnaire de l'œuf. Chez les vertébrés supérieurs les formations mésodermiques

paraissent constituer la source principale des éléments du mésenchyme.
C'est ainsi que chacun des segments primordiaux ou myotomes donne
naissance à un grand nombre de cellules, comme le montre la fig. 10.
Ces groupes cellulaires, issus des myotomes, présentent tout d'abord,
comme les formations dont ils naissent, une disposition métamérique ;
ils constituent les *sclérotomes* qui ne tardent pas, il est vrai, à perdre
leur individualité et à se fusionner pour constituer une gaine mésenchymatique indivise à la chorde dorsale à laquelle ils sont attenants.

Les autres foyers d'origine du mésenchyme sont moins bien connus.
On admet généralement que les cellules mésenchymatiques peuvent se

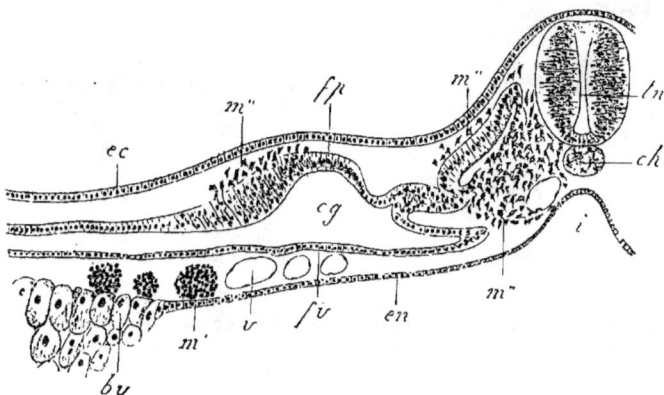

Fig. 11. — Diagramme des formations mésenchymateuses, d'après une coupe
transversale schématique du blastoderme du poulet (Prenant).

fp, feuillet pariétal. — *fv*, feuillet viscéral du mésoderme. — *m'*, mésenchyme primaire ou périphérique. — *m''*, mésenchyme secondaire. — *en*, entoderme vitellin. — *bv*, bourrelet entodermo-vitellin.
— *i*, cavité intestinale. — *ec*, ectoderme. — *ch*, chorde dorsale. — *tn*, tube nerveux. — *cg*, cavité
générale ou cœlome. — *v*, vaisseaux sanguins.

détacher de différents points de la somatopleure et de la splanchnopleure. La portion extra-embryonnaire de la splanchnopleure paraît
être une source importante des cellules du mésenchyme. C'est à son
niveau que naissent les cellules qui forment les premiers rudiments vasculaires de l'œuf. Ces vaisseaux extra-embryonnaires d'apparition très
précoce constituent l'aire opaque. Rappelons enfin que chez les vertébrés dont l'œuf est riche en vitellus, une partie très importante des éléments mésenchymatiques se forme également à la périphérie de l'embryon, au niveau du bourrelet entodermo-vitellin, c'est-à-dire à la
jonction de l'entoderme et du vitellus non segmenté (mésenchyme d'origine parablastique) (v. fig. 11).

DIFFÉRENCIATION DU BLASTODERME EN PORTIONS EMBRYONNAIRE ET EXTRA-EMBRYONNAIRE

Isolement de l'aire embryonnaire. — Chez l'amphioxus, l'embryon utilise pour se former la totalité du blastoderme. Mais chez tous les autres vertébrés, ce n'est qu'une petite portion du blastoderme qui donne naissance à l'embryon. La portion embryonnaire de l'œuf est reconnaissable, dès le début, à son épaisseur plus grande, ce qui tient à la division plus active des éléments cellulaires en ce point, et à la présence à son niveau de formations spéciales à apparition très précoce, telles que la ligne primitive et la gouttière médullaire. Mais elle ne tarde pas à s'isoler plus nettement par des replis qui en indiquent avec précision les limites. L'extrémité antérieure de l'ébauche embryonnaire se sépare par un repli, dit céphalique, de la région correspondante du blastoderme et devient la tête de l'embryon ; l'extrémité postérieure se trouve délimitée de la même manière par un repli caudal et forme la queue ; des replis latéraux isolent du blastoderme les flancs et plus tard la paroi ventrale de l'embryon.

Les gouttières qui limitent l'embryon séparent ainsi chacun des deux feuillets en deux portions, l'une embryonnaire, l'autre extra-embryonnaire. Ce plissement atteint d'abord la somatopleure puis la splanchnopleure. Le cœlome se trouve ainsi divisé en *cœlome interne* (cœlome intra-embryonnaire, future cavité pleuro-péritonéale), et en *cœlome externe* ou extra-embryonnaire ; ces deux parties du cœlome communiquent par l'*ombilic cutané*. De même l'archentéron se trouve segmenté en intestin proprement dit et en cavité vitelline, communiquant l'un avec l'autre par l'*ombilic intestinal*.

Nous allons maintenant étudier successivement la disposition que présentent, à ce stade initial, la portion embryonnaire et la portion extra-embryonnaire de l'œuf.

Constitution anatomique de l'embryon. — Lorsque l'embryon s'est ainsi isolé du reste du blastoderme, il affecte un aspect pisciforme avec une extrémité antérieure renflée. Sa *face dorsale* présente : en avant, une gouttière, la gouttière neurale, ébauche du système nerveux central ; en arrière, la ligne primitive dont l'extrémité antérieure élargie et perméable établit une communication entre la gouttière neurale et l'intestin primitif (*canal neurentérique*). La *face ventrale* de l'embryon, orientée vers le centre du blastoderme, limite la cavité intestinale, fermée en avant et en arrière (*intestin céphalique et intestin* *caudal*), ouverte au niveau de sa partie moyenne, qui communique avec le sac vitellin (*vésicule ombilicale*). Sur la paroi dorsale de l'intestin primitif se trouve une gouttière, la gouttière chordale, déjà transformée en tube et indépendante de l'entoderme sur les embryons de 1 mm. 5.

La ligne primitive dont la partie postérieure est ramenée sur la face ventrale de l'embryon par l'incurvation de celui-ci ne tarde pas à disparaître ; seule son extrémité postérieure persiste pour former le *bouchon cloacal* (voy. développement de l'anus). La *gouttière* neurale se transforme en *tube* neural et on voit se dessiner sur ses côtés la saillie des segments primordiaux dont le nombre s'accroît progressivement.

La figure 9 qui représente une coupe transversale d'un embryon humain possédant treize segments primordiaux, montre bien quelle est la constitution de celui-ci à ce stade initial. L'embryon affecte la forme d'une gouttière dont la concavité regarde en bas. Sa face dorsale et ses faces latérales sont tapissées par l'ectoderme, constitué par une couche unique de cellules cubiques. Sur la ligne médiane nous trouvons de haut en bas : 1° la gouttière médullaire, dont les parois se sont déjà notablement épaissies ; 2° la chorde dorsale, qui se présente sous forme d'un tube épithélial plein ; 3° la paroi dorsale de l'intestin ; 4° la lumière de celui-ci, communiquant inférieurement avec la vésicule ombilicale par l'ombilic intestinal. Sur les parties latérales nous rencontrons : 1° la partie dorsale, segmentée au mésoderme (somites, myotomes), ébauche de la musculature striée ; 2° la partie moyenne ou intermédiaire de ce même mésoderme, origine du pronephros ; 3° en dedans de celle-ci les aortes primitives ; 4° plus bas la cavité pleuropéritonéale limitée par la somatopleure et la splanchnopleure.

Formation des annexes embryonnaires. — La portion extra-embryonnaire du blastoderme donne naissance aux annexes de l'embryon. Celles-ci peuvent être divisées en deux classes. La première comprend le *sac vitellin* qui représente tout simplement les parties de l'œuf non employées immédiatement et directement à la constitution du corps embryonnaire et adaptées à la nutrition de l'embryon. — La deuxième est constitué par des formations nouvelles que réclamait un nouveau genre de vie embryonnaire : tels l'*amnios*, le *chorion*, l'*allantoïde* et son dérivé, le *placenta*. Ces annexes sont l'apanage exclusif des sauropsides et des mammifères, chez lesquels l'embryon, se développant dans des conditions spéciales de milieu, a besoin d'enveloppes protectrices et de moyens de nutrition plus parfaits.

Sac vitellin. — Chez les anamniotes le sac vitellin se compose de deux sacs emboîtés l'un dans l'autre ; l'un externe, formé par la somatopleure, l'autre interne, formé par la splanchnopleure. Chez les amniotes, ce dernier forme seul le sac vitellin qui, chez les mammifères, est généralement désigné sous le nom de vésicule ombilicale. Le sac externe perd plus ou moins contact avec la vésicule ombilicale et constitue le chorion. Chez les mammifères, le sac vitellin n'a plus qu'une signification représentative et est en voie de régression. Nous verrons qu'il est plus particulièrement atrophié chez l'homme. Aussi son appareil vasculaire (vaisseaux omphalo-mésentériques ou vitellins) ne présente-t-il qu'un médiocre développement.

Amnios. — La formation de l'amnios peut se concevoir de la façon suivante. L'embryon, s'enfonçant de plus en plus vers le centre de la cavité de l'œuf, entraîne avec lui les parties adjacentes du blastoderme. Il arrive ainsi à être situé au fond d'une dépression qui est limitée par un repli circulaire, mais que l'on divise artificiellement en un capuchon antérieur ou céphalique, un capuchon postérieur ou caudal et deux capuchons latéraux. Ces replis,

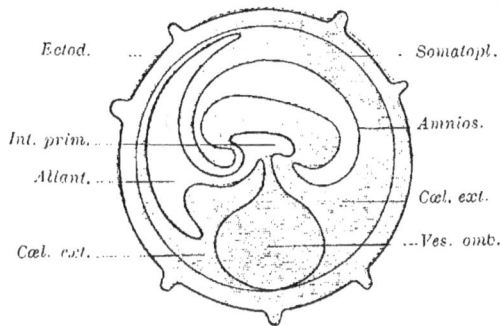

Fig. 12. — Disposition générale de l'embryon et de ses enveloppes.

grandissant de plus en plus, finissent par se souder au-dessus de l'embryon et la *dépression* amniotique se transforme en *cavité* amniotique, remplie par un liquide spécial. L'amnios, se développant de plus en plus, arrive à recouvrir non seulement la face dorsale et les extrémités de l'embryon, mais encore la face ventrale de celui-ci.

Comme on le voit, la formation de la cavité de l'amnios résulte de l'emprisonnement d'un espace extérieur à l'œuf par les capuchons amniotiques. Il semble qu'il n'en soit pas toujours ainsi. Chez un grand nombre de mammifères il se produit en regard de l'aire embryonnaire une cavité, développée à l'intérieur même de l'ectoderme, très épaissi en ce point. C'est au niveau de cette cavité (*cavité ectoplacentaire, faux amnios*) que se développent secondairement les replis amniotiques pour former l'amnios définitif. Une disposition de ce genre doit vraisemblablement exister chez l'homme.

Chorion. — Le développement de l'amnios a comme conséquence la formation, à la périphérie du blastoderme, d'une enveloppe membraneuse complète, formée par la somatopleure extra-embryonnaire, unie à l'ectoderme; cette enveloppe constitue la *vésicule séreuse* ou *chorion*. Sa surface externe se couvre de villosités (*villosités choriales*), surtout développées chez les mammifères et sur lesquelles nous reviendrons en étudiant le placenta.

ALLANTOÏDE. — L'allantoïde est un diverticule de la paroi ventrale de l'intestin postérieur. Ce diverticule s'insinue dans le cœlome et vient finalement s'appliquer à la face interne du chorion. L'allantoïde a un double rôle; elle reçoit les produits de l'excrétion rénale de l'embryon; mais encore et surtout elle constitue le plus important des organes respiratoires de l'embryon. Ce second rôle tient à ce que l'allantoïde est le siège d'une circulation très riche que l'on appelle improprement circulation ombilicale et qui serait mieux nommée circulation allantoïdienne. Chez les mammifères cette circulation allantoïdienne entre en rapport avec la circulation maternelle; ces connexions s'établissent au niveau du placenta.

PLACENTA. — Chez tous les mammifères on voit se développer à la surface du chorion des végétations de forme variable, les villosités choriales, qui viennent prendre contact avec la muqueuse utérine. Mais sur la plus grande étendue de l'œuf, ces villosités demeurent petites et ne tardent pas à s'atrophier. Par contre, dans une région limitée qui répond au point où se formera le placenta, ces villosités acquièrent un développement extraordinaire. Elles contractent des connexions intimes avec la muqueuse utérine dont la structure est profondément bouleversée à ce niveau. On donne le nom de placenta à l'ensemble formé par l'union des villosités choriales (placenta fœtal) et de la muqueuse utérine modifiée (placenta maternel). On peut schématiser de la façon suivante le processus suivant lequel se forme le placenta sur la plupart des mammifères. Les villosités choriales sont revêtues par une double assise cellulaire: l'une, superficielle, formée par une nappe protoplasmique indivise parsemée de noyaux (*couche plasmodiale*); l'autre, profonde, *cellulaire*. Cette couche épithéliale constitue l'*ectoplacenta*. Les villosités se mettent bientôt en contact avec le sérotine qui a déjà perdu son épithélium. La couche plasmodiale, à laquelle paraît appartenir le rôle le plus actif, détruit toute la partie superficielle du chorion de la muqueuse utérine et arrive à englober les capillaires de celles-ci. L'endothélium de ces capillaires finit même par disparaître et le sang maternel est en contact immédiat avec l'ectoplacenta. A ce stade, le placenta représente « une véritable hémorragie maternelle, enkystée et circonscrite par des éléments fœtaux ectodermiques » (Mathias Duval). Ultérieurement, le revêtement épithélial des villosités subit une régression plus ou moins complète et les capillaires fœtaux viennent baigner dans les espaces sanguins maternels.

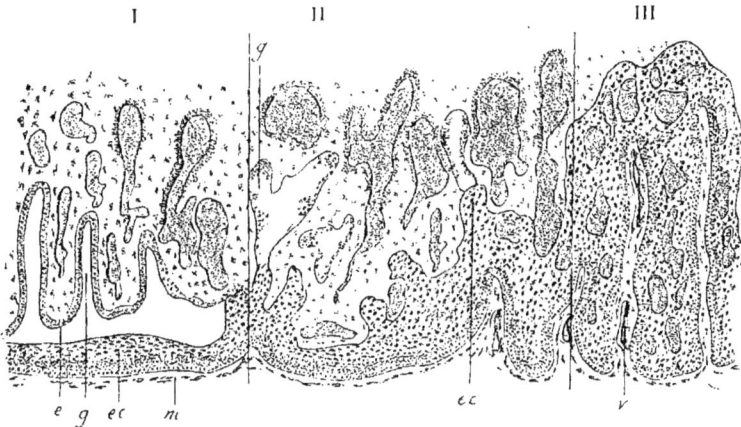

Fig. 13. — Schéma du développement du placenta (d'après les données
de Mathias Duval).

Le schéma est divisé par des lignes verticales en 3 segments dont chacun correspond à un stade du
développement. Vaisseaux maternels en rouge. Vaisseaux fœtaux en bleu.
   I. Stade où il y a simple accolement de l'ectoplacenta *ec* à l'épithélium utérin *e*. A droite du segment I, l'épithélium utérin étant tombé, l'ectoplacenta se soude directement au chorion de la muqueuse
utérine. — *g*, glandes de l'utérus.
   II. Stade où l'ectoplacenta forme des bourgeons qui pénètrent dans le chorion utérin. — *g'*, les
glandes de l'utérus avec leur épithélium dégénéré. Autour des vaisseaux utérins se sont formées des
cellules particulières. A droite du segment II, les bourgeons de l'ectoplacenta ont entouré déjà les
vaisseaux utérins. Le mésoderme vasculaire allantoïdien *m* pénètre dans l'ectoplacenta par sa face
profonde ou fœtale.
   III. Les vaisseaux utérins sont tout entiers compris dans l'épaisseur de la masse ectoplacentaire, et
leur endothélium ayant disparu, ils sont transformés en lacunes sanguines limitées immédiatement
par l'ect oplacenta. Celui-ci est découpé par l'invagination du mésoderme et des vaisseaux allantoïdiens *v*,
en colonnes dont chacune contient une lacune sangui-maternelle séparée par une mince couche cellulaire du vaisseau fœtal ou allantoïdien.

On conçoit combien cette disposition facilite les échanges entre la
mère et le fœtus.

   Particularités de l'œuf humain. — Pour plus de clarté, nous
avons conservé à notre exposé rapide de l'évolution des stades initiaux
de l'embryon et de ses annexes un caractère assez schématique pour
qu'il puisse s'appliquer à la généralité des mammifères. Mais les premiers développements du blastoderme humain présentent quelques
particularités sur lesquelles il importe d'attirer l'attention.
   Le chorion est abondamment pourvu de villosités qui existent sur
toute la surface de l'œuf. La cavité circonscrite par le chorion est très
spacieuse et incomplètement remplie par l'embryon et ses annexes.
Elle est formée par le cœlome externe. La vésicule ombilicale est très
réduite par rapport au volume de l'œuf et elle communique largement
avec l'intestin primitif. L'amnios est également peu volumineux et ne

Abrégé d'Anat. — I.   2

recouvre que l'extrémité céphalique et la face dorsale de l'embryon. Mais ce qui caractérise surtout l'embryon humain, c'est le *pédicule ventral*. On désigne sous ce nom une formation qui se détache de la partie postérieure de la face ventrale de l'embryon et réunit celui-ci à la face profonde du chorion. Ce pédicule est constitué par une gaine épaisse de tissu mésenchymatique qui entoure l'ébauche de l'allantoïde et les vaisseaux ombilicaux ou allantoïdiens. Ce pédicule est tapissé, sur sa face dorsale, par un prolongement de l'amnios, sur sa face ventrale, par l'épithélium du cœlome interne.

Les schémas A, B, C de la fig. 14 permettent de comprendre la formation de ce pédicule. Comme on le voit sur le schéma A (fig. 14), l'extension du mésoderme et son clivage s'accomplissent d'une façon très précoce. Ce processus est déjà terminé lorsque l'aire embryonnaire commence à s'enfoncer vers le centre de l'œuf. Or ce déplacement de l'aire embryonnaire ne s'accomplit qu'au niveau de sa partie antérieure. Le capuchon amniotique ne se forme qu'en avant et sur les côtés, et il n'existe point de capuchon caudal. Il en résulte que la partie postérieure de l'embryon ne

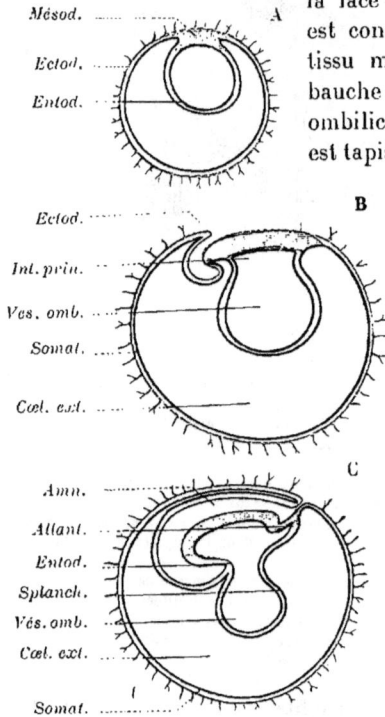

Fig. 14. — Schéma de la formation des enveloppes chez l'embryon humain.

perd jamais le contact avec le chorion et lui reste toujours attachée par un pédicule formé du côté dorsal par l'extrémité caudale de l'amnios, du côté ventral par la somatopleure. Ce pédicule est rapidement envahi par le mésenchyme et s'épaissit considérablement en même temps que l'allantoïde et ses vaisseaux s'engagent dans son épaisseur au lieu de progresser librement dans la cavité du cœlome.

Comme on le voit, au début, la vésicule ombilicale et le pédicule ventral sont absolument indépendants l'un de l'autre. Mais plus tard l'amnios prend un développement de plus en plus considérable. Il arrive à remplir la totalité du cœlome externe. Le pédicule ventral et la vésicule ombilicale qui s'atrophie de plus en plus finissent alors par s'accoler et par être enveloppés d'une gaine amniotique commune. Ainsi se forme le cordon ombilical. Attaché d'une part à l'embryon, d'autre part à la paroi de l'œuf en un endroit où se développera plus tard le placenta, il suspend l'embryon dans la cavité amniotique.

CONNEXIONS DE L'ŒUF ET DE LA MUQUEUSE UTÉRINE. — Lorsque l'œuf, dont la fécondation se produit généralement dans la partie interne de la trompe, arrive dans la cavité utérine, il se loge d'ordinaire au voisinage de l'orifice tubaire. Vers la fin de la deuxième semaine, il s'entoure d'une capsule particulière que lui fournit la muqueuse et se fixe définitivement. Comme la muqueuse utérine tout entière doit tomber au moment de la naissance, on lui donne le nom de *caduque*. La figure 15 montre que l'on peut considérer cette caduque comme formée de trois portions différentes : 1° la *caduque vraie* qui tapisse la cavité de l'utérus ; 2° la *caduque réfléchie*, formée par cette partie de la capsule périovulaire qui recouvre l'œuf et le sépare de la cavité utérine ; 3° la *caduque sérotine* ou *placentaire* qui est fournie par la partie basilaire de la capsule et au niveau de laquelle s'est faite la fixation de l'œuf à l'utérus.

La caduque vraie et la caduque

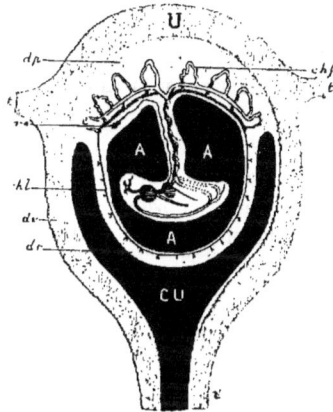

FIG. 15. — Coupe schématique de l'utérus gravide de la femme (d'après Wiedersheim).

C, utérus. — *CU*, cavité utérine. — *t. t*, trompes — *dv*, caduque vraie. — *dr*, caduque réfléchie. — *dp*, caduque placent ire ou sérotine (placenta maternel). — *chf*, chorion touffu (placenta fœtal). — *chl*, chorion lisse. — *A*, cavité amniotique remplie par le liquide amniotique. — *vo*, vésicule ombilicale atrophiée. — Le cordon avec les vaisseaux ombilicaux ou allantoïdiens suspend l'embryon dans la cavité amniotique.

réfléchie, d'abord séparées, ne tardent pas à se souder lorsque l'œuf augmente de volume. Elles subissent d'ailleurs, au cours de la grossesse, une série de modifications histologiques sur lesquelles nous ne pouvons insister ici. Mais ces modifications sont encore beaucoup plus profondes au niveau de la caduque sérotine dont la partie superficielle est le siège d'une hypertrophie énorme et d'un remaniement complet pour former la partie maternelle du placenta.

Le placenta de l'homme se constitue par un processus dont les grandes lignes sont identiques à celles que nous avons indiquées il y a un instant. Il n'existe que des différences de détail. Chez l'homme, le rôle de l'ectoplacenta paraît moins actif que chez les rongeurs qui ont servi de

2.

type à notre description et les villosités se laissent entourer par les sinus placentaires. Le résultat final est d'ailleurs toujours le même, car en dernière analyse, les vaisseaux maternels, dépouillés de leur endothélium sont au contact direct de l'épithélium chorial.

Le placenta à terme est une masse discoïde, très spongieuse, du diamètre de 15 à 20 centimètres, épaisse de 3 à 4 et pesant 500 grammes. La surface tournée vers le fœtus est lisse, revêtue qu'elle est par l'amnios et présente l'insertion du cordon ombilical. La surface utérine est au contraire inégale et partagée par de profonds sillons en lobes ou cotylédons.

A la naissance, la caduque vraie et la caduque sérotine se clivent au niveau de leur couche profonde qui a pris au cours du développement un aspect spongieux dû à l'hypertrophie des éléments glandulaires. Le placenta, les caduques vraie et réfléchie constituent, avec l'amnios et le chorion, le *délivre* qui demeure quelque temps dans la cavité utérine et est expulsé un peu après que le fœtus est venu au monde.

PRINCIPES GÉNÉRAUX DU DÉVELOPPEMENT

Comme nous l'avons vu, la multiplication cellulaire est la base de tous les phénomènes embryologiques. Si ce processus existait seul, il ne pourrait aboutir qu'à l'extension indéfinie du germe avec conservation de la forme primitive. Mais nous avons vu que, dès le début, des phénomènes de *plissement*, dus à l'accroissement inégal des différentes régions, viennent modifier la disposition initiale.

Ces phénomènes de plissement dont l'*invagination* et l'*évagination* constituent des dérivés, continuent à tenir une place prépondérante dans la morphogénèse. Le *bourgeonnement externe* ou *interne* des lames ou des cordons cellulaires joue également un rôle considérable. Il faut aussi faire intervenir la *dilatation* et l'*allongement* des formations creuses ou pleines. L'*étranglement*, le *cloisonnement*, la *segmentation* des parties primitivement uniques constituent des processus plus tardifs mais néanmoins très importants.

Pendant que s'ébauche puis se complète ainsi la forme des différents organes, ceux-ci s'individualisent encore davantage par la différenciation progressive des éléments cellulaires qui les constituent. Les cellules primitivement identiques de l'ébauche embryonnaire modifient peu à peu leur forme pour s'adapter à leur fonction. L'*histogénèse* vient compléter l'œuvre de la *morphogénèse*.

Dérivés des feuillets. — De chacun des feuillets dérivent des portions déterminées de l'embryon. Les origines de celles-ci peuvent être résumées dans le tableau suivant :

1. *Ectoderme* . . . .
{
1. Épiderme avec ses annexes (poils, ongles, etc.); épithélium de certaines muqueuses (buccale, anale, etc.).
2. Tissu nerveux.
3. Neuro-épithélium des organes des sens; cristallin.
4. Épithélium amniotique.
}

2. *Entoderme* . . . .
{
1. Épithélium du canal intestinal et de ses annexes (appareil respiratoire, thymus, thyroïde, foie, pancréas).
2. Corde dorsale.
3. Épithélium de la vésicule ombilicale et de l'allantoïde.
}

3. *Mésoderme* . . . .
{
1. Musculature striée.
2. Endothélium des grandes cavités séreuses.
3. Épithélium des organes génito-urinaires.
}

4. *Mésenchyme*. . . .
{
1. Certains muscles striés (cœur).
2. Musculature lisse.
3. Sang et vaisseaux.
4. Tissu conjonctif et squelette.
}

LIVRE II
OSTÉOLOGIE

CHAPITRE PREMIER
GÉNÉRALITÉS[1]

Les os forment le squelette, constituent la charpente de l'économie chez les vertébrés, et *l'appareil passif de la locomotion* dont les muscles insérés sur les os sont les organes actifs.

DÉVELOPPEMENT GÉNÉRAL DU SQUELETTE

Les os dérivent du *mésenchyme squelettogène*. Celui-ci a lui-même pour tige directrice la *corde dorsale* qui existe chez tous les vertébrés et même forme chez les plus inférieurs, l'amphioxus, par exemple, le seul organe squelettique. Étendue depuis l'orifice buccal jusqu'à l'extrémité caudale de l'embryon la corde dorsale subit dans la suite du développement une atrophie de plus en plus complète, sauf chez l'amphioxus où elle persiste toute la vie.

Le mésenchyme squelettogène a deux lieux de formation principaux, l'un pour le *squelette axial*, c'est-à-dire pour la colonne vertébrale et le crâne, l'autre pour le *squelette appendiculaire*, c'est-à-dire pour les membres.

Le squelette axial dès son origine est métamérisé et se compose de segments, les *sclérotomes*, ainsi appelés parce qu'ils sont destinés à former les tissus durs de l'organisme. Chez les vertébrés inférieurs, les sclérotomes dérivent d'invaginations du mésomère ; chez les vertébrés supérieurs, ils naissent de la face interne de l'épimère ou *protovertèbre*.

Le squelette des membres se développe aux dépens des extrémités antérieure et postérieure de la *crête* ou *bande de Wolff*, épaississement de la somatopleure au niveau de la plaque latérale qui règne tout le long des flancs de l'embryon.

L'ébauche squelettique subit une série de *différenciations his tologiques*. Au début, le mésenchyme est constitué par un tissu conjonctif embryonnaire, le tissu *muqueux*, dont les cellules irrégulièrement étoilées, anastomosées ensemble, sont plongées dans une substance fondamentale amorphe, de consistance *gélatineuse*, riche en mucine. Le tissu muqueux persiste dans de rares endroits de l'organisme. Le plus sou-

---

1. Le chapitre « Développement et structure des os » a été rédigé dans le *Traité d'Anatomie humaine*, par M. le professeur A. Nicolas.

vent il se transforme complètement soit en *cartilage*, soit en tissu *conjonctif*, soit en tissu *élastique*.

La transformation en cartilage, caractérisée par le dépôt entre les cellules de la chondrine, se fait sur un grand nombre de points, qu'on appelle points de *chondrification*.

Puis la plupart des segments cartilagineux sont remplacés par des pièces osseuses.

En certains points de l'organisme, assez rares d'ailleurs, le squelette osseux est précédé par un squelette *fibreux*.

DÉVELOPPEMENT DES OS

Le tissu osseux a toujours un précurseur représenté par une ébauche de tissu cartilagineux ou de tissu conjonctif. Cette ébauche disparaît d'une façon plus ou moins complète, et la substance osseuse se forme aux dépens d'éléments cellulaires spéciaux — *ossification néoplastique*.

Les exemples d'*ossification métaplastique*, où le tissu osseux résulte de la transformation directe des éléments préexistants dans l'ébauche initiale sont rares (clavicule, peut-être le maxillaire inférieur, en certains points).

Les os, au point de vue de leur développement, peuvent être partagés en deux catégories :

1. Os précédés d'une *ébauche cartilagineuse.*

2. Os précédés d'une *ébauche non cartilagineuse.*

§ I. Os précédés d'une ébauche cartilagineuse.

Le squelette primitif dans sa presque totalité est composé de pièces cartilagineuses. Presque toutes ces pièces sont remplacées par des os. Quelques-unes persistent en s'accroissant (cartilages du nez); d'autres disparaissent complètement (cartilage de Meckel). Les pièces cartilagineuses sont formées de cartilage hyalin revêtu d'une membrane conjonctive vasculaire, le *périchondre*. Cartilage et périchondre prennent part ensemble à l'édification de l'os. Mais on peut examiner séparément. pour la clarté de l'exposition, la formation de l'os, 1° aux dépens du cartilage proprement dit, *l'ossification enchondrale*; 2° aux dépens du périchondre, ossification *périchondrale*.

a) *Ossification enchondrale.* — L'ossification se fait suivant 3 stades : 1° Stade de calcification ; 2° Stade de vascularisation ; 3° Stade d'ossification.

Dans certaines parties de la masse cartilagineuse, facilement reconnaissables à leur coloration blanc mat, apparaissent les *points d'ossifi-cation*. Leur nombre et leur situation, l'époque où ils apparaissent varient suivant les os, mais sont constants pour un os déterminé. En général pour un os long il y a 3 points d'ossification, un au milieu de la diaphyse, *point diaphysaire*, apparaissant le 1er et restant seul pendant longtemps, et un point pour chaque épiphyse, *points épiphysaires*. Suivant leur époque d'apparition, les points d'ossification sont divisés en *primitifs* et *secondaires* ; — enfin l'on décrit des *points accessoires* inconstants ne formant que de minces lamelles osseuses.

Au niveau des points d'ossification, le travail ostéogénique s'accuse par les modifications suivantes : 1° les cellules se multiplient, augmentent de volume et deviennent comme vésiculeuses. La substance fondamentale se trouve réduite à l'état de cloisons étroites ; 2° La substance fondamentale et les capsules sont envahies progressivement par des dépôts de sels calcaires sous la forme de grains de volume variable d'abord indépendants puis fusionnés : c'est à la présence de sels calcaires que les points d'ossification doivent leur coloration spéciale.

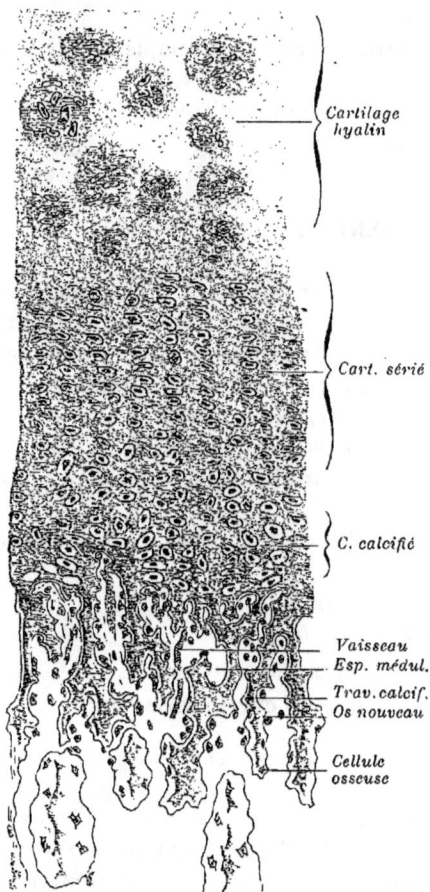

Fig. 16. — Ligne d'ossification, coupe longitudinale (extrémité supérieure de l'humérus d'un embryon humain de 6 mois).

A ce stade de calcification fait suite le *stade de vascularisation*.

Les bourgeons vasculaires issus du périchondre pénètrent dans l'intérieur du cartilage jusqu'alors privé de vaisseaux. Une partie des cloisons calcifiées intercellulaires se résorbent, sous l'influence de la poussée des vaisseaux ou d'éléments spéciaux (ostéoclastes). Les cavités des capsules cartilagineuses ouvertes communiquent largement entre elles et il se forme un ensemble de lacunes anfractueuses limitées par des portions de la substance fondamentale calcifiée échappées à la destruction. Ces cavités remplies par des bourgeons vasculaires sont appelées *espaces médullaires primitifs*.

Commence alors le *stade d'ossification*. Les vaisseaux des espaces médullaires sont accompagnés d'éléments cellulaires, *cellules médullaires*, provenant de la couche ostéogène du périchondre. Peut-être quelques cellules cartilagineuses mises en liberté par l'ouverture des capsules viennent-elles grossir le nombre des éléments médullaires.

Une partie des cellules médullaires se différencie en cellules ostéogènes, les *ostéoblastes*, de forme polygonale ou cylindrique mesurant 20 à 30 μ et souvent munis de prolongements.

Les ostéoblastes se disposent à la surface des espaces médullaires ; autour d'eux, probablement sous leur influence, se dépose de la substance osseuse qui les englobe petit à petit, de toutes parts. Finalement, les ostéoblastes se transforment en cellules osseuses, deviennent anguleux, poussent des prolongements et acquièrent une forme étoilée. La cavité qui les loge porte le nom d'*ostéoplaste* ou cellule osseuse, et est munie de prolongements canaliculaires.

Le cartilage primitif est en fin de compte remplacé par un tissu spongieux vascularisé dont les trabécules consistent en substance fondamentale osseuse emprisonnant des cellules et amassée autour des débris de la substance cartilagineuse calcifiée. Ce tissu spongieux est de *l'os enchondral*.

Sur la coupe longitudinale *d'un os long*, avant l'apparition des points épiphysaires on voit que l'os enchondral qui constitue la diaphyse se limite du côté de l'épiphyse par un bord rectiligne, la *ligne d'ossification*.

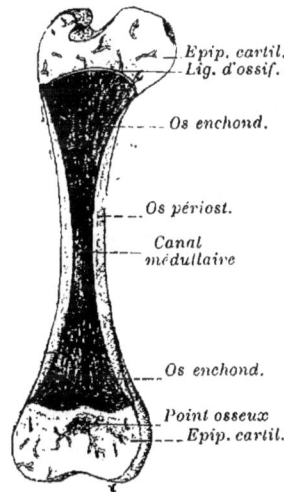

Fig. 17. — Coupe longitudinale du fémur d'un enfant âgé de 2 semaines (d'après Köliker).

En allant de la ligne d'ossification vers l'épiphyse cartilagineuse on rencontre successivement : la zone de cartilage calcifié, la zone de prolifération, le cartilage au repos.

Ces zones se continuent l'une avec l'autre, mais les deux premières ont des caractères spéciaux. D'abord les cellules cartilagineuses se dis-

posent en groupes distincts, puis en se rapprochant de la ligne d'ossification s'agencent en files longitudinales régulières et parallèles; chaque
série est séparée de sa voisine par une colonne longitudinale plus épaisse,
de substance cartilagineuse, c'est la zone *de cartilage sérié* de Ranvier.

Au cartilage sérié, fait suite le *cartilage calcifié*; les cellules se
gonflent, perdent la faculté de se diviser, les capsules s'élargissent, finalement sont ouvertes par les vaisseaux.

Les colonnes longitudinales de substance fondamentale séparant les
files de cartilage sérié plus résistantes que les cloisons inter-cellulaires
servent de *travées directrices*. Mais ces cloisons sont détruites par places
par les bourgeons vasculaires anastomosés transversalement.

Dans les *os courts* et les *os plats* la ligne d'ossification ne présente
pas de zone sériée aussi nette que dans les os longs.

Ossification périchondrale ou périostique. — Le *périchondre*,
dès le 5ᵐᵉ mois de la vie fœtale, d'après Kölliker, est constitué :

1) Par une couche externe de tissu conjonctif mélangé d'abondantes
fibres élastiques fines, et riche en vaisseaux ;

2) Par une couche interne épaisse, *couche ostéogène*, blastème *sous-
périostal* (Ollier) de cellules arrondies ou ovalaires plongées dans une
substance fondamentale vaguement fibrillaire.

Dans les os longs, à l'époque d'apparition du point d'ossification diaphysaire, la zone la plus interne de la couche ostéogène s'ossifie ; sa
substance fondamentale s'infiltre de sels calcaires, ses cellules se transforment en cellules osseuses. Ainsi naît au milieu de la diaphyse un
étui osseux complet. Cet étui s'accroît en largeur, grâce au dépôt sur sa
face externe de couches créées comme la 1ʳᵉ aux dépens de la zone ostéogène sans cesse reconstituée ; en longueur, grâce à l'allongement de l'os
tout entier. L'os périostique développé pendant la période fœtale et aussi
un certain temps après la naissance possède la structure de l'os enchondral. Il renferme en outre de nombreux faisceaux de fibres conjonctives
calcifiées ou non, dites *fibres de Sharpey*. C'est de l'os « grossièrement
fibreux » creusé de lacunes, *canaux primitifs de Havers*, remplis par
des vaisseaux et des cellules.

A un moment donné, l'os périostique prend une structure lamellaire
définitive, et les lacunes primitives se modifient pour former les *systemes
de Havers*. Dans chacun des canaux primitifs les éléments cellulaires
différenciés en ostéoblastes sécrètent de l'os, d'abord loin du vaisseau,
sur les parois de la lacune ; à cette première lamelle osseuse s'ajoute
une lamelle plus rapprochée du vaisseau, — ainsi se forme un ensemble
de lames emboîtées occupant l'espace de Havers et constituant un système de Havers. Dans les systèmes haversiens, il ne peut y avoir de
fibres de Sharpey.

Comment se combinent les deux processus d'ossification périostique et d'ossification enchondrale? La coupe longitudinale d'un os long fœtal nous le montre (v. fig. 17).

La diaphyse seule ossifiée comprend :

1° Un axe d'os enchondral en forme de sablier dont les deux bases correspondent aux lignes d'ossification ;

2° Une écorce d'os périostique, plus épaisse au milieu de la diaphyse qu'aux extrémités. Le périoste enveloppe le tout.

Au niveau de la ligne d'ossification, une dépression en rigole fait tout le tour de l'épiphyse. C'est l'*en-coche d'ossification* de Ranvier qui représente un centre d'ac-croissement du périoste, spécia-lement de sa couche ostéogène.

Plus tard apparaissent dans les épiphyses des points d'ossifi-cation qui s'accroissent d'abord dans tous les sens, mais bientôt seulement du côté de la face diaphysaire.

Là existe, entre la diaphyse et l'épiphyse une étroite bande de cartilage, le *cartilage de con-jugaison*.

La partie moyenne du carti-lage de conjugaison est un centre de régénération des cellules carti-lagineuses ; sa face diaphysaire et sa face épiphysaire, sont les lignes d'ossification de la diaphyse et de l'épiphyse. On y trouve la couche calcifiée, la couche sériée, etc.

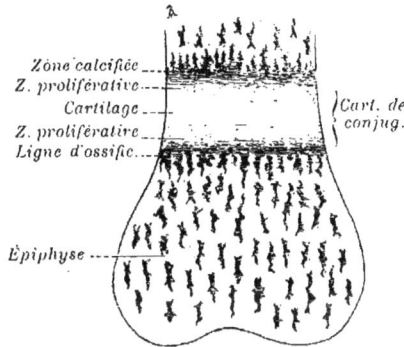

Fig. 18. — Schéma destiné à faire com-prendre la disposition des lignes d'ossi-fication au niveau du cartilage de con-jugaison.

Quand le cartilage de conjugaison est envahi par l'ossification, l'os diaphysaire se réunit à l'os né sur la face épiphysaire. — On dit que l'épiphyse se *soude* à la diaphyse; l'os ne s'allongera plus.

§ 2. Os précédés d'une ébauche non cartilagineuse.

Les os de la voûte du crâne et une partie des os de la face prennent naissance aux dépens d'une ébauche conjonctive membraneuse qui se différencie au sein du mésenchyme par un processus identique à celui de l'ossification périostique. En un point, les fibres conjonctives de l'ébauche membraneuse se calcifient. A leur surface se déposent des cellules qui présentent les caractères des ostéoblastes et sécrètent autour d'elles de la substance osseuse. Ainsi se constitue une mince lamelle formée de travées osseuses délicates, anastomosées en un réseau dans les mailles duquel est logé le restant du tissu ostéogène non employé. La lamelle osseuse s'accroît en rayonnant sous la forme d'aiguilles osseuses. A une certaine époque, une lame conjonctive périostique se différencie sur chacune des faces de la lamelle osseuse initiale et assure son accroissement en épaisseur. La texture des os de la voûte du crâne est la même au début que celle de l'os périostique, les mêmes transformations l'amènent à l'état adulte.

ACCROISSEMENT DES OS, LEUR CONSTITUTION DÉFINITIVE

Phénomènes d'accroissement. — 1° L'accroissement des os *en longueur* résulte, tant que les points d'ossification n'ont pas paru, de la multiplication des éléments cartilagineux de l'épiphyse au voisinage de la ligne d'ossification et de la formation incessante d'os enchondral à ce niveau.

Lorsque les épiphyses sont ossifiées et pendant toute la durée de l'existence du cartilage de conjugaison, l'accroissement en longueur se fait dans *deux* zones : l'épiphyse s'allonge dans le sens centripète, du côté de la diaphyse; la diaphyse, dans le sens centrifuge.

2° L'accroissement *en épaisseur* des os est dû surtout aux dépôts successifs d'os périostique et pour une certaine part à la prolifération du cartilage au niveau de la ligne d'ossification.

Ces faits ont été bien établis par les célèbres expériences de Duhamel, Flourens, Hunter, Ollier.

Phénomènes de résorption. — En même temps qu'il s'accroît, l'os fœtal subit des phénomènes importants de *résorption*, phénomènes connus depuis Hunter, étudiés surtout par Kölliker.

Dans l'*os enchondral*, la résorption commence au milieu de la diaphyse, et après la destruction des travées osseuses, donne naissance à un large espace rempli de moelle, le *canal médullaire*. Celui-ci s'agrandit ensuite dans le sens longitudinal et dans le sens transversal, jusqu'à occuper toute l'étendue de la diaphyse, atteignant les couches osseuses d'origine périostique mais respectant les cartilages de conjugaison.

Dans les épiphyses et les os courts la résorption est moins complète; il persiste des vestiges importants d'os enchondral.

Dans l'os *périostique*, les couches osseuses internes, les plus anciennes se résorbent, pendant que de nouvelles couches se déposent sous le périoste. Grâce à ce mécanisme, le canal médullaire s'élargit et l'os entier s'épaissit.

Dans l'épaisseur même de l'os périostique les canaux de Havers primitifs s'agrandissent, se mettent en communication les uns avec les autres. Ainsi sont constitués de larges espaces, *espaces de Havers*. Par dépôts successifs de lamelles osseuses concentriques, les espaces de Havers deviennent des systèmes de Havers. Ceux-ci se résorbent bientôt, ne laissant que des vestiges. Des systèmes de Havers de 2ᵉ génération se formeront alors, pour se détruire à leur tour et ainsi de suite, ne laissant de nouveau que des vestiges. Les vestiges haversiens contribuent à former les *systèmes intermédiaires*. Ils se distinguent des lamelles osseuses périostiques en ce qu'ils ne renferment pas comme ces dernières de fibres de Sharpey.

A la fin de la période de développement, la résorption des lames internes de l'os périostique cesse et la moelle du canal médullaire dépose sur la face interne de la paroi diaphysaire une couche plus ou moins épaisse de lamelles dont l'ensemble constitue le système lamellaire *fondamental interne ou périmédullaire*. De même, à la face externe de l'os, le périoste dépose des lamelles concentriques du système *fondamental externe ou périostique*.

Les agents de la résorption osseuse sont les *myéloplaxes* de Robin, *ostéoclastes* de Kölliker, éléments cellulaires de formes capricieuses, de dimensions variant de 43 à 91 ᵤ., polynucléés. On les trouve à la surface des régions osseuses en voie de résorption, nichés dans de petites fossettes connues sous le nom de *lacunes de Howship*. On ne sait s'ils agissent mécaniquement, ou chimiquement en dissolvant la substance osseuse.

STRUCTURE DES OS

L'étude de la structure des os complètement développés comprend : 1° celle du *tissu osseux*; 2° celle des éléments annexes, tels que le *périoste*, les *vaisseaux sanguins*, *lymphatiques*, les *nerfs*, ainsi que la *moelle* osseuse.

§ 1. Tissu osseux.

Le tissu osseux se compose de cellules osseuses enfouies dans une *substance fondamentale intercellulaire*.

La substance fondamentale est un mélange ou une combinaison d'une matière organique collagène, l'*osséine*, avec des sels calcaires, notamment des phosphates et des carbonates. Par la calcination ou la potasse, on détruit l'osséine, l'os devient cassant; par les acides, on enlève les sels minéraux et l'os réduit à l'osséine prend la consistance du cartilage.

Les cellules osseuses sont contenues dans des cavités osseuses ou *ostéoplastes* d'où partent, dans tous les sens, de nombreux diverticules, les *canalicules osseux*. En outre, les vaisseaux creusent dans l'os tout

un système de canaux, les *canaux vasculaires*. Examinons successivement les canaux
vasculaires, la sub-
stance fondamen-
tale, les cellules et
les cavités osseuses.

**Canaux vascu-
laires**. — Connus
sous le nom de *ca-
naux de Havers*,
ils ne manquent
que dans certains
points du squelette,
dans les travées les
plus délicates du
tissu spongieux,
dans les lamelles

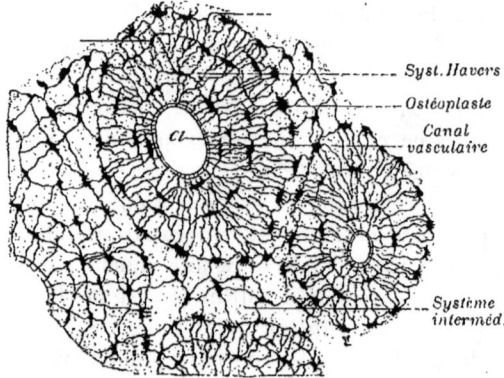

Fig. 19. — Coupe transversale de la diaphyse
d'un humérus humain.

papyracées de l'ethmoïde, dans l'unguis, dans quelques régions des os
palatins.

Sur la coupe transversale d'un os long à un grossissement faible,
les canaux de Ha-
vers apparaissent
sous la forme de
trous à contours
plus ou moins cir-
culaires, séparés les
uns des autres par
de la substance fon-
damentale et des
ostéoplastes.

Sur une coupe
longitudinale, ils se
montrent comme
des tubes plus ou
moins parallèles,
dirigés suivant le
grand axe de la dia-
physe, réunis par

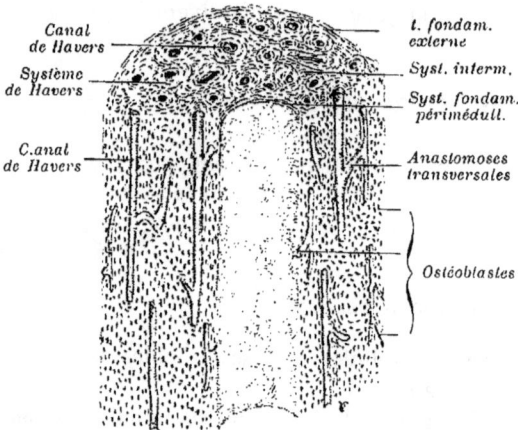

Fig. 20. — Texture de l'os en coupes longitudinale
et transversale combinées.

des canaux obliques ou transversaux. Ils forment un véritable réseau à larges mailles. Leur calibre, irrégulier, varie de 9 à 400 μ. de
diamètre.

Leur orientation générale est longitudinale dans les os longs, parallèle à la surface de l'os dans les os plats. Dans les os courts, leur trajet n'est soumis à aucune loi.

A côté des canaux de Havers, il faut distinguer les *canaux de Volkmann*, moins larges que les premiers, logeant des vaisseaux, mais non accompagnés de lamelles osseuses, n'existant que dans l'os périostique, surtout dans le système lamellaire périphérique. Les canaux de Havers, s'ouvrent à l'extérieur sous le périoste, à l'intérieur dans les espaces médullaires. Les canaux de Volkmann aboutissent à la surface externe ou à la surface interne de l'os, ou communiquent avec les canaux de Havers.

Substance fondamentale. — Elle se présente, chez l'adulte, sous la forme de lamelles juxtaposées, renfermant dans leur épaisseur des fibres conjonctives, *fibres de Sharpey*, et des *fibres élastiques*.

Le mode de groupement des lamelles osseuses doit être étudié sur des coupes transversales et longitudinales d'un os long.

Le tissu compact est limité sur ses deux faces par une couche continue de lamelles superposées. L'une est *sous-périostique, externe, périphérique*: l'autre est *interne, périmédullaire*. Ces deux zones sont les *systèmes fondamentaux externe et interne*. Le système interne peut manquer, l'externe est mince dans l'épiphyse des os longs et dans les os courts.

L'espace compris entre les deux systèmes fondamentaux est rempli par des systèmes de Havers, sortes de petits cylindres, constitués par des lamelles circulaires, en nombre variant de 3 à 20 disposées en stratifications concentriques autour de chacun des canaux de Havers. Entre les systèmes de Havers, dans les espaces libres, des groupes de lamelles emboîtées les unes dans les autres ou contiguës constituent les *systèmes intermédiaires ou interstitiels*. Les lamelles intermédiaires sont pour la plupart d'origine périostique, les autres sont des vestiges de systèmes de Havers, plus anciens, résorbés.

Fibres de Sharpey. — Appelées aussi *fibres perforantes*, les fibres de Sharpey sont des fibres de tissu conjonctif logées dans l'épaisseur de la substance fondamentale au milieu des lamelles qu'ils accompagnent ou traversent. Venues du périoste, elles se rencontrent exclusivement dans le système fondamental externe et dans les systèmes intermédiaires d'origine périostique. Elles sont longitudinales, transversales ou obliques. Tantôt rectilignes, tantôt onduleuses, elles se ramifient quelquefois en arborisations.

Très nombreuses dans les points du squelette où le périoste épais donne attache à des fibres musculaires, elles manquent en certains endroits.

Les *fibres élastiques* constantes dans les os longs peuvent faire défaut

dans les os plats. Elles ont la même distribution que les fibres de
Sharpey qu'elles accompagnent d'ordinaire. Quelques-unes ont un
trajet indépendant.

Cellules et cavités osseuses. — Sur la coupe d'un os sec, les
cavités osseuses ou ostéoplastes remplis d'air qui réfléchit totalement
la lumière apparaissent sous la forme de petits corps noirs allongés ;
de leur périphérie rayonnent en tous sens une quantité considérable de
prolongements délicats, noirs, les canalicules osseux. Les ostéoplastes
sont situés ordinairement dans l'épaisseur des lamelles osseuses, quelquefois entre elles. Leur forme est ovoïde ou lenticulaire, leur dimension varie de 22 à 52 μ.

Les *canalicules osseux* qui irradient de l'ostéoplaste, passant soit entre
les lames, soit en travers d'elles, ont une disposition variable. Longs ou
courts, rectilignes ou onduleux, ils se ramifient, s'anastomosent avec
les canalicules voisins du même ostéoplaste ou de l'ostéoplaste contigu.

Quelques-uns, au-dessous du cartilage articulaire, se terminent en
cul-de-sac ; la plupart s'ouvrent à la surface osseuse, dans les canaux
de Havers ou dans les espaces médullaires.

Dans les systèmes de Havers, les ostéoplastes, sur une coupe transversale d'un os long, sont disposés en couches concentriques, et en files
longitudinales, parallèles entre elles, sur la coupe longitudinale de l'os.

Ranvier a décrit dans les systèmes lamellaires, sous le nom de *con-
fluents lacunaires*, des cavités étroites qu'il considère comme des
ostéoplastes atrophiés.

Les *cellules osseuses*, logées dans les cavités osseuses qu'elles remplissent complètement, envoient des prolongements dans les canalicules
osseux, prolongements qui s'anastomosent entre eux et avec ceux des
cellules voisines. Ces cellules ont un corps protoplasmique, un noyau,
et ne doivent pas être confondues avec les cellules de Virchow, qui sont
des coques d'ostéoplastes ayant résisté à l'action des acides concentrés.

§ 2. Périoste.

Le périoste est une membrane fibro-élastique, riche en éléments cellulaires, en vaisseaux et en nerfs, qui recouvre toute la surface des os,
sauf les endroits revêtus de cartilage.

Tantôt il est épais, blanchâtre et brillant, tantôt mince et transparent.

Sa face profonde adhère à l'os sous-jacent par les fibres de Sharpey,
les fibres élastiques et aussi de nombreux vaisseaux. Cette adhérence
n'est pas la même partout. Très prononcée au niveau des aspérités, des
crêtes et surtout aux points où se fixent les tendons et les ligaments,

elle est plus faible au niveau de la diaphyse des os longs que sur les épiphyses et les os courts.

Sa face externe contracte des connexions intimes avec les tendons et les aponévroses aux points où ces organes s'insèrent, et fait corps avec certaines muqueuses (fibro-muqueuses des fosses nasales, de l'oreille moyenne).

Le périoste adulte est formé de deux couches :

1° La couche externe est composée de fibres conjonctives et élastiques, de quelques cellules adipeuses, de vaisseaux abondants et de nerfs ;

2° La couche interne est caractérisée par sa richesse en fibres élastiques fines, disposées en réseau, d'autre part par la présence d'éléments cellulaires appliqués immédiatement sur la surface de l'os. Ces éléments constituent le blastème sous-périostal d'Ollier, ou *couche ostéogène*, et jouent un rôle prépondérant dans l'ossification. Quand l'os a terminé son développement, ces cellules disparaissent par places, et même complètement pour certains auteurs.

§ 3. Moelle des os.

La plupart des cavités, dont sont creusés les os, renferment une substance semi-fluide, que l'on appelle la *moelle des os*. On la trouve dans le canal diaphysaire des os longs, dans les aréoles du tissu spongieux, et dans les canaux vasculaires les plus larges du tissu compact.

Suivant la proportion plus ou moins considérable de sang, de graisse, ou de matière amorphe qu'elle contient, la moelle est *jaune* ou *adipeuse*, *grise* ou *muqueuse*.

Dans tous les os du fœtus et du nouveau-né, la mœlle est rouge. Chez l'adulte, on ne rencontre de moelle rouge que dans le tissu spongieux, le corps des vertèbres, les os de la base du crâne, le sternum et les côtes. Partout ailleurs la moelle est jaune.

La moelle grise n'existe chez l'homme que dans les os du crâne et de la face en voie de développement.

La moelle des os est constituée : 1° par une charpente de tissu conjonctif servant de support à des vaisseaux et à des nerfs ; 2° par des cellules, de la graisse libre et un liquide interstitiel.

Les cellules sont de deux sortes : les *cellules adipeuses*, les *cellules médullaires* de formes et de fonctions diverses, distinguées en cellules médullaires proprement dites, médullocèles de Robin — cellules à noyaux multiples, myéloplaxes de Robin, ostéoclastes de Kölliker, — cellules à noyau bourgeonnant. — Les cellules médullaires jouent un rôle important dans l'hématopoïèse.

§ 4. Vaisseaux et nerfs des os.

Artères. — Les branches artérielles destinées aux os longs naissent de deux sources. Les artères *superficielles*, très nombreuses pénètrent dans l'os par tous les points de sa surface. Elles viennent du réseau périostique, et s'enfoncent dans la substance osseuse par les orifices des canaux de Havers, des canaux de Volkman et par les trous des épiphyses.

Les artères *profondes* destinées à la moelle viennent de l'*artère nourricière* qui pénètre dans la diaphyse par le conduit nourricier. Dans son trajet elle fournit de fines ramifications qui s'insinuent dans les canaux de Havers voisins et s'anastomosent avec le système artériel de la substance compacte. Une fois dans la moelle, l'artère nourricière se divise et forme un réseau capillaire très riche, qui s'anastomose à la périphérie du canal médullaire avec les vaisseaux de Havers.

Dans les *os courts* et les épiphyses, les artérioles d'origine périostique se capillarisent dans les aréoles du tissu spongieux, et fournissent des branches aux rares canaux de Havers.

Dans les *os plats*, omoplate, os iliaque, il y a plusieurs artères nourricières. Les vaisseaux sont nombreux, mais assez fins dans les os du crâne.

Veines. — Le capillaire artériel du canal de Havers est accompagné par une veine plus volumineuse que lui.

Dans le canal médullaire et les cavités du tissu spongieux épiphysaire, les veines à parois très minces, spacieuses, avalvulées, forment un réseau à larges mailles, d'où partent les veines efférentes. Deux veinules accompagnent l'artère nourricière; les autres, non satellites des artères, émergent surtout au niveau des épiphyses. Les veines des os n'acquièrent de valvules qu'une fois arrivées sous le périoste.

Dans certains os courts (vertèbres), et quelquefois dans les épiphyses, les veines occupent des canaux limités par une couche de tissu compact.

Dans les os plats et particulièrement dans les os du crâne, les veines débouchent dans de larges canaux dont le trajet est indépendant de celui des artères.

Lymphatiques. — La présence des *vaisseaux* lymphatiques dans les os est problématique, mais il existe un système d'*espaces lymphatiques* de préférence autour des vaisseaux, à la surface de l'os, et à la périphérie du canal médullaire.

Nerfs. — Tous les os, sauf peut-être les osselets de l'ouïe et les os sésamoïdes possèdent des nerfs. Ces nerfs accompagnent les vaisseaux artériels, l'artère nourricière, les nombreuses artères des épiphyses, et aussi les artérioles des canaux de Havers. Ils sont formés de fibres à myéline et de fibres de Remak; leur mode de terminaison est inconnu.

Le périoste renferme une assez grande quantité de nerfs; la plupart sont destinés aux os; ceux du périoste lui-même se terminent soit par des extrémités libres, soit, en certains points, par des corpuscules de Pacini.

Conformation extérieure des os.

On distingue les os *longs*, les os *larges*, les os *courts*.

Les os *longs* ont un corps appelé encore *diaphyse* et deux extrémités ou *épiphyses*. De ces deux épiphyses, la plus rapprochée du tronc est dite *proximale*, la plus éloignée, *distale*.

Les os *larges* ou *plats*, circonscrivant les cavités du tronc, ont généralement une face interne, intérieure, tournée sur la cavité, une face externe, répondant à l'extérieur.

Les os *courts* sont de forme plus ou moins cubique.

La *couleur* des os est d'un blanc rosé chez les jeunes sujets, plus mat chez les adultes, jaunâtre chez les vieillards.

On rencontre à la surface des os des éminences de formes diverses, désignées sous le nom d'*apophyses* que Bichat divisait en apophyses d'insertion et apophyses de réflexion. Leur surface est creusée de cavités, dont les unes sont *articulaires*, de formes diverses, les autres *non articulaires*, répondant à l'*insertion* ou au *passage* d'un organe (cavités digitales, gouttières, sillons). Certains os sont perforés par des *trous de passage* pour les vaisseaux et les nerfs.

On voit encore à la surface des os les nombreux orifices des conduits, par lesquels passent les vaisseaux sanguins de nutrition. Ils se divisent en quatre ordres, suivant leurs dimensions — *trous de premier ordre :* *trou nourricier* de la diaphyse des os longs pour l'artère nourricière principale; — *trous de deuxième ordre*, sur les épiphyses des os longs, les faces des os plats, pour des veines; — *trous de troisième ordre*, plus petits, disséminés sur toutes les surfaces osseuses, pour des vaisseaux de petit calibre; — *trous de quatrième ordre*, orifices des canalicules osseux.

Architecture des os.

Variable pour chaque os, elle présente le schéma général suivant.

Pour un os *long*, le *corps* est formé d'un cylindre de substance compacte circonscrivant le *canal médullaire* rempli lui-même par la *moelle*.

Les *extrémités* sont constituées par un tissu spongieux aréolaire dont les mailles renferment une moelle rouge. Une mince lame de tissu compact entoure la substance spongieuse.

Dans les os *plats*, une double lame de tissu compact, plus ou moins épaisse, et, dans les os *courts*, une mince coque compacte enferment une masse spongieuse.

CONSTITUTION GÉNÉRALE DU SQUELETTE

Le squelette humain se compose essentiellement d'une série de pièces osseuses, les *vertèbres*, superposées en une colonne qui répond au plan médian du corps, la *colonne vertébrale*. De la partie moyenne de cette colonne se détachent des arcs osseux, les *côtes*, qui viennent s'unir en avant en un os médian, le *sternum*, circonscrivant ainsi une cage osseuse, le *thorax*.

A la partie supérieure de la colonne, les vertèbres profondément modifiées forment le *crâne* et la *face*; à la partie inférieure, elles se soudent en un os médian, le *sacrum*, terminé par le *coccyx* composé de quelques vertèbres atrophiées.

Toutes ces parties rattachées au *système vertébral* constituent le *squelette du tronc*.

De longues pièces osseuses placées bout à bout, forment le squelette des *membres* distingués en supérieur, antérieur ou *thoracique*, inférieur, postérieur ou *abdominal*. Les membres sont unis au tronc par les os de la ceinture squelettique, qui sont la *clavicule* et l'*omoplate* pour le membre supérieur; les *os iliaques* pour le membre inférieur. Ceux-ci circonscrivent entre eux et la colonne vertébrale en arrière le *bassin*.

CHAPITRE DEUXIÈME

DES MEMBRES

Développement des membres et de leur squelette. — Nés des deux extrémités antérieure et postérieure de la *bande de Wolff*, les bourgeons des membres apparaissent vers la troisième semaine. Ils ont une forme triangulaire, présentent une longue base insérée sur la paroi du corps et deux faces, l'une dorsale, l'autre ventrale. A la quatrième semaine, ils ressemblent à une palette rattachée au corps par un manche très court. A la cinquième semaine, une sorte d'étranglement entre la palette terminale et la racine du membre délimite une pièce intermédiaire : la palette devient le pied ou la main, la racine du membre sera le bras ou la cuisse, le segment intermédiaire, l'avant-bras ou la jambe. Le bord de la palette terminale est épaissi en *un bourrelet digital* où font saillie successivement le premier, le cinquième puis les doigts intermédiaires. A ce stade les doigts sont réunis entre eux par une palmature épaisse.

Le membre abdominal, dans son développement, est toujours en retard sur le membre thoracique.

A la fin du deuxième mois de la vie fœtale, les membres présentent leur forme définitive et des segments distincts. La face de flexion des membres (face plantaire ou palmaire) est tournée en dedans, la face d'extension, en dehors. Au troisième mois le membre supérieur tourne de 90° en avant, le membre inférieur de 90° en arrière. De la sorte, la face de flexion du membre supérieur regarde en avant, le pouce est dirigé en dehors, — le membre inférieur a sa face de flexion tournée en arrière, le gros orteil est en dedans.

Les différentes formes par lesquelles passent les membres peuvent être observées, au moment de la naissance, par arrêt de développement.

Formation des pièces squelettiques des membres. — Le bourgeon de chaque membre est d'abord formé d'une masse de mésenchyme, le blastème axial, où se différencient, vers le deuxième mois de la vie embryonnaire, un certain nombre de *segments cartilagineux.*

Le tissu cartilagineux d'abord *embryonnaire* se transforme en *cartilage fœtal* entouré de *périchondre.*

Les segments cartilagineux suivants apparaissent de la base à la périphérie des membres.

1) Dans le *bras* ou la *cuisse* une pièce, ébauche de l'*humérus* ou du *fémur.*

2) Dans l'*avant-bras* ou la *jambe*, deux segments parallèles correspondant l'un au *radius* ou au *tibia*, l'autre, postérieur, au *cubitus* ou au *péroné.*

3) Dans la *main* ou le *pied*, plusieurs pièces cartilagineuses formant le *carpe* ou le *tarse* se disposent en 2 ou 3 rangées : rangée proximale, centrale, distale.

La rangée *proximale* comprend 3 *pièces* :

a) Le *radial* (corps du scaphoïde de la main) ou *tibial* (corps de l'astragale du pied).

b) L'*intermédiaire du carpe* (semilunaire et ménisque cubito-radial) ou *du tarse* (trigone ou apophyse postéro-externe de l'astragale).

c) Le *cubital* (pyramidal de la main) ou le *péronéal* (calcanéum du pied).

Le pisiforme de la main est hors rang. La rangée *centrale* est formée de deux ou trois noyaux cartilagineux, les *centraux* : le premier central forme à la main, en s'unissant avec le radial, la tête du scaphoïde, au pied, une partie du scaphoïde.

La rangée *distale* est composée typiquement de cinq pièces, les *carpiens* ou *tarsiens*. Il s'en développe seulement quatre qui deviennent, à la main, le *trapèze*, le *trapézoïde*, le *grand os* et *l'os crochu*, au pied les *trois cunéiformes* et le *cuboïde*.

Le squelette cartilagineux *des doigts* est représenté par cinq segments allongés, les *métacarpiens* ou *métatarsiens* auxquels font suite les *phalanges* au nombre de trois pour chaque doigt : phalange, phalangine, phalangette. Le premier métacarpien ou métatarsien n'a que deux phalanges. En outre, au voisinage des articulations, apparaissent des cartilages accessoires, les sésames, qui deviendront les os sésamoïdes.

Ceintures basilaires. — La ceinture pelvienne cartilagineuse se compose de chaque côté de *trois pièces*, l'une dorsale *l'ilion*, les deux autres ventrales, le *pubis* en avant, *l'ischion* en arrière. Le pubis et l'ischion sont séparés par *l'échancrure obturatrice*. Au point de convergence des trois pièces se trouve *l'acetabulum* ou *cavité cotyloïde*. Le cartilage iliaque et le cartilage ischiatique se rencontrent et se soudent les premiers de bonne heure. Le cartilage pubien, assez longtemps indépendant, prend une part plus faible à la constitution de la cavité cotyloïde. Le fond de cette cavité est achevé par plusieurs lamelles cartilagineuses, dont l'une deviendra l'os cotyloïde ou acétabulaire. Le cartilage pubien et l'ischiatique s'envoient un prolongement, *branche unissante de l'ischion* qui transforme en *trou sous-pubien* l'échancrure obturatrice. Puis les deux pubis droit et gauche se joignent sur la ligne médiane par la *symphise pubienne*.

Trois pièces entrent aussi dans la constitution de la ceinture thoracique à savoir : deux pièces *dorsales*, *l'omoplate*, et le *coracoïde* (représenté par un point osseux situé au-dessus de la cavité glénoïde, ou point susglénoïdien), une pièce *ventrale*, le *procoracoïde*, distinct chez beaucoup de vertébrés, soudé à l'omoplate, chez l'homme, sous le nom *d'apophyse coracoïde*. La clavicule, pour la plupart des anatomistes, ne fait pas partie de la ceinture thoracique.

Dans la *phylogénèse*, les membres, ramifiés en rayons digitaux à leur extrémité, sont les homologues des nageoires de poissons. Celles-ci résulteraient elles-mêmes, pour certains anatomistes, des transformations des branchies et les ceintures basilaires des membres correspondraient à des arcs branchiaux.

I. — MEMBRE SUPÉRIEUR THORACIQUE

Le *membre supérieur ou thoracique* est formé par quatre segments :
1° *l'épaule* ; 2° *le bras* ; 3° *l'avant-bras* ; 4° *la main*.

§ I. OS DE L'ÉPAULE

La ceinture scapulaire est constituée par deux os, la *clavicule* en
avant, l'*omoplate* en arrière.

Clavicule.

Placée latéralement à la partie antérieure et supérieure du thorax,
la clavicule s'articule en dedans avec le sternum et la 1re côte, en dehors
par l'acromion avec le scapulum auquel est attaché le membre supérieur.

A peu près horizontale dans le sens transversal, elle est très obliquement dirigée en arrière et en dehors. Incurvée en S italique, aplatie dans
sa partie externe, elle est prismatique triangulaire dans sa moitié interne.

On lui décrit *deux faces, deux bords* et *deux extrémités.*

Corps. — *La face supérieure* (*cervicale*) large, plate et rugueuse

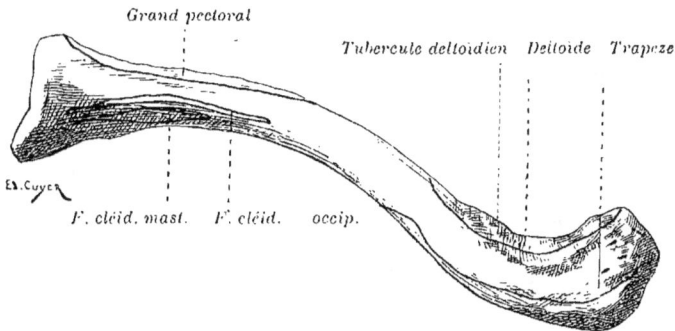

Fig. 21. — Clavicule, face supérieure.

dans le 1/3 externe devient étroite, lisse, convexe d'avant en arrière
dans ses 2/3 internes. On y voit : en dedans deux légères séries de rugo-

sités sur lesquelles s'insèrent les chefs claviculaires du sterno-cleido-
mastoïdien ; vers l'extrémité acromiale, le long du bord antérieur, une
encoche rugueuse où s'insère le deltoïde et, près du bord postérieur, des
stries rugueuses parallèles marquant l'attache du trapèze.

La face inférieure (costale ou thoracique) large en dehors, étroite en
dedans, présente, dans sa partie moyenne, une gouttière de profondeur

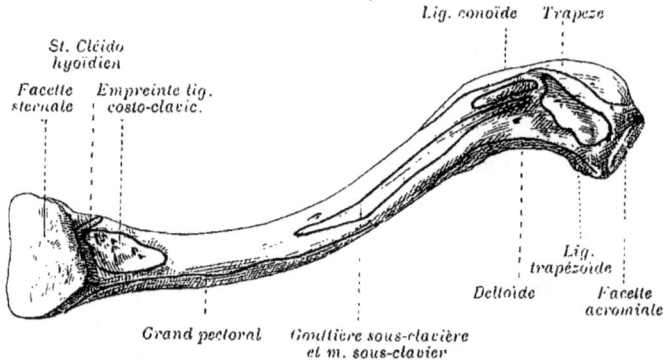

Fig. 22. — Clavicule, face inférieure.

variable, allongée suivant le grand axe de l'os, la *gouttière du muscle
sous-clavier*. Près de la lèvre postérieure de cette gouttière, le *trou nourricier*, quelquefois double, se dirige obliquement vers l'extrémité externe.

En dedans de la gouttière du sous-clavier, une éminence rugueuse,
ou une fossette ovalaire, suivant le cas, marque *l'empreinte du ligament costo-claviculaire*.

En dehors de la gouttière du sous-clavier, une surface rugueuse semée
de gros mamelons et dirigée obliquement en avant et vers l'extrémité
acromiale donne insertion au faisceau trapézoïde du ligament coraco-
claviculaire. Elle commence sur le bord postérieur par un gros *tubercule conoïde* où s'insère le ligament coraco-claviculaire conoïde.

Anormalement, la face inférieure de la clavicule prend contact avec
la 1re côte et l'apophyse coracoïde et présente une *facette costale* et une
facette coracoïdienne, cette dernière placée en avant du tubercule
conoïde.

Le bord antérieur est concave, mince, rugueux dans son tiers externe
où il donne insertion au deltoïde et présente quelquefois un *tubercule
deltoïdien*. Il est convexe, large dans ses 2/3 internes, martelé par l'insertion du grand pectoral.

Le bord postérieur est épais, convexe et rugueux dans son 1 3 externe
— insertion du trapèze — large, concave, lisse dans sa partie moyenne

en rapport avec les gros vaisseaux sanguins. Sur son segment interne s'insère le sterno-cléido-hyoïdien.

L'extrémité externe (*acromiale, distale*) aplatie de haut en bas, présente une facette assez lisse, elliptique à grand axe antéro-postérieur, regardant en dehors, en bas et en avant; c'est la facette acromiale articulée avec une facette semblable de l'acromion.

L'extrémité interne (*sternale, proximale*) volumineuse, de contour irrégulièrement triangulaire, présente à sa partie antérieure et inférieure une surface articulaire répondant à l'encoche sterno-chondrale qu'elle déborde de toutes parts. Dans tout le reste de son étendue, elle présente des rugosités et des dépressions où s'insèrent des ligaments et le ménisque articulaire.

Ossification. — Os de membrane, c'est-à-dire non précédé d'une ébauche cartilagineuse, la clavicule *ouvre et ferme la période d'ossification du squelette*. Elle se développe par deux centres d'ossification; un *primitif* et un *secondaire ou complémentaire*. Le point primitif apparaît du 30me au 35me jour de la vie intra-utérine et forme tout le corps et l'extrémité externe. Le point secondaire se montre vers 20, 22 ans, n'édifie qu'une mince lamelle osseuse sur l'extrémité interne et se soude entre 22 et 25 ans.

Architecture. — La clavicule est formée d'un cylindre remarquablement épais de tissu compact, aminci graduellement vers les extrémités. La raréfaction du tissu spongieux amène la formation d'une sorte de canal médullaire qui n'a jamais plus de 3 à 5 centimètres de longueur.

Omoplate.

Appliquée de chaque côté sur la partie postéro-supérieure du thorax, du premier espace intercostal à la septième côte, l'omoplate est un os plat, mince, de forme triangulaire. On lui décrit *deux faces, trois bords, trois angles*.

Face antérieure (*thoracique*). — Excavée en une *fosse dite sous-scapulaire*, elle regarde en avant et en dedans et donne insertion dans toute son étendue au muscle sous-scapulaire. A l'union de son 1/4 supérieur avec ses 3/4 inférieurs, elle présente une dépression angulaire transversale correspondant à l'insertion de l'épine, et trois ou quatre crêtes obliquement ascendantes en dehors qui marquent l'insertion des lames tendineuses du muscle sous-scapulaire.

La face antérieure est limitée en dehors par une saillie mousse et par une gouttière longitudinale qui donnent insertion au sous-scapulaire et appartiennent au bord externe. En dedans, la fosse sous-scapulaire est séparée du bord spinal par deux surfaces triangulaires répondant aux angles supérieur et inférieur de l'omoplate et sur lesquelles s'insèrent les faisceaux supérieurs et inférieurs du grand dentelé. Entre ces deux surfaces un fin sillon qui suit la partie moyenne du bord spinal marque l'empreinte des faisceaux moyens du grand dentelé.

Face postérieure (*dorsale*). — Elle regarde en arrière, en dehors et

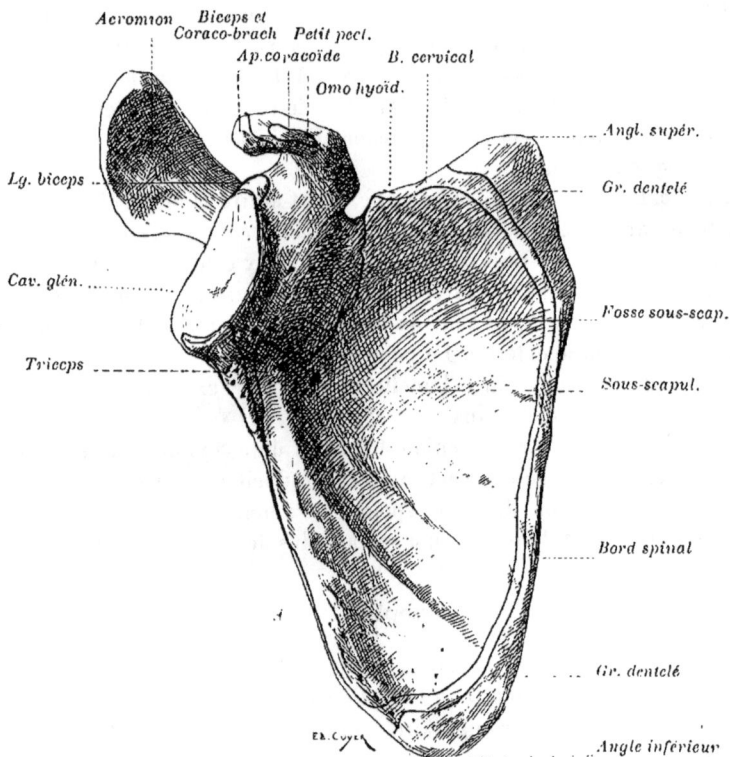

Fig. 23. — Omoplate, face antérieure.

légèrement en haut. A la jonction de son 1/4 supérieur avec ses 3/4 inférieurs, elle présente une forte lame osseuse *l'épine de l'omoplate* qui la divise en deux parties : la fosse sus-épineuse et la fosse sous-épineuse. La *fosse sus-épineuse* forme une gouttière large en dedans, plus profonde et plus étroite en dehors où s'insère le muscle sus-épineux. La *fosse sous-épineuse* donne insertion dans ses 2/3 internes au muscle sous-épineux ; plus étendue que la précédente et hérissée de crêtes obliques, concave sous l'épine, saillante à sa partie moyenne, elle est creusée en dehors d'une gouttière large et profonde, parallèle au bord axillaire. La lèvre externe de cette gouttière est formée par une crête qui isole de la fosse sous-épineuse une surface saillante, étroite en haut, plus large en bas. Une petite crête oblique partage cette surface en deux champs, le champ inférieur quadrangulaire donne insertion au grand rond et fait souvent saillie sur le bord axillaire : *épine du grand rond*; le champ

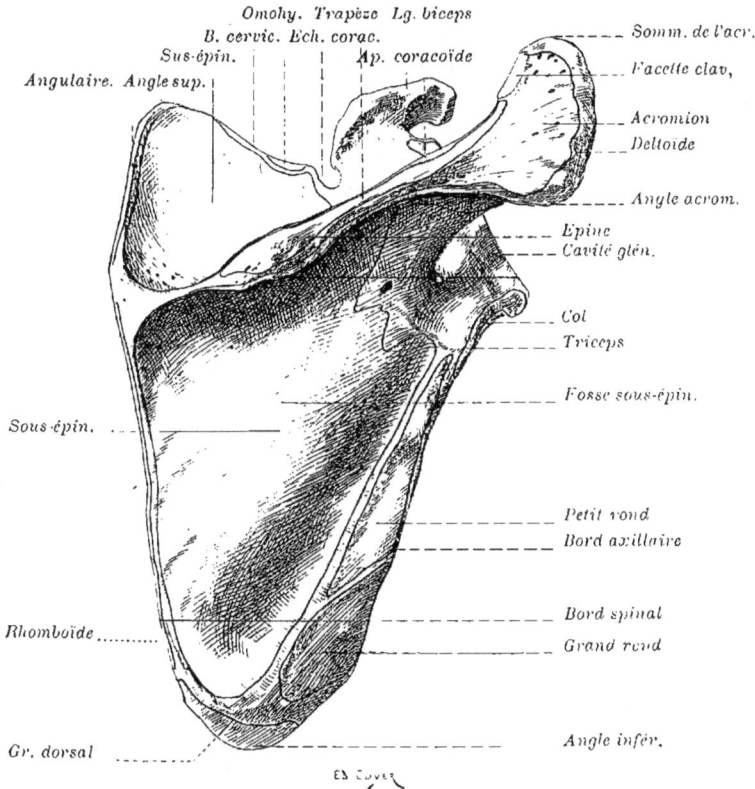

Omohy. Trapèze Lg. biceps
B. cervic. Éch. corac.
Sus-épin. | | | Ap. coracoïde
Angulaire. Angle sup. |
Somm. de l'acr.
Facette clav,
Acromion
Deltoïde
Angle acrom.
Épine
Cavité glén.
Col
Triceps
Fosse sous-épin.
Sous-épin.
Petit rond
Bord axillaire
Bord spinal
Rhomboïde
Grand rond
Gr. dorsal
Angle infér.
ES Cuver

Fig. 24. — Omoplate, face postérieure.

supérieur, plus étroit reçoit l'insertion du petit rond et est traversé par un sillon vasculaire (branche de l'artère scapulaire inférieure).

L'*épine de l'omoplate* se compose de deux parties ; une interne, l'épine proprement dite, l'autre externe, *l'acromion*, occupant deux plans perpendiculaires l'un à l'autre.

L'*épine proprement dite* est triangulaire ; sa face supérieure forme la fosse sus-épineuse ; sa face inférieure, la fosse sous-épineuse ; son bord antérieur adhère au corps de l'os ; son bord externe court, concave, se continue avec la face profonde de l'acromion. Son bord postérieur

sinueux commence par une surface triangulaire lisse sur laquelle glisse
l'aponévrose du trapèze, puis se renfle en un gros tubercule rugueux, le
tubercule du trapèze, au delà devient une crête en dos d'âne dont le
versant supérieur donne insertion au trapèze et le versant inférieur au
deltoïde, enfin il se continue avec la face superficielle de l'acromion.

L'acromion présente une face supérieure sous-cutanée rugueuse convexe, criblée de trous vasculaires ; une face inférieure lisse, concave. Le
bord externe convexe forme *l'angle de l'acromion* au point où il se continue avec le *versant deltoïdien* de l'épine. Sur la partie antérieure du
bord interne, continué d'autre part avec le *versant trapézien* de l'épine,
se trouve une facette articulaire pour la clavicule, de forme ovalaire et
regardant en haut et en dedans. — Le *sommet* de l'acromion dirigé en
avant donne insertion au deltoïde et au ligament acromio-coracoïdien.

Bord supérieur (*cervical*). — Court, mince, tranchant, présente
l'échancrure coracoïdienne ou sus-scapulaire convertie en un trou à
l'état frais par un ligament quelquefois double, rarement par une lamelle
osseuse. Dans le trou coracoïdien passent le nerf scapulaire et de grosses
veines ; au-dessus du ligament les vaisseaux sus-scapulaires. En dedans
de l'échancrure coracoïdienne est inséré le muscle omo-hyoïdien.

Bord interne (*spinal*). — Presque tranchant à la partie moyenne,
il forme un angle obtus saillant en dedans, au niveau de la racine de
l'épine ; au-dessous de ce point il s'incline fortement en dehors. Ce bord
donne insertion sur sa lèvre antérieure au grand dentelé, sur sa lèvre
postérieure aux muscles sus et sous-épineux et, dans l'intervalle de ces
deux lèvres, aux deux rhomboïdes et à l'angulaire de l'omoplate.

Bord externe (*axillaire*). — C'est une crête mince, oblique en haut
et en dehors, qui s'élargit à sa partie supérieure en une facette
rugueuse, triangulaire, *empreinte sous-glénoïdienne*, pour l'insertion
de la longue portion du triceps.

Angles. — L'angle *supérieur*, angle droit à sommet arrondi, donne
insertion aux faisceaux supérieurs du muscle angulaire. L'angle *inférieur* aigu, arrondi à sa pointe donne parfois insertion à un faisceau
du grand dorsal. L'angle *externe* est excavé en une *cavité glénoïde*
articulée avec la tête de l'humérus. Ovalaire, à grosse extrémité inférieure cette cavité *regarde en avant, en dehors et en haut* ; son contour est échancré à la partie antérieure et supérieure. Son centre présente une légère saillie osseuse, le *tubercule glénoïdien*. Au-dessus
d'elle est l'empreinte lisse du tendon de la longue portion du biceps,
empreinte ou tubercule sus-glénoïdien. Elle est rattachée à l'omoplate
par une portion rétrécie, le *col de l'omoplate* et surmontée par l'*apophyse coracoïde*. Celle-ci, ressemblant au petit doigt fléchi (Winslow),
se détache de l'extrémité externe du bord supérieur de l'omoplate et

présente une portion verticale, oblique en haut et en avant, et une portion horizontale externe. La portion *verticale* de l'apophyse coracoïde a deux faces, *antérieure et postérieure*. La partie *horizontale*, une face *supérieure claviculaire*, une face *inférieure humérale*. Les *bords* sont l'un *supérieur*, *externe ou acromial*, l'autre *inférieur*, *interne ou thoracique*. La *face humérale* lisse, concave, forme une gouttière de glissement pour le tendon du muscle sous-scapulaire. — La *face claviculaire* dans sa moitié postérieure rugueuse donne insertion aux ligaments coraco-claviculaires. — Sur le *bord thoracique* s'insère le petit pectoral. — Sur le *bord acromial*, les ligaments acromio-coracoïdien et coraco-huméral. — Le *sommet* présente deux facettes pour l'insertion du coraco-brachial et du biceps.

Ossification. — L'omoplate présente 9 points d'ossification, un primitif et 8 complémentaires.

Le *point primitif* apparaît du 40e au 50e jour de la vie intra-utérine et forme la plus grande partie du corps de l'os, l'épine et presque tout l'acromion.

Des 8 *points complémentaires*, 3 forment la coracoïde, 2 la cavité glénoïde, 1 la moitié externe de l'acromion, 1 l'angle inférieur, le dernier le bord spinal. Ces points apparaissent tous après la naissance : le premier, le point coracoïdien principal à 18 mois ; le dernier, le point marginal à 20 ans. L'ossification de l'omoplate se termine à 22 ou 24 ans par la soudure du point marginal.

Architecture. — L'omoplate est formée d'une lame de tissu compact, mince dans les fosses sus et sous-épineuses. On rencontre du tissu spongieux le long du bord spinal à l'insertion de l'épine et surtout le long du bord axillaire, à l'angle glénoïdien, dans l'apophyse coracoïde, dans le bord libre de l'épine et dans l'acromion.

Au niveau de la cavité glénoïde les lamelles osseuses irradient autour d'un centre placé vers la tête humérale. Au-dessous d'elle, le bord axillaire et la fosse sous-épineuse au niveau de son fond présentent une lame épaisse de tissu compact.

Les *conduits nourriciers* multiples se voient sur le pourtour osseux de la cavité glénoïde et sur la face postérieure, à la base de l'épine.

§ 2. OS DU BRAS

Humérus.

Formant à lui seul le squelette du bras, l'humérus est un os long, articulé en haut avec l'omoplate, en bas avec les os de l'avant-bras.

Il présente à étudier un *corps* et *deux extrémités*.

Corps. — Cylindroïde dans sa moitié supérieure, le corps devient prismatique, triangulaire dans sa moitié inférieure. On lui décrit 3 *faces*, 3 *angles ou 3 bords.*

La *face externe* plane en haut, arrondie en bas, présente dans son tiers moyen : 1° l'empreinte *deltoïdienne* ou V deltoïdien (*tuberositas deltoïdea NA*) où s'insère le muscle deltoïde; 2° au-dessous du V deltoïdien, la *dépression sous-del-toïdienne*, appelée communément et à tort *gouttière de torsion*; 3° au-dessous de cette dépression une véritable gouttière qui naît sur la face postérieure et se termine sur la face externe, la *gouttière du nerf radial* et de l'artère humérale profonde. Le tiers supérieur de la face externe lisse répond à la face profonde du deltoïde, aux vaisseaux et au nerf circonflexes. Le tiers inférieur donne insertion au brachial antérieur.

La *face interne*, lisse dans sa partie supérieure, présente, sur son tiers moyen, l'empreinte rugueuse du coraco-brachial. Au-dessous de cette empreinte elle donne insertion au brachial antérieur.

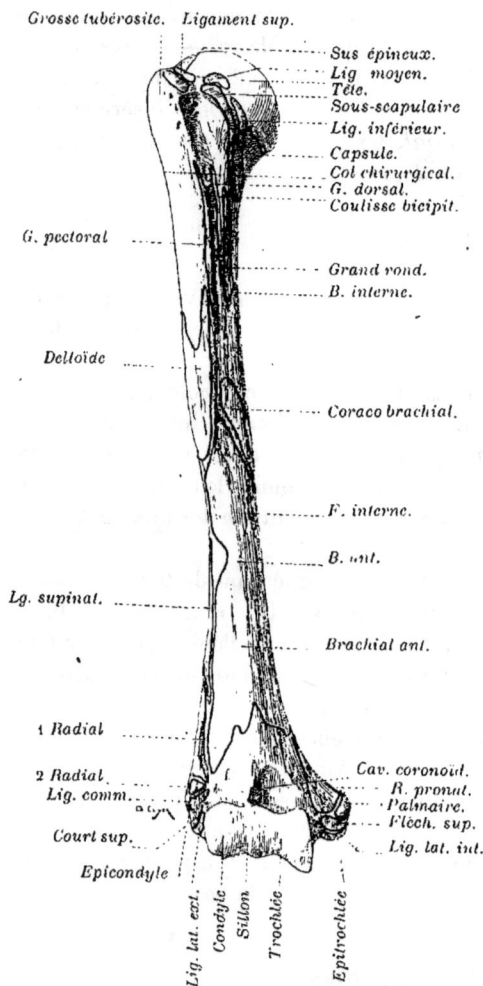

Grosse tubérosité.　Ligament sup.

Sus épineux.
Lig. moyen.
Tête.
Sous-scapulaire
Lig. inférieur.
Capsule.
Col chirurgical.
G. dorsal.
Coulisse bicipit.

G. pectoral

Grand rond.
B. interne.

Deltoïde

Coraco brachial.

F. interne.

B. ant.

Lg. supinat.

Brachial ant.

1 Radial

2 Radial.
Lig. comm.

Cav. coronoïd.
R. pronat.
Palmaire.
Fléch. sup.
Lig. lat. int.

Court sup.

Epicondyle

Lig. lat. ext.
Condyle
Sillon
Trochlée
Epitrochlée

FIG. 25. — Humérus, vue antérieure.

La *face postérieure* convexe et lisse, étroite en haut, s'élargit en bas. Elle est traversée très obliquement dans son tiers moyen par la gouttière du nerf radial. Au-dessus de cette gouttière s'attache le vaste externe du triceps; au-dessous, le vaste interne du même muscle.

Le *bord antérieur*, crête rugueuse (ligne âpre de l'humérus) dans sa partie supérieure, donne insertion au tendon du grand pectoral et forme la lèvre externe de la coulisse bicipitale; plus bas il se confond avec la branche antérieure du V deltoïdien. Dans son tiers inférieur, il devient mousse et se bifurque au-dessus de la cavité coronoïde.

Le *bord externe* est mousse à sa partie supérieure, interrompu par la gouttière du nerf radial à sa partie moyenne, saillant, épais, recourbé en avant dans sa partie inférieure, il aboutit à l'*épicondyle*. Sur ce bord s'insèrent l'aponévrose intermusculaire externe et, dans le quart inférieur, le long supinateur et le premier radial externe.

Le *bord interne* très mousse dans son tiers supérieur devient une crête dans ses deux tiers inférieurs et se termine à l'*épitrochlée*. Il donne insertion à l'aponévrose intermusculaire interne.

Le *conduit nourricier*, dirigé vers le coude, se voit sur la face interne ou sur le bord interne.

De la face interne ou du bord interne se détache quelquefois à 4 ou 5 centimètres de l'épitrochlée une *apophyse sus-épitrochléenne*. Une ban-

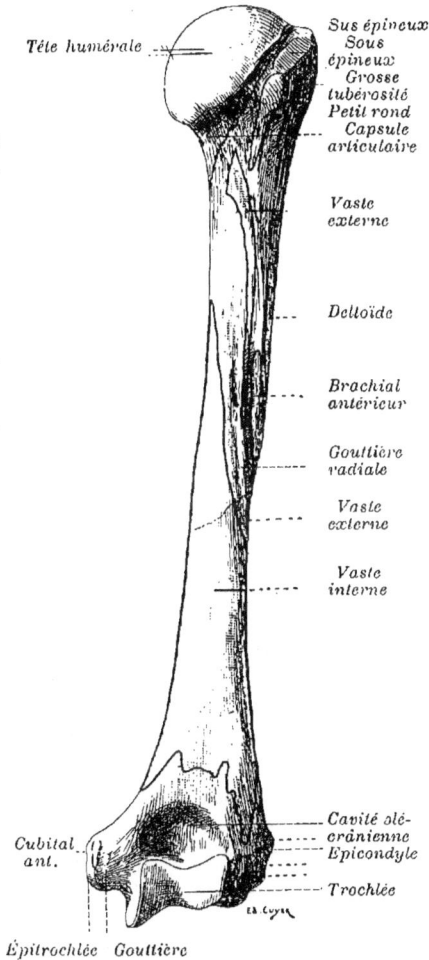

Téte humérale

Sus épineux
Sous épineux
Grosse tubérosité
Petit rond
Capsule articulaire

Vaste externe

Deltoïde

Brachial antérieur

Gouttière radiale

Vaste externe

Vaste interne

Cavité olécrânienne
Epicondyle

Trochlée

Cubital ant.

Épitrochlée Gouttière

Fig. 26. — Humérus, vue postérieure.

delette fibreuse unit son sommet à l'épitrochlée formant un canal ostéo-fibreux où passent l'artère humérale ou la cubitale et le nerf médian. Le canal sus-épitrochléen est l'homologue du canal supracondylien de beaucoup de mammifères (marsupiaux, édentés, rongeurs).

Extrémité supérieure (*scapulaire, proximale*). — Elle présente 3 saillies, la *tête de l'humérus* et les *tubérosités externe* (*grosse ou trochiter*) et *interne* (*petite ou trochin*). Les tubérosités sont séparées par une gouttière, la *coulisse bicipitale* (*sulcus intertubercularis NA*).

La *tête de l'humérus* regarde en haut, en arrière et en dedans. Elle représente les 2/3 d'une sphère légèrement aplatie d'avant en arrière. De forme ovalaire, elle oriente son grand axe dans le plan frontal comme celui de la cavité glénoïde de l'omoplate avec laquelle elle s'articule. L'axe de la tête humérale forme avec le corps de l'os un angle obtus de 130° environ.

La surface articulaire de la tête humérale est limitée par une rainure circulaire, le *col anatomique*, surtout nette entre la tête et les tubérosités.

La *grosse tubérosité* prolonge la face externe du corps de l'humérus. De nombreux trous vasculaires se voient à sa face externe. Son contour supérieur présente 3 facettes ; la facette antérieure et supérieure, carrée, reçoit l'insertion du sus-épineux ; la facette moyenne plus grande reçoit l'insertion du sous-épineux ; la facette postérieure et inférieure, prolongée vers le bord externe de l'humérus par une série de rugosités, donne insertion au muscle petit rond.

La *petite tubérosité* présente à sa partie antérieure la large empreinte d'insertion du muscle sous-scapulaire.

La *coulisse bicipitale* dans laquelle glisse le tendon de la longue portion du biceps, descend sur la face interne de l'humérus. Sur sa lèvre *antérieure ou externe* très saillante s'insère le tendon du grand pectoral ; sur sa lèvre *postérieure ou interne* s'insère le muscle grand rond. Au fond de la gouttière, une crête rugueuse, difficile à voir, marque l'insertion du grand dorsal.

Le *col chirurgical* de l'humérus unit la diaphyse à l'extrémité supérieure.

Extrémité inférieure (*anti-brachiale*). — Elle est aplatie d'avant en arrière et incurvée en avant. L'axe de l'humérus laisse au devant de lui la plus grande partie de l'extrémité inférieure.

Elle comprend une partie centrale articulaire et deux saillies latérales.

La *portion articulaire* se compose d'une *trochlée* et d'un *condyle* séparés par une gorge ou sillon : la *zone conoïde*.

La *poulie ou trochlée humérale* articulée avec le cubitus, placée en dedans, est une gorge osseuse presque circulaire, limitée par deux lèvres ou joues, la joue interne étant plus longue et plus saillante que l'externe. L'axe de la trochlée, oblique de haut en bas et de dedans en dehors, est plus oblique à sa partie postérieure qu'à sa partie antérieure et décrit un trajet spiroïde en pas de vis.

La trochlée est surmontée en avant de la *cavité coronoïdienne (fossa coronoïdea NA)*, en arrière de la *cavité olécranienne (fossa olecrani NA)*. Ces cavités répondent au contact des apophyses coronoïde et olécrâne du cubitus et sont séparées par une mince lamelle osseuse parfois perforée.

En dehors de la trochlée, le *condyle* forme une éminence arrondie regardant en avant, articulée dans la flexion avec la cupule radiale et surmontée d'une dépression sus-condylienne creusée par la cupule radiale dans les mouvements de flexion. Entre le condyle et la trochlée, la *zone conoïde* reçoit le pourtour de la tête radiale.

Au-dessus et en dehors du condyle on trouve la *tubérosité externe* ou *épicondyle*. Petite, peu saillante, cette tubérosité est martelée en facettes par l'insertion de nombreux muscles et ligaments (deuxième radial, extenseur commun des doigts, extenseur propre du 5ᵉ doigt, cubital postérieur, court supinateur, anconé et ligament latéral externe de l'articulation du coude).

L'*épitrochlée* fait suite au bord interne de l'humérus. Plus saillante que l'épicondyle, aplatie d'avant en arrièrre, elle présente une forme triangulaire, avec deux faces, deux bords et un sommet. La *face antérieure* donne insertion au rond pronateur, au grand palmaire et au fléchisseur commun superficiel des doigts. La *face postérieure* offre une gouttière peu profonde, gouttière de passage du nerf cubital; le *bord supérieur* continue le bord interne de l'humérus, le *bord inférieur* épais donne insertion au ligament latéral interne du coude. Sur le *sommet* s'insèrent le petit palmaire et un faisceau du cubital antérieur.

Ossification. — L'humérus se développe par 8 points d'ossification : *un point primitif diaphysaire et sept complémentaires épiphysaires.*

Le point primitif apparaît du 30ᵉ au 40ᵉ jour de la vie intra-utérine et forme les 7/8 de l'os.

Les points complémentaires apparaissent tous après la naissance. Pour l'épiphyse supérieure, ils se montrent dans l'ordre suivant : *point céphalique, point trochitérien, point trochinien.* Ces trois points se réunissent entre eux vers 5 ans et se soudent à la diaphyse de 20 à 25 ans. Les 4 points de l'épiphyse inférieure apparaissent dans l'ordre suivant : *point condylien* (2 ans), *point épitrochléen* (4 ou 5 ans), *point trochléen* (13 ans), *point épicondylien* (13 ans et quelques mois) et se soudent à la diaphyse à 16 ou 17 ans.

Architecture. — Le *corps* est un cylindre de tissu compact dont l'épaisseur diminue dans les extrémités mais reste plus grande dans l'extrémité inférieure. Le *canal médullaire* occupe toute la longueur de la diaphyse, s'étend avec l'âge, et chez les vieillards se prolonge dans la grosse tubérosité de la tête humérale. Les extrémités sont formées de tissu spongieux enfermé dans une mince coque osseuse. Les

travées osseuses forment au-dessous de l'épiphyse des arcades superposées, détachées des parois du canal diaphysaire. Au niveau de la tête,
elles convergent vers le centre de courbure. Le tissu spongieux de la
grosse tubérosité humérale est peu dense et fragile. Dans l'extrémité
inférieure, les lamelles principales ont une direction verticale dans le
condyle et légèrement irradiée dans la trochlée.

§ 3. OS DE L'AVANT-BRAS

Le squelette de l'avant-bras est formé par deux os disposés parallèlement : l'un interne, le *cubitus*, l'autre externe, le *radius*. En contact à
leurs extrémités par des articulations mobiles, ces deux os sont séparés
dans toute la longueur de leur corps par un *espace interosseux* comblé
à l'état frais par une *membrane interosseuse*. Ces deux os ont l'un et
l'autre la forme d'un prisme et par conséquent trois faces, une antérieure, une postérieure, la 3e externe pour le radius, interne pour le
cubitus, et trois bords. Ils s'opposent par un bord qui est la *crête interosseuse*. Les deux autres bords sont antérieur et postérieur.

Les extrémités des deux os ont un volume inverse. L'extrémité
supérieure du cubitus est plus volumineuse que l'inférieure; c'est le contraire pour le radius. De plus le radius est débordé en haut par le
cubitus qu'il déborde légèrement en bas. Le radius est un peu plus
court que le cubitus.

Cubitus (*Ulna NA*).

Os long, pair, non symétrique, il est placé à la partie interne et postérieure de l'avant-bras. Il présente un *corps* légèrement tordu sur son
axe et *deux extrémités* dont la supérieure est la plus volumineuse.

Corps. — Prismatique dans ses trois quarts supérieurs, le corps
tend à s'arrondir dans son quart inférieur.

Face antérieure. — Légèrement concave en avant, plus large en haut
qu'en bas, elle présente : 1° une gouttière longitudinale, où s'insère le
muscle long fléchisseur commun profond des doigts; 2° dans son quart
inférieur une crête ou une surface rugueuse, empreinte d'insertion du
carré pronateur; 3° le *conduit nourricier* situé dans la moitié supérieur et dirigé vers le coude.

Face postérieure. — Un peu convexe suivant la longueur, elle est
traversée dans son tiers supérieur par une ligne oblique en bas et en
dedans. La surface triangulaire placée au-dessus de cette ligne donne
attache à l'anconé. La surface sous-jacente est divisée par une ligne
longitudinale en deux parties légèrement excavées; sur la partie

interne s'attachent quelques fibres du cubital postérieur, la partie externe présente quatre ou cinq champs d'insertion séparés par des crêtes pour les muscles court supinateur, long abducteur, long extenseur, court extenseur du pouce, quelquefois extenseur propre de l'index (en allant de haut en bas).

Face interne. — Se rétrécit de haut en bas, donne insertion au fléchisseur commun profond des doigts dans ses deux tiers supérieurs, est souscutanée dans son tiers inférieur.

Bords. — L'*antérieur* est arrondi; le *postérieur* incurvé en S italique forme la *crête cubitale* dans sa partie moyenne, se bifurque vers l'olécrâne et disparaît en bas. Sur lui s'attache l'aponévrose antibrachiale. Le *bord interosseux (externe ou radial)*, mince, tranchant, convexe en dehors dans sa partie moyenne, s'atténue en bas, et se bifurque en haut pour circonscrire au-dessous de la *petite cavité sigmoïde du cubitus* la surface d'insertion triangulaire, excavée, rugueuse du court supinateur.

Extrémité supérieure (*humérale*). — Elle est formée par deux grosses saillies, l'une postérieure, verticale, l'*olécrâne*, l'autre antérieure, horizontale, la *coronoïde* ménageant entre elles la *grande cavité sigmoïde* (*incisura semilunaris* NA).

L'*olécrâne* présente une face *antérieure* articulaire; une face *postérieure* en forme de triangle allongé, sous-cutanée; *deux bords*, véritables faces qui donnent insertion dans leur partie antérieure aux faisceaux postérieurs des ligaments latéraux du coude, et à des expansions du triceps, et dans leur partie postérieure, le bord interne au

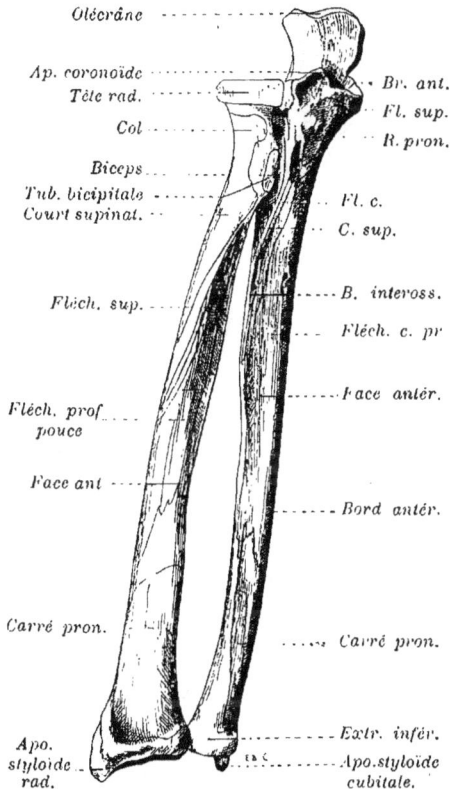

FIG. 27. — Os de l'avant-bras, face antérieure.

4.

fléchisseur commun profond, le bord externe à l'anconé ; une *base* continue avec le reste de l'os ; un *sommet*, véritable face, dont les deux tiers postérieurs donnent attache au tendon du triceps, et dont le reste se recourbe en avant pour former le *bec de l'olécrâne*.

L'*apophyse coronoïde* est une pyramide quadrangulaire, dont la *base* est appliquée sur la face antérieure du cubitus, et le *sommet* saille en avant ; c'est l'*apophyse console de Henle* sur laquelle s'appuie l'humérus dans l'extension. Sa face *supérieure* fait partie de la grande cavité sigmoïde. Sa face *inférieure* présente une empreinte rugueuse triangulaire où se fixe le brachial antérieur, et en dedans d'elle les points d'insertion des faisceaux coronoïdiens du rond pronateur, et des fléchisseurs superficiel et profond. Sa face *interne* présente un gros tubercule où s'attache le faisceau moyen du ligament latéral interne. Sa face *externe* est creusée par la *petite cavité sigmoïde* (*incisura radialis NA*), articulée avec le pourtour de la tête radiale. Cette cavité allongée d'avant

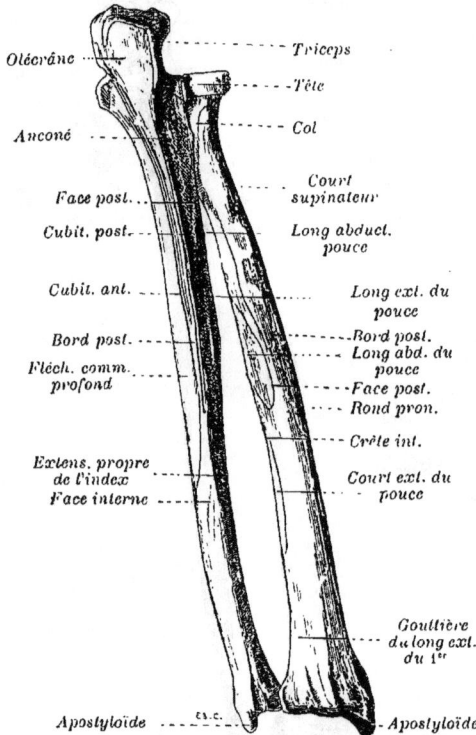

Fig. 28. — Face postérieure des os de l'avant-bras.

en arrière est limitée en arrière par une crête qui descend vers le bord interosseux et donne insertion au faisceau moyen du ligament latéral externe du coude.

Grande cavité sigmoïde. — Elle reçoit la trochlée humérale, présente une saillie mousse médiane, antéro-postérieure correspondant à la gorge de la poulie, et dans le sens transversal un léger rétrécissement marqué par deux encoches des bords de la cavité.

Extrémité inférieure (*carpienne*). — Elle comprend deux parties : la *tête*, l'*apophyse styloïde*.

La *tête* irrégulièrement cylindrique a une face inférieure plane, répondant au ligament triangulaire, et sur son pourtour une *facette* en croissant articulée avec le radius.

L'*apophyse styloïde* prolonge la face interne du cubitus, a une forme cylindro-conique ; elle est séparée de la tête par une dépression profonde où s'attache le ligament triangulaire. A sa partie postérieure est la *gouttière* du tendon du cubital postérieur. Elle donne attache au ligament latéral interne de l'articulation radio-carpienne.

Ossification. — Le cubitus a trois points d'ossification, *un primitif* et *deux complémentaires*.

Le *point primitif* apparaît du trentième au quarantième jour de la vie intra-utérine et forme le corps, l'apophyse coronoïde, les deux tiers de l'olécrâne et la moitié supérieure de la tête humérale.

Des *deux points complémentaires*, le point *céphalique* apparaît de 7 à 9 ans et se soude de 15 à 19 ans à la diaphyse ; le point *olécranien* formant la surface d'insertion du triceps, se montre à 12 ou 13 ans et se soude à 20 ans.

Sappey a signalé, en outre, un point accessoire pour le bec de l'olécrâne et Schwegel, un point pour l'apophyse styloïde.

Architecture. — Le corps est formé d'un cylindre de tissu compact, plus épais sur la partie postérieure convexe qu'à la partie antérieure.

Le *canal médullaire* occupe les quatre-cinquièmes supérieurs de la diaphyse. Les extrémités sont formées d'un tissu spongieux à mailles fines sous une couche compacte. Dans l'extrémité supérieure les travées osseuses sont disposées en arcades superposées ; une sorte d'éperon, prolongeant la face antérieure de la diaphyse, sépare le tissu spongieux aréolaire de la coronoïde du canal médullaire.

Radius.

Os long, pair, non symétrique, le radius est placé à la partie externe et antérieure de l'avant-bras. Articulé en haut avec l'humérus et le cubitus, il s'articule en bas avec le cubitus, le scaphoïde et le semi-lunaire.

Il offre à étudier *un corps* et *deux extrémités*.

Corps. — Le corps présente une double courbure, la première à concavité interne, la deuxième à concavité antérieure. Il s'élargit de haut en bas.

Face antérieure. — Elle présente dans ses deux tiers supérieurs une dépression longitudinale, creusée par l'insertion du muscle fléchisseur propre du pouce. Sur son quart inférieur excavé s'attache le carré pronateur. Le *conduit nourricier* situé sur la partie supérieure se dirige obliquement vers le coude.

Face postérieure. — Etroite, finit en pointe en haut sous la tubérosité bicipitale. Son tiers moyen excavé est divisé par une crête oblique
en deux gouttières où s'insèrent le long abducteur et le court extenseur du pouce. Sur son quart inférieur se voit une gouttière de glissement pour le tendon du long extenseur du pouce.

Face externe. — Convexe, rugueuse dans le tiers supérieur où
s'attache le court supinateur, elle présente dans son tiers moyen l'empreinte d'insertion du rond pronateur; sur son tiers inférieur lisse,
glissent les tendons des radiaux.

Les *bords* se détachent du pourtour inférieur de la tubérosité bicipitale. Le bord *antérieur*, bien marqué en haut et en bas, s'efface à la
partie moyenne où il tend à empiéter sur la face externe. Il donne
insertion au fléchisseur commun superficiel. Le *bord postérieur*, bien
accusé à sa partie moyenne, s'efface à ses deux extrémités. Le *bord
interne, crête interosseuse*, se termine en s'élargissant à la petite cavité
sigmoïde du radius.

Extrémité supérieure (*humérale*). — Elle est cylindrique et se
compose de la *tête du radius*, supportée par un col à la base duquel
saille la *tubérosité bicipitale* (*tuberositas radii* NA). La tête cylindrique
est creusée, sur sa face supérieure, d'une *cupule* (*fovea capituli radii*
NA) articulée dans la flexion avec le condyle huméral. Le rebord de la
cupule est *biseauté* en dedans pour s'articuler avec la zone conoïde de
l'humérus. Le pourtour de la tête, lisse, plus élevé en dedans qu'en
dehors, s'articule avec la petite cavité sigmoïde du cubitus.

Le *col* oblique en bas et en dedans donne insertion au court supinateur. La *tubérosité bicipitale*, ovoïde, à grand axe vertical, donne
insertion sur sa moitié postérieure au tendon du triceps, qui glisse sur
sa moitié antérieure.

Extrémité inférieure (*carpienne*). — A la forme d'une pyramide quadrangulaire et présente quatre faces.

La *face interne* formée par l'élargissement de la crête interosseuse
porte la *petite cavité sigmoïde* du radius (*incisura ulnaris* NA), allongée
et concave d'avant en arrière. La *face externe* continue le plan de la
face externe de la diaphyse, présente deux gouttières séparées par une
crête saillante, qui se prolonge en une apophyse, l'*apophyse styloïde*.
Dans la gouttière antérieure, s'insère le long supinateur et glissent les
tendons des muscles long abducteur et court extenseur du pouce; la
gouttière postérieure donne passage aux tendons des radiaux.

Le *face postérieure* présente deux gouttières : l'une externe, étroite
et profonde pour le long extenseur du pouce, l'autre interne, large,
pour les tendons extenseurs communs des doigts. La *face antérieure*
excavée donne insertion au carré pronateur.

La *base* de l'extrémité inférieure irrégulièrement triangulaire à sommet externe, concave dans tous les sens, est divisée par une crête antéro-postérieure en deux facettes ; l'externe, triangulaire, s'articule avec le scaphoïde ; l'interne, quadrilatère, s'articule avec le semi-lunaire. Le bord antérieur de cette base descend moins bas que le bord postérieur. Il est rugueux, saillant et très large, surtout dans la partie externe où l'insertion du ligament antéro-externe de l'articulation du poignet frappe sa facette.

Ossification. — Le radius a trois points d'ossification : *un point primitif* et *deux complémentaires*.

Le *point primitif* apparaît du trentième au quarantième jour de la vie intra-utérine, forme le corps et l'extrémité supérieure.

Le *premier point complémentaire* pour l'extrémité inférieure apparaît vers 2 ou 5 ans et se soude à la diaphyse de 20 à 25 ans.

Le *deuxième point complémentaire* forme une partie de la tête radiale, apparaît à 5 ou 6 ans et se soude entre 16 et 20 ans.

Schwegel a décrit deux autres points, l'un *bicipital* pour la tubérosité bicipitale, l'autre *stylien* pour l'apophyse styloïde.

Architecture. — Dans la *diaphyse*, un cylindre de tissu compact, relativement très épais, loge un canal médullaire. Les *extrémités* sont formées de tissu spongieux recouvert d'une mince lamelle compacte. Au fond de la *cupule* radiale existe une lame compacte, assez épaisse, au-dessous de laquelle le tissu spongieux se dispose en arcades superposées. A l'extrémité inférieure les travées spongieuses sont verticales, et le tissu compact descend plus bas sur la face antérieure que sur la face postérieure.

§ 4. OS DE LA MAIN

Segment terminal du membre thoracique, la main est constituée par un centre ou massif osseux, le *carpe*, d'où se détachent comme des rayons divergents, cinq séries de petites colonnes osseuses, les *métacarpiens* continués par les *phalanges*.

Dans la supination, la main et chacun des segments qu'elle comprend présente une face *postérieure ou dorsale* convexe, une face *antérieure ou palmaire* concave, un *bord externe ou radial*, un bord *interne ou cubital*, une extrémité *supérieure ou antibrachiale*, une extrémité *inférieure ou digitale*.

Carpe.

C'est un massif osseux allongé transversalement, mesurant 3 centimètres de hauteur sur 5 centimètres de largeur, présentant une *face antérieure* concave formant une gouttière profonde dans laquelle glissent les tendons des muscles fléchisseurs des doigts, leurs annexes, le nerf médian ; une *face postérieure* convexe transversalement et concave de haut en bas. Le *bord supérieur* convexe forme un condyle articulé avec le squelette de l'avant-bras, le *bord inférieur* s'articule

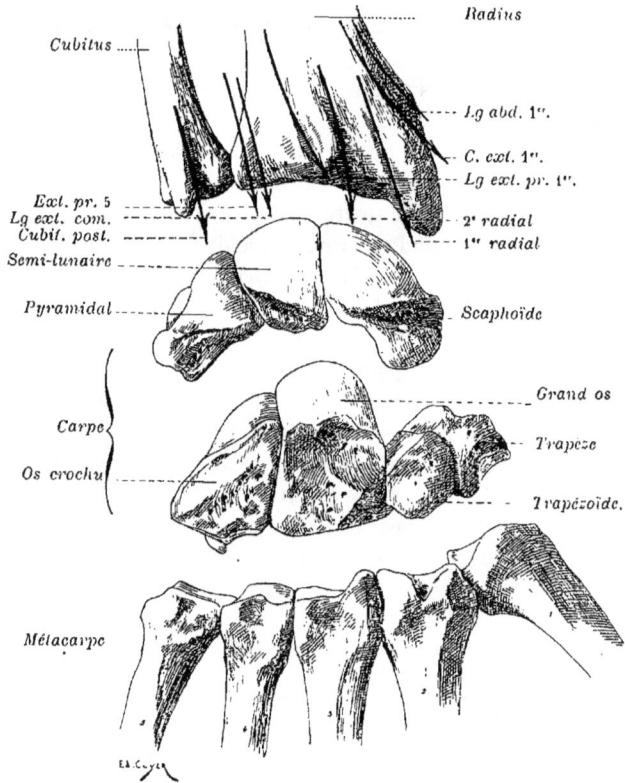

Fig. 29. — Carpe, face postérieure.

avec les métacarpiens, les *bords latéraux* sont concaves et rejetés en avant.

Les huit os du carpe sont disposés en deux rangées : l'une *supérieure* (*antibrachiale*), l'autre *inférieure* (*métacarpienne*); chacune d'elle est composée de quatre os. Ceux de la rangée antibrachiale sont, du bord radial au bord cubital, le *scaphoïde*, le *semi-lunaire*, le *pyramidal* et le *pisiforme*. Ceux de la deuxième rangée sont le *trapèze*, le *trapézoïde*, le *grand os* et l'*os crochu*.

Tous ces os, irrégulièrement cuboïdes, présentent six faces ; quatre d'entre elles sont articulées avec les os voisins ; les deux autres faces libres sont l'une dorsale, l'autre palmaire, celle-ci plus étroite. Les os placés à l'extrémité de chaque série n'ont que trois faces articulaires.

Os de la première rangée.

Scaphoïde (*os naviculare manus NA*). — C'est le plus externe de la première rangée.

De ses trois faces *articulaires, l'inférieure*, subdivisée en deux facettes, s'articule avec le trapèze et le trapézoïde ; la *face supérieure*, convexe, s'articule avec le radius ; la *face interne* présente deux facettes articulaires, une inférieure, grande, concave, pour la tête du grand os, l'autre supérieure, petite, pour le semi-lunaire.

Les trois autres faces sont l'une, *externe*, rugueuse, étroite, la deuxième *antérieure*, triangulaire, plus large en bas et en dehors où s'insère le court abducteur du pouce et traversée par la gouttière transversale de l'artère radiale ; la troisième *postérieure*, très étroite et réduite à un sillon surmonté d'une crête où s'insèrent des faisceaux ligamenteux. A l'union de la face externe et de la face antérieure, un tubercule, *tubercule du scaphoïde*, donne insertion au ligament latéral externe de l'articulation radio-carpienne et au ligament annulaire antérieur du carpe.

Semi-lunaire (*os lunatum NA*). — La *face supérieure*, convexe, s'articule avec le radius ; la *face inférieure*, concave, coiffe la tête du grand os et s'articule avec l'os crochu ; la *face externe* s'articule avec le scaphoïde ; la *face interne* avec le pyramidal ; la *face palmaire* est convexe, rugueuse ; la *face dorsale* étroite est représentée par un sillon criblé de trous.

Pyramidal (*triquetrum os NA*). — La *face supérieure*, convexe, répond au ligament triangulaire ; la *face inférieure*, concave, s'articule avec l'os crochu ; la *face externe*, plane, avec le semi-lunaire ; *l'interne ou antérieure*, avec le pisiforme par une petite facette circulaire.

La *face palmaire* est étroite, rugueuse ; la *face dorsale* est large et présente une crête transversale, la *crête du pyramidal*, qui donne insertion à des faisceaux ligamenteux ; elle se termine en dedans par un *tubercule* qui donne attache au faisceau postérieur du ligament latéral interne de l'articulation radio-carpienne.

Pisiforme. — Noyau osseux, aplati de dedans en dehors, placé sur un plan antérieur à celui des trois autres os de la première rangée, le pisiforme a une face externe, une face interne et un pourtour.

La *face externe* est excavée en gouttière par le passage de l'artère cubitale ; la *face interne* donne insertion au court adducteur du petit doigt. Le *pourtour* s'aplatit en dehors en une surface circulaire qui s'articule avec le pyramidal, et donne insertion, à sa partie antérieure et supérieure, au cubital antérieur, à sa partie inférieure, à des ligaments qui se rendent à l'os crochu et au cinquième métacarpien.

Os de la seconde rangée.

Trapèze (*os multangulum majus* N.A). — Sa *face supérieure* s'articule avec le scaphoïde; sa *face inférieure*, en forme de selle, s'articule avec le premier métacarpien; sa *face interne* présente deux facettes séparées par une crête, l'une, pour le trapézoïde, l'autre, petite, pour le deuxième métacarpien. La *face externe*, rugueuse et criblée de trous, donne attache à des ligaments et à un faisceau de l'opposant du pouce.

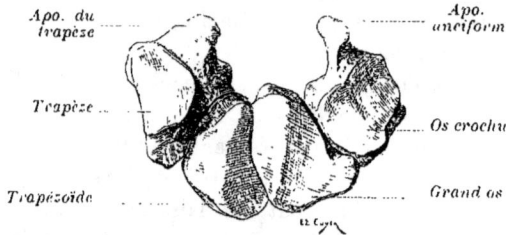

Apo. du trapèze — Apo. unciforme. — Trapèze — Os crochu — Trapézoïde — Grand os

Fig. 30. — Gouttière carpienne.

La *face antérieure* présente une apophyse recourbée vers la gouttière carpienne, l'*apophyse du trapèze*, creusée à sa face interne par la gouttière de glissement du tendon du grand palmaire. Sa *face postérieure*, rugueuse, criblée de trous, présente deux petits tubercules qui donnent attache à des ligaments unissant le trapèze et le premier métacarpien.

Trapézoïde (*os multangulum minus* N.A). — Cuboïde, il s'articule avec le scaphoïde en haut, le deuxième métacarpien en bas ; par une *facette en selle*, avec le trapèze en dehors, le grand os en dedans. Des deux autres faces, la dorsale est plus longue que la palmaire qui donne attache à quelques faisceaux de l'adducteur du pouce.

Grand os (*os capitatum* N.A). — Le plus volumineux des os du carpe. il est allongé de haut en bas et aplati de dehors en dedans.

Sa partie supérieure est arrondie en une *tête*, séparée du *corps* de l'os par un *col*. La *tête*, aplatie latéralement, est reçue dans une cavité articulaire que forment la face interne du scaphoïde et la face inférieure du semi-lunaire. La *face externe* s'articule avec le trapézoïde ; la *face interne* s'articule en arrière avec l'os crochu et donne insertion en avant à un ligament interosseux qui l'unit au même os ; la *face inférieure* présente trois facettes articulaires pour les 2e, 3e et 4e métacarpiens. La *face antérieure* présente une dépression transversale qui répond au col de l'os et, dans le reste de son étendue, un gros tubercule rugueux où s'insèrent l'adducteur et le court fléchisseur du pouce. La *face posté-rieure* large, rugueuse, criblée de trous, se prolonge vers le quatrième métacarpien sous le nom d'*apophyse du grand os*.

Os crochu (*os hamatum NA*). — C'est un prisme triangulaire dont la *face externe* s'articule avec le grand os, la *face interne*, avec le semi-lunaire, suivant une bande étroite, et avec le pyramidal par ses 3/4 in-férieurs ; la *face inférieure*, en forme de selle, répond au quatrième et au cinquième métacarpien. La *face dorsale* est rugueuse ; de la *face antérieure* se détache une apophyse en forme de crochet, l'*apophyse unciforme*, dont la face externe répond à la gouttière carpienne ; la face interne et le bord inférieur sont creusés d'une gouttière de passage par l'artère cubitale profonde. Sur l'apophyse unciforme s'insèrent le court fléchisseur et l'adducteur du 5e doigt, le cubital antérieur et l'opposant du pouce.

Os central. — On rencontre sur la face dorsale du carpe, au point de réunion du scaphoïde, du trapézoïde et du grand os, un nodule osseux, l'os central, qui existe de façon à peu près constante dans la classe des mammifères. Chez l'homme, d'habitude, l'os central se soude au scaphoïde (Leboucq).

Ossification. — Chacun des os du carpe présente *un point* d'ossifica-tion apparaissant après la naissance : dans la première année pour le grand os et l'os crochu, plus tard pour les autres.

Rambaud et Renault décrivent deux points d'ossification pour le scaphoïde et un point complémentaire pour l'apophyse unciforme de l'os crochu.

Architecture. — Ce sont des os courts, formés d'une masse de tissu spongieux, très vasculaire, enveloppée d'une mince coque compacte.

Métacarpe.

Le métacarpe constitue le squelette de la paume de la main. C'est une sorte de *gril osseux* formé par cinq os, les *métacarpiens*, qui divergent vers la périphérie et interceptent entre eux quatre *espaces interosseux*.

Caractères communs à tous les métacarpiens.

Os longs, présentant une légère courbure à concavité antérieure, les métacarpiens ont un *corps* et *deux extrémités*.

Le *corps*, prismatique, triangulaire, présente trois faces : une *face pos-térieure ou dorsale*, triangulaire, à sommet supérieur, *deux faces laté-rales* limitant l'espace interosseux et donnant insertion aux muscles interosseux. Ces faces s'élargissent en haut en gagnant sur la face postérieure. Le *bord antérieur* est une crête dans sa partie moyenne et s'élargit en une facette rugueuse à ses deux extrémités. Les *bords latéraux* s'effacent dans la 1/2 supérieure de l'os.

L'*extrémité supérieure* ou carpienne a la forme d'une pyramide quadrangulaire et présente : une facette carpienne, deux facettes latérales

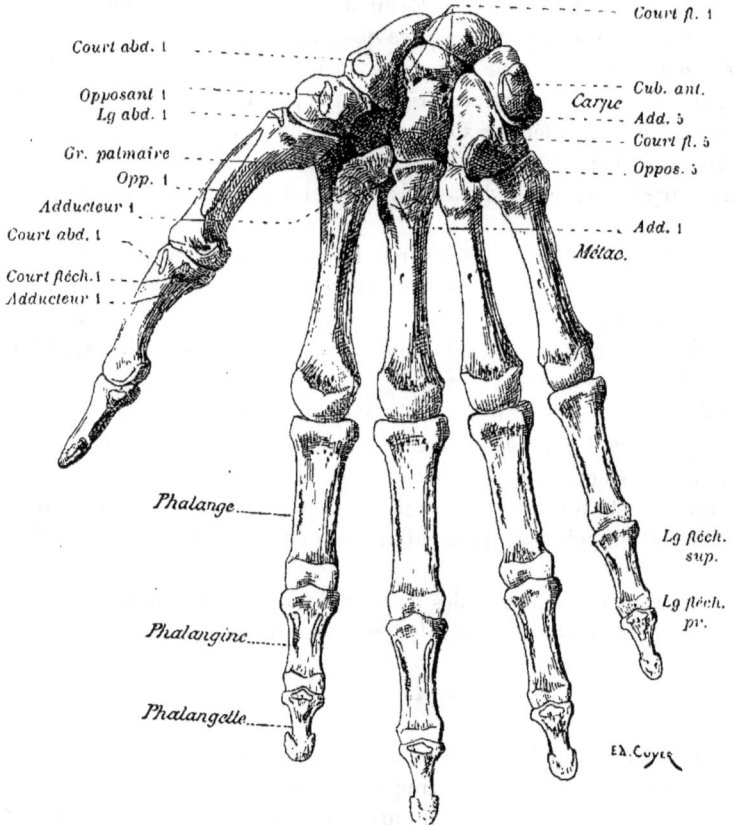

Court abd. 1
Opposant 1
Lg abd. 1
Gr. palmaire
Opp. 1
Adducteur 1
Court abd. 1
Court fléch. 1
Adducteur 1

Court fl. 1
Cub. ant.
Carpe
Add. 5
Court fl. 5
Oppos. 5
Add. 1
Métac.

Phalange
Phalangine
Phalangelle

Lg fléch. sup.
Lg fléch. pr.

ED. Cuyer

FIG. 31. — Squelette de la main, face antérieure.

articulées avec les métacarpiens voisins, une face dorsale formée de deux saillies latérales séparées par un sillon médian, une face palmaire portant un tubercule rugueux qu'un sillon transversal sépare de la facette articulaire carpienne.

L'*extrémité inférieur* ou digitale, *tête du métacarpien*, est un renflement sphérique aplati dans le sens transversal; la surface articulaire qui la termine s'étend davantage sur la face palmaire où elle est limitée par un croissant à concavité supérieure dont les extrémités se renflent en tubercules. Ces tubercules sont parfois aplanis par leur contact avec les os sésamoïdes. La surface articulaire est séparée de la face dorsale par un petit sillon transversal. Les faces latérales de la tête présentent une empreinte lisse, supportée par un tubercule saillant, l'empreinte d'insertion des ligaments latéraux de l'articulation métacarpo-phalangienne.

Caractères propres à chacun des métacarpiens.

Premier métacarpien. Il est plus court, plus volumineux et placé

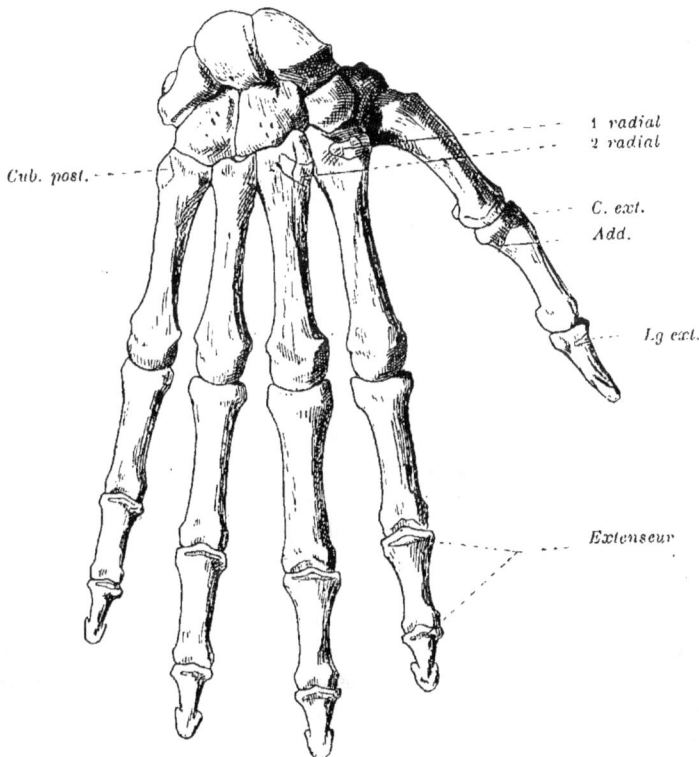

Fig. 32. — Squelette de la main, face postérieure.

sur un plan plus antérieur que les autres; il oriente en dehors sa face dorsale et en dedans sa face palmaire dans l'attitude de supination. Son *extrémité supérieure* ne porte qu'une facette articulaire, ovalaire, et conformée *en selle* qui répond au trapèze; son *extrémité* inférieure, aplatie transversalement, a une forme carrée.

Deuxième métacarpien. C'est le plus long de tous. Son extrémité supérieure, très large, *bituberculeuse et fourchue*, reçoit dans sa concavité le trapézoïde et s'articule d'autre part avec le trapèze et le grand os ; point de facette externe, mais seulement une facette articulaire interne pour le 3ᵉ métacarpien, oblongue et rétrécie en son milieu. Sur la partie postérieure du tubercule externe s'insère le premier radial ; sur la face antérieure de l'extrémité carpienne s'attachent le tendon principal du grand palmaire et quelques fibres du court adducteur du pouce.

Troisième métacarpien. Il est moins long, plus gros que le précédent. Son *extrémité supérieure*, aplatie transversalement, s'articule avec le grand os et présente une facette articulaire externe pour le 2ᵉ métacarpien et une facette interne, dédoublée, pour le 4ᵉ métacarpien. La face antérieure donne insertion au tendon accessoire du grand palmaire. La face postérieure se prolonge en arrière et en dehors en une *apophyse styloïde* sur laquelle s'insère le tendon du 2ᵉ radial. Leboucq a noté la tendance marquée de l'apophyse styloïde à se développer comme un os distinct, ou à se souder aux os du carpe.

Quatrième métacarpien. Son corps est le plus grêle de tous les métacarpiens. *L'extrémité supérieure* carrée présente une facette carpienne articulée avec l'os crochu dans sa partie interne ; dans sa moitié externe, elle donne attache à des ligaments. Elle est pourvue de deux facettes articulaires latérales : une pour le troisième, l'autre dédoublée pour le cinquième métacarpien.

Cinquième métacarpien. *L'extrémité supérieure* présente une facette carpienne pour l'os crochu et une seule facette articulaire pour le quatrième métacarpien. Elle est surmontée en dedans d'un *tubercule*, très saillant, pour l'insertion du cubital postérieur.

Le conduit nourricier, pour chacun des quatre derniers métacarpiens, est situé sur la face radiale et dirigé vers le carpe ; sur le premier métacarpien, il est sur la face cubitale et dirigé vers les doigts.

Ossification. — Tous les métacarpiens ont *un point* d'ossification *primitif* et un *point complémentaire*. Le point primitif des *quatre derniers* métacarpiens produit le corps et l'extrémité supérieure de l'os ; le point complémentaire forme l'extrémité inférieure.

Pour le premier *métacarpien*, le point primitif forme le corps et l'extrémité phalangienne, le point complémentaire, l'extrémité carpienne.

Tous les points primitifs des métacarpiens apparaissent après la naissance, mais ceux des quatre derniers précèdent celui du premier.

Les points complémentaires des derniers métacarpiens apparaissent vers la 5ᵉ ou 6ᵉ année, celui du premier vers la 7ᵉ ou 8ᵉ année.

La soudure des points complémentaires au point primitif a lieu pour tous les métacarpiens de 16 à 18 ans.

Squelette des doigts.

Les doigts numérotés de 1 à 5, en allant du bord radial au bord cubital, sont désignés par les noms de *pouce, index, médius, annulaire, auriculaire* ou petit. Leur squelette est formé de trois phalanges superposées et de volume décroissant : *première, métacarpienne* ou *phalange* ; *deuxième, moyenne* ou *phalangine* ; *troisième, unguéale* ou *phalangette*. Le pouce n'a que deux phalanges, l'unguéale et la moyenne.

Premières phalanges. — Os longs, elles ont un *corps* et *deux extrémités*. Le *corps* demi-cylindrique présente une face antérieure ou palmaire concave en avant dans le sens de la longueur ; cette face est limitée de chaque côté par deux crêtes où s'attache la gaine fibreuse des tendons fléchisseurs qui la transforme en une gouttière.

L'extrémité supérieure, métacarpienne, en forme de chapiteau quadrangulaire, est creusée d'une *cavité glénoïde* à grand axe transversal, peu profonde, articulée avec la tête métacarpienne. Elle est circonscrite sur le pourtour par un sillon et flanquée latéralement de deux *tubercules palmaires* très saillants où s'attache le faisceau principal des ligaments latéraux de l'articulation métacarpo-phalangienne.

L'extrémité inférieure, aplatie d'avant en arrière, présente une *poulie* articulaire plus étendue sur la face palmaire que sur la face dorsale. Sur les faces latérales de cette poulie une empreinte circulaire, surmontée d'un petit tubercule, marque l'insertion des ligaments latéraux de l'articulation phalango-phalanginienne.

Particularités permettant de distinguer les phalanges entre elles.

Premières phalanges. — La première phalange du médius est plus longue que toutes les autres, celle de l'annulaire vient après, puis celle de l'index ; celle du pouce est la plus massive et celle du petit doigt, la plus grêle.

La première phalange du pouce est dépourvue de crêtes latérales ; les deux tubercules palmaires du pouce, les tubercules radiaux de l'index et du médius sont souvent aplanis par les sésamoïdes.

Deuxièmes phalanges. — Plus petites que les premières, elles n'en diffèrent que par les caractères suivants : 1° *La facette articulaire proximale* ou supérieure présente pour s'articuler avec la trochlée une surface ovalaire, divisée par une crête antéro-postérieure en deux petites cavités ; aux deux extrémités de cette facette sont deux tubercules d'insertions ligamenteuses. Sur la face postérieure de l'extrémité supérieure une crête transversale marque l'insertion du tendon de l'extenseur ; sur la partie moyenne de la face antérieure de la phalange, le long des bords latéraux, on trouve l'empreinte rugueuse d'insertion des tendons fléchisseurs superficiels.

L'extrémité inférieure est une poulie comme celle des phalanges.

Troisièmes phalanges. — *L'extrémité supérieure* et le *corps* de la troisième phalange ressemblent aux mêmes parties de la deuxième, toutefois les tubercules latéraux sont beaucoup plus saillants, la crête dorsale des extenseurs plus accentuée. La face antérieure offre une empreinte rugueuse triangulaire sur laquelle s'insère le tendon fléchisseur profond.

L'extrémité inférieure est constituée par un bourrelet osseux, en forme de croissant ou de fer à cheval, rugueux sur sa face palmaire et sur son pourtour.

Les conduits nourriciers souvent au nombre de deux sont dirigés en bas et situés sur le 1/3 inférieur de la face palmaire, près des bords latéraux.

Ossification. — Les phalanges ont deux points d'ossification : *un point primitif* qui forme le corps et l'extrémité inférieure de l'os, l'autre *complémentaire*, épiphysaire, pour l'extrémité supérieure. L'ossification commence par les phalangettes et se termine par les phalanges.

Le point primitif apparaît dans la deuxième moitié du 3ᵉ mois après la naissance, le point complémentaire, dans la 6ᵉ ou 7ᵉ année. Ils se soudent ensemble vers l'âge de 18 à 20 ans.

Le premier métacarpien du pouce se développe comme une première phalange. Mais en réalité, d'après Sappey et Poirier, il résulte de la soudure du métacarpien vrai avec la première phalange. Le métacarpien atrophié n'est représenté que par l'épiphyse supérieure ; la première phalange est représentée par le reste de l'os dit premier métacarpien.

Architecture. — C'est celle des os longs.

II. — MEMBRE INFÉRIEUR PELVIEN

Le *membre inférieur, pelvien* ou *abdominal* se divise en quatre segments : 1° *la ceinture pelvienne* ; 2° *la cuisse* ; 3° *la jambe* ; 4° *le pied*.

§ 1. BASSIN, CEINTURE PELVIENNE

La ceinture pelvienne est formée par un seul os ; *l'os iliaque* (*os corœ NA*). Celui-ci, articulé en avant avec son homonyme, en arrière avec le sacrum, forme une véritable ceinture continue avec le tronc, plus complète, plus fixe que la ceinture thoracique qui est seulement appli quée sur le tronc et mobile.

Os iliaque.

L'os iliaque est un os plat volumineux. Sa forme irrégulière, l'a fait comparer tantôt à un sablier (Henle), tantôt aux ailes d'un moulin à vent (Sappey) ; on peut le comparer à une *hélice*.

On décrit à l'os iliaque complètement développé une *face externe*, une *face interne* et 4 *bords* distingués en *supérieur, inférieur, antérieur* et *postérieur*.

Face externe. — Elle offre à étudier de haut en bas : 1° *la face externe de l'ilion* ou *fosse iliaque externe* ; 2° *la cavité cotyloïde* ; 3° *la face externe de l'aile inférieure* perforée par le *trou ischio-pubien*.

1° *Fosse iliaque externe*. — Elle regarde en arrière et en dehors ; de forme triangulaire, faiblement excavée sur son 1/3 moyen, convexe dans ses 1/3 antérieur et postérieur, elle est parcourue par deux *lignes demi-circulaires* (*lineæ gluteæ NA*).

La *ligne demi-circulaire antérieure* naît près de l'angle antéro-supérieur, longe le bord supérieur suivant une direction légèrement ascendante, puis se courbe et descend se terminer vers le milieu de la grande échancrure du bord postérieur de l'os iliaque.

La *ligne demi-circulaire postérieure* se détache comme la précédente du bord supérieur, mais sur le quart postérieur et descend verticalement vers la partie supérieure de la grande échancrure sciatique. — En arrière d'elle est une surface triangulaire dont la 'partie la plus élevée donne insertion au grand fessier, et la partie inférieure à des ligaments. Les deux lignes courbes circonscrivent une surface en forme de faux à pointe antérieure où s'insère le moyen fessier. Au-dessous de la ligne courbe inférieure s'insère le petit fessier. La ligne courbe inférieure est souvent dédoublée : ses lèvres donnent insertion aux muscles moyen et petit fessier sus et sous-jacent. L'interstice, quelquefois excavé en gouttière, donne passage à une grosse branche de l'artère fessière.

Immédiatement au-dessus de la cavité cotyloïde, la face externe de l'ilion, rugueuse, criblée de gros trous vasculaires, montre une *gouttière*

qui contourne le *sourcil cotyloïdien* et aboutit à des rugosités sur lesquelles s'insère le tendon réfléchi du droit antérieur de la cuisse.

Le *conduit nourricier* principal de l'ilion, sous-jacent à la ligne courbe
antérieure se dirige vers la cavité cotyloïde.

2° *Cavité cotyloïde* (*acetabulum* NA). — Elle regarde en avant, en

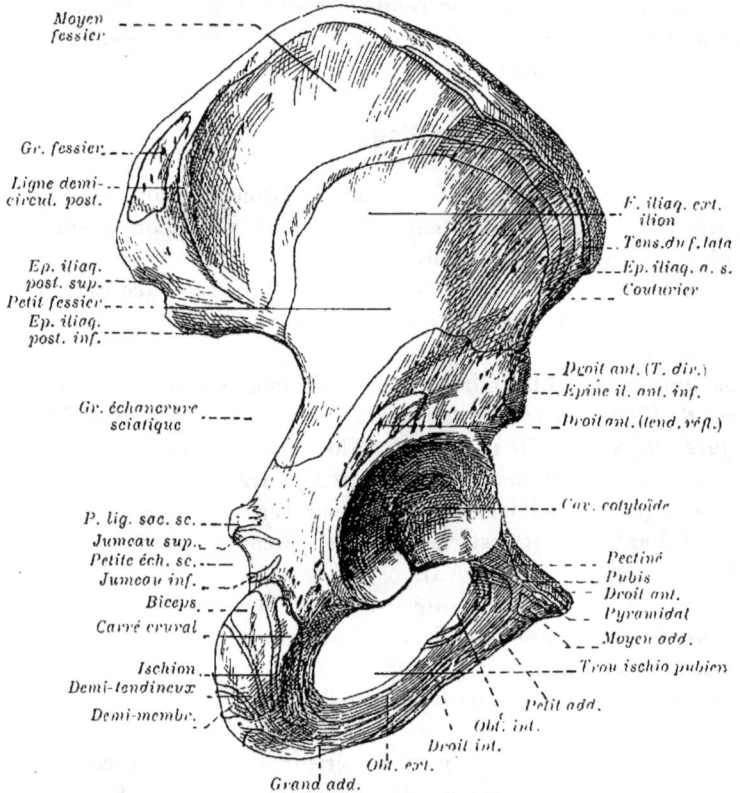

Moyen fessier

Gr. fessier

Ligne demi-circul. post.

Ep. iliaq. post. sup.
Petit fessier
Ep. iliaq. post. inf.

Gr. échancrure sciatique

P. lig. sac. sc.
Jumeau sup.
Petite éch. sc.
Jumeau inf.
Biceps
Carré crural

Ischion
Demi-tendineux
Demi-membr.

Grand add.

F. iliaq. ext. ilion
Tens. du f. lata
Ep. iliaq. a. s.
Couturier

Droit ant. (T. dir.)
Épine il. ant. inf.
Droit ant. (tend. réfl.)

Cav. cotyloïde

Pectiné
Pubis
Droit ant.
Pyramidal
Moyen add.
Trou ischio pubien

Petit add.
Obt. int.
Droit int.
Obt. ext.

FIG. 33. — Os iliaque, face externe.

dehors et en bas. D'un diamètre de 6 centimètres, elle n'est pas tout-à-
fait hémisphérique ; le diamètre vertical l'emporte d'un peu sur le
diamètre transversal ; elle est plus rapprochée du bord antérieur de l'os
iliaque que du bord postérieur. Son pourtour saillant ou *sourcil cotyloïdien*, présente deux dépressions et une large échancrure qui répondent aux lieux de soudure des pièces primitives ; la dépression
antérieure est *ilio-pubienne* ; la dépression postérieure, moins prononcée, est *ilio-ischiatique* ; l'échancrure *ischio-pubienne* (*incisura*

acetabuli NA) placée au-dessus du trou ischio-pubien donne accès dans la partie centrale ou *arrière-fond* de la cavité cotyloïde (*fossa acetabuli NA*) et est quelquefois convertie en canal par un pont osseux.

La cavité est occupée par une surface lisse, ayant la forme d'un croissant dont les cornes limitent l'échancrure ischio-pubienne (*facies lunata NA*). La corne antérieure se termine en pointe ; sous la corne postérieure, arrondie, est une gouttière qui répond au passage de grosses veines.

3° *Face externe de l'aile inférieure, trou ischio-pubien* (*foramen obturatum NA*). — La face externe de l'aile inférieure de l'os iliaque regarde en bas, en dehors et en avant. Le cadre ou châssis osseux qui circonscrit le trou sous-pubien est formé en dedans et en avant par le pubis, en dehors et en arrière par l'ischion. De forme ovale et large chez l'homme, le trou ischio-pubien, chez la femme, est plus étroit, triangulaire à angles arrondis ; il est fermé à l'état frais par la membrane obturatrice. Sa circonférence est rompue en haut en deux branches qui s'écartent suivant un trajet parallèle comme s'écartent les branches d'un anneau brisé pour recevoir une clef. De cet écartement résulte une gouttière osseuse, la *gouttière sous-pubienne*, limitée par deux lèvres, l'une antérieure, *cotyloïdienne*, l'autre postérieure ou *pelvienne*. Cette gouttière oblique en bas et en dedans, plus large sur la face pelvienne est convertie à l'état frais en canal ostéo-fibreux et livre passage aux vaisseaux et nerfs obturateurs. La lèvre cotyloïdienne porte deux tubercules saillants, les *tubercules obturateurs interne* et *externe* qui marquent l'insertion des faisceaux principaux des membranes obturatrices, un troisième tubercule en regard de ceux-ci sur le rebord interne du trou sous-pubien donne insertion au faisceau principal de l'obturateur externe.

Le *pubis* comme l'ischion se compose d'un corps attenant à la cavité cotyloïde et de deux branches.

Le *corps du pubis* de forme prismatique et triangulaire répond à la corne antérieure de la cavité cotyloïde. Sa soudure avec l'ilion est marquée par *l'éminence ilio-pectinée*. Au corps fait suite la *branche horizontale du pubis* qui se coude en dedans à angle aigu pour se porter sous le nom de *branche descendante du pubis* en bas, en dehors et un peu en arrière. Au sommet de l'angle formé par ces deux parties l'os s'élargit et forme une lame osseuse quadrilatère, la *surface angulaire*.

La *branche horizontale* du pubis de forme prismatique et triangulaire, présente trois faces et trois bords. Le *bord supérieur* ou *crête pectinéale* donne insertion au muscle pectiné et à des formations fibreuses (ligament de Gimbernat, tendon conjoint, etc.). Le *bord inférieur* mousse, né de la corne cotyloïdienne antérieure, se renfle en dedans en une éminence pyramidale, *l'épine du pubis* (*tuberculum pubicum NA*) dont le sommet donne insertion à l'arcade crurale, la face supéro-externe au pectiné, la face inférieure au tendon du moyen adducteur et dont la face supéro-interne est excavée en une gouttière qui reçoit le cordon spermatique.

La *face externe de la surface angulaire* et de la branche descendante du pubis, rugueuse, regarde en bas et en dehors et donne insertion de dehors en dedans au muscle obturateur externe, au deuxième adducteur, au moyen adducteur, et au droit interne.

Le *corps de l'ischion* porte la corne inférieure et forme le segment postéro-inférieur de la cavité cotyloïde. Du corps descend en dedans et en arrière une grosse colonne osseuse prismatique dite *branche descendante de l'ischion.* Celle-ci se coude pour se porter horizontalement en dedans et en avant, sous le nom assez impropre de *branche ascendante.* Au sommet de l'angle formé par ces deux branches de l'ischion l'os se renfle en une grosse tubérosité, la *tubérosité de l'ischion* qui regarde en arrière et en dehors. Cette tubérosité présente une surface rugueuse en forme de triangle curviligne à base cotyloïdienne où s'insèrent les muscles demi-membraneux, biceps, demi-tendineux, grand adducteur, et carré crural.

Entre la corne inférieure de la cavité cotyloïde et la branche descendante, est une gouttière dont le fond est criblé de trous et où ne passe pas le tendon de l'obturateur.

Sur la face externe rugueuse de la branche ascendante s'insère l'obturateur externe.

La branche descendante du pubis et la branche ascendante de l'ischion forment en se soudant chez l'adulte la *branche ischio-pubienne.* Une ligne rugueuse indique souvent le point de cette soudure.

Face interne ou pelvienne. — Elle est concave dans son ensemble et divisée en deux par la *crête ilio-pubienne* ou *ligne innominée* (*linea arcuata* NA). Cette crête oblique en bas et en avant, est mousse dans sa partie postérieure, iliaque, tranchante dans sa partie antérieure où elle constitue le bord supérieur de la branche horizontale du pubis. Au-dessus de la ligne innominée la face interne présente à étudier : 1° la *fosse iliaque interne* large, triangulaire, peu profonde, regardant en dedans, en haut et en avant, lisse et recouverte par le muscle iliaque qui s'insère sur ses 3/4 supérieurs ; 2° en arrière de la fosse iliaque une large surface triangulaire qui comprend deux parties différentes : *a*) une *partie inférieure* articulée avec le sacrum, la *facette auriculaire,* en forme de gouttière concave en arrière, en avant et au-dessous de laquelle court un *sillon* dit *pré-auriculaire* où passent une artériole et de grosses veines et où s'insèrent des ligaments sacro-iliaques ; *b*) une *partie postérieure,* la *tubérosité iliaque* convexe, hérissée de gros tubercules qui donnent insertion aux ligaments de l'articulation sacro-iliaque.

La portion de la face interne située au-dessous de la ligne innominée montre : 1° une large surface quadrilatère, rétro-cotyloïdienne, donnant insertion dans sa partie supérieure à l'obturateur interne ; 2° en arrière de celle-ci, une gouttière à concavité inférieure, *gouttière des vaisseaux fessiers* ; 3° en avant de la surface quadrilatère, le cadre osseux

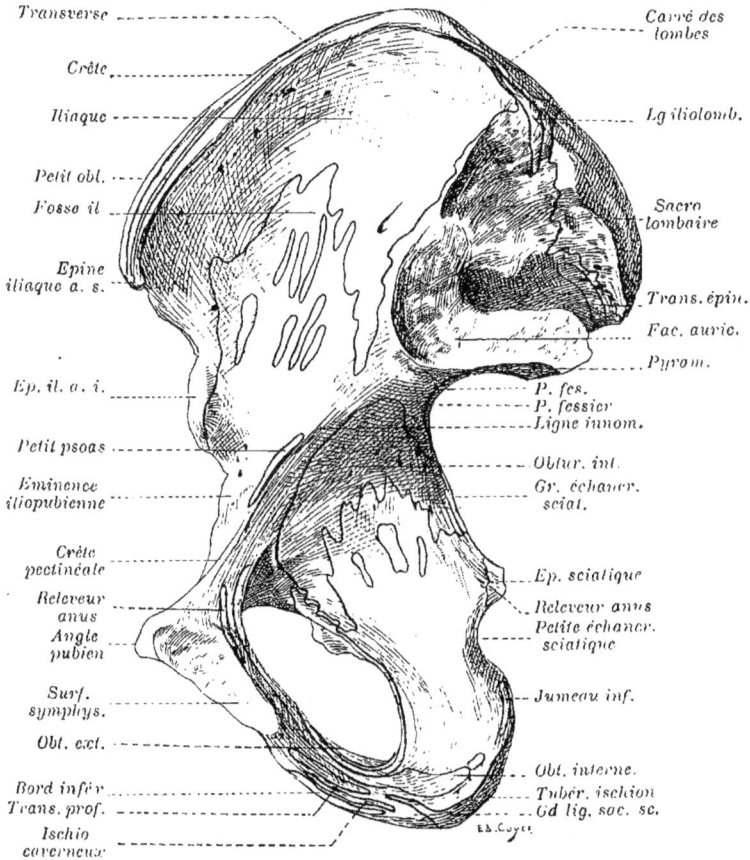

Fig. 34. — Os iliaque, face interne.

du trou ischio-pubien, échancré en haut par la gouttière sous-pubienne.

Bord supérieur ou crête iliaque. — Épais, contourné en S italique très allongé, convexe, rugueux, moins épais dans sa partie moyenne, il commence en avant au niveau de l'*épine iliaque antérieure et supérieure*, éminence dirigée en avant, rugueuse, et où s'attachent les muscles couturier, tenseur du fascia lata et l'arcade crurale ; il se termine en arrière par l'*épine iliaque postérieure et supérieure* plus grosse que l'antérieure,

rugueuse par des insertions ligamenteuses. Entre les deux épines, la
crête iliaque, en dos d'âne, présente deux versants et un interstice. La
lèvre externe donne insertion au grand oblique, au grand dorsal ; la lèvre
interne, au transverse, à l'iliaque, au fascia iliaca, à la masse sacro-
lombaire, au ligament ilio-lombaire ; l'interstice, au petit oblique.

Bord inférieur. — Il commence à l'angle pubien, s'élargit en une
surface large, plane, elliptique mesurant 35 à 40 millimètres dans son
grand diamètre et 15 millimètres dans le petit, la *surface symphysaire*
ou *pubienne*, qui s'articule avec le pubis opposé.

Au delà de la surface pubienne, le bord inférieur devient une crête
rugueuse de plus en plus large et se confond avec le bord inférieur de
la branche ischio-pubienne. Il se termine à la tubérosité ischiatique.

Sur sa lèvre interne : s'insèrent, le corps caverneux au niveau d'un
méplat, l'ischio-caverneux, l'aponévrose moyenne du périnée, le transverse superficiel ; sur la lèvre externe, le droit interne et le grand
adducteur de la cuisse.

L'obliquité de ce bord en arrière et en dehors est beaucoup plus prononcée chez la femme que chez l'homme.

Bord antérieur. — Situé dans un plan frontal, il offre une vaste
échancrure allant de l'épine iliaque antéro-supérieure à l'angle pubien.
Oblique en bas et en dedans dans sa moitié externe, il est à peu près
horizontal dans sa moitié interne.

Immédiatement au-dessous de l'épine iliaque antéro-supérieure, est
une *échancrure innominée* où s'insèrent des fibres de l'iliaque, du
couturier, du petit fessier. Cette échancrure est limitée en bas par une
saillie mousse, l'*épine iliaque antéro-inférieure*, sur laquelle s'insèrent
le tendon direct du muscle droit antérieur et le ligament de Bertin.
Sous cette épine, une *gouttière* verticale, à concavité interne, livre
passage au tendon du psoas-iliaque et au nerf crural.

La partie horizontale du bord antérieur commence par une saillie
étendue, peu proéminente, l'*éminence ilio-pectinée*, sur laquelle s'attachent le petit psoas, l'aponévrose fascia iliaca formant la bandelette
ilio-pectinée, et se continue par la face supérieure de la branche horizontale du pubis (surface pectinéale limitée en arrière par la crête
pectinéale) et l'épine du pubis. Entre l'angle et l'épine, une surface
rugueuse reçoit l'insertion du grand droit de l'abdomen.

Bord postérieur. — Concave comme le précédent, il commence à
l'épine iliaque postéro-supérieure et finit à la tubérosité ischiatique. Sa
concavité regarde directement en arrière.

Au-dessous de l'épine iliaque postéro-supérieure est une épine mince
et tranchante, l'*épine iliaque postérieure et inférieure*, séparée de la
supérieure par une petite échancrure.

Au-dessous, une vaste échancrure est divisée en deux par l'*épine sciatique*, mince, tranchante. Sur l'épine, s'insère le petit ligament sacro-sciatique. Au-dessus d'elle, la *grande échancrure sciatique* livre passage au muscle pyramidal, aux vaisseaux et nerfs fessiers, aux grand et petit nerfs sciatiques. Au-dessous de l'épine la *petite échancrure sciatique* recouverte de fibro-cartilage à l'état frais livre passage aux tendons du muscle obtu-rateur interne qui glissent dans trois ou quatre gouttières.

Ossification. — L'os iliaque présente douze points d'ossi-fication, 3 *primitifs* et 9 com-*plémentaires*.

Des trois points primitifs, l'un forme l'ilion, *point iliaque*, le second l'ischion, *point ischia-tique*, le troisième le pubis, *point pubien*. Le point iliaque apparaît du 50e au 60e jour de la vie intra-utérine, l'is-chiatique au 4e mois, le pubien, à 4 mois 1/2.

A la naissance, les 3 os sont séparés au fond de la cavité cotyloïde par 3 bandes cartila-gineuses qui se réunissent en Y, *cartilage en Y*. La cavité coty-loïde est ainsi formée inéga-lement par les 3 os; 3 points

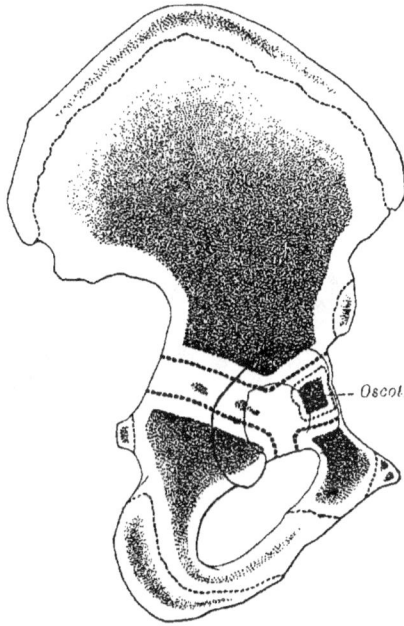

Fig. 35. — Os iliaque, ossification.

complémentaires achèvent de modeler la cavité articulaire. L'un de ces points, situé entre l'ilion et le pubis, apparaît à 12 ans et reste indépen-dant jusqu'à 18 ans, c'est l'*os cotyloïdien* ou *acétabulaire* de Rambaud et Renault. Deux points complémentaires apparaissent à l'ilion, *crête* et *épine iliaque*; deux au pubis, *épine et angle*; deux à l'ischion, *épine sciatique* et *tubérosité ischiatique*. La soudure des points cotyloïdiens est terminée à 15 ou 16 ans, celle du point de l'épine iliaque antéro-inférieure à 16 ans. Puis se soudent l'épine du pubis, l'angle, la tubé-rosité ischiatique et enfin la crête iliaque de 21 à 24 ans.

Architecture. — Os plat formé par deux lames de tissu compact enfermant une couche de tissu spongieux. L'épaisseur de la coque com-pacte varie. Elle atteint de 3 à 4 millimètres au niveau de la partie la plus convexe de la crête iliaque, à la tubérosité ischiatique, dans la gouttière des vaisseaux fessiers. Au centre de la fosse iliaque et de l'acétabulum, l'os est transparent et composé entièrement de tissu compact.

Du bassin osseux.

Les deux os iliaques unis en avant par la symphise pubienne, réunis en arrière par l'intermédiaire du sacrum circonscrivent une vaste cavité le *bassin*, intermédiaire à la colonne vertébrale et aux fémurs, et constituant la partie la plus inférieure du tronc.

Le bassin, chez l'adulte de taille ordinaire, répond à la partie moyenne du corps; chez le nouveau-né et l'enfant en bas âge, il est

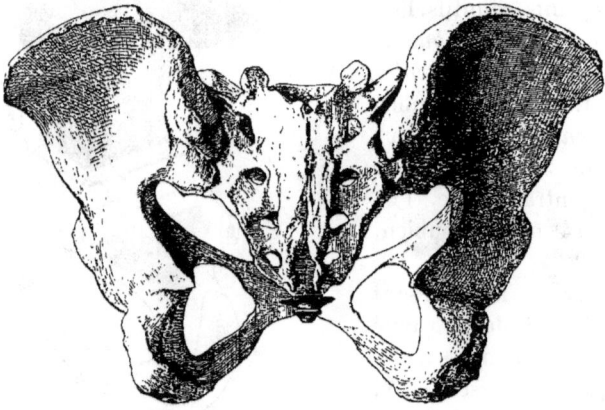

Fig. 36. — Bassin, face postérieure.

bien au-dessous de cette partie moyenne; il s'élève peu à peu au fur et à mesure que les membres inférieurs se développent. C'est une sorte d'*entonnoir osseux* dont la partie supérieure, largement évasée, constitue le *grand bassin*, et dont la partie inférieure cylindrique, forme le *petit bassin* ou *canal pelvien*.

On considère au bassin une *surface extérieure*, une *surface intérieure*, une *ouverture* ou *circonférence supérieure*, une *ouverture* ou *circonférence inférieure*.

Surface extérieure. — Elle peut être divisée en quatre régions. *antérieure, postérieure, latérales.*

a) La région *antérieure* présente : 1º sur la ligne médiane la *symphise pubienne* haute de 30 à 50 millimètres; 2º de chaque côté la *surface angulaire* dominée par l'*épine pubienne*; 3º au-dessous de la symphise, l'*arcade pubienne* formée par les branches ischio-pubiennes et limitant en avant les trous ischio-pubiens.

b) Les *régions latérales* offrent de haut en bas; 1° *la fosse iliaque externe*, 2° la *cavité cotyloïde*, 3° *le trou ischio-pubien*.

c) La région *postérieure*, fortement convexe, présente, 1° sur la ligne médiane, la *crête sacrée*; 2° de chaque côté de celle-ci, les *gouttières sacrées*; 3° les *trous sacrés* limités en dedans par des saillies répondant aux apophyses articulaires, en dehors par les tubercules *conjugués*; 4° la *tubérosité iliaque*, séparée du sacrum par l'interligne sacro-iliaque.

Surface intérieure. — Un relief circulaire, le *détroit supérieur* sépare le *grand bassin* du *petit bassin*.

A. **Détroit supérieur** (*apertura pelvis superior NA*). — Il est formé sur la ligne médiane et en arrière par le promontoire, répondant au bord supérieur de la première vertèbre sacrée, de chaque côté par le bord antéro-inférieur de l'aileron sacré, puis par la ligne innominée, en avant par la crête pectinéale et enfin le bord supérieur de la symphise. Sa forme est celle d'un ovale à grand axe transversal dont le bord postérieur est échancré par le promontoire. Son diamètre antéro-postérieur (promonto-sus-pubien) mesure 11 cm., 5, du promontoire au bord supérieur de la symphise. Son diamètre transverse maximum mesure 13 cm., 5. Ses diamètres obliques, mesurés de l'éminence ilio-pectinée d'un côté à la symphise sacro-iliaque du côté opposé, mesurent chacun 13 centimètres.

B. Le *grand bassin* est formé par les fosses iliaques internes et les ailerons du sacrum. Il est incliné en avant et offre deux échancrures : une échancrure *antérieure*, comblée par la paroi abdominale et mesurant, entre les 2 épines iliaques antérieures et supérieures, 25 centimètres, et une échancrure *postérieure*, petite (10 centimètres), comblée par la colonne lombaire. La *circonférence supérieure* du bassin, très irrégulière, suit le bord antérieur de l'os iliaque, la crête iliaque, le bord postérieur des ailerons sacrés. Sa largeur maxima, mesurée d'une crête iliaque à l'autre, mesure 29 centimètres.

C. *Petit bassin ou bassin obstétrical.* — Irrégulièrement cylindrique, plus haut en arrière qu'en avant, il offre à étudier 4 parois, un axe courbe et trois détroits : supérieur, moyen, inférieur.

a) La *paroi antéro-inférieure*, inclinée en bas et en arrière, forme avec la verticale un angle de 60° et mesure, sur la ligne médiane, 45 millimètres chez la femme, 50 millimètres chez l'homme, sur les parties latérales, 9 à 10 centimètres. Elle est constituée par un bourrelet osseux qui répond à la symphise, par la face pelvienne de la surface angulaire et le cadre du trou sous-pubien. -- b) La *paroi postérieure*, haute de 12 à 16 centimètres, fortement concave en bas et en avant,

est représentée par la colonne sacro-coccygienne. — c) La *paroi laté-*
rale, 9 à 10 centimètres de hauteur, s'étend de la ligne innominée à la
tubérosité ischiatique, s'incline légèrement en bas et en dedans, et présente à sa partie postérieure, la saillie de l'épine sciatique qui détermine
un rétrécissement plus ou moins marqué. Elle est formée par la surface
quadrilatère de l'os iliaque et la partie postérieure du trou obturateur.

Détroits. — a) Le *détroit supérieur obstétrical*, confondu en arrière
et sur les côtés avec le détroit supérieur anatomique s'en sépare au

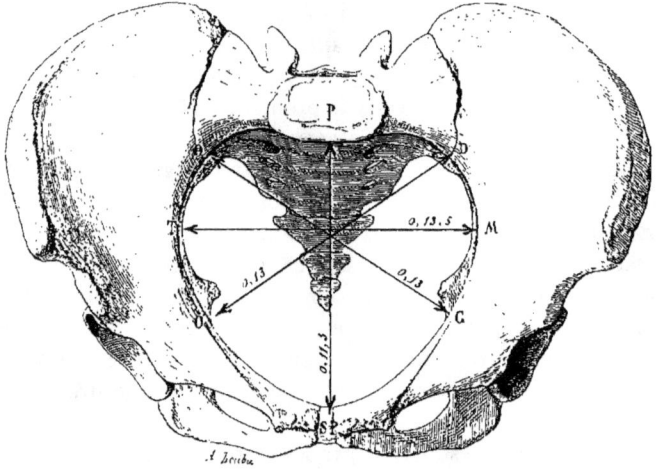

Fig. 37. — Bassin de femme. Diamètres obstétricaux du détroit supérieur.

niveau de la crête pectinéale et n'est plus représenté que par une ligne
mousse qui gagne la lèvre postérieure du bord supérieur de la symphise. On lui distingue quatre diamètres qui sont : 1° un diamètre
antéro-postérieur ou *promonto-pubien minimum*, vrai *diamètre obsté-*
trical utile, qui mesure 11 centimètres; 2° un *diamètre transverse cen-*
tral qui coupe le précédent en son milieu et qui mesure 12 cm., 8, sur
le bassin privé de ses parties molles; 3° deux *diamètres obliqués cen-*
traux qui s'étendent de un doigt en avant de la symphise sacro-iliaque
d'un côté à l'éminence ilio-pectinée du côté opposé et mesurent 13 centimètres sur le squelette et 12 centimètres sur le vivant.

b) **Détroit moyen.** — Oblique en bas et en avant, il réunit le
sommet du sacrum aux épines sciatiques et à la partie basse de la
symphise. En avant des épines sciatiques, il est marqué par une ligne
mousse qui réunit ces épines au tubercule sous-cotyloïdien du trou
obturateur. En arrière, il répond au petit ligament sacro-sciatique.
Allongé dans le sens antéro-postérieur, il mesure 11 cm., 5 dans son

diamètre antéro-postérieur, 10 centimètres, dans son diamètre transverse interépineux et 11 centimètres dans ses diamètres obliques.

c) **Détroit inférieur** (*apertura pelvis inferior NA*). — Détroit périnéal ou petit détroit, il est limité en avant par le bord inférieur de la symphise, en arrière par le coccyx, latéralement par les ischions, les branches ischio-pubiennes et le grand ligament sacro-sciatique. Les tubérosités ischiatiques sont notablement au-dessous de la ligne oblique en bas et en avant qui réunit le sommet du coccyx au bord inférieur de la symphise. On lui distingue 4 diamètres : 1° un diamètre antéro-postérieur, qui mesure 9 centimètres et peut aller, grâce à la rétropulsion du coccyx et à la nutation du sacrum jusqu'à 11 cm. 5 ; 2° un diamètre transverse biischiatique qui mesure 12 centimètres ; 3° deux diamètres obliques, qui réunissent le milieu d'un grand ligament sacro-sciatique au milieu de la branche ischio-pubienne du côté opposé, 11 centimètres.

Excavation. — Comprise entre le détroit supérieur et le détroit moyen, elle mesure 12 centimètres dans tous ses diamètres.

Inclinaison du bassin. — Le détroit supérieur (diamètre sacro-pubien), forme avec la ligne horizontale rasant le bord supérieur de la symphise, le sujet étant dans l'attitude verticale, un angle de 55° à 60° ; le détroit inférieur (diamètre coccy-pubien), forme avec l'horizontale un angle de 10°. L'*angle sacro-vertébral* est situé à plus de 10 centimètres au-dessus de la ligne horizontale menée par la partie la plus élevée de la symphise. La pointe du coccyx atteint l'horizontale passant par la partie inférieure de la symphise et même la dépasse. L'*inclinaison du bassin sur la colonne vertébrale* est en moyenne de 110° avec de grandes variations individuelles. L'inclinaison de la *symphise sur la verticale* est en moyenne de 60° (Charpy).

Axes du bassin. — L'*axe du détroit supérieur* est oblique en bas et

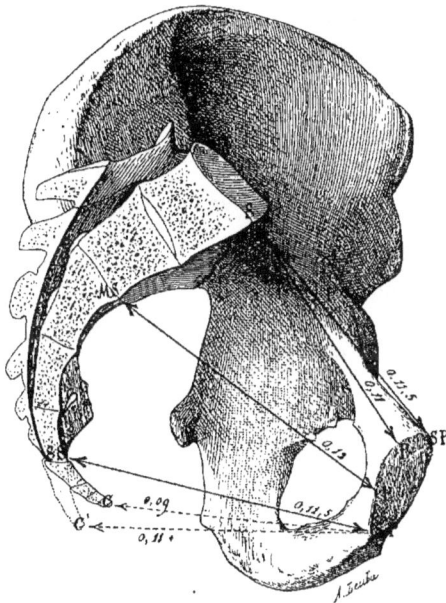

Fig. 38. — Diamètres antéro-postérieurs du bassin obstétrical.

en arrière, de l'ombilic à la base du coccyx. L'*axe du détroit inférieur*
sensiblement vertical, passe en haut par la première sacrée, en bas, à
quelques millimètres de l'anus. L'*axe de l'excavation* a la forme
d'une ligne fortement courbe, sensiblement parallèle à la courbure
sacrée et embrassant la symphise dans sa concavité.

Variations suivant les sexes.

Épaisseur. — Le bassin de l'homme est plus épais que celui de la
femme, chez laquelle toutes les saillies sont moins développées que
chez l'homme.

Dimensions. — Chez l'homme les dimensions verticales l'emportent sur les dimensions correspondantes du bassin de la femme. Chez
celles-ci, les dimensions transversales l'emportent.

Inclinaison. — Le bassin de la femme est plus incliné que celui de
l'homme, 60 degrés au lieu de 54 degrés, pour le degré d'inclinaison
du détroit supérieur sur l'horizontale.

Configuration. — Chez la femme, les fosses iliaques internes sont
plus larges, plus évasées, plus déjetées en dehors, les crêtes iliaques
sont moins épaisses, l'angle sacro-vertébral moins prononcé et moins
rapproché du plan antérieur que chez l'homme ; le détroit supérieur est
réniforme chez la femme, en cœur de carte à jouer chez l'homme ; le
petit bassin est plus bas et plus spacieux chez la femme, le détroit inférieur plus large, la symphise pubienne moins haute, les épines
pubiennes plus écartées ; les arcades pubiennes, larges, arciformes chez
la femme sont étroites, anguleuses chez l'homme ; les trous ischio-
pubiens larges, triangulaires chez la femme, sont ovalaires chez
l'homme ; les cavités cotyloïdes sont plus éloignées l'une de l'autre chez
la femme.

Variations suivant l'âge.

Le développement du bassin est très tardif. Le bassin du nouveau-né,
très petit, diffère, en outre, de celui de l'adulte par de nombreux caractères. Il est infundibuliforme, les fosses iliaques se continuent presque
avec les parois de l'excavation. Le sacrum est presque rectiligne. Les
diamètres du détroit supérieur, très réduits, sont sensiblement égaux.
Le détroit supérieur est presque vertical.

Les modifications que subit le bassin infantile pour devenir adulte,
résultent de causes mécaniques, pression exercée sur le sacrum par le
poids du corps et contre-pression exercée par les fémurs. Il faut y
ajouter l'accroissement en largeur du sacrum et du pubis.

§ 2. OS DE LA CUISSE

Fémur.

Os long, constituant à lui seul le squelette de la cuisse, homotype de l'humérus, le fémur s'articule en haut avec la cavité cotyloïde de l'os coxal, en bas avec le tibia. On lui considère un *corps* et deux *extrémités*.

Corps. — Obliquement dirigé en bas et en dedans, plus oblique chez la femme dont le bassin est plus large, il est de plus arqué, avec une convexité antérieure, et légèrement tordu sur son axe. Il a la forme d'un prisme triangulaire et présente un *bord postérieur* saillant, *deux bords latéraux* peu accentués, trois *faces, antérieure, externe, interne.*

Faces. — La *face antérieure* lisse, convexe dans les deux sens donne insertion au muscle crural et plus bas au sous-crural, tenseur de la synoviale du genou. La *face externe*, excavée dans sa partie moyenne, plane à ses extrémités, donne également insertion au muscle crural. La *face interne*, large en haut, finit en pointe vers l'extrémité inférieure où elle tend à devenir postérieure. Elle est libre d'insertions musculaires.

Bords. — Les bords *latéraux* arrondis se distinguent difficilement des faces, sauf l'*interne* qui est une crête mousse dans sa partie supérieure. Le bord *postérieur*, large, rugueux, saillant, a reçu le nom de *ligne âpre* du fémur. Il présente *deux lèvres* et un *interstice* : la lèvre interne donne insertion au vaste interne, la lèvre externe au vaste externe, l'interstice, aux muscles adducteurs et au biceps crural. La ligne âpre se *trifurque* vers l'extrémité supérieure, elle se *bifurque* vers l'extrémité inférieure. Le conduit *nourricier*, dirigé vers la hanche, est situé sur la ligne âpre ou sur la face interne de l'os.

Extrémité supérieure. — Coudée à angle obtus sur le corps, elle offre à étudier : une *tête articulaire* rattachée à la diaphyse par une portion rétrécie, le *col anatomique* ; au sommet de l'angle formé par le corps et le col, le *grand trochanter* et dans la concavité du même angle, le *petit trochanter.*

Tête. — Elle regarde en haut, en dedans et en avant. Arrondie, lisse, encroûtée à l'état frais de cartilage, elle représente les deux tiers d'une sphère, et est limitée par une ligne sinueuse formée de deux lignes courbes à concavité externe qui se joignent en avant et en arrière suivant un angle. Au-dessous et en arrière de son centre, elle est creusée d'une *fossette* ovalaire (*fovea capitis femoris NA*), dite du ligament rond qui s'attache sur la partie antéro-supérieure de cette surface, et glisse sur sa partie inférieure lisse.

Col fémoral. — Long de 35 à 48 millimètres, oblique en bas et en dehors. Son axe forme avec la diaphyse un angle de 127 à 130 degrés, avec de grandes variations suivant l'âge et les individus. Le col, aplati d'avant en arrière, présente deux faces, deux bords et deux extrémités.

La face *antérieure*, large, légèrement concave dans le sens transversal et regardant un peu en bas, striée et ponctuée de quelques orifices vasculaires, est limitée en dehors par la *ligne intertrochantérienne*, qui descend obliquement du grand trochanter vers le petit, sans atteindre celui-ci. Cette ligne, semée de grosses rugosités dont la plus élevée et la plus basse sont appelés *tubercules prétrochantérien* et *prétrochantinien*, donne insertion à la partie antérieure de la capsule de l'articulation de la hanche. La face antérieure du col, en dedans, près de la tête, présente une surface lisse, l'*empreinte iliaque*. Celle-ci est déterminée par le contact du bord antérieur de l'os iliaque dans la flexion.

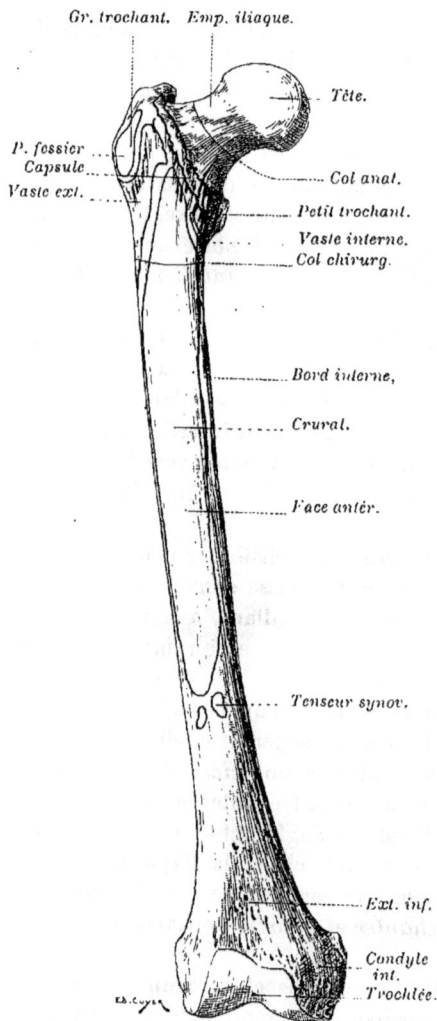

FIG. 39. — Fémur, face antérieure.

La *face postérieure*, concave transversalement, convexe de haut en bas, regarde en arrière et en haut. A sa limite externe est une saillie mousse très forte, la *ligne intertrochantérienne postérieure*, étendue obliquement du grand trochanter au petit trochanter, dont la partie moyenne se soulève en un mamelon où s'attache la partie supérieure du carré crural. La face postérieure est traversée par une gouttière peu profonde où glisse le tendon du muscle obturateur externe. Le *bord supérieur du col* est concave dans le sens transversal, large, épais, horizontal. Le *bord inférieur*, concave, moins épais, plus long. A ses deux extrémités, le col s'élargit pour se souder — en dehors, avec le corps de l'os et les deux trochanters — en dedans, avec la tête, suivant une surface criblée de gros orifices vasculaires.

Grand trochanter. — C'est une éminence quadrilatère, placée au sommet de *l'angle fémoral*, dans le prolongement de la diaphyse. On lui considère deux *faces* et quatre *bords*. La face *externe* est séparée de la face externe du corps par une crête presque horizontale où s'insère le muscle vaste externe et est traversée par l'empreinte du moyen fessier, oblique en bas et en avant, en forme de virgule à base supérieure. La *face interne* confondue avec la base du col s'en dégage en arrière et en haut où elle est excavée par la *fossette digitale* (*fossa trochanteria N.1*) au fond de laquelle une empreinte circulaire marque l'insertion de

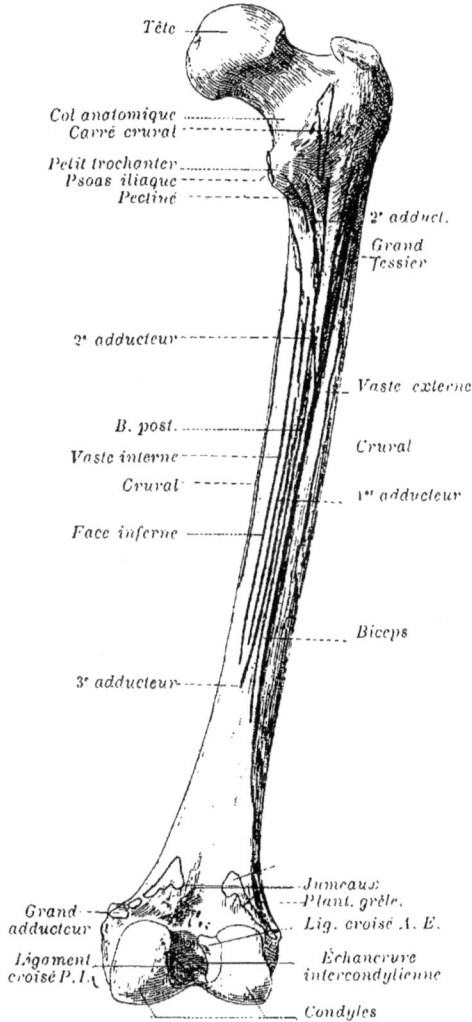

FIG. 40. — Fémur, vue postérieure.

l'obturateur externe. Au-devant de cette empreinte, est celle de l'obturateur interne uni aux jumeaux. Sur le *bord antérieur*, très épais se voit l'empreinte d'insertion du petit fessier. Le *bord supérieur* présente à sa partie moyenne l'empreinte ovalaire du muscle pyramidal, et en arrière un méplat dû au frottement du moyen fessier. Le *bord inférieur* est formé par la crête du vaste externe.

Petit trochanter. — Éminence mamelonnée située à la partie postéro-inférieure du col, le petit trochanter donne insertion par son sommet aplati au tendon du psoas iliaque. En avant de lui, le séparant de la ligne intertrochantérienne, la fossette prétrochantinienne donne insertion au faisceau inférieur du ligament de Bertin.

Trifurcation de la ligne âpre. — A sa partie supérieure, la ligne âpre se divise en trois branches divergentes : *a*) la *branche externe* ou fessière (*labium laterale NA*), large, très rugueuse, dirigée vers le bord inférieur du grand trochanter, est la crête d'insertion du grand fessier, parfois renflée vers son tiers supérieur en un troisième trochanter. En arrière de cette crête, la face externe du fémur est parfois creusée d'une fosse *hypotrochantérienne*, longitudinale, de profondeur variable ; *b*) la *branche moyenne* ou pectinéale (*linea pectinea NA*), moins marquée, s'étend de la branche fessière vers le petit trochanter, et donne insertion au pectiné ; *c*) la *branche interne* ou spirale (*labium mediale NA*), contourne la face interne du fémur pour se continuer avec la ligne intertrochantérienne antérieure : c'est la crête du vaste interne.

Extrémité inférieure. — Vers le tiers inférieur de la diaphyse, le fémur augmente de volume et s'aplatit d'avant en arrière. Il prend la forme d'une pyramide à quatre faces, en même temps que son extrémité inférieure se divise sur la face postérieure en deux *condyles*.

L'extrémité inférieure présente, en *avant*, une gorge articulaire la *trochlée* (*linea intercondyloidea NA*), surmontée d'une surface sustrochléaire ; en *arrière*, deux *condyles*, séparés par l'*échancrure intercondylienne* (*fossa intercondyloidea NA*), et surmontés de l'*espace poplité* (*platrum popliteum NA*). Les faces *latérales* sont les faces cutanées des condyles.

a) La *trochlée*, articulée avec la rotule, et méritant le nom de trochlée rotulienne, est médiane, constituée par une gorge comprise entre deux joues. La joue externe est plus saillante, plus large que l'interne. La trochlée est séparée de la face inférieure des condyles par les *rainures condyliennes*, dues à la pression des ménisques interarticulaires dans l'extension. La rainure externe est plus postérieure que l'interne, la joue externe de la trochlée, de ce fait, est plus étendu que l'interne.

b) Les *condyles* distingués en *interne* et *externe*, réunis en avant par la gorge trochléenne, sont séparés en arrière et en bas par l'échancrure intercondylienne. L'interne moins épais que l'externe est déjeté en dedans, et fait une saillie plus forte que l'externe, mais il ne descend pas plus bas que celui-ci. Chaque condyle présente une face profonde ou *intercondylienne*, et une face superficielle ou *cutanée*. La face intercondylienne du condyle interne plus haute, plus excavée que celle du condyle externe présente la large empreinte d'attache du ligament croisé postérieur; la face homonyme du condyle externe porte à sa partie postérieure l'empreinte d'attache du ligament croisé antérieur. L'échancrure intercondylienne porte à son sommet une petite encoche pour l'insertion du ligament adipeux. La face cutanée du condyle interne est subdivisée en deux versants par une crête verticale, la *tubérosité du condyle interne*. Le versant antérieur convexe, regardant en avant et en dedans présente immédiatement au-dessus de la joue interne de la trochlée un *tubercule sustrochléaire interne*, au-dessous duquel une sorte de crète ou de rampe limite avec le rebord articulaire, une *gouttière latérocondylienne* criblée de trous vasculaires. Sur le versant postérieur, contre la tubérosité, est l'empreinte d'attache du ligament latéral interne; au-dessus et en arrière, le gros *tubercule du troisième adducteur*; au-dessus et en arrière de ce tubercule, la facette d'insertion du jumeau interne. La *face cutanée du condyle externe* est aussi divisée en deux versants par la *tubérosité* de ce condyle. Le versant antérieur regarde directement en dehors et présente un *tubercule sustrochléaire externe* et une gouttière latérocondylienne bien marquée. Immédiatement en arrière de la tubérosité, se voit l'empreinte d'attache du ligament latéral externe du genou; au-dessous d'elle, une *fossette ovoïde* loge le tendon du *poplité*, qui s'attache à la partie antéro-inférieure de cette fossette; au-dessus de celle-ci est une facette triangulaire où s'insère le jumeau externe. La face *inférieure* ou articulaire *des condyles* commence au niveau des rainures condyliennes. Elle appartient à une surface courbe, dont le rayon décroît d'avant en arrière beaucoup plus vite sur le condyle externe, que sur le condyle interne.

En arrière, l'*espace poplité* lisse, triangulaire, s'inscrit dans la bifurcation de la ligne âpre. Des deux branches de bifurcation inférieure de cette ligne, l'*externe* bien marquée donne insertion au vaste externe et à la courte portion du biceps, l'*interne* est interrompue par une gouttière tracée par l'artère fémorale, devenant poplitée.

L'espace poplité présente au-dessus de chaque condyle un *tubercule suscondylien* où s'insère le faisceau médian des jumeaux. Le tubercule suscondylien interne beaucoup plus développé que l'externe, forme quelquefois une véritable apophyse (Gruber).

Ossification. — Le fémur présente cinq points d'ossification, un *pri-*

mitif et quatre *complémentaires*. Le point primitif apparaît au quarantième jour de la vie intra-utérine; il forme la diaphyse, une grande partie des extrémités. Des quatre points complémentaires, *trois* appartiennent à l'extrémité supérieure, *un* à l'extrémité inférieure. Le point *inférieur* a une certaine importance en médecine légale, pour déterminer l'âge des cadavres de nouveau-nés. Large de 4 à 7 millimètres à la naissance, il apparaît d'après Rambaud dans les 15 derniers jours, mais il peut exister dès le huitième mois de la grossesse, et manquer chez le fœtus à terme. Quelques jours après la naissance apparaissent le point *céphalique*, et le point du grand trochanter et seulement à 13 ou 14 ans le *point du petit trochanter*.

Les points complémentaires supérieurs se réunissent à la diaphyse de 18 à 20 ans, l'épiphyse inférieure de 22 à 24 ans.

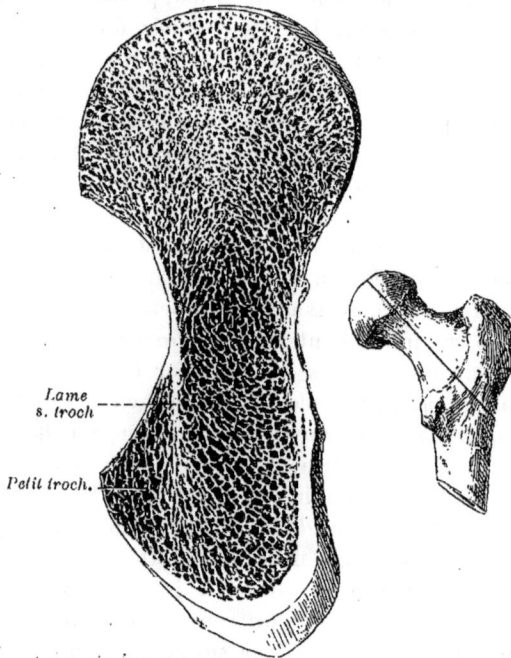

Lame s. troch

Petit troch.

FIG. 41. — Fémur, extrémité supérieure, architecture.
Sur la figure A, un trait indique la direction de la coupe.

Architecture. — Le corps est formé d'un cylindre de tissu compact, les extrémités, d'une masse spongieuse enveloppée dans une mince coque osseuse. Dans le corps, le tissu compact acquiert son maximum d'épaisseur sur la face postérieure concave et surtout au niveau de la ligne âpre. A l'*extrémité supérieure*, au niveau du col, les trabécules du tissu spongieux sont disposées en voûtes superposées, dont les piliers reposent sur le cylindre diaphysaire. La *tête* est formée de trabécules entre-croisées, les principales dirigées vers le centre géométrique de la tête, constituant un tissu dur et résistant. Au niveau du grand trochanter, les lamelles circonscrivent de larges cellules et forment un tissu peu résistant. Le petit trochanter est constitué par des lamelles verticales irradiant de la face interne du cylindre diaphysaire. Sa paroi inférieure est très épaisse. Sa base repose sur la lame *sous-trochantinienne de Rodet*. Cette lame décrite par Merkel sous le nom d'éperon fémoral, a une grande importance en pathologie : elle s'élève de la paroi inférieure du col, et se termine sur la face postérieure de celui-ci.

Avec l'âge, le tissu spongieux de l'extrémité supérieure du fémur se résorbe, et le canal médullaire se prolonge dans le col. Dans l'*extrémité inférieure*, les lamelles osseuses verticales descendent des parois du cylindre diaphysaire, pour s'implanter normalement sur les surfaces condyliennes.

§ 3. SQUELETTE DE LA JAMBE

Le squelette de la jambe est constitué par deux os, le *tibia* et le *péroné*. Disposés à peu près parallèlement, articulés par leurs extrémités, ils interceptent un espace elliptique, *l'espace interosseux* que comble à l'état frais la membrane interosseuse.

Le tibia, volumineux, situé en dedans, s'articule en haut avec le fémur et forme la pièce squelettique principale de la jambe ; le péroné grêle, placé en dehors et en arrière du précédent s'articule en haut avec le tibia seulement. En bas les deux os participent à la formation d'une mortaise qui reçoit l'astragale.

Rotule (*Patella NA*).

On rattache d'ordinaire la *rotule* au squelette de la jambe. Elle est

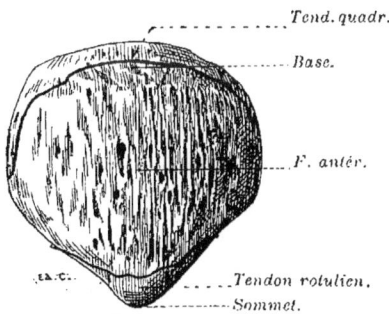

FIG. 42. — Rotule, face antérieure.

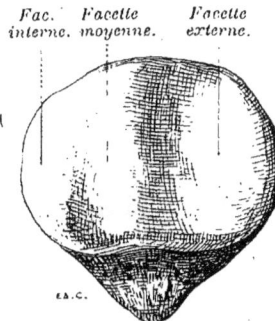

FIG. 43. — Rotule, face postérieure.

située à la face antérieure du genou, et doit être considérée comme un os sésamoïde développé dans l'épaisseur du tendon du quadriceps crural.

La rotule est aplatie d'avant en arrière et présente deux faces (antérieure et postérieure), deux bords, une base et un sommet.

La face antérieure, convexe, triangulaire à base supérieure présente des stries verticales et quelques orifices vasculaires. Elle répond à la peau et aux bourses séreuses prérotuliennes.

La face postérieure offre une surface articulaire configurée pour s'adapter à la trochlée fémorale. A grand axe transversal et légèrement concave de haut en bas, elle est divisée en *deux facettes* séparées par une saillie mousse. La facette externe plus grande, plus concave s'applique à la joue externe de la trochlée ; la facette interne, plane ou convexe, offre sur son bord interne un méplat résultant du contact avec le bord du condyle dans l'extrême flexion. Au-dessous de la surface articulaire, la face postérieure libre et criblée de trous répond à un paquet adipeux sous-synovial.

La base, triangulaire à sommet postérieur, donne attache, par une facette transversale, au tendon du quadriceps crural.

Les bords, verticaux en haut, convergent en bas ; ils donnent insertion à des faisceaux tendineux des vastes et aux ailerons rotuliens.

Le sommet donne attache au tendon rotulien, qui laisse libre la face postérieure.

Ossification. — L'ébauche cartilagineuse de la rotule apparaît vers la dixième semaine ; l'ossification commence à trois ans.

Architecture. — La rotule est constituée par une coque compacte, épaisse à la partie antérieure de 2 à 3 millimètres, mince sur la partie postérieure, enfermant une couche de tissu spongieux dont les travées sont verticales dans le segment antérieur de l'os et horizontales dans la moitié postérieure. L'épaisseur de la couche compacte diminue avec l'âge.

Tibia.

Le tibia est un os long, volumineux, dirigé verticalement ; il fait avec le fémur un angle obtus ouvert en dehors. Il offre à étudier *un corps* et *deux extrémités*.

Corps. — Le corps prismatique et triangulaire a 3 *faces* (interne, externe, postérieure) et 3 *bords* (antérieur, postéro-externe, postéro-interne.

La face interne, plane, lisse, sous-cutanée, est large en haut, où elle présente les rugosités des insertions du ligament latéral interne et des muscles de la patte d'oie (couturier, droit interne, demi-tendineux) ; elle se rétrécit inférieurement.

La face externe est légèrement excavée dans son 1/3 supérieur par une gouttière longitudinale où s'insère le jambier antérieur. Dans son tiers inférieur convexe, elle dévie en avant suivant la direction des tendons extenseurs qui glissent sur elle.

La face postérieure se rétrécit de haut en bas. Elle est parcourue dans son tiers supérieur par la *ligne oblique* (*linea poplitea* NA) qui se dirige en haut et en dehors. Elle donne attache dans ses deux tiers inférieurs au soléaire; dans son tiers supérieur au jambier postérieur. Au-dessus d'elle est une surface triangulaire où s'attache le poplité. Au-dessous d'elle, une crête longitudinale limite deux champs d'insertions musculaires, pour le jambier postérieur en dehors, pour le fléchisseur commun des orteils en dedans. Le conduit nourricier situé un peu en dehors de la ligne oblique se dirige en bas.

Le bord antérieur forme une crête sous-cutanée, la *crête du tibia*, en forme d'S italique très allongée, commençant en haut à la *tubérosité antérieure du tibia* et s'effaçant en bas.

Le bord externe, est une crête linéaire qui donne attache à la membrane interosseuse dans toute son étendue et au soléaire dans son tiers moyen.

Le bord interne mousse en haut devient saillant et s'incline en avant dans sa partie inférieure. Il reçoit l'insertion de l'aponévrose jambière.

Extrémité supérieure (fémorale). — Plus volumineuse que la diaphyse, elle forme une pyramide à base supérieure légèrement déjetée en arrière.

La base ou *plateau tibial*, irrégulièrement ovalaire, présente deux surfaces articulaires excavées, les *cavités glénoïdes*, séparées par une bande rugueuse antéro-postérieure et articulées avec les condyles fémoraux. La cavité glénoïde interne, ovalaire, est plus longue, plus étroite, plus concave que l'externe qui

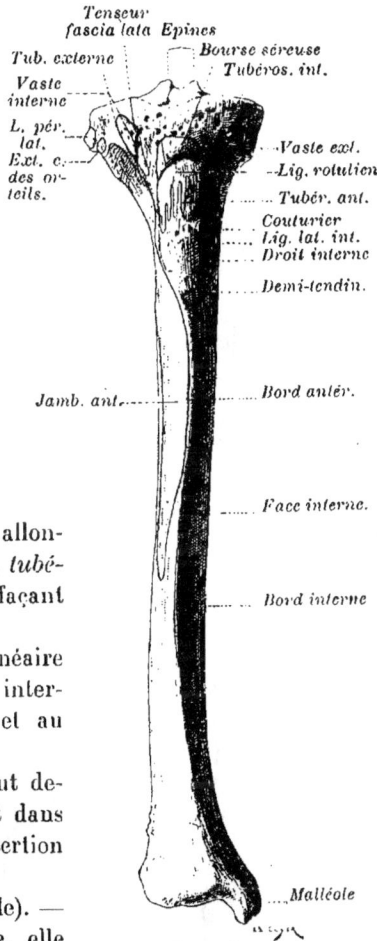

Fig. 44. — Tibia, vue antérieure.

présente une convexité antéro-postérieure. Les deux cavités glénoïdes se *relèvent en pointe vers la partie moyenne du plateau tibial* et forment les *épines du tibia* (*eminentia intercondyloidea* NA).

En avant et en arrière des épines sont deux surfaces triangulaires rugueuses. L'antérieure, large, horizontale, donne attache au au ligament croisé antérieur et aux freins antérieurs des ménisques. La postérieure, petite, descend sur la face postérieure sous la forme d'une gouttière où s'attache et glisse le ligament croisé postérieur.

La *face antérieure* montre une grande surface triangulaire criblée de trous vasculaires dont le sommet répond à la *tubérosité antérieure* du tibia (*tuberositas tibiæ* NA), où s'attache, au niveau d'une large empreinte, le tendon rotulien; latéralement cette surface est circonscrite par deux bords curvilignes saillants à leur partie moyenne. Sur le bord externe, le *tubercule de Gerdy* ou *tubercule du jambier antérieur* donne insertion à quelques fibres de ce muscle et surtout à l'aponévrose fémorale.

Les faces latérales sont formées par les tubérosités du tibia; elles ont un contour arrondi, haut de deux centimètres. La tubérosité interne, à sa partie postérieure, offre une large rugosité pour l'insertion du tendon direct du demimembraneux et une gouttière horizontale qui loge le tendon réfléchi du même muscle. La tubérosité externe présente à sa partie postéro-externe, pour le péroné, une facette articulaire ovalaire inclinée en bas, en arrière et en dehors (*incisura fibularis* NA).

La *face postérieure* triangulaire, excavée, répond au muscle poplité.

Extrémité inférieure. — Moins volumineuse que la supérieure, à

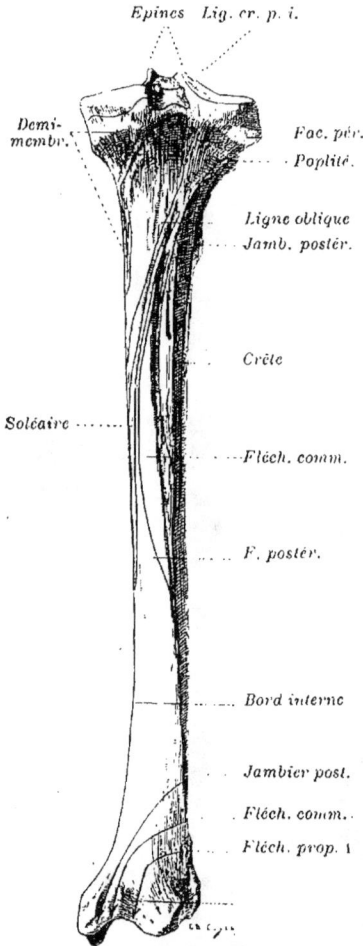

Epines   Lig. cr. p. i.
Demi-membr.
Fac. pér.
Poplité.
Ligne oblique
Jamb. postér.
Crête
Soléaire
Fléch. comm.
F. postér.
Bord interne
Jambier post.
Fléch. comm.
Fléch. prop.

FIG. 45. — Tibia, face postérieure.

grand axe incliné un peu en arrière et en dehors, elle présente quatre *faces* et une *base* articulaire.

La face antérieure convexe, lisse, se continue avec la face externe de l'os.

La face postérieure présente deux gouttières ; l'interne répond au jambier postérieur ; l'externe, peu marquée, au tendon du fléchisseur propre du premier orteil ; quelquefois, entre les deux est une gouttière pour le tendon du fléchisseur commun.

La face externe ou péronière est une large gouttière logeant le péroné et circonscrite par deux bords saillants, sur lesquels s'insèrent les ligaments de l'articulation tibio-péronière inférieure.

La face interne se prolonge en une apophyse épaisse, aplatie de dedans en dehors, la *malléole interne*.

La base quadrilatère est articulaire et présente à la poulie astragalienne une crête mousse antéro-postérieure séparant deux surfaces concaves.

La malléole interne a une face interne sous-cutanée, une face externe, lisse, triangulaire à base antérieure, articulée avec une facette de l'astragale, un bord antérieur épais, sur lequel s'insère le faisceau antérieur du ligament latéral interne ; un bord postérieur sur lequel le jambier postérieur creuse une gouttière ; un sommet échancré profondément par l'attache du faisceau postérieur du ligament latéral interne.

Ossification. — Le tibia présente quatre points d'ossification, *un point primitif* et *trois complémentaires* ; deux pour l'épiphyse supérieure, un pour l'épiphyse inférieure. Le point primitif ou diaphysaire apparaît le 35e jour de la vie intra-utérine.

Des deux points supérieurs, le principal forme les plateaux et apparaît à la naissance, le deuxième ou accessoire forme la tubérosité antérieure et apparaît vers 13 ans. L'épiphyse supérieure se soude de 18 à 24 ans.

Le point épiphysaire inférieur apparaît de 15 à 18 mois après la naissance et se soude de 16 à 18 ans.

Architecture. — La lame compacte du cylindre diaphysaire acquiert son maximum d'épaisseur au niveau de la crête tibiale.

Dans l'extrémité supérieure les lamelles du tissu spongieux forment deux systèmes, un système de fibres verticales et un système de fibres arquées. Dans l'extrémité inférieure les travées sont verticales.

La malléole interne est composée d'un tissu spongieux très dense.

Péroné (*Fibula* NA).

Os long, très grêle, situé en dehors et en arrière du tibia, le péroné présente *un corps* et *deux extrémités*.

Corps. — Il paraît fortement tordu sur son axe, mais cette torsion n'est qu'apparente. Prismatique et triangulaire, il offre à étudier *trois faces* (externe, interne, postérieure) et *trois bords* (interne, externe, antérieur).

La face externe donne insertion aux deux muscles péroniers : au *long* péronier dans sa moitié supérieure, au *court* péronier dans sa moitié inférieure. Arrondie dans sa partie la plus élevée, elle offre dans sa partie moyenne une gouttière longitudinale, très accusée sur les *péronés cannelés*; dans son tiers inférieur, elle est divisée par une crête oblique très saillante en une partie antérieure triangulaire, sous-cutanée, et une partie postérieure. lisse, la gouttière de glissement des tendons des péroniers latéraux.

La face interne est divisée en *deux bandes* par une crête longitudinale qui marque l'attache de la membrane interosseuse. La bande antérieure donne insertion à l'extenseur commun des orteils, à l'extenseur propre du gros orteil, et au péronier antérieur : la bande postérieure, plus large, est excavée en une gouttière longitudinale profonde par l'insertion du jambier postérieur.

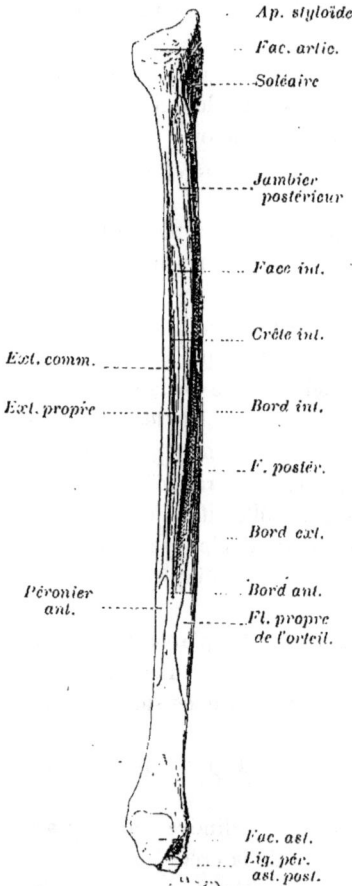

Labels on figure: Ap. styloïde — Fac. artic. — Soléaire — Jambier postérieur — Face int. — Crête int. — Ext. comm. — Ext. propre — Bord int. — F. postér. — Bord ext. — Péronier ant. — Bord ant. — Fl. propre de l'orteil. — Fac. ast. — Lig. pér. ast. post.

Fig. 46. — Péroné, face interne.

La face postérieure convexe, rugueuse dans sa partie supérieure où elle donne attache au soléaire, s'élargit dans sa partie moyenne où s'insère le fléchisseur propre du gros orteil. Sur son tiers moyen est le *conduit nourricier* dirigé en bas. En bas. la face postérieure se fusionne avec la face interne.

Bords. — Le *bord antérieur* est mince et tranchant dans sa partie moyenne où s'insère une cloison fibreuse séparant les péroniers des extenseurs. En haut, il s'incline vers la crête interosseuse en s'effaçant. En bas, il se perd sur le bord antérieur de la malléole externe.

Le bord externe, mousse en haut, est très saillant dans les deux tiers inférieurs où s'attache la cloison intermusculaire externe; vers l'extrémité inférieure de l'os, il tend à devenir postérieur et forme la lèvre interne saillante de la gouttière des péroniers.

Le bord interne est une crête tranchante au niveau du tiers moyen du corps; il s'arrondit et disparaît sur le tiers inférieur.

Extrémité supérieure. — Elle est constituée par une *tête* pyramidale à base supérieure, réunie au corps par une portion rétrécie, le *col*. La moitié interne de la tête présente une *facette articulaire* légèrement concave, regardant en haut et en dedans, articulée avec le tibia. En dehors de cette surface le contour de la tête présente une facette en forme de croissant à concavité supérieure. La corne postérieure du croissant s'élève en une forte saillie, l'*apophyse styloïde* (*apex capituli fibulæ* NA). Le tendon du biceps crural s'insère sur cette facette en croissant, surtout sur la corne antérieure et sur l'apophyse styloïde. Dans la concavité du croissant s'attache le ligament latéral externe du genou. Sous la corne antérieure s'attache le long péronier, sous la corne postérieure, quelques fibres du soléaire.

Extrémité inférieure. — L'extrémité inférieure, aplatie de dehors en dedans, lancéolée constitue la *malléole externe* ou péronière, plus longue, plus épaisse que la *malléole interne*. Sa *face interne* est rugueuse et convexe dans sa moitié supérieure qui répond au tibia; sa moitié inférieure porte une fa-

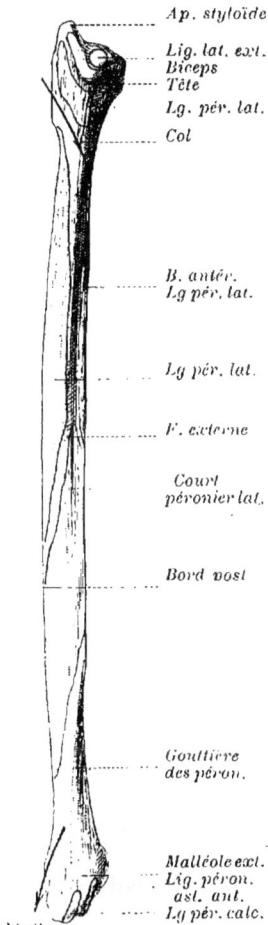

Ap. styloïde
Lig. lat. ext.
Biceps
Tête
Lg. pér. lat.
Col

B. antér.
Lg pér. lat.

Lg pér. lat.

F. externe

Court péronier lat.

Bord post

Gouttière des pérou.

Malléole ext.
Lig. péron. ast. ant.
Lg pér. calc.

Fig. 47. — Péroné, face externe.

cette convexe de haut en bas, articulée avec la facette externe de l'astragale. Au-dessous et en arrière de cette facette une fossette ovoïde donne insertion dans sa partie inférieure au faisceau postérieur du ligament latéral externe de l'articulation tibio-tarsienne.

Le bord antérieur de la malléole, épais, rugueux, donne insertion dans sa partie supérieure aux ligaments antérieurs de l'articulation péronéo-tibiale inférieure et dans sa partie inférieure aux faisceaux antérieurs et moyens de l'appareil ligamenteux externe de l'articulation tibio-tarsienne.

Le bord postérieur très épais est creusé d'une gouttière verticale continuant la gouttière des péroniers.

La base de la malléole se continue avec le corps de l'os. Le *sommet* dirigé en bas et en arrière est mousse et libre d'insertions ligamenteuses.

Ossification. — Le péroné se développe par trois points d'ossification, *un primitif*, et *deux complémentaires*.

Le point primitif, diaphysaire, apparaît du 30e au 40e jour de la vie intra-utérine, il forme la diaphyse et une notable partie des extrémités. Le point épiphysaire inférieur apparaît à 2 ans et se soude de 19 à 22 ans; le point supérieur apparaît à 4 ans, se soude de 18 à 20 ans.

Architecture. — Le *corps* est formé d'un prisme de tissu compact enfermant un canal médullaire plus étendu vers l'extrémité supérieure que vers l'extrémité inférieure. *Les extrémités* sont formées de tissu spongieux. Dans la supérieure, les travées principales sont verticales et superposées en arcades au-dessus de la ligne épiphysaire; verticales aussi dans l'extrémité inférieure, elles s'incurvent pour s'implanter perpendiculairement sur la facette astragalienne.

§ 4. SQUELETTE DU PIED

Le squelette du *pied* est disposé en forme de voûte pour supporter le poids du corps.

Large en avant, étroit en arrière, il présente une *face supérieure, dorsale*, convexe, articulée avec la jambe, une *face inférieure, plantaire*, concave, reposant sur le sol. Son bord *interne* ou *tibial* est plus élevé que le bord *externe* ou *péronier*. Formé par 26 os, le pied comprend 3 parties : 1°) une partie postérieure ou *tarse*; 2°) une partie moyenne, le *métatarse*, 3°) une partie antérieure, les *orteils*.

Ces parties ont leurs homologues à la main dans le carpe, le métacarpe et les doigts. Remarquons au pied le développement en volume et en longueur du tarse, la réduction des orteils, tandis qu'à la main le carpe est atrophié et les doigts allongés.

Os du tarse.

Les os du tarse sont au nombre de 7, disposés en *deux rangées*. La *rangée postérieure* est formée par 2 os superposés : l'*astragale* et le *calcanéum.* La *rangée antérieure* comprend 5 os, le *scaphoïde*, le *cuboïde* et les 3 *cunéiformes.* Le tarse forme exactement la moitié postérieure du squelette pédieux. Son bord interne est long de 12 centimètres, son bord externe, de 8 centimètres. Sa hauteur varie de 6 à 7 centimètres, sa largeur est de 3 cm. 5 en arrière, de 6 cm. 5 en avant.

Les os du tarse ont une forme cubique et présentent une *face dorsale* large, une *face plantaire* plus étroite et 4 autres faces en contact avec les os voisins, à l'exception de celles qui répondent aux bords du pied.

Os de la première rangée.

1º **Astragale** (*talus* NA). — Articulé en haut avec les os de la jambe, en bas avec le calcanéum, en avant avec le scaphoïde, l'astragale forme le sommet de la voûte tarsienne.

Il est aplati de haut en bas, allongé d'avant en arrière et arqué pour répondre aux deux piliers antérieur et postérieur de la voûte plantaire. Il présente *six faces.* La *face supérieure* présente deux segments : 1º) ses 3/4 postérieurs sont occupés par la *poulie astragalienne* articulée avec le tibia. Convexe d'avant en arrière, concave transversalement, de forme quadrilatère, large en avant, étroite en arrière, la poulie présente deux joues limitées par des bords curvilignes et une gorge oblique en avant et en dehors. Le bord interne est mousse, le bord externe plus élevé, tranchant à sa partie moyenne est *biseauté* à ses deux extrémités surtout à l'extrémité postérieure. *Le biseau astragalien*, véritable facette triangulaire est mieux marqué sur l'os revêtu de cartilage. L'angle antéro-externe de la poulie très saillant forme *l'apophyse externe* de l'astragale. 2º) Le segment prétrochléen rétréci en un *col* déjeté en dedans, s'excave en une gouttière transversale logeant le bord antérieur de la mortaise tibiale dans la flexion extrême. Ce contact détermine quelquefois sur l'astragale une véritable facette.

La *face inférieure, calcanéenne* présente deux facettes articulaires séparées par une gouttière profonde, la *rainure astragalienne*, oblique en arrière et en dedans, large en dehors, étroite en dedans, limitant avec la gouttière analogue du calcanéum *le sinus du tarse.* Les facettes articulaires ont leur grand axe parallèle

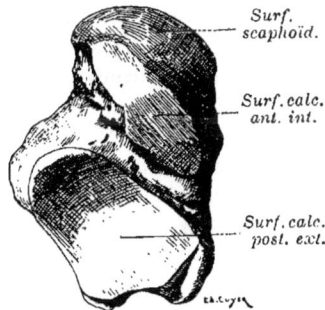

Fig. 48. — Astragale, face inférieure.

à la gouttière ; la facette *postérieure* (*facies articularis calcanea posterior* NA) plus grande que l'antérieure est aussi *plus externe* ; elle est plane dans le sens transversal, concave suivant son grand axe pour emboîter la facette calcanéenne postérieure ; elle se prolonge parfois sur la partie antéro-externe du corps de l'os en une petite facette triangulaire ; la facette *antérieure* (*facies articularis calcanea media* NA) ou mieux *antéro-interne* est une bande étroite, souvent étranglée en son milieu, parfois subdivisée en 2 facettes ; elle appartient à la tête de l'astragale et entre en contact avec une facette concave du calcanéum.

La *face externe, péronière,* de l'astragale offre une facette articulée avec la malléole péronière. Cette facette est triangulaire à sommet inférieur, concave de haut en bas, continue par sa base avec le bord externe de la poulie astragalienne, et bordée par une bande étroite et rugueuse où s'attachent les faisceaux antérieur et postérieur du ligament externe de l'articulation tibio-tarsienne. En avant de la facette péronière est une surface déjetée en dedans, qui fait partie du col et sur laquelle glissent les faisceaux profonds du ligament annulaire du tarse.

La *face interne, tibiale,* présente à sa partie postérieure une facette articulaire répondant à la malléole tibiale, facette allongée en forme de virgule à base antérieure et continue par son contour supérieur avec la poulie astragalienne. Au-dessous d'elle, la face interne de l'astragale est excavée, criblée de trous vasculaires ; — en arrière, elle porte l'empreinte ovalaire lisse du faisceau postérieur, tibio-astragalien, du ligament interne de l'articulation tibio-tarsienne ; en avant, elle répond au col de l'astragale.

La *face antérieure,* articulaire dans toute son étendue, est constituée par *la tête de l'astragale,* allongée transversalement, qui s'articule avec la cupule du scaphoïde agrandie par le ligament calcanéo-scaphoïdien. En arrière, elle se continue avec la facette antéro-interne de la face inférieure. Elle présente de haut en bas 3 champs, *scaphoïdien, ligamenteux* et *calcanéen.*

La *face postérieure* étroite et basse, est traversée par la gouttière de glissement du tendon fléchisseur propre du gros orteil. Oblique en bas et en dedans, cette gouttière est limitée par deux tubercules, dont l'externe est le plus développé et donne insertion au faisceau péronéo-astragalien postérieur du ligament externe de l'articulation tibio-tarsienne. Assez souvent ce tubercule est une apophyse longue de 5 à 10 millimètres qui résulte de la soudure à l'astragale d'un osselet parfois indépendant, *l'os trigone,* vu par Schwegel et étudié par Bardeleben.

2° **Calcanéum.** — Le plus volumineux des os du tarse, il s'articule en haut avec l'astragale, en avant avec le cuboïde. Il est allongé d'avant en arrière, aplati transversalement et présente six faces. La *face supé-*

rieure, astragalienne, offre dans sa moitié antérieure une échancrure portant deux facettes articulaires séparées par une gouttière : la *facette postérieure et externe* convexe, *l'antérieure et interne*, concave, étranglée ou subdivisée en deux facettes, répondent aux facettes de la face inférieure de l'astragale. La *gouttière calcanéenne*, disposée comme la gouttière de l'astragale. mais moins profonde, forme avec celle-ci le canal osseux du tarse (sinus tarsi), qui s'ouvre en dehors par une large excavation et présente l'empreinte d'insertion de puissants ligaments interosseux calcanéo-astragaliens. Sur la partie externe élargie de la gouttière calcanéenne, s'insèrent le muscle pédieux, le ligament annulaire du tarse et le ligament en Y. — En arrière de l'échancrure, la face supérieure du calcanéum est étroite, convexe transversalement, concave d'avant en arrière, criblée de trous vasculaires et en rapport avec une masse cellulo-graisseuse. La *face inférieure* ou *plantaire* se renfle en arrière en deux *tubérosités* ; elle se rétrécit dans sa partie antérieure pour se terminer par la *tubérosité antérieure*. Des *deux tubérosités postérieures*, *l'interne* plus volumineuse que *l'externe*, donne insertion à l'abducteur du gros orteil, au court fléchisseur plantaire, accessoirement à l'abducteur du 5ᵉ orteil qui s'attache principalement sur la tubérosité externe.

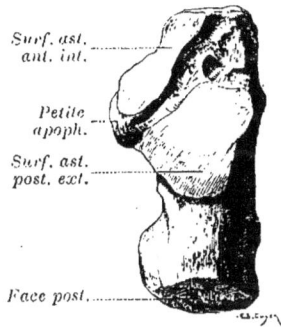

Surf. ast. ant. int.

Petite apoph.

Surf. ast. post. ext.

Face post.

Fig. 49. — Calcanéum, face supérieure.

— L'aponévrose plantaire s'insère sur les deux tubérosités. — En avant de la tubérosité interne, une gouttière transversale répond au passage de vaisseaux artériels et veineux. Sur la *tubérosité antérieure* arrondie s'attache la couche moyenne du ligament calcanéo-cuboïdien. Entre les tubérosités postérieures et antérieure, la face inférieure du calcanéum, striée longitudinalement, criblée de trous, donne insertion à la couche superficielle de ce même ligament et au chef externe de l'accessoire du long fléchisseur des orteils. — La *face externe*, plane, rugueuse, porte vers son 1/3 antérieur un tubercule ou *crête péronière*, encore appelée *apophyse trochléaire sous-malléolaire* (Hyrtl), qui sépare deux gouttières, l'une supérieure où glisse le court péronier, l'autre inférieure où glisse le long péronier latéral. La crête péronière donne insertion aux coulisses fibreuses de ces tendons. Au-dessus et en arrière d'elle, est l'empreinte du ligament péronéo-calcanéen. — *La face interne* est une large gouttière obliquement descendante, la *gouttière calcanéenne* qui donne passage aux vaisseaux, nerfs, tendons qui vont de la jambe à la plante du pied.

Elle est limitée en arrière par la grosse tubérosité, en avant et en haut par *la petite apophyse* détachée de la face supérieure du calcanéum. Cette apophyse, appelée *sustentaculum tali*, supporte l'astragale comme une console. Sur sa face supérieure se prolonge la facette an-téro-interne du calcanéum ; sa face inférieure est creusée d'une gouttière où glisse le fléchisseur propre du gros orteil ; plus près du sommet, est une petite gouttière marquée par le passage du tendon fléchisseur commun. La partie postérieure de la petite apophyse est un os indépendant à l'origine d'après Pfitzner, et conserve parfois son indépendance. Dans le *fond* de la gouttière calcanéenne s'insère le faisceau interne de l'accessoire du long fléchisseur des orteils. — *La face antérieure*, présente une surface articulaire, cuboïdienne, concave de haut en bas, convexe transversalement, quelquefois une petite facette supéro-interne articulaire pour le scaphoïde. La partie antérieure

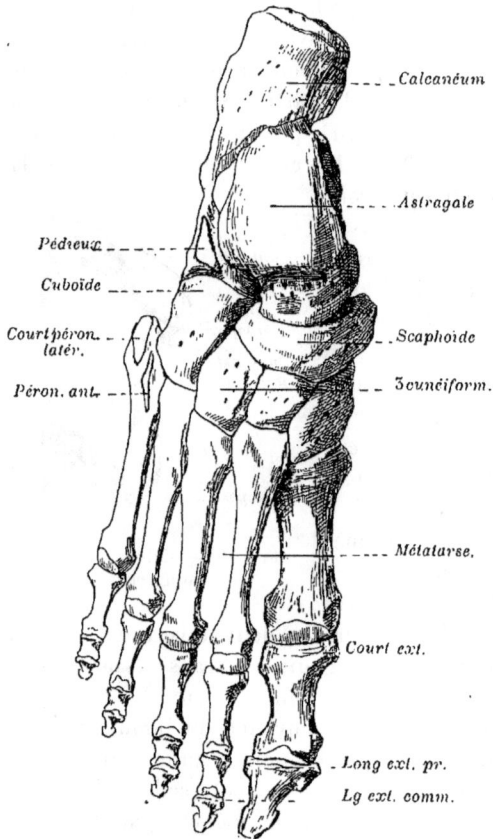

Fig. 50. — Squelette du pied, face supérieure ou dorsale.

du calcanéum porte le nom de *grande apophyse* du calcanéum. — La *face postérieure* plus large en bas qu'en haut présente à sa partie moyenne l'empreinte carrée de l'insertion du tendon d'Achille. Striée verticalement au-dessous de l'empreinte, elle est lisse au-dessus et répond à une bourse séreuse.

Os de la deuxième rangée.

1° **Scaphoïde**. — Le scaphoïde ou os naviculaire est un os court intermédiaire à l'astragale et aux 3 cunéiformes, aplati d'avant en arrière et dont le grand axe est oblique en bas et en dedans. *La face postérieure* elliptique, allongée suivant le grand axe de l'os, forme une cavité articulaire qui reçoit la partie antérieure de la tête de l'astragale. Sa *face antérieure* est divisée par deux crêtes mousses convergeant vers le bord inférieur en trois surfaces articulaires, triangulaires à sommet inférieur qui répondent aux trois cunéiformes. La facette interne qui répond au premier, est légèrement convexe et plus grande que les deux facettes externes planes. Le *pourtour* du scaphoïde, rugueux à la face dorsale, s'élargit vers le bord interne où il se prolonge en une grosse *tubérosité*, formant parfois un os indépendant (*tibiale externum*) ; sur cette tubérosité s'insère le tendon principal du jambier postérieur. En dedans de la tubérosité, une gouttière large marque le passage d'un faisceau tendineux du même muscle. Sur la partie externe du pourtour est une facette articulaire pour le cuboïde ; une autre facette inconstante placée au-dessous et en arrière de la précédente répond au bord interne de la grande apophyse du calcanéum.

2° **Cunéiformes**. — Les cunéiformes, désignés sous le nom de premier ou grand cunéiforme, deuxième ou petit, troisième ou moyen, ont la forme d'un coin à base dorsale pour les deuxième et troisième, à base plantaire pour le premier.

Premier cunéiforme. — Sa *face antérieure* en forme de haricot à grand axe vertical et à hile externe est convexe de haut en bas et s'articule avec le premier métatarsien. Sa *face postérieure* concave, triangulaire, s'articule avec le scaphoïde.

Sa face *latérale interne* rugueuse en avant et en arrière par des insertions ligamenteuses, est traversée de l'angle antéro-supérieur à l'angle antéro-inférieur par une gouttière aboutissant à une empreinte d'insertion (gouttière et empreinte du jambier antérieur).

La *face externe* du C., concave, présente le long de ses bords supérieur et postérieur une surface en équerre, articulée avec le 2ᵉ cunéiforme. A l'angle antéro-supérieur est une toute petite surface articulaire pour le 2ᵉ métatarsien. Dans la concavité de l'équerre sont des rugosités d'insertions ligamenteuses.

La *face plantaire* ou *base* offre un gros tubercule auquel s'insère un faisceau du tendon du jambier postérieur. Le *bord supérieur* est une crête qui répond au 2ᵉ cunéiforme dans ses 2/3 postérieurs, au 2ᵉ métatarsien dans son 1/3 antérieur, crête parfois émoussée par la gouttière de l'artère pédieuse.

Deuxième cunéiforme. — La base, *dorsale*, est rugueuse, quadrilatère ; la face *antérieure*, triangulaire, est articulée avec le 2ᵉ métatarsien, les *faces latérales*, rugueuses dans leur partie antérieure, présentent le long des bords supérieur et postérieur des surfaces en

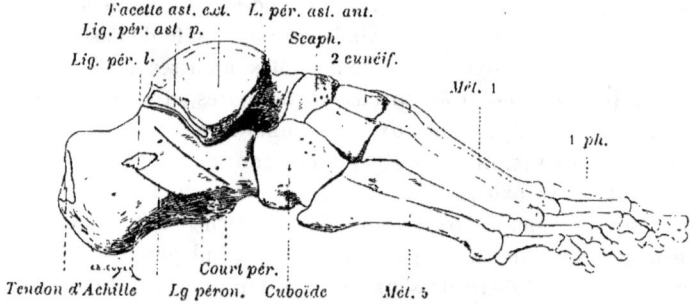

Fig. 51. — Pied, vue externe.

équerre articulées avec le 1ᵉʳ et le 3ᵉ cunéiforme. L'*arête* plantaire rugueuse est enfoncée entre les 2 cunéiformes voisins.

Troisième cunéiforme. — Semblable au précédent, plus volumineux, il a une *face dorsale* rugueuse, une *face antérieure* triangulaire, articulée avec le 3ᵉ métatarsien ; une *face postérieure* triangulaire

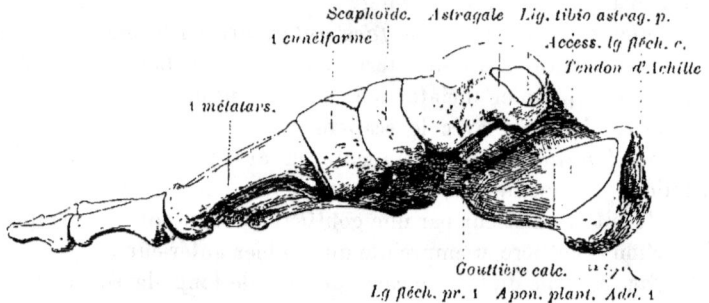

Fig. 52. — Pied, vue interne.

articulée avec le scaphoïde ; une *face interne*, verticale, convexe, articulée avec le 2ᵉ cunéiforme, et par une toute petite facette plus antérieure avec le 2ᵉ métatarsien ; une *face externe*, inclinée à 45°, articulée avec le cuboïde et avec le 4ᵉ métatarsien (petite facette). Sur l'*arête plantaire* très saillante, s'insèrent un des tendons du jambier postérieur et un faisceau du court fléchisseur du gros orteil.

3° **Cuboïde.** — Il a la forme d'un coin dont la base interne s'articule avec le scaphoïde et le 3e cunéiforme et dont l'arête répond au bord externe du pied. La *face dorsale*, inclinée en dehors, est rugueuse ; la *face plantaire* est traversée par la *crête cuboïdienne* obliquement dirigée en avant et en dedans, sur laquelle s'insère le ligament calcanéo-cuboïdien. Cette crête limite en arrière une dépression ; sur son versant antérieur et non dans la gouttière, glisse le tendon du long péronier latéral dont le sésamoïde marque une empreinte sur la partie antéro-externe de la crête. En arrière de la crête, la face plantaire est rugueuse, criblée de trous et se prolonge en une *apophyse pyramidale* qui s'insinue sous l'extrémité antérieure du calcanéum.

La *face postérieure*, très légèrement convexe dans le sens transversal, concave dans le sens vertical, s'articule avec le calcanéum.

La *face antérieure* s'articule avec les 4e et 5e métatarsiens par deux facettes articulaires séparées par une crête mousse verticale.

La *face interne* ou base présente, à son tiers moyen, une facette triangulaire à base supérieure répondant au 3e cunéiforme, et une facette plus petite articulée avec le scaphoïde ; le reste est rugueux par des insertions ligamenteuses.

L'*arête* du coin est échancrée par le tendon du long péronier latéral.

Ossification des os du tarse.

Les os du tarse ont un seul point d'ossification, sauf le calcanéum qui en a deux. Ce point apparaît dans les derniers jours de la grossesse pour l'astragale, à six mois pour le cuboïde, à un an pour le 3e cunéiforme, à 3 ans pour le 2e, à 3 ou 4 ans pour le 1er cunéiforme, à 4 ou 5 ans pour le scaphoïde.

Le *point primitif du calcanéum* apparaît au 6e mois de la grossesse ; un point complémentaire se montre à 7 ou 8 ans et forme la moitié inférieure de la face postérieure de l'os ; il se soude à 16 ou 18 ans. Rambaud et Renault décrivent un 3e *point* pour la tubérosité externe.

Plusieurs os du pied, surtout l'astragale, le calcanéum et le scaphoïde peuvent se souder chez l'adulte. Ces soudures, rarement congénitales, se rencontrent chez les sujets âgés.

Métatarse.

Le métatarse est formé par 5 os longs, les *métatarsiens*, disposés parallèlement, interceptant entre eux 4 espaces dits *espaces interosseux*. Ils forment ainsi une sorte de *gril métatarsien* dont la *face inférieure* est concave, la face *dorsale* convexe et inclinée en dehors, le bord

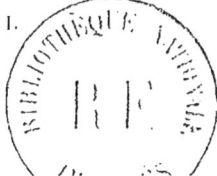

interne, tibial, épais et oblique en bas, le bord *externe*, moins épais, plus horizontal. L'*extrémité postérieure*, proximale, tarsienne, est formée par 5 facettes formant ensemble une surface articulaire, l'*interligne tarso-métatarsien* ou de Lisfranc qui est sinueux et oblique en dehors en bas et en arrière. L'*extrémité antérieure* ou *distale* présente 5 *têtes* métatarsiennes, articulées avec les premières phalanges.

Caractères communs à tous les métatarsiens. — Os longs, ils présentent un *corps* et *deux extrémités*. Le deuxième métatarsien est le plus long, puis viennent le 3ᵉ, le 4ᵉ, le 5ᵉ et le 1ᵉʳ, celui-ci beaucoup plus court que les autres.

Corps. — Prismatique et triangulaire, il offre 3 faces et 3 bords. La *face dorsale* étroite, triangulaire, à base postérieure, s'incline en haut et en dedans sauf sur le 2ᵉ métatarsien où elle regarde directement en haut. Les *faces latérales* limitent l'espace interosseux : la face *externe* tend à devenir dorsale, la face interne s'incline de plus en plus vers la plante.

Le *bord inférieur*, épais et mousse, présente une concavité inférieure. Les *bords latéraux*, surtout l'externe, sont tranchants.

Extrémité postérieure (*tarsienne, proximale*). — Elle a la forme d'un coin à base dorsale, à arête plantaire rugueuse. Ses *faces latérales* présentent des facettes articulaires pour les métatarsiens voisins et les os du tarse et des rugosités résultant des insertions ligamenteuses. Sa face *tarsienne* est articulaire.

Extrémité antérieure (*distale, phalangienne*). — C'est une *tête* aplatie transversalement dont la surface articulaire ou *condyle* s'étend davantage du côté plantaire où elle se bifurque en 2 tubercules. La surface articulaire est circonscrite par une rainure profonde au delà de laquelle deux *tubercules latéraux* saillants donnent insertion à des ligaments.

Caractères particuliers à chacun des métatarsiens.

Premier métatarsien. — C'est le plus court et le plus gros des métatarsiens. Sa face *dorsale* est inclinée en dedans, sa *face interne* est presque plantaire, sa *face externe*, presque verticale. L'*extrémité tarsienne* présente une surface articulaire en haricot à hile externe, articulée avec le 1ᵉʳ cunéiforme. Sur sa *face externe* une petite facette ovalaire s'articule avec le 2ᵉ métatarsien ; aux deux angles *inférieurs* de cette extrémité sont *deux tubercules*, dont l'*interne* présente une facette d'insertion pour un des tendons du jambier antérieur et répond au milieu du bord interne du pied, dont l'*externe*, véritable apophyse, quelquefois indépendante, donne insertion au long péronier latéral.

L'*extrémité antérieure*, aplatie de haut en bas, a sa surface articulaire subdivisée, dans sa partie plantaire, par une crête saillante, en deux surfaces concaves répondant aux deux os sésamoïdes.

Il existe quelquefois entre les deux premiers métatarsiens un osselet indépendant, l'*intermétatarsien*.

Deuxième métatarsien. — Le plus long de tous, il déborde les métatarsiens voisins en arrière et en avant. L'*extrémité postérieure* présente sur sa face postérieure une facette triangulaire pour le 2ᵉ cunéiforme. Sa face *latérale externe* présente une petite facette pour le 3ᵉ cunéiforme et une facette plus large divisée en deux par une dépression antéro-postérieure, pour le 3ᵉ métatarsien ; sa face *latérale interne* présente une facette pour le 1ᵉʳ cunéiforme et en avant de celle-ci une facette inconstante pour le 1ᵉʳ métatarsien.

Troisième métatarsien. — Plus court que le 2ᵉ. L'*extrémité tarsienne* présente : sur sa face postérieure, une facette triangulaire

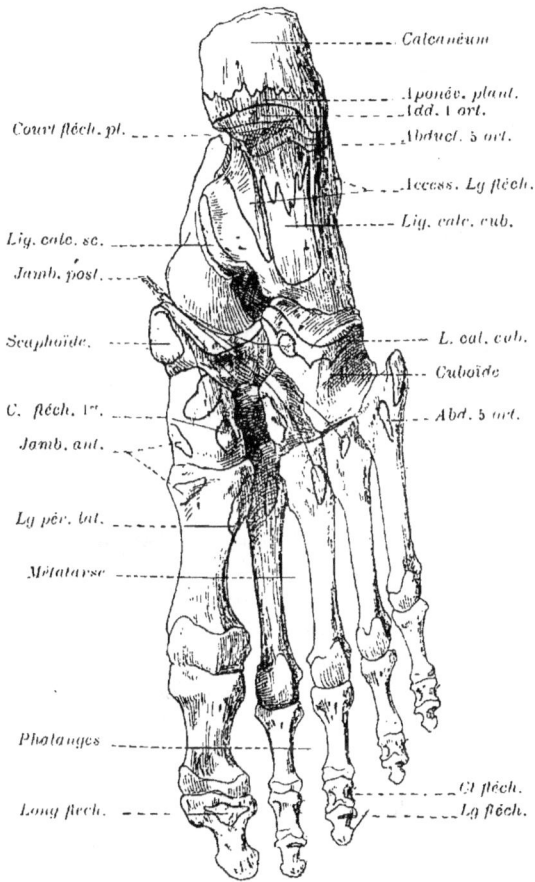

Fig. 53. — Squelette du pied, face inférieure.

pour le 3ᵉ cunéiforme ; sur sa face interne, deux petites facettes séparées par une fossette horizontale, pour le 2ᵉ métatarsien ; sur sa face externe une facette ovalaire ou circulaire, circonscrite en bas par un sillon profond, pour le 4ᵉ métatarsien.

Quatrième métatarsien. — L'*extrémité tarsienne*, sur sa face postérieure, offre au cuboïde une facette quadrilatère ; sur sa face latérale interne, une facette ovalaire, pour le 3ᵉ métatarsien et quelquefois une petite facette pour le 3ᵉ cunéiforme. La face latérale externe s'articule avec le 5ᵉ métatarsien par une facette ovalaire, séparée par un profond sillon d'un gros tubercule osseux plus antérieur.

Cinquième métatarsien. — L'*extrémité tarsienne*, aplatie de haut en bas, présente : sur sa face postérieure, une facette triangulaire pour le cuboïde ; sur sa face interne une facette ovalaire pour le 4ᵉ métatarsien, et sur sa face externe, un *gros tubercule*, quelquefois indépendant, auquel s'insère le tendon du court péronier latéral.

Ossification. — Les métatarsiens, comme les métacarpiens, ont deux points d'ossification. Le point *primitif* apparaît au milieu du 3ᵉ mois et forme le corps et l'extrémité tarsienne ; le point *secondaire* forme l'extrémité phalangienne, se montre à 4 ans et se soude à 16 ou 17 ans. Le premier métatarsien présente dans son mode d'ossification les mêmes particularités que le métacarpien correspondant.

Architecture. — Elle rappelle celle des métacarpiens.

Conduits nourriciers. — Se voient sur les faces latérales et sont dirigés vers les orteils, sur le 1ᵉʳ, vers le tarse, pour les 4 derniers métatarsiens.

Squelette des orteils.

Les *orteils*, placés au bout des métatarsiens, sont au nombre de 5, numérotés de 1 à 5 de dedans en dehors. Leur direction est oblique en haut pour la 1ʳᵉ phalange, horizontale pour la 2ᵉ, oblique vers le sol pour la 3ᵉ phalange. Le squelette de chaque orteil se compose de 3 phalanges, *phalange, phalangine, phalangette*, à l'exception du gros orteil qui n'en a que deux. Il existe une similitude parfaite entre les phalanges des orteils et celles des doigts. Les orteils sont seulement des doigts atrophiés.

Les *premières phalanges*, plus longues que les autres, ont un *corps* aplati transversalement dont la face plantaire est convexe, les empreintes d'insertions des fléchisseurs étant rejetées sur les parties latérales. La première phalange du gros orteil, remarquable par ses grandes dimensions, est aplatie de haut en bas. L'*extrémité postérieure*, plus volumineuse a une cavité articulaire plus grande et des tubercules plantaires plus développés qu'à la main. L'*extrémité antérieure* est en forme de trochlée, comme à la main.

Les *deuxièmes phalanges*, atrophiées, ont un *corps* très court, des *extrémités* semblables à celles des phalangines des doigts. Elles donnent insertion à l'extenseur commun et au court fléchisseur plantaire.

Les *troisièmes phalanges* ont un corps très court, surtout sur les 4ᵉˢ et 5ᵉˢ orteils, une *extrémité antérieure* configurée en croissant

rugueux. Elles donnent insertion aux tendons longs extenseurs et fléchisseurs.

Ossification. — Les phalanges ont deux points d'ossification : 1° un
point *primitif*, pour le corps et l'extrémité antérieure, apparaissant
dans le 2e mois, sur les phalanges et phalangines, au 5e et au 6e mois
sur les phalangettes ; 2° un point *épiphysaire* pour l'extrémité postérieure, apparaissant vers la 5e ou 6e année et se soudant à 18 ou 20 ans.

Architecture du pied. — A l'état normal, la voûte plantaire
s'appuie sur le sol par deux piliers, un *pilier postérieur* ou *calcanéen*
et un *pilier antérieur* ou *métatarsien*. Celui-ci est subdivisé en un
pilier *interne* répondant au bord interne du pied et un pilier *externe*
répondant au bord externe. Les travées du tissu spongieux des os
du tarse et du métatarse sont disposées en deux directions suivant
les piliers de la voûte plantaire. Dans *l'astragale*, les unes se dirigent
en arrière vers le pilier calcanéen, les autres en avant vers le pilier
interne antérieur, c'est-à-dire vers le scaphoïde et le 1er métatarsien.
Dans le *calcanéum*, il existe deux systèmes de travées : le système
postérieur aboutit à la grosse tubérosité, l'antérieur se dirige vers le
cuboïde et les deux derniers métatarsiens ; entre ces deux systèmes, le
tissu spongieux du calcanéum se raréfie et il se forme une géode chez
les sujets âgés.

III. — OS SÉSAMOÏDES

Les os sésamoïdes sont de petits os courts, de la forme de grains de
sésame, que l'on rencontre au voisinage des articulations. On les divisait autrefois en *sésamoïdes périarticulaires* et *sésamoïdes intratendi-
neux*. Ceux-ci seraient de faux sésamoïdes pour Pfitzner et seront étudiés avec les muscles.

Les *os sésamoïdes périarticulaires* sont en nombre variable. Ils se
rencontrent surtout à la main et au pied.

1° *A la main.* — Tous situés du côté de la flexion, ils se voient surtout
au niveau des articulations métacarpo-phalangiennes, quelquefois au
niveau des articulations des phalanges entre elles. Leur nombre varie
de 1 à 7. Deux sont constants : ce sont ceux qui appartiennent à l'articulation métacarpo-phalangienne du pouce. L'*interne*, volumineux,
arrondi, *pisiforme*, mesure 4 à 5 millimètres ; l'*externe*, allongé,
incurvé sur son axe, présente une cupule du côté de la face articulaire.

Les sésamoïdes *inconstants* se rencontrent assez fréquemment à
l'articulation métacarpo-phalangienne de l'index et de l'auriculaire,
moins souvent à l'articulation métacarpo-phalangienne de l'annulaire
et du médius, assez rarement au niveau des articulations de la 1re et de

la 2ᵉ phalange du pouce. de l'articulation des 2ᵉ et 3ᵉ phalanges de l'index.

2° *Au pied*, les sésamoïdes. plus gros. sont plantaires. Les deux sésamoïdes de l'articulation métatarso-phalangienne du gros orteil sont *constants*. Ils sont ovoïdes, ou en haricot, avec une face supérieure, concave, lisse, articulaire. L'interne est plus gros, plus allongé. Quelquefois on rencontre un 3ᵉ sésamoïde entre les deux précédents ou du côté interne.

Des *sésamoïdes inconstants* peuvent se rencontrer au niveau des articulations métatarso-phalangiennes du 2ᵉ et du 5ᵉ orteil. Un sésamoïde *médian* se rencontre rarement sur l'articulation des deux premières phalanges du pouce, uni au tendon fléchisseur.

C'est en *avant*, la rotule: Pfitzner signale au-dessus de la rotule un sésamoïde normal chez quelques animaux ; en *arrière* : deux sésamoïdes *supérieurs* au niveau du tendon principal des jumeaux, le sésamoïde supéro-interne étant le plus fréquent ; un sésamoïde *latéral* dans le tendon du poplité (Pfitzner) constant chez les Félidés et les Léporidés.

Sésamoïdes du genou. Sésamoïdes du coude : ils sont douteux. Pfitzner en décrit un sus-olécranien.

Ossification. — Les sésamoïdes d'abord formés de cartilage hyalin apparaissent chez l'embryon de 8 ou 10 semaines. Primitivement situés dans l'épaisseur de la capsule articulaire, ils sont indépendants des tendons. Ils s'ossifient tardivement à partir de 5 ans. du centre à la périphérie, et ont la structure des os courts.

Leur *signification* est fort obscure. Pour les uns ils sont d'ordre mécanique. Nesbitt, Pfitzner et Thilénius les regardent comme de véritables pièces osseuses rudimentaires.

CHAPITRE TROISIÈME

SQUELETTE DU TRONC

Le squelette du tronc comprend la *colonne vertébrale*, les *côtes* et leurs *cartilages*, le *sternum*.

Considérations générales. — La *vertèbre* est la partie fondamentale du squelette; sur elle est basée la division du règne animal en deux grands embranchements, les *invertébrés* et les *vertébrés*; la corde dorsale autour de laquelle elle se développe, se retrouve dans les cinq classes en lesquelles on divise ces derniers: poissons, amphibiens, reptiles, oiseaux et mammifères.

La description d'une vertèbre synthétique, *vertèbre type*, par Geoffroy Saint-Hilaire et Owen, bien que ne se trouvant nulle part réalisée dans l'échelle animale, mérite d'être conservée pour la compréhension facile du squelette du tronc. Elle possède : une partie centrale, *centrum* ou *corps*, soutenant deux *arcs*; l'un postérieur ou dorsal, arc *neural* (pédicules et lames), qui entoure le système nerveux central; l'autre antérieur ou ventral. Ce dernier se subdivise en deux : un arc *haemal*, soutien du système vasculaire, qui disparaît au cours de l'évolution philogénique, tandis qu'apparaît excentriquement, un système d'apophyses (*pleur-apophyses-côtes*), entourant les dérivés du tube endodermique; les apophyses se réunissent sur la ligne médiane antérieure en une épine (*sternun*) qui complète l'arc antérieur, de même que les deux moitiés de l'arc neural, postérieur, se prolongent en arrière pour former la *neurépine* (apophyse épineuse).

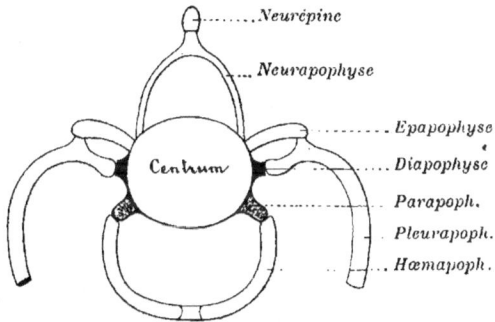

FIG. 54. — Vertèbre type
(schéma d'après la description de BAUR).

Neurépine
Neurapophyse
Epapophyse
Diapophyse
Parapoph.
Pleurapoph.
Hœmapoph.
Centhum

Les segments et arcs osseux *métamérisés* se *superposent* de haut en bas, de l'extrémité céphalique à l'extrémité caudale, de telle sorte que les corps forment une colonne, les arcs, des canaux ou cavités. Sur le squelette du tronc ainsi formé, les *membres* viennent prendre appui, au moyen de pièces osseuses affectant la forme d'un trépied arqué; ce sont les *ceintures* scapulaire et pelvienne.

7.

Développement. — Le développement du squelette du tronc passe par trois phases.

1° *Période membraneuse.* — Autour de la notocorde le tissu mésodermique se divise en *segments primordiaux*, étagés de l'extrémité céphalique à l'extrémité caudale. Ce sont les *protovertèbres*. Au niveau de chaque segment la corde dorsale se renfle; entre chaque segment apparaît le *sclérotome*, aux dépens duquel se formera le squelette. C'est la musculature seule, dérivée des protovertèbres, qui exprime la *métamérisation* primitive; le squelette en effet est formé par l'union des portions en regard de deux protovertèbres voisines, ou du moins de leur partie différenciée, le sclérotome. Le segment du squelette, la vertèbre, entoure donc la partie étranglée de la notocorde, tandis que les disques répondent à sa partie renflée; au même niveau que les disques, se développent les segments musculaires, *alternant* ainsi avec les segments osseux.

2° *Période cartilagineuse.* — Les cellules cartilagineuses apparaissent alors dans le tissu squelettogène, de chaque côté de la corde dorsale, qu'elles entourent; puis elles envahissent l'ébauche membraneuse de l'arc neural. La chondrification atteint aussi les *ligaments intermusculaires* qui séparent en avant les segments primordiaux, et forment l'arc ventral; c'est l'ébauche cartilagineuse des côtes. A ce moment seulement commence la segmentation du squelette, postérieure donc à celle de la musculature.

3° *Période osseuse.* — L'ossification de l'ébauche cartilagineuse sera étudiée plus loin, à propos de chaque os.

Variétés. — La vertèbre, avec ses deux arcs complets, ne se rencontre qu'à la *région thoracique* : les extrémités antérieures des deux premières paires d'arcs ventraux formeront, en s'unissant, la poignée du *sternum*; l'extrémité antérieure des 2 à 7 arcs ventraux formeront le corps, des 7ᵉ et 8ᵉ, l'appendice xyphoïde du sternum; les 4 derniers arcs ventraux de la région thoracique sont incomplets. La poignée du sternum est unie à la branche antérieure de la ceinture scapulaire (clavicule), par l'intermédiaire d'une pièce osseuse, l'épi-

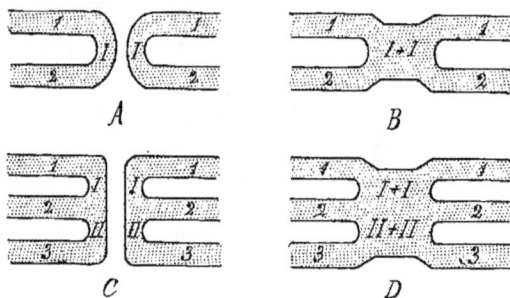

FIG. 55. — Diagramme de la formation d'un sternum ou sternalisation (d'après ALBRECHT).

sternum, atrophiée chez l'homme, et représentée par le ménisque de l'articulation sterno-claviculaire. Aux *régions cervicale, lombaire* et *sacrée*, la côte est soudée à la vertèbre; il n'y a plus de *sternèbre*.

L'arc neural existe dans toute l'étendue de la colonne vertébrale; il présente des prolongements latéraux ou *apophyses transverses*, qui soutiennent les côtes, et varient avec celles-ci.

Certaines vertèbres sont fort différenciées; telles l'*atlas* et l'*axis*, 1ʳᵉ et 2ᵉ cervicales, obligées de s'adapter aux mouvements de la tête sur le rachis. D'autres sont soudées entre elles, là où les mouvements ont disparu, et où la solidité est capitale; ainsi le *sacrum*, sur lequel s'insère la ceinture pelvienne. Les dernières vertèbres enfin s'atrophient au cours de l'évolution, quand régresse l'appendice caudal.

Vaisseaux. — Les matériaux nécessaires à l'édification des segments osseux sont apportés par les vaisseaux, qui, métamérisés, reproduisent ainsi la disposition générale du squelette. Ils sont typiques à la région dorsale ou thoracique : le *tronc* de l'artère intercostale donne un rameau pour le *centrum* (artère du corps), puis se bifurque en deux branches; l'*antérieure*, intercostale proprement dite, longe et irrigue l'*arc ventral* (artère nourricière des côtes); la *postérieure*, artère vertébro-médullaire, donne les artères de l'*arc neural* (artères de la lame et de la transverse), et s'anastomose avec les artères des arcs contigus, sur la ligne des apophyses épineuses. De même les branches antérieures s'anastomosent le long du sternum (artère mammaire interne, donnant les vaisseaux nourriciers de cet os).

Quant aux veines, elles présentent quelques particularités dans le corps vertébral; elles y forment un demi-anneau à concavité postérieure (canal demi-circulaire, basi-vertébral de Breschet), qui entoure le *reste de la notocorde primitive*, autour de laquelle se sont déposées les premières cellules cartilagineuses.

I. — COLONNE VERTÉBRALE *(Columna vertebralis BNA)*

La colonne vertébrale est formée par 33 vertèbres superposées et articulées entre elles. Elles se divisent en *vraies vertèbres*, comprenant de haut en bas, 7 vertèbres *cervicales*, 12 *dorsales* et 5 *lombaires*, et en *fausses vertèbres* s'unissant pour former deux pièces osseuses, le *sacrum* (5 vertèbres), et le *coccyx* (4 vertèbres), segment terminal ou caudal, en voie d'atrophie.

Le rachis présente deux parties principales, une colonne pleine antérieure, formée par la superposition des *corps*, un canal postérieur, formé par l'ensemble des *arcs*, et qui loge la moelle et les racines rachidiennes, leurs enveloppes, vaisseaux et nerfs.

Vertèbre schématique. — On lui décrit : une masse volumineuse placée en avant, le *corps*, circonscrivant avec

FIG. 56. — Vertèbre schématique, vue d'en haut.

un demi-anneau, compact, situé en arrière, le *canal vertébral*. L'arc est formé par des *lames*, rattachées au corps par les *pédicules*; elles se prolongent en arrière en une *apophyse épineuse*, et s'articulent de chaque côté avec les vertèbres sus et sous-jacentes au moyen d'*apophyses articulaires*; enfin elles présentent deux prolongements latéraux, les *apophyses transverses*.

Corps. — Il est cylindrique, échancré en arrière. Les deux *faces* supérieure et inférieure, répondent aux disques inter-vertébraux; elles sont déprimées et spongieuses au centre, entourées par un bourrelet

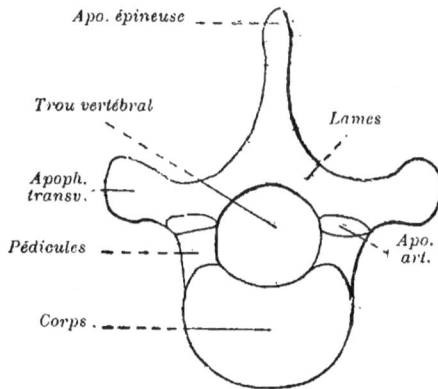

compact qui constitue leurs *bords*. — La *circonférence* est excavée en
forme de gouttière, au fond de laquelle on aperçoit en avant le trou
nourricier; son segment postérieur, concave, est percé de deux gros
trous veineux, séparés par une crête verticale où s'attache le ligament
vertébral commun postérieur. A l'union de la circonférence antéro-
latérale et du segment postérieur, sont les *angles*, où s'implantent
les pédicules.

Pédicules. — Ce sont deux puissantes lames osseuses dont les bords
supérieur et inférieur, concaves d'avant en arrière, limitent avec les
pédicules des vertèbres contiguës les *trous de conjugaison* (*foramen
intervertebrale BNA*), par où sortent les nerfs rachidiens. Les pédicules
se dirigent en arrière et un peu en dehors pour se continuer avec
les lames.

Lames. — Elles sont aplaties d'avant en arrière, et inclinées de telle
sorte que le bord supérieur est sur un plan antérieur au bord inférieur
de la lame sus-jacente. Dans l'extension du tronc, elles se recouvrent
comme les tuiles d'un toit. Leur face antérieure est divisée en deux
portions par une crête horizontale : la moitié inférieure est rugueuse
pour l'insertion des ligaments jaunes, ligaments qui d'autre part
s'insèrent au bord supérieur, tranchant, de la lame sous-jacente; la
moitié supérieure est lisse. Elles convergent en arrière pour former
la base d'implantation de l'apophyse épineuse.

Apophyse épineuse. — Elle est dirigée d'avant en arrière; aplatie
transversalement, son bord inférieur est plus épais. Elle se termine
par un sommet renflé, regardant un peu en bas.

Apophyses transverses. — Elle se détachent de chaque demi-arc
postérieur, à l'union de la lame et du pédicule, se dirigent en dehors et
se terminent par un sommet renflé; elles sont légèrement aplaties
d'avant en arrière.

Apophyses articulaires. — Il y a deux apophyses *supérieures*, verticales, détachées à l'union de la lame et du pédicule, plus près de ce
dernier; et deux apophyses *inférieures*, détachées à l'union du pédicule et de la lame, plus près de cette dernière. Chacune présente une
facette articulaire disposée de telle façon, que la facette des apophyses
supérieures soit placée en avant de la facette des apophyses articulaires
inférieures de la vertèbre sus-jacente. Elles débordent le plan des
corps, et répondent au plan des disques.

Canal vertébral (ou rachidien). — Il a une face antérieure formée
par le segment postérieur du corps, deux faces latérales formées par la
face latérale des pédicules, une face postérieure formée par la face antérieure des lames.

§ I. VERTÉBRES CERVICALES

Corps. — Il est cubique, *allongé dans le sens transversal*; sa face supérieure, concave transversalement, présente deux saillies latérales, les *apophyses semi-lunaires*, emboîtées dans deux *dépressions latérales* de la face inférieure de la vertèbre sus-jacente. Cette face inférieure concave transversalement, est convexe d'avant en arrière grâce à la présence d'un *bec*, parti du bord antérieur et inférieur du corps, dirigé en bas et en avant, et recouvrant le bord supérieur, échancré en avant, de la vertèbre sous-jacente. La

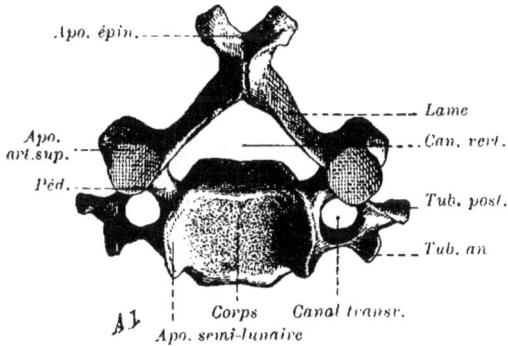

FIG. 57. — Vertèbre cervicale, vue supérieure.

face antérieure du corps présente une *crête* verticale qui s'élargit en bas sur le bec; elle est plus haute que la face postérieure.

Pédicules. — Ils s'implantent sur le corps, *un peu plus près de la face supérieure*; leur bord inférieur est fortement échancré.

Lames. — Elles sont *plus larges que hautes.*

Apophyse épineuse. — Elle est courte, et formée par deux lames, unies par leurs bords supérieurs, séparées en bas, rappelant la disposition d'un *toit* qui recouvre le faîte du suivant. Son sommet est *bituberculeux*, et donne insertion aux muscles profonds de la nuque.

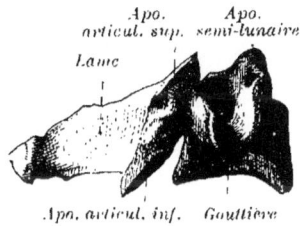

FIG. 58. — Vertèbre cervicale, vue latérale.

Apophyses articulaires. — Elles sont supportées de chaque côté par une *colonne osseuse*, renflée et saillante en bas, en arrière et en dehors. Les facettes articulaires supérieures sont *planes*, et regardent *en arrière, en haut, et un peu en dedans*; les inférieures regardent en sens inverse.

Apophyses transverses. -- Elles s'attachent par *deux racines*, l'une antérieure à la face latérale du corps, l'autre postérieure, à l'union de la colonne articulaire et du pédicule, avec lequel elles forment le *trou transversaire* où passe l'artère vertébrale. Au point d'union des deux racines, l'apophyse transverse est aplatie de haut en bas, et sa face supérieure est creusée d'une *gouttière*, où passe le nerf rachidien. Son sommet présente *deux tubercules*, antérieur et postérieur, où s'implantent les scalènes.

Canal vertébral. — Il est *triangulaire*, à base antérieure élargie.

Caractères propres à certaines vertèbres cervicales.

1° **V. C. ou Atlas.** — Cette vertèbre profondément différenciée pour permettre l'articulation du rachis avec le crâne, est en forme d'anneau, débordant la colonne vertébrale de tous les côtés. On lui distingue plusieurs parties.

Masses latérales. — Ce sont deux colonnes osseuses. Leur face supérieure présente une *cavité glénoïde*, réniforme à hile interne, quel-

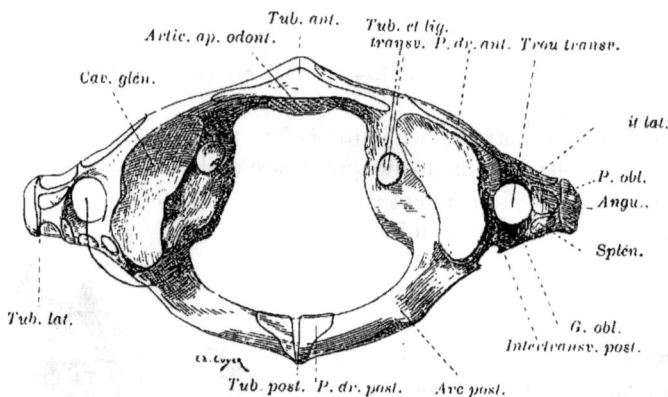

Fig. 59. — Atlas, vue supérieure
(La *flèche* représente le trajet de l'artère vertébrale.)

quefois divisée en deux parties inégales, rappelant l'empreinte d'un pas à talon postérieur. Le grand axe de la cavité glénoïde est oblique en dedans et en avant; sa facette articulaire regarde un peu en dedans, répondant à l'orientation inverse du condyle de l'occipital avec lequel elle s'articule. — La face inférieure, articulaire, des masses latérales repose sur les apophyses articulaires de l'axis; elle est arrondie, légèrement convexe, et regarde en dedans. Grâce à l'inclinaison de leurs surfaces articulaires, les masses latérales sont plus hautes en dehors qu'en dedans. — Leur face interne se termine en un *tubercule* saillant qui donne insertion au ligament transverse de l'articulation de la dent, et en arrière duquel est une fossette vasculaire. — Sur la partie moyenne de leur face externe, s'insère l'*apophyse transverse*, au moyen de *deux racines*, antérieure et postérieure, circonscrivant le *trou transversaire*. L'apophyse transverse se termine par un sommet renflé incliné en bas. C'est le tubercule latéral de l'atlas.

Arc antérieur. — Il forme une légère courbe à concavité postérieure, qui réunit les deux extrémités antéro-internes des masses latérales. Aplati d'avant en arrière, il présente en son milieu un *tubercule antérieur* pour le long du cou, et une *facette articulaire* postérieure, déprimée et ovalaire, répondant à l'apophyse odontoïde (*fovéa dentis* B.N.A).

Arc postérieur. — Il forme une courbe à concavité antérieure, et s'implante aux deux extrémités postéro-externes des masses latérales, au même niveau que la racine postérieure de l'apophyse transverse.

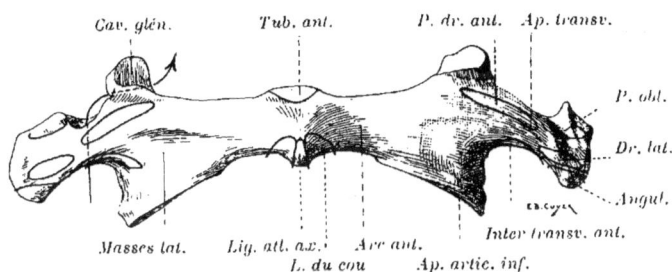

Fig. 60. — Atlas, vue antérieure.
(La *flèche* représente le trajet de l'artère vertébrale.)

Latéralement l'arc est aplati de haut en bas, et sur lui, dans une *gouttière*, passe l'artère vertébrale, venue du trou transversaire. Cette gouttière peut être convertie en canal par une lamelle osseuse réunissant le bord supérieur de l'arc, à la face supérieure des masses latérales. En son milieu, l'arc est aplati d'avant en arrière, et présente en arrière le *tubercule postérieur*, où s'insèrent les petits droits postérieurs de la tête. Son bord supérieur peut dans quelques cas s'articuler avec l'occipital.

Trou vertébral. — Il comprend une partie antérieure, quadrilatère, située entre les deux masses latérales et l'arc antérieur, et qui loge la dent ; et une partie postérieure triangulaire, qui loge l'axe nerveux.

2° **V. C. ou Axis** (*epistropheus* B.N.A). — Elle est fort différenciée, surtout dans sa moitié supérieure.

Corps. — Il est plus haut que celui des autres vertèbres cervicales, auxquelles ressemblent ses faces antérieure, inférieure et postérieure. Sur la partie médiane de la face supérieure s'implante la dent ou *apophyse odontoïde* (*dens* B.N.A) ; un col sépare sa base élargie, de son corps. Le corps présente en avant une facette articulaire ovalaire, verticale, convexe pour l'arc antérieur de l'atlas ; en arrière, une facette identique, mais plus saillante, pour le ligament transverse. Le sommet est martelé de chaque côté par les insertions des puissants ligaments occipito-odontoïdiens latéraux.

Les *pédicules* partent du bord supérieur du corps ; leur échancrure inférieure est très marquée. Les *lames* sont puissantes. L'*apophyse épineuse* est volumineuse et saillante, donnant insertion, sur les deux versants excavés de son toit, au muscle grand oblique. L'*apophyse transverse* ressemble à celle de l'atlas, mais sur elle vient en partie reposer l'apophyse articulaire.

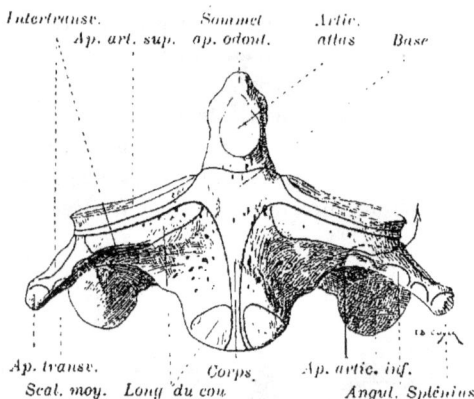

FIG. 61. — Axis, vue antérieure.
(La *flèche* représente le trajet de l'artère vertébrale.)

Apophyses articulaires. — La *supérieure* est appliquée, moitié sur la partie externe de la face supérieure du corps, moitié sur la naissance des deux racines de l'apophyse transverse. Elle ferme donc la moitié interne du trou transversaire, et l'artère vertébrale qui monte, vient se couder sur sa face inférieure en la déprimant. L'apophyse articulaire *inférieure* ne présente rien de particulier.

Canal vertébral. — Il a la forme d'un cœur de carte à jouer,

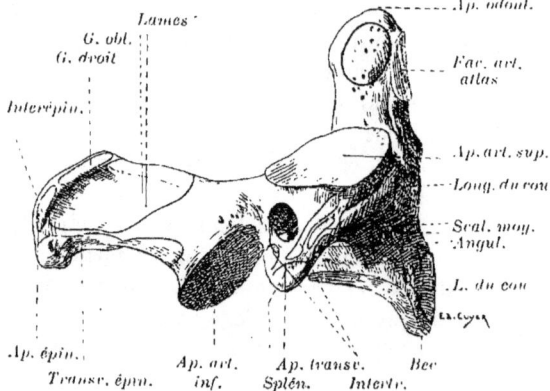

FIG. 62. — Axis, vue latérale.

et est plus large que celui des autres vertèbres cervicales.

5° *Cervicale.* — Le tubercule antérieur de l'apophyse transverse fait une forte saillie qui répond au passage de trois artères (carotide primitive, thyroïdienne inférieure et vertébrale). C'est le tubercule dit de *Chassaignac* (*tuberculum caroticum BNA*).

7ᵉ **Cervicale** (*vertebra proeminens BNA*). — Elle fait la transition entre les vertèbres cervicales et dorsales. Son apophyse épineuse est volumineuse, uni-tuberculeuse, et dirigée en bas; elle est saillante sous les téguments. Ses apophyses transverses sont *uni-tuberculeuses*, et l'artère vertébrale ne passe point dans le trou transversaire, qui d'ailleurs peut manquer.

§ 2. VERTÈBRES DORSALES

Corps. — Il est plus volumineux que celui des vertèbres cervicales; le *diamètre transversal est égal au diamètre sagittal*; sa face antérieure est moins haute que sa face postérieure. Sur les faces latérales, près de l'angle postérieur, on trouve deux *demi-facettes costales* (*fovea costalis BNA*), empiétant sur le pédicule; la facette supérieure regarde en dehors et en haut; l'inférieure, saillante, regarde en dehors et en bas. Elles sont légèrement convexes.

Pédicules. — Ils se détachent de *la moitié supérieure* de l'angle du corps, en sorte que

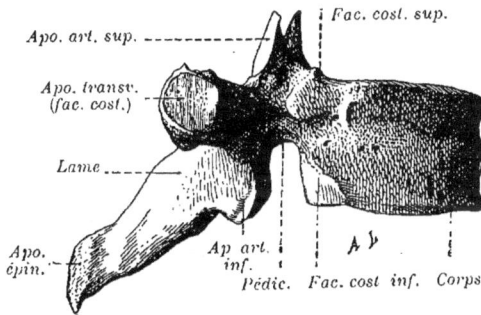

Fig. 63. — Vertèbre dorsale, vue latérale.

le trou de conjugaison est presque tout entier limité par la moitié inférieure du corps. Ils sont moins obliques en dehors que ceux des vertèbres cervicales.

Lames. — Elles sont *aussi hautes que larges*.

Apophyses épineuses. — Longues, dirigées en bas et en arrière, presque *verticales*, elles se terminent par un gros tubercule. Elles sont souvent déviées latéralement.

Apophyses transverses. — Volumineuses, elles se dirigent en arrière et en dehors; elles sont couvertes de rugosités pour les ligaments des côtes, et se terminent par un sommet renflé. Celui-ci présente sur sa face postérieure un *tubercule*, quelquefois divisé en deux par une gouttière, et sur sa face antérieure une *facette articulaire* déprimée, regardant en haut, en dehors et en avant, et sur laquelle repose la tubérosité des côtes.

Apophyses articulaires. — Elles sont planes, presque *verticales* ; la
facette articulaire regarde, pour les supérieures, en arrière, un peu en
dehors et en haut. L'apophyse articulaire supérieure s'appuie par sa face
antérieure sur l'extrémité postérieure du pédicule, qui lui forme une
sorte d'arc boutant. Les lames consolident de même façon les apophyses articulaires inférieures.

Canal vertébral. — Il est *elliptique*, à grand diamètre transversal.

Caractères propres à certaines vertèbres dorsales.

1re Dorsale.—C'est une vertèbre de *transition*. On trouve sur la face
supérieure du corps une ébauche d'apophyse semi-lunaire. La facette
costale supérieure est *complète* pour la première côte.

10e Dorsale. — Elle ne présente qu'*une* facette costale supérieure,
presque complète.

11e et 12e Dorsales. — Elles n'ont qu'*une* facette articulaire complète, pour la côte correspondante. Les apophyses transverses sont plus
courtes, et sur la douzième il n'y a plus de facette articulaire ; sur leur
face postérieure apparaissent les *tubercules*, qui caractérisent les vertèbres lombaires. L'apophyse épineuse est presque horizontale.

§ 3. VERTÈBRES LOMBAIRES

Corps. — Il est quatre fois plus volumineux que celui des vertèbres
cervicales, deux fois plus que celui des vertèbres dorsales. Il est *elliptique* à grand axe trans-
versal ; la face posté-
rieure est moins haute
que la face antérieure.

Pédicules. — Ils sont
très *épais*, et se déta-
chent du corps à *égale
distance* des faces supé-
rieure et inférieure.

Lames. — Elles sont
*épaisses, plus hautes
que larges.*

Apophyse épineuse.
— Elle est puissante,

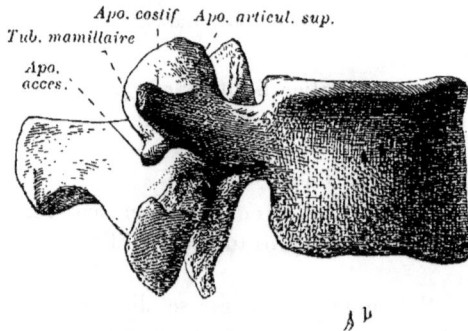

Apo. costif   Apo. articul. sup.
Tub. mamillaire
Apo.
acces.

Fig. 64. — Vertèbre lombaire, vue latérale.

quadrilatère, horizontale ; son extrémité postérieure, renflée, s'articule
quelquefois avec l'apophyse épineuse voisine.

Apophyse transverse. — Elles sont constituées : 1° Par une masse proéminente, volumineuse, implantée sur le pédicule, dirigée en arrière et en dehors, et marquée de rugosités pour des insertions musculaires. C'est l'*apophyse costiforme* (*processus costarius BNA*).

2° Par un tubercule saillant, situé en arrière et à la base de cette dernière, à pointe dirigée en bas et en dehors ; c'est l'*apophyse accessoire*.

3° Par un renflement du bord postérieur saillant de l'apophyse articulaire supérieure, c'est le *tubercule mamillaire* (*processus accessorius BNA*), situé à un niveau supérieur aux deux autres.

Apophyses articulaires. — Les supérieures sont situées au-dessus, en arrière et en dedans des apophyses costiformes ; ce sont des lames épaisses, en *segment de cylindre creux*, verticalement placé, et dont la face concave, articulaire, regarde *en arrière et en dedans*. — Les inférieures terminent les extrémités antérieures d'une partie des lames ; elles représentent un segment de *cylindre plein*, dont la convexité articulaire regarde en avant et en dehors.

Canal vertébral. — Il a la forme d'un *triangle* équilatéral, à base antérieure élargie.

Caractères propres à certaines vertèbres lombaires.

1ʳᵉ **Lombaire.** — L'apophyse costiforme est moins marquée ; l'apophyse transverse, accessoire, est très développée.

3ᵉ **Lombaire.** — Le corps est *cunéiforme* à base antérieure ; les apophyses articulaires inférieures sont très écartées l'une de l'autre, et puissantes.

§ 4. SACRUM

Cet os est enclavé entre les deux os iliaques, et contribue à former avec eux la cavité pelvienne. Il présente la forme d'un coin aplati d'avant en arrière, à sommet inférieur. La base regarde un peu en haut, mais surtout en avant, de telle sorte que le sacrum est situé dans un plan oblique, se rapprochant de l'*horizontale* ; la face antéro-inférieure est *concave*, concavité plus marquée chez la femme. Sur un bassin complet, la position du sacrum est obtenue, quand les deux épines iliaques antéro-supérieures sont sur le même plan frontal que les épines pubiennes.

Face antéro-inférieure. — Le tiers médian est formé par les faces antérieures, lisses et excavées, des *corps des vertèbres sacrées*, dont la hauteur diminue de haut en bas, et qui sont séparées par *quatre crêtes transversales*, répondant à leur ligne de soudure. De chaque côté, les crêtes aboutissent à des orifices ovalaires, continués en dehors par des gouttières, qui convergent vers la grande échancrure sciatique. Ce sont les *trous sacrés antérieurs*, qui mènent dans les canaux de même nom.

Leurs dimensions décroissent de haut en bas. Ils donnent passage aux branches antérieures des nerfs sacrés et à des vaisseaux. Ils sont séparés par des *ponts osseux*, insérés sur les corps, et dont les 2me, 3me et 4me présentent des rugosités pour l'insertion du pyramidal ; les ponts osseux s'élargissent pour s'unir les uns aux autres en dehors des trous sacrés.

Face postéro-supérieure. — Elle est convexe, et regarde en haut et en arrière. On y trouve : 1º Sur la ligne médiane : en haut, une *échancrure* en forme d'U, limitée par le bord supérieur des lames de la première sacrée, et conduisant dans le canal sacré ; au milieu, la *crête*

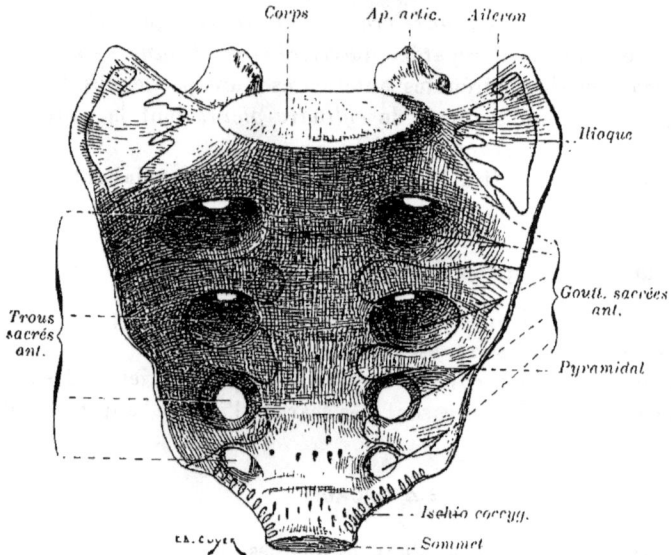

FIG. 65 — Sacrum, face antéro-inférieure.

acrée, formée par l'union des quatres premières apophyses épineuses ; en bas, une échancrure en forme de Λ, l'hiatus sacré, conduisant dans le canal sacré, et dû au défaut de soudure de l'arc neural de la dernière sacrée. — 2º De chaque côté de la ligne médiane, une surface osseuse représentant les lames et sur laquelle font saillie les quatre *tubercules sacrés postéro-internes*, dus à la soudure des apophyses articulaires ; seules les apophyses articulaires supérieures de la première sacrée sont libres ; quand aux apophyses articulaires inférieures de la cinquième, elles sont remplacées par deux tubercules saillants, les *cornes du sacrum*, bordant l'hiatus, et articulées avec les cornes du coccyx. — 3º Plus en dehors : Les quatres *trous sacrés postérieurs*, pour les branches postérieures des nerfs rachidiens et leurs vaisseaux, sépa-

rés par des ponts représentant les *apophyses transverses*. — 4° Enfin,
les *tubercules postéro-externes*, dus à l'élargissement et à la soudure
des apophyses transverses en dehors des trous, d'où le nom de tubercules conjugués. Le premier est situé dans la concavité de la facette
auriculaire, c'est l'*axil* qui répond à la pyramide de l'os iliaque ; le
second, ou de *Zaglas*, est situé à l'extrémité postérieure de cette facette.
— Toute la face postérieure du sacrum est rugueuse pour l'insertion
de ligaments et de la masse sacro-lombaire.

Bords ou faces latérales. — La moitié antérieure est large, et pré-

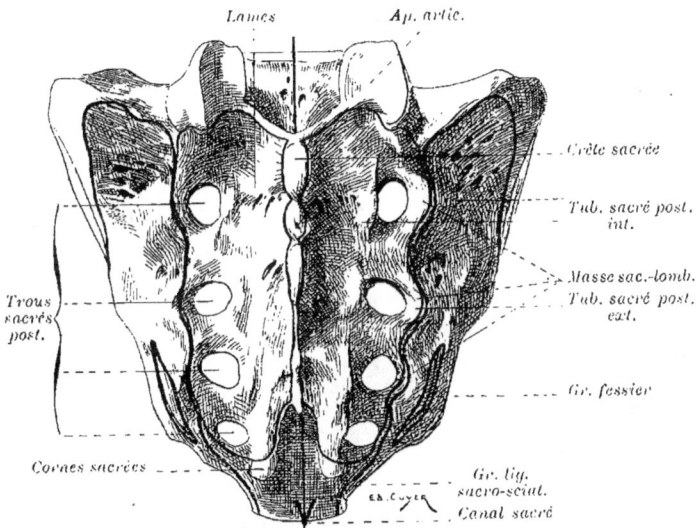

Fig. 66. — Sacrum, face postero-supérieure.

sente une facette en rail creux arqué, à concavité postérieure ; c'est la
surface auriculaire (*facies auricularis* BNA) qui répond à une facette
semblable de la tubérosité iliaque. La moitié postérieure, mousse,
dépasse en bas l'os iliaque, et s'effile en un vrai *bord*, où le grand
fessier prend insertion, ainsi que le grand ligament sacro-sciatique.

Base. — La partie moyenne est formée par la face supérieure du corps
de la première sacrée. En arrière, est l'orifice supérieur du canal sacré.
Latéralement, on trouve une surface triangulaire, lisse, concave transversalement, convexe d'avant en arrière et dont le bord antérieur
mousse continue la ligne innominée; c'est l'*aileron sacré* (*pars lateralis* BNA), sur lequel une gouttière, obliquant vers la grande échancrure marque le passage du nerf lombo-sacré. Entre le corps et les

ailerons, s'observent deux puissantes apophyses, ayant une facette *articu-*
laire, concave, qui regarde en arrière et en dedans, et répond aux apophyses articulaires inférieures de la cinquième lombaire.

Sommet. — Convexe, elliptique et transversal, il répond à la base du coccyx.

Canal sacré. — Il est triangulaire à sommet postérieur, et se rétrécit de haut en bas; il loge la queue de cheval et de volumineux plexus veineux. De ses angles latéraux partent de chaque côté quatre canaux dirigés transversalement en dehors, et séparés par les *pédicules*; ce sont les *canaux sacrés primitifs*, se bifurquant pour aboutir aux trous sacrés antérieur et postérieur.

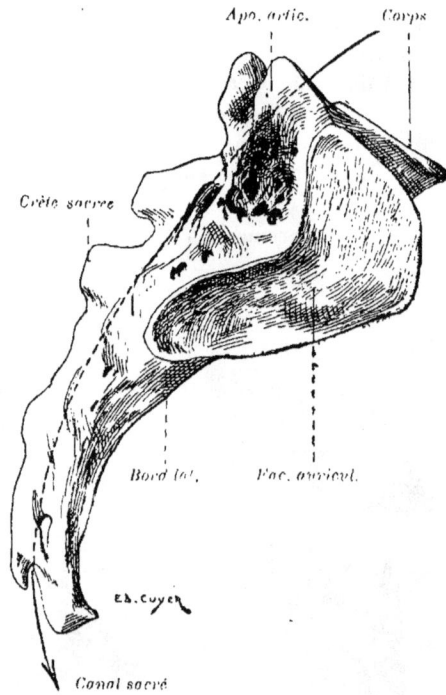

Fig. 67. — Sacrum, face latérale.
(La *flèche* parcourt le canal sacré.)

§ 5. COCCYX

Réduit chez l'homme à 4 ou 5 vertèbres atrophiées, il constitue chez beaucoup de vertébrés, le squelette articulé de la queue. Il est formé de *deux pièces osseuses*, sur la face antérieure desquelles s'insère l'ischio-coccygien, muscle caudal, atrophié comme elles.

1re Pièce. — Elle constitue la 1re vertèbre coccygienne. Sur son *corps* s'implantent de chaque côté des apophyses transverses, les *cornes laté-*

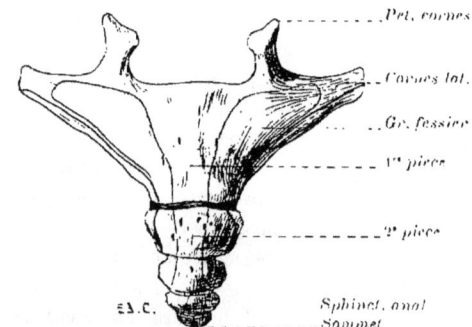

Fig. 68. — Coccyx, face postérieure.

rales, qui limitent avec les bords latéraux du sacrum le dernier trou de conjugaison, par lequel sort le 5ᵉ nerf sacré. Sur la base des cornes latérales s'implantent les *petites cornes*, qui montent verticalement s'articuler avec les cornes sacrées, et complètent l'*hiatus sacrococcygien*, par où sort le nerf coccygien. Elles représentent les apophyses articulaires. La *base*, déprimée, répond au sommet du sacrum ; le *sommet* répond à la 2ᵉ pièce.

2ᵉ Pièce. — Celle-ci est constituée par 3 ou 4 petites pièces osseuses, elliptiques, convexes en avant et en arrière, représentant les corps des dernières vertèbres coccygiennes. Sur la première on devine un rudiment d'apophyse transverse.

Colonne vertébrale en général.

Dimensions. — La *hauteur* totale, non comprises les courbures, est de 75 centimètres chez l'homme, 60 centimètres chez la femme ; représentant environ les 2/5 de la taille, à l'âge adulte. Chez le vieillard, la colonne se tasse et s'affaisse. — Le *diamètre transversal* maximum est à la base du sacrum, puis à la 1ʳᵉ dorsale ; le plus petit est au niveau de la 12ᵉ dorsale. Le *diamètre antéro-postérieur* maximum est au niveau de la 3ᵉ lombaire.

Direction. — La colonne décrit 4 *courbures*, nettes en avant : cervicale et lombaire à convexité antérieure ; dorsale et sacro-coccygienne à concavité antérieure. La ligne des apophyses épineuses tend à effacer ces courbures : en effet, la direction verticale des épines dorsales, rend moins accentuée la convexité postérieure du dos, tandis que la saillie horizontale des épines lombaires, comble la concavité postérieure des lombes.

Le passage d'une courbure à l'autre est insensible, sauf pour l'angle sacro-vertébral, proéminent au détroit supérieur (*promontoire*).

La courbure lombaire est plus accentuée chez la *femme*. Chez le *vieillard* et dans certaines *professions* pénibles, la courbure cervicodorsale augmente. Enfin, il est des courbures *pathologiques* sagittales et transversales, qui, lorsqu'elles débutent sur un segment du rachis, tendent à être compensées par des courbures en sens contraire des segments voisins, de telle sorte que le centre de gravité du corps ne se déplace point.

La colonne du *fœtus* est uniformément concave en avant ; le redressement de la tête, par action des muscles de la nuque, détermine la convexité cervicale, et le redressement des membres inférieurs détermine la convexité lombaire, par l'intermédiaire du bassin et du ligament de Bertin.

Au niveau des 4e, 5e, 6e dorsales, il y a une *dépression latérale gauche*, due au passage de l'aorte.

Configuration extérieure. — *En avant*, fait saillie la tige cylindrique, formée par la superposition des corps et des disques. *En arrière*,

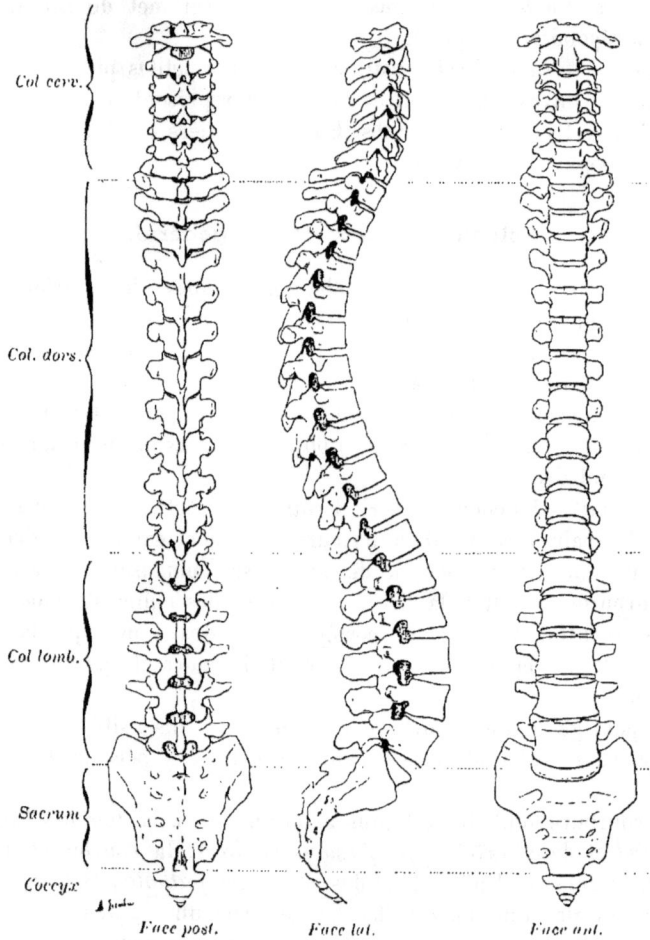

Fig. 69. — Colonne vertébrale (d'après P. Richer).

on trouve sur la ligne médiane la *crête épineuse*; de chaque côté; les *gouttières vertébrales*, limitées par la face latérale des apophyses épineuses, la face externe des lames, la face postérieure des transverses. Au fond de cette gouttière, comblée par les muscles extenseurs du rachis, les apophyses articulaires forment une colonnette osseuse.

Latéralement, au fond d'une dépression longitudinale, limitée en avant par l'angle des corps, en arrière par les apophyses transverses, se trouve la série des trous de conjugaison, séparés par les pédicules.

L'*extrémité supérieure* s'élargit au niveau de l'atlas; l'*extrémité inférieure* s'effile à la pointe du coccyx.

Canal vertébral. — Il s'ouvre latéralement au niveau de chaque trou de conjugaison. Sa capacité est plus considérable aux régions cervicale et lombaire, où les mouvements sont plus étendus, ce qui permet un glissement plus facile de la moelle à son intérieur. Inversement, elle est plus faible au dos, et surtout au sacrum.

Anomalies numériques. — Elles sont de deux sortes : 1° *véritables*, quand sur toute l'étendue de la colonne, il y a une vertèbre en plus ou en moins ; chose exceptionnelle, sauf en ce qui concerne la 2ᵉ pièce coccygienne. — 2° *compensées* ; ces dernières anomalies sont beaucoup moins rares. Il y a par exemple 6 cer-

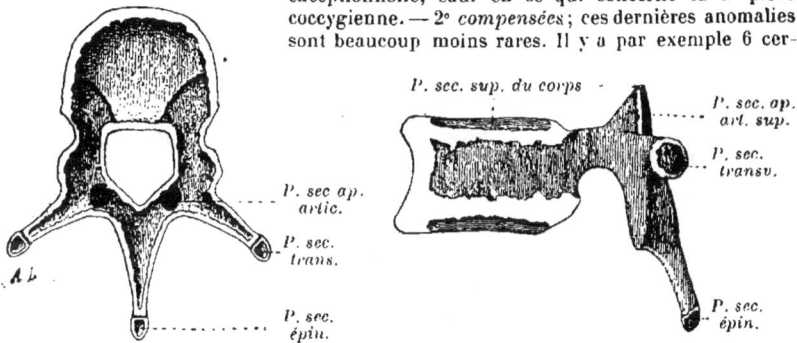

FIG. 70-71. — Points d'ossification secondaires (schéma).

vicales et 13 dorsales, quand la 7ᵉ cervicale a une côte. Chez le fœtus, on compte normalement 6 lombaires et 4 sacrées ; le bassin subit un mouvement ascensionnel qui *sacralise* la 6ᵉ lombaire et en fait la 1ʳᵉ sacrée. Si ce mouvement n'a point lieu, il y a anomalie numérique sacrée, compensée par la colonne lombaire ; c'est l'inverse, si le mouvement ascensionnel va trop loin et sacralise la 5ᵉ lombaire. Enfin, dans quelques cas exceptionnels, la sacralisation de la 6ᵉ lombaire est unilatérale, d'où une variété de bassin *oblique ovalaire.*

Ossification et Homologie des vertèbres entre elles.

1° **Vertèbres dorsales.** — Il y a trois *points primitifs*, un pour le corps (souvent double, situés de chaque côté de la corde dorsale), et deux pour l'arc postérieur ; chaque point primitif du demi-arc postérieur se divise en un point antérieur formant l'angle du corps, le pédicule, l'apophyse articulaire supérieure et la transverse ; et un point postérieur, formant la lame, l'apophyse articulaire inférieure et la moitié de l'apophyse épineuse. Un défaut de soudure entre chaque demi-arc postérieur, constitue le *spina bifida,* surtout fréquent à la région lombaire inférieure, où la soudure normale se fait en dernier ; un défaut de soudure entre les points postérieurs d'une part, les points antérieurs d'autre part des deux demi-arcs, constitue la *spondylochise* de la 5ᵉ lombaire : tandis que les lames et les apophyses articulaires inférieures sont soutenues par le sacrum, le corps et les apophyses articulaires supérieures, pressées par le poids de la colonne, glissent en avant et rétrécissent le détroit supérieur du bassin; c'est le *spondylolisthèsis*.

Les *points secondaires*, complémentaires ou épiphysaires, sont au nombre de 5, un épineux, deux transversaires (chacun de ces derniers pouvant être double), deux épiphysaires supérieur et inférieur pour le corps; la soudure de ceux-ci au centrum est une des dernières de l'économie (22 ans chez la femme, 25 ans chez l'homme).

2° *Vertèbres cervicales*. — On trouve souvent (surtout dans les dernières cervicales), un point complémentaire, *point costal* pour la racine antérieure de la transverse. Celle-ci représente en effet l'arc ventral, et c'est la racine postérieure qui est la vraie transverse; la racine antérieure d'ailleurs, s'implante sur le corps en avant du pédicule, comme font les côtes thoraciques.

3° *Vertèbres lombaires*. — Ici la vraie transverse c'est l'apophyse accessoire, et peut-être le tubercule mamillaire, qui ont chacun un point complémentaire (double point transversaire de la vertèbre dorsale); on a vu ces deux tubercules réunis par un pont osseux. L'apophyse costiforme, et son point complémentaire représentent la *côte*.

4° *Sacrum*. — On retrouve sur chaque vertèbre sacrée les points d'ossification de la vertèbre type. Il existe en outre 5 *points costaux* bilatéraux, qui formeront

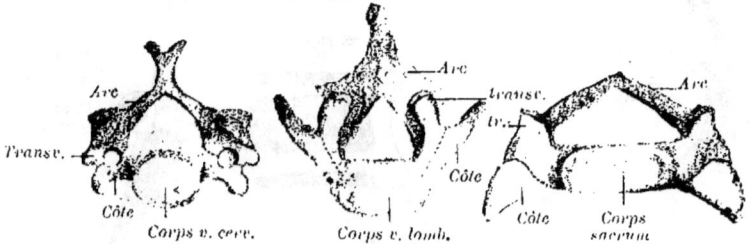

FIG. 72. — Diagramme des côtes rudimentaires.

les ponts osseux ou côtes sacrées, insérées sur les faces latérales du corps. Enfin, trois autres points complémentaires bilatéraux, n'ayant pas de représentant sur le reste de la colonne vertébrale, formeront les bords du sacrum (points *marginaux* supérieur, moyen et inférieur).

5° *Coccyx*. — Il y a un point primitif pour le corps de chaque vertèbre. Les cornes de la 1re pièce ont chacun un point secondaire.

Atlas et Axis. — L'*axis* possède les points d'ossification de toute vertèbre cervicale, mais en plus elle a ceux du corps d'une autre vertèbre, car la dent n'est que le corps de l'atlas. On retrouve donc dans le corps de l'axis et son apophyse, de bas en haut : un point épiphysaire inférieur (2e cervicale), un point pour le corps (2e cervicale), un point à la base de la dent (points épiphysaires supérieur de la 2e cervicale et inférieur de la 1re), un point pour le corps de la dent (corps de la 1re cervicale), un point épiphysaire supérieur (1re cervicale). — Les points du corps de l'*atlas* sont représentés par ceux de la dent. On trouve deux points primitifs volumineux formant les masses latérales et une partie des arcs (points neuraux), et des points secondaires transversaires et épineux. On a signalé dans quelques exceptions l'apophyse odontoïde détachée de l'axis et soudée à l'arc antérieur de l'atlas; les premières vertèbres cervicales sont alors complètes.

La *corde dorsale* se prolonge dans l'apophyse odontoïde et le ligament occipito-odontoïdien médian, qui peut être ossifié et soudé au basioccipital.

Architecture. — Le *corps* est presque uniquement formé de tissu *spongieux* dont les travées rayonnent vers la veine centrale. Le tissu *compact* est plus abondant dans les lames et les pédicules. Il y a souvent une *géode* à la base de la transverse, chez le vieillard.

II. — THORAX

Le thorax est formé par 12 côtes, le sternum et les cartilages qui les relient. Les côtes sont articulées en arrière avec la colonne dorsale.

§ I. STERNUM

C'est un os impair et médian, qui ferme en avant la cage thoracique; il est aplati d'avant en arrière; son grand axe n'est pas absolument vertical, mais un peu oblique en bas et en avant, plus chez l'homme que chez la femme. Il est essentiellement formé par 3 pièces osseuses : la supérieure, large, sinueuse (*poignée* ou *manubrium* de l'épée à laquelle on comparait le sternum); la moyenne quadrangulaire, s'élargissant en bas (*corps*); l'inférieure effilée (*appendice xyphoïde*).

Face antérieure. — Elle est légèrement convexe de haut en bas, quelquefois anguleuse à l'union des deux premières pièces (*angle de Louis*). Le manubrium est convexe, le corps concave transversalement. L'union des deux premières pièces est marquée par une *dépression transversale*; plus bas, 3 ou 4 *crêtes transversales* rappellent la soudure des diverses sternèbres (v. p. 104). Latéralement, des rugosités marquent l'insertion du grand pectoral; sur la poignée s'insère le sterno-cléido-mastoïdien. A l'union du corps et de l'appendice, se trouve la *fossette xyphoïdienne* et l'empreinte d'insertion du faisceau interne du grand droit abdominal.

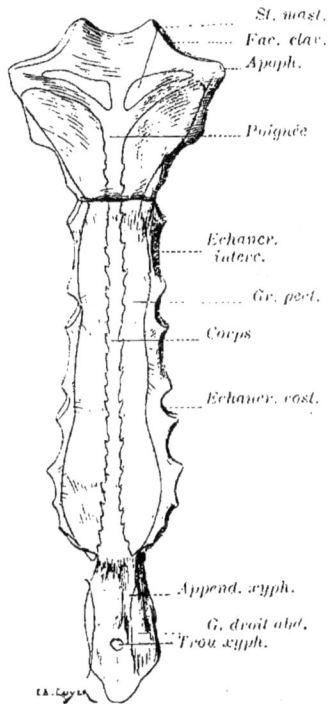

Fig. 73. — Sternum, face antérieure.

Face postérieure. — Elle est concave dans les deux sens. On y remarque des *lignes transversales* correspondant à celles de la face antérieure. Sur la poignée s'insèrent les sterno-hyoïdien et thyroïdien ; sur le corps, le triangulaire du sternum; sur l'appendice, le diaphragme.

Bords. — On y trouve 7 *échancrures*, pour les 7 premiers cartilages, situées à l'extrémité des crêtes, et séparées par des échancrures intercostales, dont la hauteur diminue de haut en bas, comme l'espace auquel elles répondent. La 2ᵉ échancrure costale est située entre la poignée et le corps, la dernière entre le corps et l'appendice. Ainsi l'arc costal s'articule avec deux vertèbres en arrière, deux sternèbres en avant.

Base. — Au milieu, elle est concave transversalement, convexe d'avant en arrière; c'est la *fourchette* (*incisura jugularis BNA*); latéralement se trouvent les *facettes claviculaires*, qui regardent en haut, en dehors et en arrière. La fourchette est séparée des facettes articulaires par une saillie, quelquefois surmontée d'un osselet qui paraît représenter une partie de l'*épisternum*.

Sommet. — Il est formé par la pointe de l'appendice xyphoïde, *cartilagineux*; il peut être perforé d'un orifice (*trou xyphoïdien*).

Ossification. — Le sternum est formé par deux hémi-sternums (V. p. 104); leur soudure peut exceptionnellement ne pas se faire, d'où *fissure congénitale*, compliquée ou non d'ectopie cardiaque. A la fin du 3ᵉ mois la soudure est complète, et l'ossification commence au 6ᵉ. Il y a un point osseux primitivement double pour la poignée; 7 points osseux pour le corps, dont le premier médian, est primitivement double et latéral; 1 point pour l'appendice xyphoïde. L'union des différents points se fait d'abord par conjugaison transversale (*sternèbre*), puis verticale (*sternum*).

Architecture. — Elle rappelle celle des os courts : beaucoup de tissu *spongieux*, avec deux minces lamelles *compactes*.

§ 2. COTES

Au nombre de 12 paires, désignées en allant de haut en bas, les 7 premières sont *sternales*, car leurs cartilages les unissent directement à cet os; les 8ᵉ, 9ᵉ et 10ᵉ forment les *fausses côtes* (*costæ spuriæ BNA*), parce que leur cartilage s'insère sur le cartilage sus-jacent, sans atteindre le sternum; les 2 dernières constituent les *côtes flottantes*, dont l'extrémité antérieure est libre. Dans certains cas, il y a 6 ou 4 fausses côtes, suivant l'étendue des 7ᵉ et 8ᵉ cartilages. On décrit enfin des *côtes surnuméraires*; les plus fréquentes siègent sur la première lombaire, dont l'apophyse costiforme est articulée avec la vertèbre; ou sur la 7ᵉ cervicale, dont la moitié antérieure de l'apophyse transverse devient libre. Ce sont des *anomalies réversives* (v. p. 120).

Caractères généraux. Forme. — Les côtes sont des os plats et allongés en forme d'arcades, auxquels on décrit un corps et deux extrémités. — La 8ᵉ est la plus longue; cette *longueur* diminue progressivement, à partir d'elle, pour les côtes sus et sous-jacentes. La *largeur* des vraies côtes est plus grande à l'extrémité antérieure; celle des fausses côtes, à leur partie moyenne. La 1ʳᵉ côte est la plus large, la 2ᵉ la plus étroite. — Elles sont obliquement *descendantes* du rachis au sternum.

Courbures. — Partie de la colonne vertébrale, la côte est d'abord oblique en dehors, en bas et en arrière, puis se dirige en avant en formant une courbe à concavité interne, enfin se porte en dedans, en bas et en avant ; entre les 1er et 2e et les 2e et 3e segments sont les *angles* antérieur et postérieur, ce dernier plus marqué. Il y a donc une première *courbure suivant les faces*, courbure d'enroulement, à convexité cutanée, telle que cette face regarde successivement en arrière, en dehors puis en avant. Il existe une deuxième *courbure suivant l'axe* (C. de torsion), faite de telle sorte que la face cutanée du segment moyen regarde directement en dehors, celle du segment postérieur regarde en arrière et en bas, celle du segment antérieur en avant et en haut. Enfin, on décrit une

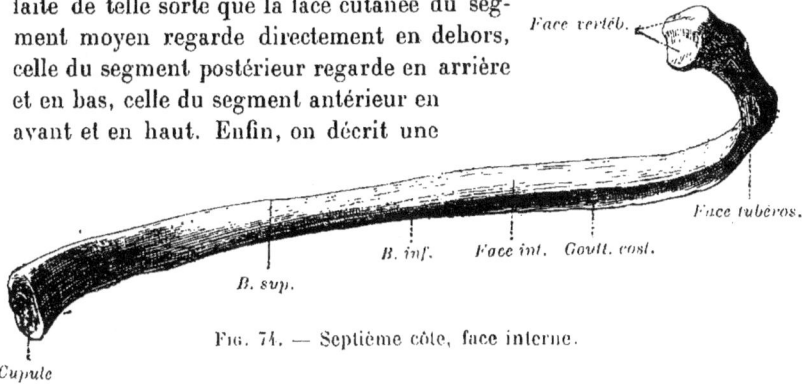

Face vertéb.

Face tubéros.

B. inf. *Face int.* *Goutt. cost.*

B. sup.

Fig. 74. — Septième côte, face interne.

Cupule

courbure suivant les bords, la côte formant un S italique dont le segment antérieur est abaissé, le segment postérieur relevé. Ces courbures varient avec chaque côte.

Corps. — *Face externe* (cutanée). On y voit les angles, où s'insèrent, sur le postérieur le sacro-lombaire, sur l'antérieur le grand dentelé et le grand oblique. — *Face interne* (thoracique). Plane dans son segment antérieur, elle présente dans les deux autres une gouttière (*gouttière costale*); cette gouttière, située près du bord inférieur, est limitée par deux lèvres, dont l'inférieure et externe, très saillante, constitue le bord inférieur de la côte, dont la supérieure et interne commence en arrière près du bord supérieur, et se perd en avant près du bord inférieur de la côte. Cette dernière lèvre sépare la côte en deux champs, dont le supérieur est pleural, l'inférieur intercostal ; c'est dans ce dernier que passent les vaisseaux et nerfs intercostaux, et qu'apparaissent les trous nourriciers des côtes. Sur les deux lèvres s'insèrent les muscles intercostaux externe et interne. — *Bords*. Le supérieur est rugueux en arrière, et présente deux crêtes parallèles entre elles, pour les deux muscles intercostaux. L'inférieur, tranchant, est représenté par la lèvre inféro-externe de la gouttière costale.

Extrémité antérieure (chondrale). Elle présente une facette ovalaire, en cupule, qui reçoit le cartilage.

Extrémité postérieure (vertébrale). — Elle est située en avant et au-dessus de l'apophyse transverse ; elle est divisée en trois parties : la *tête*, articulée avec le rachis est en forme de coin, dont la crête répond au disque, les faces aux facettes costales des corps vertébraux. La *tubérosité*, éminence saillante sur la face postérieure de la côte, comprend une partie inférieure et interne, articulée avec le sommet de la transverse, sur laquelle elle s'appuie et repose, et une partie supérieure et externe, séparée de la première par une gouttière, qui est rugueuse pour l'insertion des ligaments. Le *col*, situé entre la tête et la tubérosité, aplati d'avant en arrière, est rugueux sur sa face postérieure, pour des insertions ligamenteuses, et présente sur son bord supérieur une échancrure, due au passage de l'artère vertébro-médullaire.

Caractères propres à certaines côtes

1ʳᵉ Côte. — Sa courbure d'enroulement est très accentuée, et de petit rayon ; de plus, elle se fait surtout suivant les bords ; la côte possède en effet des faces supérieure et inférieure, qui continuent le plan général du thorax. Il n'y a pas de gouttière costale.

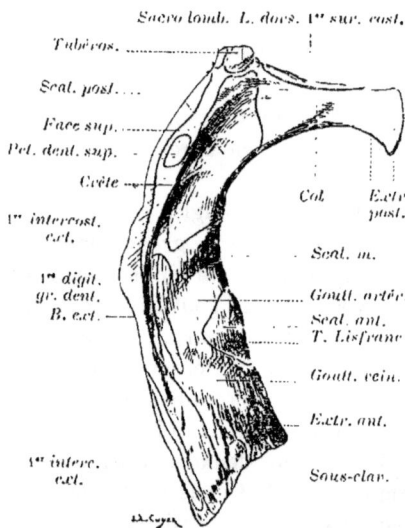

Fig. 75. — Première côte, face supérieure.

Corps. — La face supérieure présente à 3 centimètres de l'extrémité antérieure, un *tubercule*, t. de Lisfranc (*tuberculum scaleni BNA*) où s'insère le scalène antérieur. Il sépare deux *gouttières* qui convergent vers le bord externe de l'os, l'antérieure pour la veine, la postérieure pour l'artère sous-clavière. Cette dernière gouttière est quelquefois subdivisée en deux par une crête, pour les cordons du plexus brachial rétrojacents. En avant de la gouttière veineuse est un *tubercule*, où s'insère le ligament costo-claviculaire interne ; quelquefois il y a une facette articulaire répondant à une facette analogue de la clavicule. La face inférieure lisse répond au dôme pleural.

Extrémité postérieure. — La tête présente une facette plane, circulaire, répondant à la 1ʳᵉ vertèbre dorsale. La tubérosité est très saillante, et située au niveau de l'angle postérieur des corps, avec lequel elle se confond. Le col présente en avant et en haut une *gouttière*, où se réfléchit le 1er nerf dorsal du plexus brachial.

2e Côte. — Ses faces regardent, l'interne en bas, l'externe en haut. A sa partie moyenne, celle-ci présente une crête rugueuse pour l'insertion du scalène postérieur, et au-dessous une tubérosité saillante pour l'insertion de la première digitation du grand dentelé. Il n'y a pas de gouttière costale.

Côtes flottantes (côtes rénales). — A peine enroulées et tordues, elles n'ont ni angles, ni tubérosité costale; la tête n'a qu'une facette articulaire pour la vertèbre correspondante. L'extrémité antérieure est effilée. La 12e côte est longue ou courte, et dans ce dernier cas elle est tout entière située au-dessus du bord inférieur du cul-de-sac pleural. Elle n'a pas de gouttière costale.

Ossification. — Il y a un point *primitif* pour le corps, et trois points *complémentaires*, dont deux pour la tubérosité et un pour la tête.

Architecture. — Les côtes sont formées de deux lames de tissu *compact*, entourant le tissu *spongieux*, dont les travées sont parallèles au grand axe de l'os.

§ 3. CARTILAGES COSTAUX

Ils prolongent les côtes, et relient les 7 premières au sternum (*cartilages costo-sternaux*); les 8e, 9e et 10e, aux cartilages sus-jacents (*cartilages costo chondraux*). Quant aux deux derniers, ils sont atrophiés (*cartilages costaux libres*).

Dimension. — Leur longueur décroît, comme celles des côtes, à partir du 8e. Leur largeur diminue de dehors en dedans.

Direction. — Le 1er est oblique en bas et en avant; le 2e est horizontal; le 3e est oblique en haut et en dedans; les 4e à 10e continuent d'abord la direction obliquement descendante des côtes, pour ensuite se relever et se porter en dedans, formant un angle d'autant plus marqué qu'il s'agit d'un cartilage inférieur. Les deux derniers, très courts, finissent en pointe.

Configuration. — Ils ont une *face antérieure* où s'insèrent les pectoraux, les grands droit et oblique de l'abdomen; une *face postérieure* où s'insère le triangulaire du sternum (4e à 6e), le diaphragme et le transverse de l'abdomen (6e à 12e). Les *bords* donnent insertion à l'intercostal interne; l'*extrémité externe*, convexe, répond à la cupule de l'extrémité antérieure de la côte; l'*extrémité interne* forme un coin cartilagineux, logé dans l'échancrure sternale correspondante.

Caractères propres à quelques cartilages

Le 1er garde l'orientation particulière de la 1re côte. Sa face supérieure donne insertion au muscle sous-clavier et au ligament costoclaviculaire interne. Son bord interne se termine en dedans par une partie excavée, qui complète la facette claviculaire du sternum.

Le 7e présente souvent près du sternum, un *pont cartilagineux* qui l'unit au 6e. Son bord inférieur est longé par le 8e cartilage qui peut se prolonger jusqu'à l'appendice xyphoïde.

Structure. — Les cartilages sont formés de tissu cartilagineux, entouré d'un tissu fibreux, ou périchondre.

Thorax en général.

La *cage* thoracique, ostéo-cartilagineuse, a la forme d'un cône tronqué à base inférieure cylindrique.

Configuration extérieure. — La région *antérieure*, oblique en bas et en avant, est formée par le sternum flanqué des cartilages, et par l'extrémité antérieure des 7 premières côtes. Entre les cartilages sont les 7 premiers espaces intercostaux.

La face *postérieure*, est formée sur la ligne médiane par le rachis. La *gouttière vertébrale* s'élargit en dehors, jusqu'à l'angle des côtes ; son fond répond aux apophyses transverses, masquant en partie l'extrémité postérieure des côtes. Les espaces intercostaux sont très étroits à ce niveau.

Les *faces latérales* montrent le *gril* costal ; elles sont limitées en avant et en arrière par les deux angles. Les côtes s'implantent obliquement sur la colonne, et l'angle à sinus inférieur qu'elles forment, est plus aigu pour les côtes inférieures. Les espaces s'élargissent en avant ; les trois premiers sont les plus larges.

Configuration intérieure. — Les faces antéro-latérales répondent aux côtes, aux cartilages et au sternum. La face postérieure est saillante au milieu (corps des vertèbres dorsales), creusée latéralement d'une gouttière verticale, dont le fond répond à l'extrémité postérieure des côtes, masquant les apophyses transverses, et qui loge le bord postérieur des poumons.

Orifice supérieur. — Étroit, en forme de haricot à hile postérieur, il est limité par la fourchette sternale et le bord interne de la 1re côte. Un plan passant par cet orifice regarderait en haut et en avant, de telle sorte qu'une horizontale, rasant la fourchette, aboutit en arrière à la 2e vertèbre dorsale.

Orifice inférieur. — Large, il est limité par la 12e dorsale, la 12e côte, la pointe du 11e cartilage et la bande cartilagineuse des 7e à 10e cartilages, enfin par l'appendice xyphoïde. Il présente deux *échancrures* : l'une postérieure, limitée par la 12e côte est subdivisée en deux latérales par la colonne lombaire ; l'autre antérieure limitée par les cartilages des fausses côtes, est en forme d'ogive, ayant pour clef l'appendice xyphoïde. C'est l'échancrure xyphoïdienne ; *l'angle* qu'elle forme est plus ou moins ouvert : il est plus grand chez le fœtus à cause du développement du foie, plus grand chez la femme, quand le thorax n'est point déformé par le corset.

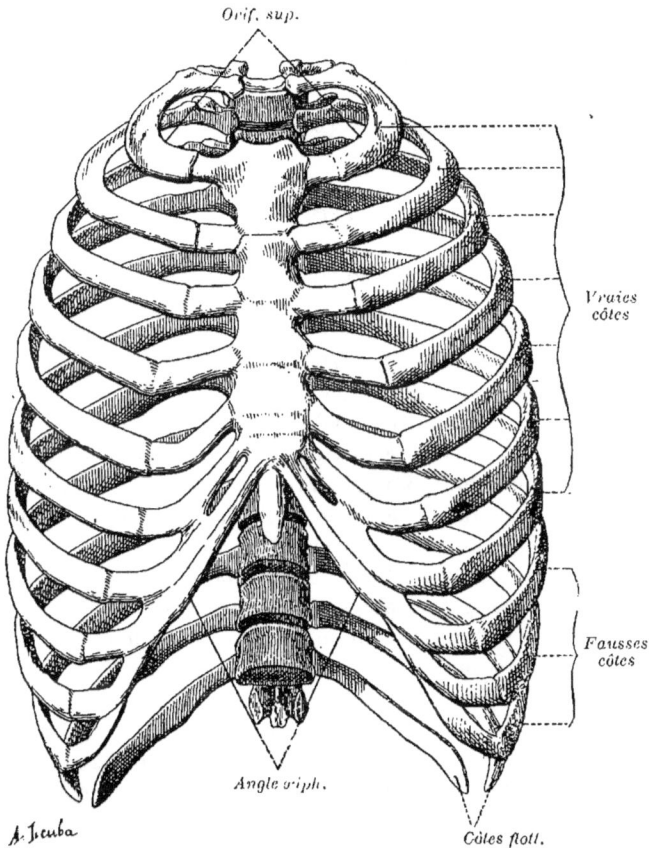

Orif. sup.

Vraies côtes

Fausses côtes

Angle xiph.

A. Jcuba

Côtes flott.

Fig. 76. — Thorax, vue antérieure (d'après P. Richer).

Variations. — Le thorax du *fœtus*, aplati transversalement rappelle le thorax des quadrupèdes. Chez *l'enfant* le diamètre transversal augmente, mais le diamètre vertical est encore petit; l'abdomen est proportionnellement beaucoup plus volumineux que chez l'adulte. Pendant *l'adolescence*, le thorax s'allonge, et chez *l'adulte* il a son type définitif. Chez la femme il est plus court et plus arrondi. L'usage du corset tend à rétrécir l'orifice inférieur, d'où le thorax en baril.

CHAPITRE QUATRIÈME

SQUELETTE DE LA TÊTE

Le squelette de la tête peut être divisé en squelette du *crâne*, qui loge les centres nerveux, et en squelette de la *face*, creusé de cavités. Plusieurs des os qui les composent, sont communs aux deux.

DÉVELOPPEMENT

1. Théorie vertébrale du crâne.

Owen et Gœthe ont comparé le crâne à la colonne vertébrale, en y cherchant un certain nombre de *vertèbres craniennes*, superposées et différenciées, dont les corps seraient représentés par l'apophyse basilaire de l'occipital, le corps du sphénoïde, la lame criblée de l'ethmoïde ; dont les trous de conjugaison répondraient aux orifices de la base du crâne, qui livrent passage aux nerfs craniens et aux vaisseaux ; dont les arcs neuraux formeraient la voûte, et les arcs ventraux le squelette de la face. Nous avons vu que déjà, pour le rachis, la vertèbre type, commode pour la description, ne répondait pas absolument au développement embryologique, et que la métamérisation du squelette était secondaire à la métamérisation musculaire. Pour le crâne, nous ne pourrons avoir recours à la description d'une vertèbre type, à cause des différenciations considérables qui se produisent à ce niveau, et Huxley et Gegenbauer se sont élevés avec raison contre la théorie vertébrale du crâne, en montrant que ni les premiers stades du développement ontogénique, ni le début de l'évolution philogénique, ne permettaient d'en retrouver l'ébauche.

La *corde dorsale*, autour de laquelle se formait le corps de la vertèbre rachidienne, n'atteint l'extrémité antérieure de la tête qu'aux premières époques du développement ; plus tard, en effet, les centres nerveux supérieurs augmentent rapidement de volume, dépassent en avant l'extrémité céphalique de la corde, si bien que le squelette, qui les entourera, formera secondairement un *segment précordial*, où l'on ne peut plus retrouver le type vertébral.

De plus, par suite de la *courbure céphalique*, les segments métamérisés chevauchent les uns sur les autres, s'atrophient par place, se développent en d'autres points, si bien que les protovertèbres, ou somites céphaliques, arrivent à se confondre. Enfin, au cours du développement, certains lobes cérébraux prennent un plus ample développement, d'autres régressent; les organes des sens sont plus ou moins différenciés, suivant l'espèce animale et les conditions du milieu extérieur où il vit, de telle façon que dans les types les plus élevés de la série, la métamérisation du mésoderme se perd et disparaît.

Quant à l'arc ventral, il se complique de la formation d'un certain nombre de segments arqués, *arcs branchiaux*, superposés aux somites céphaliques, bientôt soudés à eux, si bien qu'ils semblent être le prolongement ventral de la protovertèbre. Mais là encore le squelette

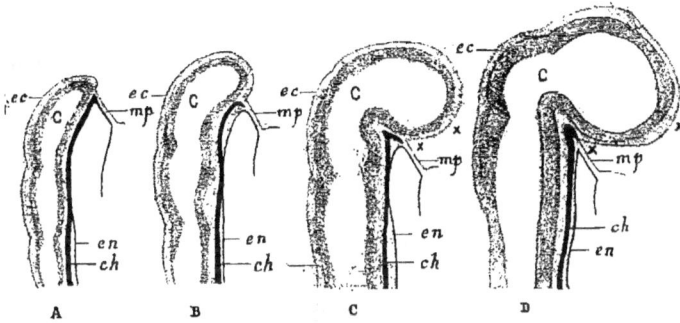

Fig. 77. — Quatre coupes antéro-postérieures et médianes schématiques de l'extrémité céphalique de l'embryon à différents âges.

ch, corde dorsale. — ec, extrémité céph. — xx, région préchordale.

branchial, qui plus tard donnera la face, s'atrophie en certains points, se développe en d'autres, tellement qu'il n'y a plus concordance entre lui et la protovertèbre.

La confusion est d'autant plus grande qu'on s'éloigne de la colonne vertébrale, et ce n'est que dans les parties qui confinent au rachis que l'on peut distinguer encore une segmentation osseuse; ainsi l'apophyse basilaire rappelle le corps d'une vertèbre, unie à l'apophyse odontoïde ou corps de l'atlas, par le ligament occipito-odontoïdien médian, qui représenterait le disque cartilagineux intervertébro-cranien; le trou condylien antérieur rappelle bien un trou de conjugaison, avec le nerf grand hypoglosse, une artère branche de la pharyngienne, un plexus veineux et un rameau méningien de l'hypoglosse, véritable nerf sinu vertébral. Enfin, les squelettes de deux premiers arcs branchiaux peuvent être encore facilement distingués, arc maxillaire inférieur et arc hyoïdien.

2. Développement du crâne.

Le crâne passe, comme la colonne vertébrale, par trois états, membraneux, cartilagineux, osseux.

Ébauche membraneuse. — Le tissu mésenchymateux se développe autour de la corde dorsale pour former la *base du crâne*; il envoie une paire d'expansions latérales, qui se réuniront sur le côté dorsal, après avoir entouré les centres nerveux, en formant la *membrane réunissante supérieure*, puis la *voûte du crâne*; enfin, le mésenchyme enveloppe les organes des sens, en leur formant des *capsules nasales, orbitaires, périotiques*.

La cavité cranienne est elle-même divisée en deux compartiments, antérieur et postérieur, par suite de la courbure céphalique; celle-ci détermine, à l'intérieur du crâne, la saillie de l'extrémité antérieure de la corde dorsale, autour de laquelle s'amasse le mésenchyme, qui forme le *pilier moyen* de Rathke, et qui correspondra à la future selle turcique. La méninge dure, qui se développe aux dépens du mésenchyme squelettogène, complète la division de la cavité cranienne en chambres secondaires, au moyen de prolongements qui y proéminent, faux et tentes.

Ébauche cartilagineuse. — La transformation cartilagineuse commence à la base; mais tandis que, dans la colonne vertébrale, elle apparaît segmentée et séparée par des cloisons fibreuses, futurs disques intervertébraux, ici elle se fait d'un bloc. L'ébauche de la métamérisation se retrouve cependant dans la corde, qui présente des segments renflés séparés par des étranglements, et qui correspondront à ce qu'on décrit sous le nom de basi otique, basi occipital, basi post et pré-sphénoïde, enfin plaque ethmoïdale. Le cartilage envahit les expansions latérales, mais s'arrête bientôt, et la *majeure partie de la voûte du crâne passe directement de l'ébauche membraneuse à l'ossification*.

Enfin, le cartilage respecte les futurs trous de la base, et entoure le *prolongement pharyngien hypophysaire*, qui plus tard se séparera du tube endodermique. — Quant aux capsules des organes des sens, elles sont envahies par des expansions cartilagineuses qui s'ossifieront plus tard; de la *plaque basilaire* (occipital et sphénoïde), partent les capsules entourant l'organe de l'audition et qui formeront le rocher; du *basi présphénoïde*, naîtront les capsules orbitaires (ailes du sphénoïde), s'unissant à la lame fronto orbitaire, née de la *plaque ethmoïdale*; celle-ci donnera la capsule olfactive (cornets et cloisons).

Ébauche osseuse. — La base cartilagineuse présente un certain nombre de points d'ossification, qui seront étudiés à propos de chaque os en particulier; pour la voûte, c'est dans les membranes qu'ils se déposeront, de là le nom d'*os de membranes* qu'on leur donne, pour les opposer aux *os enchondraux*; on les appelle encore *os dermiques*, parce qu'ils ont pour point de départ le tissu sous-dermique, et *os de revêtement* en raison de leur situation superficielle. A vrai dire, ces derniers, chez les vertébrés inférieurs, sont bien distincts du squelette que nous étudions; ils forment le squelette dermique, opposé au squelette intérieur, et donnent les formations écailleuses des poissons, les cuirasses des reptiles, etc. Ce squelette disparaît au cours du développement philogénique; en certaines régions, il vient se confondre avec le squelette intérieur, comme à la clavicule, à la voûte du crâne, si bien qu'il devient impossible de distinguer, chez les vertébrés supérieurs, ce qui revient à l'un et à l'autre.

3. Développement de la face.

Les *arcs branchiaux*, qui forment la face, passent par une ébauche

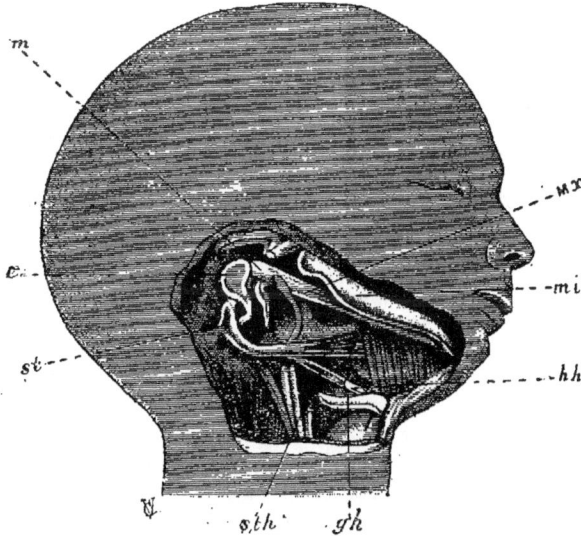

Fig. 78. — Tête et cou d'un embryon humain du cinquième mois (d'après KœLLIKER).

Le maxillaire inférieur *mi* est légèrement relevé pour montrer le cartilage de Meckel *mx* aboutissant au marteau *m* et à l'enclume *c*. — *st*, apophyse styloïde. — *sth*, ligament stylo-hyoïdien. — *hh*, hypohyal ou petite corne de l'os hyoïde. — *gh*, grande corne.

cartilagineuse et osseuse; chaque arc branchial a un squelette, une musculature, un nerf et une artère; chez les vertébrés inférieurs, et surtout les sélaciens, on en retrouve 7 paires, séparées par six *fentes branchiales*; chez les vertébrés supérieurs, les uns se confondent peu à peu avec le crâne, d'autres s'atrophient; les deux premiers offrent un squelette à peu près complet. L'*arc mandibulaire* se divise en deux parties, l'une ventrale, cartilage de Meckel, qui donnera l'os maxillaire inférieur; l'autre dorsale, qui est entourée par la capsule périotique et qui donnera l'enclume et le marteau, ce dernier relié au maxillaire par le ligament antérieur du marteau et la capsule articulaire temporo-maxillaire. L'*arc hyoïdien* donne peut-être l'étrier, accolé à l'enclume, et par sa portion ventrale, la protubérance styloïde de la caisse, l'apophyse styloïde, le ligament stylo-hyoïdien, la petite corne et le corps de l'os hyoïde. Quant aux autres arcs, ils restent membraneux, ou bien deviennent cartilagineux et forment, entre autres, les pièces laryngées.

Développement de la face chez l'homme. — A la formation de la face, concourent le premier arc branchial et un prolongement anté-

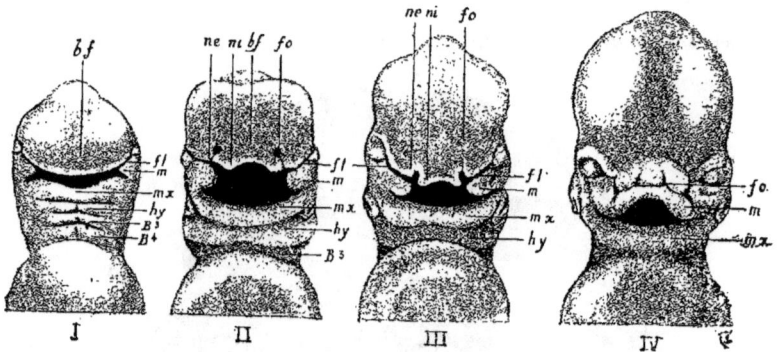

Fig. 79. — Quatre stades différents du développement de la face chez l'embryon humain (d'après Ecker).

I, stade le moins avancé. — IV, dernier stade. — *mx*, arc maxillaire. — *hy*, arc hyoïdien. — B³, B⁴, 3ᵉ et 4ᵉ arcs branchiaux. — *m*, bourgeon maxillaire supérieur. — *bf*, bourgeon frontal. — *ni*, *ne*, bourgeons nasaux interne et externe. — *fo*, fossette olfactive. — *fl*, fente lacrymale.

rieur du crâne. L'*orifice buccal*, le premier formé, est limité en bas par la réunion des deux moitiés de l'arc maxillaire, en haut par le *bourgeon frontal*; les arcs maxillaires fournissent, en outre, un bourgeon maxillaire supérieur qui, de chaque côté, sépare la cavité buccale de la *cavité orbitaire*, celle-ci étant limitée en dedans et en haut par le bourgeon frontal. Le bourgeon frontal se divise bientôt de chaque côté en un *bourgeon nasal interne* et un bourgeon nasal externe; tous deux circonscrivent la *fente olfactive*, à laquelle aboutit la *fente lacry-*

male, cette dernière étant limitée par le bourgeon nasal externe et le bourgeon maxillaire supérieur. Bientôt le bourgeon maxillaire supérieur arrive sur la ligne médiane, se soude à celui du côté opposé et au bourgeon nasal externe, et sépare, en les limitant, les orifices buccal et nasal.

Si la soudure n'est pas complète, on verra se produire des anomalies congénitales, appelées bec de lièvre, coloboma, fissure palatine. Si le développement est normal, les bourgeons nasaux internes donneront la *cloison des fosses nasales*; la fente lacrymale persistera en partie sous le nom de *canal lacrymo-nasal*; la *voûte palatine* sera formée par la réunion des deux bourgeons maxillaires supérieurs; les bourgeons nasaux externes formeront les *parois externes des fosses nasales*, avec les prolongements olfactifs de la plaque ethmoïdale. Dans chacune de ces parties, se différencieront les pièces squelettiques, dont nous étudierons plus tard les points d'ossification.

I. – OS DU CRANE

OCCIPITAL

L'occipital, impair et médian, répond à la partie postérieure et inférieure du crâne; il est en forme de losange irrégulier, creusé vers son centre d'un *trou*, qui est circonscrit en avant par le *corps*, épais et étroit, en arrière par l'*écaille*, large et plate, et latéralement par les *masses latérales*, solides et irrégulières. Ces trois parties, primitivement isolées, forment, chez certains animaux, trois pièces osseuses distinctes.

Corps ou apophyse basilaire. — Il continue la série des corps vertébraux, mais en est profondément différencié. Il se dirige obliquement en haut et en avant, et se soude au corps du sphénoïde.

Face endocranienne. — Elle est concave transversalement et forme la *gouttière basilaire*, élargie en arrière; elle répond au bulbe et à la protubérance, dont les séparent le tronc basilaire et les espaces sous arachnoïdiens. De chaque côté courent deux petites rigoles, qui, avec des rigoles semblables du temporal, forment gouttière pour le *sinus pétreux inférieur*.

Face exocranienne. — Rugueuse et convexe transversalement, elle répond en avant, à la voûte du pharynx. On y trouve sur la ligne médiane, d'arrière en avant : Le *tubercule pharyngien*, à quelques millimètres du trou occipital; puis une dépression, la *fossette naviculaire*, témoin de la soudure des deux moitiés symétriques du corps de la vertèbre occipitale; quelquefois, on trouve encore une *fossette pharyngienne*.

Latéralement, et d'arrière en avant se voient : Le *sillon veineux pré-*

9.

condylien; la *crête musculaire,* où s'insère le petit droit antérieur; la *crête synostosique,* répondant à la soudure de deux pièces osseuses primitivement séparées, le basioccipital et le basiotique; enfin une *empreinte* pour le muscle grand droit antérieur.

Extrémité supérieure ou sphénoïdale. — Elle n'est détachée du

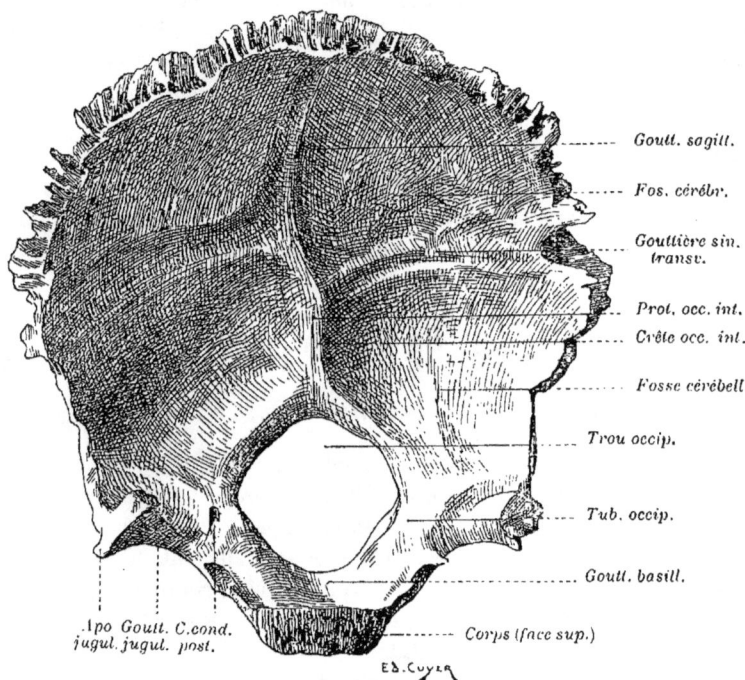

Fig. 80. — Occipital, face endocranienne.

sphénoïde que chez l'enfant; la surface osseuse, mamelonnée, est alors unie à cet os par un cartilage.

Extrémité inférieure. — C'est le bord antérieur concave et tranchant du *trou occipital;* il peut présenter un tubercule sur la ligne médiane, qui donne attache au ligament occipito-ondontoïdien médian, prolongement de la corde dorsale à l'intérieur du basiotique.

Bords. — Ils *s'engrènent* avec la pyramide pétreuse, sur laquelle ils reposent en avant, tandis qu'en arrière elle les recouvre.

Écaille. — Sa concavité regarde en avant et en haut.

Face endocranienne. — En son centre se trouve une saillie, la *protubérance occipitale interne (eminencia cruciata BNA),* parfois déprimée par le pressoir d'Hérophile auquel elle répond, et formant alors la *fossette torculaire*. Quatre *crêtes* en partent : deux horizontales, creusées

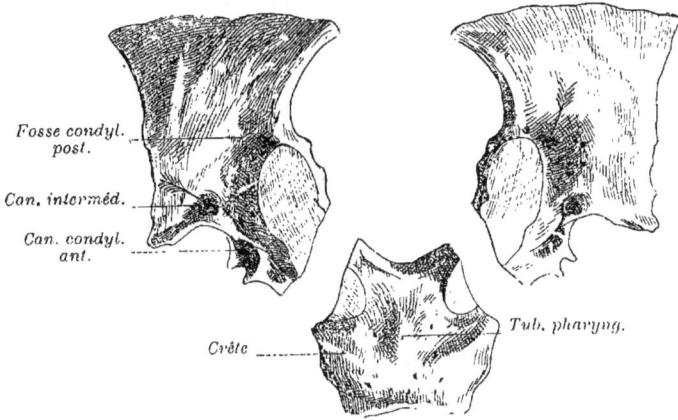

Fosse condyl.
post.

Can. interméd.

Can. condyl.
ant.

Crête

Tub. pharyng.

FIG. 81. — Occipital, corps et masses latérales, face endocranienne.

A droite, une flèche pénètre dans le canal condylien intermédiaire : à gauche, une autre flèche pénètre dans le canal condylien postérieur, lequel n'existait que de ce côté sur l'occipital qui nous a servi de modèle

en gouttières pour le *sinus transverse* (*sulcus transversus* B VA) ; une supé-

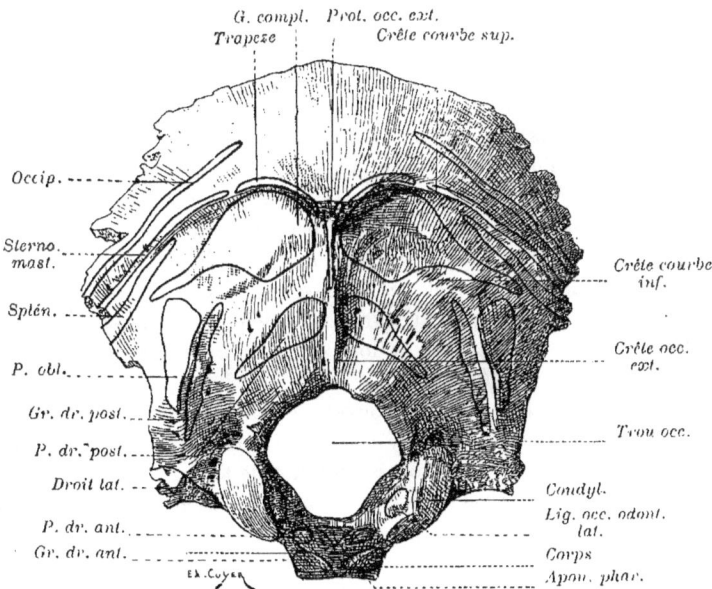

G. compl.   Prot. occ. ext.
Trapèze   Crête courbe sup.

Occip.

Sterno.
mast.

Splén.

P. obl.

Gr. dr. post.

P. dr. post.

Droit lat.

P. dr. ant.

Gr. dr. ant.

Crête courbe
inf.

Crête occ.
ext.

Trou occ.

Condyl.

Lig. occ. odont.
lat.

Corps

Apou. phar.

FIG. 82. — Occipital, face exocranienne.

rieure et verticale, creusée en gouttière pour le *sinus longitudinal supé-*

rieur; la dernière enfin, oblique en bas et en avant, finit en se bifurquant sur le contour postérieur du trou occipital, et constitue la *crête occipitale interne*. Ces quatre crêtes, disposées en croix, séparent quatre *fosses*, dont les deux supérieures logent les lobes occipitaux du *cerveau*, les deux inférieures les hémisphères *cérébelleux*.

Face exocranienne. — En son centre se trouve une saillie, la *protubérance occipitale externe*, où prend attache le ligament cervical postérieur, et d'où partent deux crêtes transversales, rugueuses, formant la *ligne demi circulaire supérieure* (*linea nuchae superior B.N.A*). Au-dessus, c'est la voûte du crâne, partie lisse, criblée de trous. Au-dessous, c'est la base, rugueuse, où, sur la ligne médiane, descend la *crête occipitale externe*; deux crêtes en partent, transversales et rugueuses, formant la *ligne demi circulaire inférieure*. — Au-dessous de la ligne demi-circulaire inférieure, s'insèrent les grand et petit droits postérieurs ; entre les deux lignes courbes, s'insèrent le grand complexus en dedans, le petit oblique en dehors ; enfin la ligne supérieure, donne insertion, par son versant inférieur au trapèze en dedans, au sternomastoïdien en dehors.

Bords. — Les supérieurs s'engrènent par de longues dentelures, avec le *pariétal*, les inférieurs avec la portion mastoïdienne du *temporal*. Entre les deux sont les *angles latéraux*. L'*angle supérieur* s'insinue entre les deux pariétaux.

Masses latérales. — Elles unissent le corps à l'écaille ; elles sont aplaties transversalement près du corps, aplaties de haut en bas au niveau de l'écaille.

Face endocranienne. — On y trouve le *tubercule occipital*, répondant à la soudure de l'apophyse basilaire et des masses latérales ; il est dirigé en haut et en avant, et est marqué d'une gouttière où passent les trois nerfs mixtes. A sa base et un peu en arrière, on voit l'orifice interne du *canal condylien antérieur*, dirigé en dehors et en avant, et où passe le nerf hypoglosse et des veines ; ce canal peut être dédoublé ainsi que le nerf. En dehors du tubercule occipital est une large *gouttière* qui loge le sinus latéral, et dont la concavité antéro-externe embrasse *l'apophyse jugulaire*.

Face exocranienne. — On y trouve une éminence elliptique à grand axe dirigé en dedans et en avant, c'est le *condyle de l'occipital*; il s'articule avec la cavité glénoïde correspondante de l'atlas, par une surface convexe, regardant en bas et en dehors, quelquefois étranglée à l'union de son tiers postérieur et de ses deux tiers antérieurs. En dehors des condyles, on voit la *fossette condylienne antérieure*, au fond de laquelle s'ouvre le canal de l'hypoglosse, et qui répond au confluent veineux condylien antérieur. En arrière des condyles, on voit la *fossette condylienne postérieure*, au fond de laquelle peut s'ouvrir un canal inconstant, le *canal condylien postérieur*, qui d'autre part débouche dans le golfe jugulaire et livre passage à une veine. Enfin, il existe plus rarement un *canal condylien intermédiaire*, débouchant entre le condyle et l'apophyse jugulaire.

Bords. — Le bord externe, présente en son milieu une apophyse saillante, *l'apophyse jugulaire*, qui se recourbe en se dirigeant en haut et en avant, et vient s'élargir au contact du rocher ; sous elle existe, d'une façon inconstante, un petit tubercule ou *apophyse paramastoïde (processus intrajugularis BNA)* normale chez les herbivores. En arrière, le bord est mince et dentelé, et forme avec le temporal la *suture occipitomastoïdienne.* En avant, il est largement échancré ; c'est *l'encoche jugulaire*, qui forme avec une échancrure semblable du rocher le trou déchiré postérieur *(foramen jugulare BNA)* ; deux épines divisent ce trou en trois compartiments, l'épine antérieure, *épine jugulaire*, est surtout marquée ; elle répond à une épine semblable du temporal. Le trou déchiré postérieur, à grand axe oblique en avant et en dedans, livre passage dans son tiers antérieur étroit, au sinus pétreux inférieur, dans son tiers moyen, large, aux trois nerfs mixtes ; le tiers postérieur constitue la vaste fosse jugulaire.

Trou occipital. — Il est ovalaire à grosse extrémité postérieure, et rétréci sur les côtés par la saillie des condyles. Plus évasé du coté de la cavité crânienne, il livre passage au bulbe rachidien, aux artères vertébrales, et au nerf spinal.

Ossification. — L'occipital résulte de la soudure d'un certain nombre de pièces osseuses : le corps ou *basiocciptal* présente un point d'ossification ; les masses latérales, ou *exoccipitaux*, ont chacun un point ; quant à l'écaille, elle est formée de deux os, l'*infraoccipital*, qui ainsi que les précédents, appartient à la base du crâne, et naît d'une ébauche cartilagineuse, et le *supraoccipital*, qui est un os de membrane. En tout 5 points d'ossification. La soudure de l'écaille avec les masses latérales ne se fait qu'après la naissance, si bien que les deux portions de l'occipital peuvent jouer l'une sur l'autre, c'est la *charnière obstétricale.*

Il existe en outre quelques pièces osseuses inconstantes : l'*osselet de Kerkringe,* qui est situé sur le milieu du bord postérieur du trou occipital ; quand il manque, il peut y avoir, entre les deux branches de bifurcation de la crête occipitale interne, une *fo-selte* dit *vermienne*, que quelques auteurs considèrent, comme due à l'empreinte du lobe médian du cervelet. L'*os épactal*, est situé au-dessus du supraoccipital ; il forme l'angle supérieur de l'écaille, et peut demeurer à l'état isolé chez l'adulte.

SPHÉNOIDE

Le sphénoïde, impair et médian, répond à la partie moyenne de la base du crâne. Il comprend un *corps* ; deux *grandes ailes*, temporales, détachées de ses faces latérales ; deux *petites ailes*, orbitaires, nées de son angle antéro supérieur ; enfin deux *apophyses ptérygoïdes* qui s'implantent sur sa face inférieure ; ces dernières forment les pattes de la chauve-souris, à laquelle on a comparé cet os.

Corps. — Il est cubique; nous lui décrirons six faces.

Face supérieure, endocranienne. — Elle répond aux trois étages de la base, par trois *champs* : le champ antérieur, ou *jugum sphénoïdalé*, s'articule en avant avec l'ethmoïde, quelquefois avec l'apophyse crista galli par une pointe, la *crista cribrosa ;* son bord postérieur forme le *limbus sphénoïdalis*; sa face supérieure présente les deux *gouttières olfactives*, sagittales, et se continue latéralement avec les petites ailes. — Le champ moyen est constitué par la *selle turcique ;* on y voit d'avant en arrière, en partant du limbus : la *gouttière optique* (*sulcus chiasmatis BNA*) transversale, menant en avant au trou optique; le *tubercule*

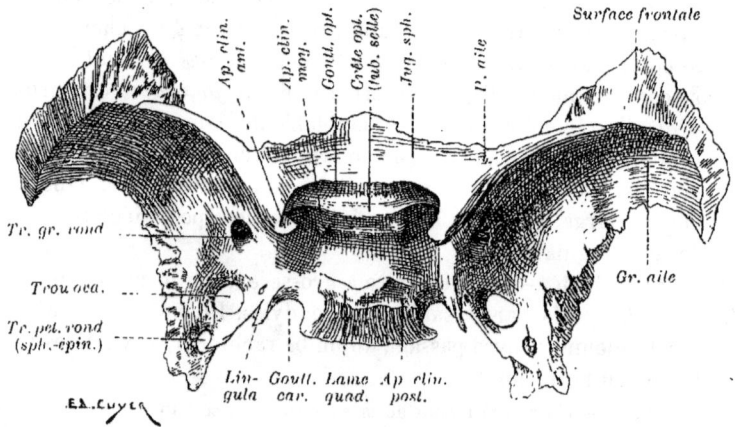

Fig. 83. — Sphénoïde, vue supérieure.

et la *crête optique* (*tuberculum sellae BNA*), qui lui sont parallèles ; le sillon du *sinus circulaire*, limité par la *crête synostosique* transversale, qui aboutit aux deux *apophyses clinoïdes moyennes*; ces apophyses inconstantes, sont parfois si développées qu'elles peuvent s'unir aux apophyses clinoïdes antérieures ou postérieures ; enfin la *fosse pituitaire* ou hypophysaire. — Le champ postérieur est formé par la *lame quadrilatère* (*clivus BNA*), oblique en haut et en avant; sa face antérieure, lisse, répond à la selle turcique, sa face postérieure, rugueuse, prolonge le corps basilaire de l'occipal; le bord antérieur et les bords latéraux sont concaves ; ces derniers, souvent divisés en deux par une épine, s'unissent au bord antérieur par les *apophyses clinoïdes postérieures*, rugueuses ou effilées.

Face inférieure, pharyngienne. — Elle est formée par trois *pièces triangulaires*. La moyenne, corps du sphénoïde proprement dit. à base postérieure, présente une crête sagittale, terminée en avant par un *bec*; elle est reçue dans l'écartement des lames du vomer, et forme avec elles le canal sphéno-vomérien médian (*canalis basipharyngeus BNA*). Les tri-

angles latéraux, à base antérieure, sont constitués chacun par une lamelle osseuse, dite, *cornet de Bertin* (*conchae sphenoïdales BNA*). Sur cette
face, on trouve encore les canaux sphéno-voмériens latéraux, et ptérygo-
palatins. (V. plus loin.)

Face antérieure, ethmoïdo-nasale. — On y voit, au milieu, une
crête verticale, articulée avec la lame perpendiculaire de l'ethmoïde, et

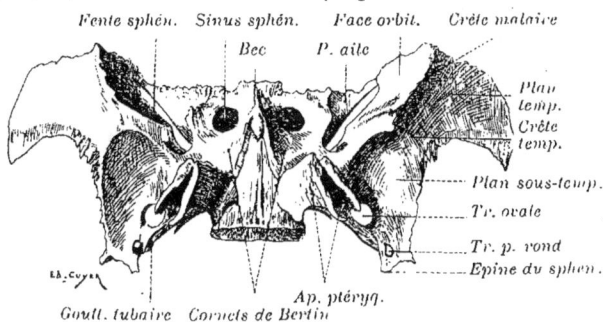

Fente sphén.   Sinus sphén.   Face orbit.   Crête malaire
Bec   P. aile   Plan temp.   Crête temp.   Plan sous-temp.   Tr. ovale   Tr. p. rond   Epine du sphén.
Goutt. tubaire   Cornets de Bertin   Ap. ptéryg.

FIG. 84. — Sphénoïde, vue inférieure.

finissant en bas sur le bec. Latéralement, une *gouttière*, verticale, continuant la voûte des fosses nasales, et où s'ouvre le *sinus sphénoïdal;*
plus en dehors enfin, une bande rugueuse creusée de demi-cellules,
s'articulant avec l'ethmoïde et le palatin.

Face postérieure, occipitale. — Soudée à l'apophyse basilaire, et
formant avec elle l'*os tribasilaire*, elle en est encore distincte chez le

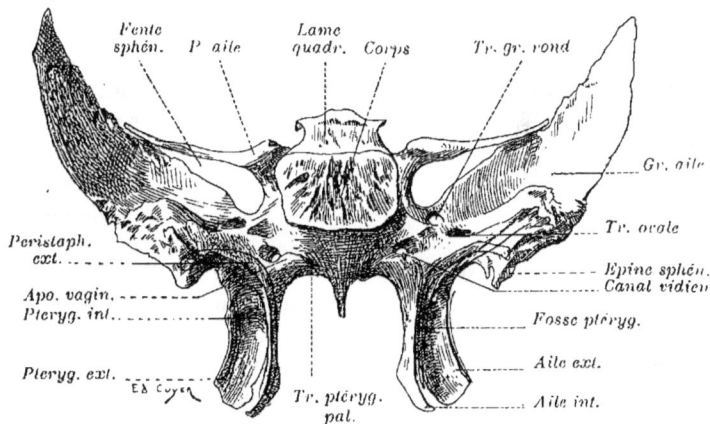

Fente sphén.   P. aile   Lame quadr.   Corps   Tr. gr. rond
Gr. aile   Tr. ovale
Peristaph. ext.   Epine sphén.   Canal vidien
Apo. vagin.   Fosse ptéryg.
Ptéryg. int.
Ptéryg. ext.   Aile ext.
Tr. ptéryg. pal.   Aile int.

FIG. 85. — Sphénoïde, vue postérieure.

nouveau-né, et présente alors l'aspect mamelonné déjà décrit pour le
corps de l'occipital.

Faces latérales. — *En avant*, elles présentent : en haut, l'insertion des *petites ailes*; en bas. une surface lisse, qui répond à la tête de la *fente sphénoïdale* et à la paroi interne de l'*orbite*. *En arrière*, elles présentent : en haut, la *gouttière caverneuse* (*sulcus caroticus BNA*), en S, logeant l'artère carotide; en bas la surface d'implantation des grandes ailes.

Petites ailes (apophyses d'Ingrassias). — Elles naissent par deux *racines* supérieure et inférieure, circonscrivant le *canal optique* (*foramen opticum BNA*), où passe le nerf optique, et l'artère ophtalmique; puis se dirigent en dehors, sous la forme d'une lamelle triangulaire. Leur face supérieure répond à l'étage antérieur; leur face inférieure, à la voûte orbitaire; le bord antérieur s'articule avec le frontal; le bord postérieur est mince, à concavité postérieure. Il se termine en dedans par un tubercule, l'*apophyse clinoïde antérieure*. Les deux bords s'unissent en dehors par une pointe effilée.

Grandes ailes. — Elles sont larges, se dirigent en dehors, puis se relèvent en haut et en arrière.

Base d'implantation. — Elle présente *trois racines*. La moyenne est large; elle circonscrit avec la racine antérieure le *trou grand rond* (*foramen rotundum BNA*), qui donne passage au nerf maxillaire supérieur; et avec la racine postérieure le *trou ovale*, pour le nerf maxillaire inférieur; entre ces deux trous, on peut en voir un troisième, le *trou de Vésale*, percé dans la racine moyenne.

Là où la racine postérieure s'implante sur l'os, on trouve une petite lamelle osseuse la *lingula*, obliquant en bas, en arrière et en dehors.

Face endocranienne. — Concave, parsemée d'*impressions digitales* et d'empreintes mamillaires, dûes au lobe temporo-sphénoïdal du cerveau, elle se termine en arrière par une épine saillante, l'*épine du sphénoïde* (*spina angularis BNA*), quelquefois réunie à l'épine ptérygoïdienne postérieure par un pont osseux, dû à l'ossification du ligament ptérygo-épineux. L'épine est creusée d'un *trou*, le trou *petit rond* (*foramen spinosum BNA*), situé en arrière et en dehors du trou ovale, et qui livre passage à l'artère méningée moyenne.

Face exocranienne. — En son milieu est un tubercule saillant, le

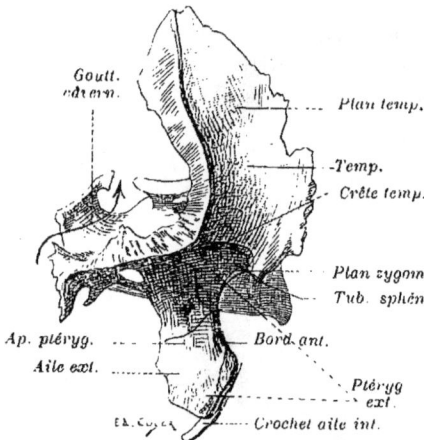

Goutt. cavern.
Plan temp.
-Temp.
- Crête temp.
Plan zygom.
Tub. sphén
Ap. ptéryg.
Aile ext.
Bord. ant.
Ptéryg ext.
Crochet aile int.

Fig. 86. — Sphénoïde, vue latérale.

tubercule sphénoïdal, d'où partent deux crêtes; l'une verticale, s'articule avec le malaire, *crête malaire (crista sphenoïdalis BNA)*; l'autre horizontale, forme la séparation entre la base et la voûte du crâne, c'est la *crête temporale*, hérissée de saillies où s'attache le muscle temporal. Ces deux crêtes séparent trois plans : le *plan orbitaire*, en avant de la crête malaire, forme la partie de la paroi externe de *l'orbite* qui est située entre la *fente sphénoïdale (fissura, orbitalis superior BNA)* en haut, et la *fente sphéno-maxillaire* en bas. Le *plan temporal*, en arrière de la crête malaire, au-dessus de la crête temporale, donne insertion au muscle temporal. Le *plan sous-temporal*, au-dessous de la crête temporale, forme le plafond de la fosse ptérygo-maxillaire, et donne insertion au ptérygoïdien externe.

Bords. — Le bord *antérieur*, forme le bord inférieur de la fente sphénoïdale. Le bord *postérieur*, limite avec le rocher le trou déchiré

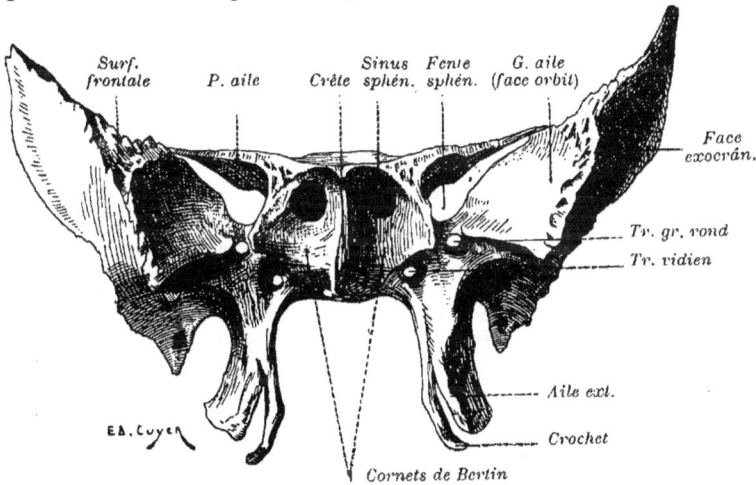

Fig. 87. — Sphénoïde, vue antérieure.

antérieur, et se continue par un angle, formé par l'épine du sphénoïde, avec le bord *externe*. Ce dernier s'articule, en avant, par une large surface, avec le frontal; au milieu, avec l'angle antéro-inférieur du pariétal; en arrière, par une large échancrure, avec l'écaille du temporal.

Apophyses ptérygoïdes. — Elles naissent par deux *racines*, l'une externe, volumineuse, sur la grande aile, l'autre interne plus mince, sur le corps; racines qui circonscrivent un canal sagittal, le *canal vidien (canalis pterygoïdeus BNA)* pour le nerf et l'artère vidiens, allant du trou déchiré antérieur à la fente ptérygo-maxillaire. La racine interne se prolonge en une lamelle, *apophyse vaginale*, qui, avec les ailes du vomer et le corps du sphénoïde, limite le *canal sphéno-vomé-*

rien latéral, et avec l'apophyse sphénoïdale du palatin, constitue le *canal ptérygo-palatin* (*canalis pharyngeus BNA*). L'apophyse ptérygoïde est formée par deux *ailes* unies en avant, écartées en bas et en arrière, où elles circonscrivent la *fosse ptérygoïdienne*, dans laquelle s'insère le ptérygoïdien interne.

L'*aile interne* (*lamina medialis BNA*) dont la face interne forme la paroi externe des fosses nasales, est creusée en haut d'une dépression, la *fossette scaphoïde*, où s'insère le péristaphylin externe; ce muscle se recourbe sous un *crochet*, détaché du bord inférieur de cette aile. Le bord postérieur présente une échancrure destinée à la trompe.

L'*aile externe* (*lamina lateralis BNA*), déjetée en dehors, limite par sa face externe la fosse ptérygo-maxillaire. Le bord postérieur présente une épine, *épine de Civinini* (*processus pterygo-spinosus BNA*), pour le ligament ptérygo-épineux.

Les deux ailes sont soudées par leurs *bords antérieurs*, sauf en bas; là, en effet, s'insinue entre elles l'apophyse pyramidale du palatin. Les bords antérieurs constituent une véritable face qui, libre en haut, limite l'arrière-fond de la fosse ptérygo-maxillaire, et qui, plus bas, s'accolle au bord postérieur du maxillaire supérieur, en formant avec lui un canal vertical, le *canal palatin postérieur*.

Ossification. — Le sphénoïde est formé par un certain nombre de pièces osseuses primitivement distinctes : Le *présphénoïde*, ayant 2 points d'ossification médians et 2 latéraux, forme la moitié antérieure du corps et les petites ailes; le *basisphénoïde*, ayant 2 points d'ossification médians et deux latéraux, donne la moitié postérieure du corps, les grandes ailes, et l'aile externe de la ptérygoïde; *la ptérygoïde*, avec un point d'ossification, donne l'aile interne de l'apophyse; enfin *les cornets de Bertin*, qui ont chacun un point d'ossification.

Les *sinus sphénoïdaux* sont séparés par une cloison médiane, souvent déviée latéralement ils peuvent se prolonger dans l'apophyse basilaire, et plus rarement dans les apophyses ptérygoïdes. — Comme tous les sinus de la face, ils résultent de l'envahissement des os, par les bulles ethmoïdales.

ETHMOÏDE

L'ethmoïde, impair, et médian, répond à la partie antérieure de la base du crâne, où il est, comme enclavé dans le frontal. Il a la forme d'une balance, dont la tige est représentée par la *lame perpendiculaire*, qui, verticale et sagittale, forme une partie de la cloison des fosses nasales; dont les fléaux répondent à la *lame criblée*, intermédiaire entre la base du crâne et la voûte des fosses nasales. La lame criblée supporte comme plateaux, les masses latérales, ou *labyrinthes ethmoïdaux*, interposés entre les fosses nasales et les cavités orbitaires. Enfin la lame horizontale est surmontée d'une *apophyse*, dite *crista galli*, qui continue le plan de la lame perpendiculaire.

Lame criblée. — Elle est rectangulaire, enclavée dans l'échancrure ethmoïdale de la portion orbito-nasale du frontal ; en arrière elle s'articule avec le corps du sphénoïde. Sa face supérieure présente deux gouttières longitudinales, séparées par l'apophyse crista galli, *gouttières olfactives*, dont le fond est *criblé* de trous, destinés au passage des rameaux olfactifs. Les deux trous antérieurs sont plus volumineux ; l'interne, *fente ethmoïdale*, loge un prolongement de la dure-mère ; l'externe, *trou ethmoïdal*, est l'aboutissant cranien du conduit ethmoïdal antérieur (V. plus loin).

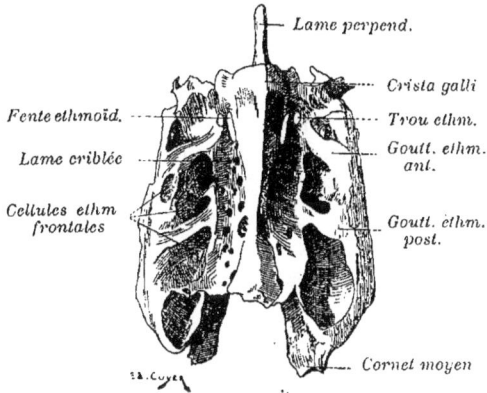

FIG. 88. — Ethmoïde, vue supérieure.

Lame perpendiculaire. — L'*apophyse crista-galli*, est une lame triangulaire, verticale, dont la base s'insère sur la face supérieure de la lame criblée, dont le sommet est libre et se dirige en haut et en avant, et dont le bord antérieur, vertical, est épais et s'articule avec le frontal par deux petites apophyses, *processus alaris*. Elles limitent avec cet os le *trou borgne*, où s'insère un prolongemeut de

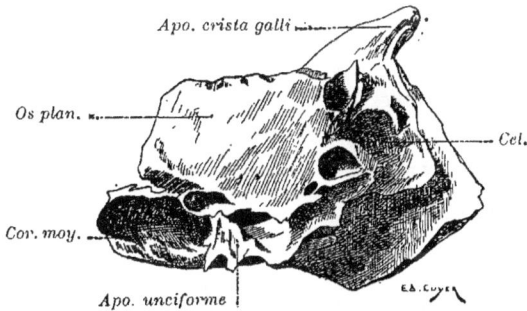

FIG. 89. — Ethmoïde, vue latérale (os planum).

la dure-mère et passe une veinule. — La *lame perpendiculaire* proprement dite s'insère par son bord supérieur sur la face inférieure de la lame criblée ; son bord inférieur répond au cartilage de la cloison, son bord antérieur à l'épine du frontal, son bord postérieur à la crête du sphénoïde et au vomer. Elle est souvent déjetée d'un côté.

Labyrinthes. — Ils sont cuboïdes.

La face *supérieure* présente des demi-cellules, et deux gouttières, complétées par le frontal qui les recouvre ; les deux canaux ainsi formés, *canaux ethmoïdo-frontaux*, sont obliques en avant et en dedans et logent, l'antérieur les vaisseaux ethmoïdaux antérieurs et le filet ethmoïdal du nasal, le postérieur les vaisseaux ethmoïdaux postérieurs et un filet nerveux inconstant. Le canal antérieur aboutit au sillon ethmoïdal. — La face *externe* forme dans la paroi interne de l'orbite la *lame papyracée* ou *os planum*, qui s'articule en bas avec le maxillaire supérieur et l'apophyse orbitaire du palatin, en avant avec l'unguis, en arrière avec le sphénoïde, en haut avec le frontal; elle limite avec ce dernier les *trous orbitaires internes*, auxquels aboutissent les canaux ethmoïdo-frontaux. — La face *in-*

Apo. crista galli

Cornet sup.

Apo. uncif.
Cornet moy
Lame perp.

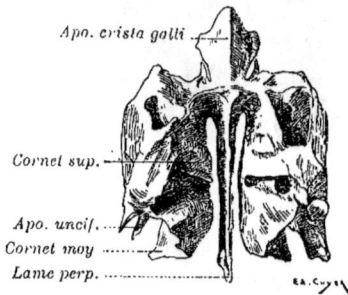

Fig. 90. — Ethmoïde, vue postérieure.

terne présente deux lamelles enrou-lées, les *cornets supérieur et moyen*, et une apophyse détachée de l'ex-trémité antérieure, se dirigeant en bas et en arrière, la *lame unci-forme*; on trouve quelquefois au-dessus du cornet supérieur, un *qua-trième cornet*, dit de Santorini. (Pour la description, V. fosses na-sales, paroi externe.) — La face *antérieure*, s'articule avec le ma-xillaire supérieur, qui complète les demi-cellules qui s'y trouvent. On y aperçoit le bord antérieur du cornet moyen. — La face *postérieure* s'articule avec le sphénoïde, qui complète les demi-cellules qui s'y trouvent. On y aperçoit les bords postérieurs des cornets supérieur et moyen.

Ossification. — Les *masses latérales* se développent chacune aux dépens d'un point; à la naissance, elles sont reliées par une bande fibreuse, passant par dessus l'apophyse crista-galli, encore cartilagineuse. Les *lames perpendiculaire et hori-zontale* s'ossifient dans la suite, aux dépens de deux groupes de quatre nodules, qui apparaissent de chaque côté, au niveau de leur ligne de soudure

Cellules ethmoïdales. — Ce sont des cavités circonscrites par les lamelles du labyrinthe; les unes sont tout entières formées par l'ethmoïde, ce sont les *cellules ethmoïdales*, les autres sont complétées par les os avec lesquels s'articule l'ethmoïde : cellules *ethmoïdo-sphénoïdales, palatines, maxillaires* et *frontales*. Ces dernières très développées s'ouvrent sous le cornet moyen, par un large orifice, l'*infun-dibulum*.

FRONTAL

Le frontal, impair et médian, répond à la partie antérieure de la voûte, et à l'étage antérieur de la base. Il a la forme d'un segment de sphère dont le 1/3 inférieur, aplati, recouvre les cavités orbito-nasales.

Face endocranienne. — Les 2/3 antérieurs et supérieurs, verti-caux, sont concaves en arrière. Sur la ligne médiane, on trouve une *gouttière* saggitale, logeant le sinus longitudinal supérieur, et qui en bas se rétrécit et aboutit à une *crête* où s'attache la dure-mère ; cette crête finit par un sillon bordé de deux surfaces rugueuses, qui, avec les ailes de l'apophyse cristagalli, forment le *trou borgne* (V. Ethmoïde). De chaque côté sont les *fosses frontales*, répondant aux lobes frontaux. La gouttière sinusienne peut être bordée d'*empreintes pacchionniennes*. (V. Pariétal). — Le 1/3 inférieur et postérieur, horizontal, présente au milieu une *échancrure ethmoïdale* ; de chaque côté, les

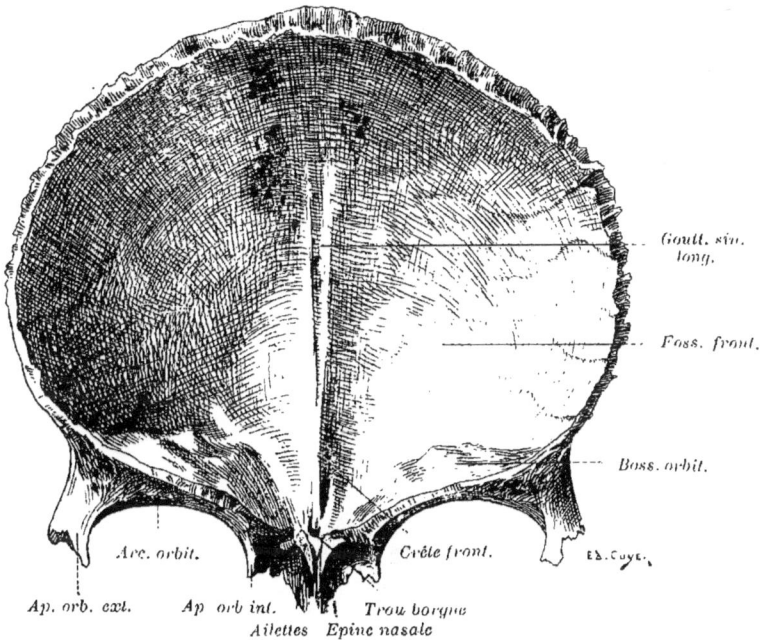

Goutt. sin. long.

Foss. front.

Boss. orbit.

Arc. orbit.   *Crête front.*   Ed. Cuye.

Ap. orb. ext.   *Ap orb int.*   *Trou borgne*
Ailettes   *Epine nasale*

Fig. 91. — Frontal, vue postérieure, face endocranienne.

bosses orbitaires, convexes, marquées d'impressions digitales et d'éminences mamilaires, qui répondent aux circonvolutions et sillons du lobule orbitaire du cerveau.

Face exocranienne. — Elle est divisée en deux portions, frontale et orbito-nasale, séparées par une crête transversale bien marquée.

Crête transversale cranio-faciale. — Elle présente au milieu une saillie mousse, *la glabelle* ; latéralement deux arcades saillantes à concavités inférieures, les *arcades orbitaires* (*margo supra-orbitalis* BNA). Celles-ci aboutissent : en dedans, à l'*apophyse orbitaire interne* qui s'articule avec la branche montante du maxillaire supérieur ; en dehors, à l'*apophyse orbitaire externe* (*processus zygomaticus* BNA), qui s'articule avec le malaire; l'apophyse externe descend moins bas que l'interne. A l'union des 2/3 externes tranchants, et du 1/3 interne mousse de l'arcade orbitaire, se trouve l'*échancrure sus-orbitaire* qui répond au passage des vaisseaux sus-orbitaires et au nerf frontal externe; elle peut être convertie en un canal; sa distance à la ligne médiane est au plus de 3 centimètres.

Portion frontale. — Elle se dirige en haut, puis en arrière; elle est convexe et lisse. Sur la ligne médiane, au-dessus de la glabelle, on trouve chez les jeunes sujets la trace de la *suture métopique*, qui répond à l'union des deux moitiés symétriques de l'os. Sur les parties latérales on trouve, en bas, deux saillies parallèles et sus-jacentes à l'arcade orbitaire, et qui en dedans aboutissent à la glabelle; ce sont les *arcades sourcillères*, dominant les sourcils et recouvrant les sinus frontaux. Au-dessus se voient les *bosses frontales*, qui en dehors sont marquées d'une *gouttière* vasculaire, obliquant en haut et en dehors et logeant une branche de l'artère sus-orbitaire. Tout à fait en dehors, le frontal présente une *crête latérale*, origine de la ligne demi-circulaire du temporal, et continuant le bord postérieur du malaire. En arrière d'elle, l'os est aplati et fait partie de la *fosse temporale.*

Portion orbito-nasale. — Au milieu est l'*échancrure ethmoïdale*, en U à ouverture postérieure. Ses branches latérales, complètent les

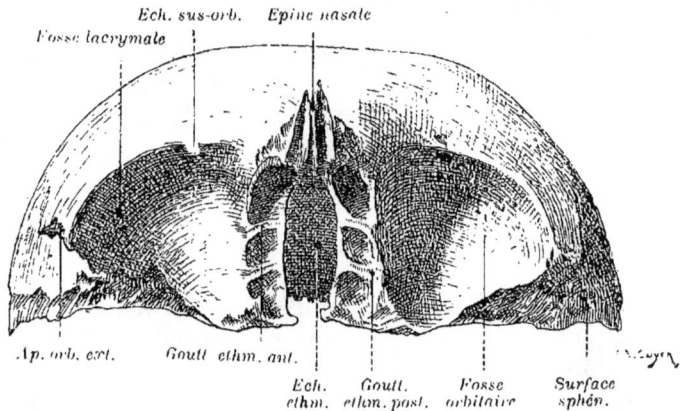

Fig. 92. — Frontal, vue inférieure.

cellules et gouttières ethmoïdales (V. Ethmoïde); sa branche antérieure sépare les apophyses orbitaires internes, et présente une apophyse dirigée en bas et en avant, l'*épine frontale*; celle-ci s'articule en arrière avec la lame perpendiculaire de l'ethmoïde, en avant avec les os propres du nez, auxquels elle sert de contrefort. — Latéralement, on trouve les *fosses orbitaires*, lisses, triangulaires, à sommet postérieur : L'angle antéro-externe excavé loge la glande *lacrymale*; l'angle antéro-interne présente l'empreinte de la *poulie du grand oblique* (*fovea trochlearis BNA*), située en dedans, au-dessous et en arrière de l'échancrure sus-orbitaire. Le bord interne s'articule avec l'unguis en avant, l'os planum en arrière; il limite avec celui-ci les trous orbitaires internes; le bord externe répond en avant à l'apophyse orbitaire externe et s'articule en arrière avec la grande aile du sphénoïde; puis il devient lisse, limitant en haut la queue de la fente sphénoïdale.

Bord circonférenciel. — La portion supérieure demi-circulaire de ce bord, taillée en haut en biseau aux dépens de sa face endocrâ-nienne, s'articule avec le pariétal; en bas, taillé en sens inverse, il s'articule avec l'angle du pariétal et la grande aile du sphénoïde. La portion inférieure, horizontale, s'articule avec la petite aile du sphé-noïde; entre les deux ailes est la fente sphénoïdale.

Ossification. — Deux *points primitifs*, partis de l'arcade orbitaire, forment les bosses frontales et les voûtes orbitaires. Puis apparaissent deux points *secondaires* postérieurs, formant les apophyses orbitaires externes, et deux antérieurs, en arrière des apophyses internes. Les deux moitiés du frontal ne se soudent qu'à partir de deux ans; la suture métopique tend à disparaître, mais elle peut persister, fait sur-tout fréquent chez les Européens. Quant à l'épine nasale, elle s'ossifie fort tard.

Architecture. — La voûte orbitaire est très mince; la portion frontale, est formée surtout de tissu compact.

Au niveau des arcades sourcillières, le frontal est creusé de deux cavités ou *sinus*. Leur développement est irrégulier; ils peuvent s'avancer sur l'orbite et remonter dans le front; la paroi qui les sépare est souvent déviée d'un côté ou de l'autre. Ils s'ouvrent par un *canal fronto-nasal*, dans l'*infundibulum* de l'ethmoïde. Les sinus frontaux sont formés par un bourgeonnement des cellules ethmoïdales, qui envahissent peu à peu le frontal à partir de la deuxième année; ce sont des cavités annexes des fosses nasales.

PARIÉTAL

Le pariétal, pair et latéral, répond à la voûte. Il est aplati, de forme quadrilatère.

Face exocranienne. — On y voit une bande osseuse courbe, à concavité inférieure, limitée par deux lignes, la *ligne temporale supé-rieure*, où s'insère l'aponévrose temporale, et *la ligne temporale infé-rieure*, où s'insère le muscle; ce muscle détermine, sur la partie de l'os située au-dessous de cette ligne, une série de *lignes radiées*, au milieu desquelles l'artère temporale profonde postérieure marque un *sillon*. Au-dessus des lignes temporales, l'os est très convexe, et présente une bosse, *bosse pariétale*. Enfin, en haut et en arrière, l'os est percé d'un *trou*, où passent la veine émissaire de Santorini et une artériole; il peut manquer.

Face endocranienne. — Sa concavité répond à la convexité de la précédente ; elle est surtout marquée au niveau de la *fosse pariétale*. Cette face présente, à sa partie inférieure, des impressions digitales et éminences mamillaires ; elle est marquée de deux systèmes de sillons, répondant aux branches de la *méningée moyenne* ; les antérieurs, sont presque verticaux et partent de l'angle antéro-inférieur ; les postérieurs partent du bord inférieur et s'inclinent en haut et en arrière. En avant de la branche antérieure de la méningée, le *sinus veineux sphéno-pariétal* de *Breschet* déprime l'os en une gouttière large et peu profonde. Le long du bord supérieur, court une demi-gouttière qui, avec celle du côté opposé, loge le *sinus veineux longitudinal supérieur* ; elle est bordée d'excavations plus ou moins profondes, déterminées par les *granulations de Pacchioni*. Enfin l'angle postéro-inférieur est contourné par la gouttière du *sinus veineux latéral*.

Bords. — Le bord supérieur ou *sagittal* s'articule par des dentelures, avec celui du côté opposé ; le bord inférieur, *temporal* (*margo squamosus* BNA), tranchant, à concavité inférieure, est taillé en biseau aux dépens de la face exocranienne, et recouvert par l'écaille du temporal ; le bord antérieur ou *coronaire* s'articule avec le frontal ; le bord postérieur, ou *lambdoïde*, très dentelé, s'engrène avec l'écaille de l'occipital.

Angles. — L'angle antéro-supérieur (*angulus frontalis* BNA), forme avec le frontal et le pariétal le *bregma* ; l'angle antéro-inférieur (*a. sphenoidalis* BNA) forme, avec la grande aile du sphénoïde, l'occipital et le frontal, une suture en H, appelée *ptérion* ; l'angle postéro-supérieur (*a. occipitalis* BNA) forme avec le pariétal et l'occipital, le *lambda* ; l'angle postéro-inférieur (*a. mastoideus* BNA) forme, avec l'occipital et la portion mastoïdienne du temporal, l'*astérion*.

Ossification. — Elle se fait par un seul point, apparaissant au niveau de la future bosse occipitale, et rayonnant de là pour former la table interne et la table externe.

Architecture. — C'est un os formé de deux lames de tissu compact, ou tables, séparées par des îlots irréguliers de tissu spongieux, où courent les canaux veineux du diploé.

TEMPORAL

Le temporal est un os pair, situé à la partie latérale et inférieure du crâne, entre le sphénoïde, l'occipital et le pariétal. Il loge les organes de l'*ouïe*. Il est formé de trois parties, séparées chez l'embryon : l'*écaille*, qui appartient à la voûte ; le *rocher*, ou pyramide pétreuse, qui fait partie de la base, et auquel il convient de rattacher la *mastoïde* ;

enfin l'*anneau tympanal*, cercle incomplet, soudé par ses deux extrémités à l'écaille, et appliqué contre la face exocranienne du rocher.
Chez l'adulte, des sutures
témoignent de la sépara-
tion primitive de ces trois
pièces osseuses.

1° **Portion écailleuse.**
— Elle est limitée en haut
par un *bord tranchant*
convexe, dont le biseau
s'applique sur la face externe du bord inférieur du
pariétal (V. cet os), puis
contre la grande aile du

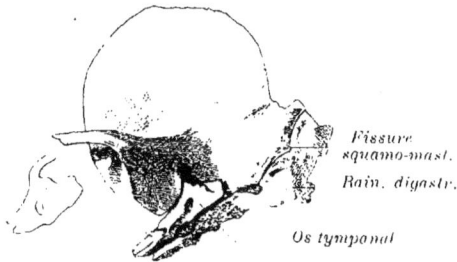

Fissure
squamo-mast.

Rain. digastr.

Os tympanal

FIG. 93. — Temporal (enfant de 2 ans).
A gauche, portion tympanique isolée.

sphénoïde. En arrière, elle se soude à la portion mastoïdienne du
rocher, au niveau de la suture *pétro-squameuse externe*, qui va obli-
quer en bas et en avant vers
le sommet de cette apophyse.
En bas, elle s'unit au segment
inférieur de l'os tympanal par la
scissure *tympano-squameuse*,
visible sur la paroi postérieure
du conduit auditif externe; puis
au rocher, par la fissure *pétro-
squameuse externe*, visible au
fond de la scissure de Glaser;
cette scissure est constituée
par une autre fissure, située
en arrière de la précédente et
parallèle à elle, la fissure pétro-
tympanique; la portion de ro-
cher qui s'interpose ainsi entre l'écaille et l'os tympanal est une
lamelle fort mince. Enfin en dedans, l'écaille se termine à la suture
pétro-squameuse interne, que l'on aperçoit à la limite externe de la
face endocranienne postérieure du rocher.

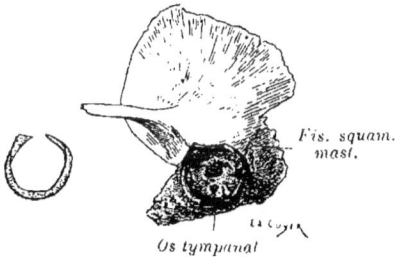

Fis. squam.
mast.

Os tympanal

FIG. 94. — Le temporal du nouveau-né,
face exocranienne.

La portion tympanique, encore à l'état d'anneau,
a été détachée et représentée à gauche de la figure;
comme elle n'est pas complètement développée, on
aperçoit ce que je décrirai sous le nom de face exocranienne antérieure du rocher.

Face endocranienne. — Une toute petite portion de cette face, qui
confine à la suture pétro-squameuse interne, forme le *champ tympanal*, lequel prend part à la constitution du toit de la caisse. On y
trouve quelquefois une gouttière pour le sinus pétro-squameux. Une
crête tympanale sépare le champ tympanique du *champ cérébral*.
Celui-ci, beaucoup plus étendu, est marqué d'empreintes cérébrales, et
de sillons vasculaires pour l'artère méningée moyenne.

Face exocranienne. — Une crête horizontale relevée en arrière (*crête sus-mastoïdienne* ou *linea temporalis*) et terminée en avant sur l'apophyse zygomatique, divise cette face en deux champs.

Le *champ temporal*, supérieur, lisse, donne insertion au muscle temporal. — Le *champ basilaire* est divisé lui-même en deux portions, l'une postérieure et l'autre antérieure, par une *crête horizontale glé-*

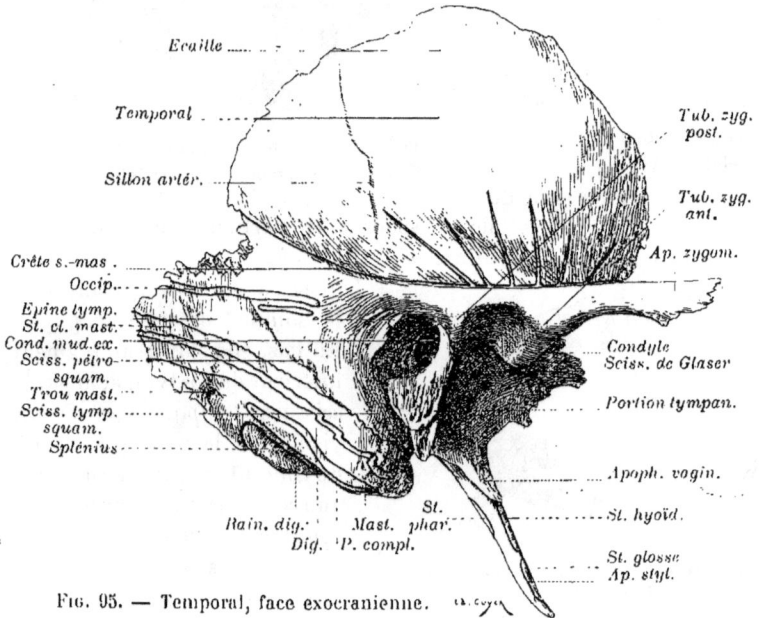

Fig. 95. — Temporal, face exocranienne.

noïdienne, répondant à la scissure de Glaser, et sur laquelle se soude le bord antérieur de l'os tympanal. En arrière de la crête, c'est la paroi postéro-supérieure du *conduit auditif externe* et le *bord antérieur de la mastoïde*, jusqu'à la suture pétro-squameuse externe. On trouve au-dessus de l'angle postéro-supérieur du conduit auditif externe une épine avec une fossette en arrière, c'est l'*épine tympanale de Henle*, ou *spina supra-meatum*. En avant de la crête, on trouve d'arrière en avant : La *scissure de Glaser*, avec les fissures tympano-pétreuse et pétro-squameuse qui séparent une bandelette appartenant au rocher ; la *cavité glénoïde (fossa mandibularis BNA)* dont le grand axe est oblique en avant et en dehors ; le *condyle temporal*, convexe, faisant partie de l'articulation temporo-maxillaire ; enfin le *plan sous-temporal*, ascendant, incliné en avant, de Ribbes.

L'écaille donne naissance à l'*apophyse zygomatique*, qui est d'abord aplatie de haut en bas, puis transversalement, et finit en avant pour s'unir par un bord dentelé avec le malaire. Elle naît par deux *racines*, l'une postérieure, qui, en arrière de la cavité glénoïde, se renfle en un *tubercule* (*T. zyg. post.*); l'autre antérieure ou transverse, représentée par le condyle temporal, saillant en dehors sous forme d'un *tubercule* (*tub. articulare BNA*) (*T. zyg. ant.*), qui limite en avant la cavité glénoïde. La face externe de l'apophyse est cutanée, sa face interne répond à la fosse temporale, son bord supérieur donne insertion à l'aponévrose temporale, son bord inférieur au masséter.

2° **Portion tympanique.** — En forme de gouttière osseuse, ouverte en haut et en arrière, sa face postéro-supérieure, répond au conduit auditif externe, sa face antéro-inférieure complète la cavité glénoïde; sa lèvre antérieure se soude au rocher et à l'écaille, sa lèvre postérieure à la mastoïde. En bas, on voit une arête transversale, l'*apophyse vaginale*, qui engaine l'apophyse styloïde. En dehors, le bord de l'os donne insertion au cartilage de l'oreille externe; en dedans, l'os s'effile en une *apophyse tubaire*, qui complète le canal du muscle du marteau et de la trompe.

3° **Portion pétreuse.** — Elle comprend le rocher et l'apophyse mastoïde.

Rocher. — Il a la forme d'une pyramide quadrangulaire, dont deux faces sont endocraniennes, et deux exocraniennes, et dont les quatre bords se divisent en supérieur, inférieur, antérieur ou sphénoïdal, postérieur ou occipital. La face exocranienne antérieure est *masquée sur l'os complet* par la gouttière tympanale.

Face endocranienne antérieure (cérébrale). — On y trouve de dehors en dedans : 1° la suture *pétro-squameuse interne*; 2° le

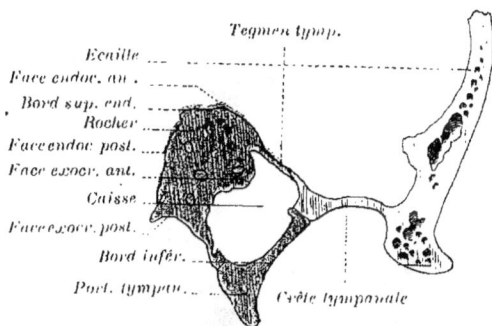

Fig. 96. — Temporal, coupe demi-schématique destinée à montrer la forme pyramidale quadrangulaire du rocher (la coupe est perpendiculaire à l'axe du rocher).

tegmen tympani, lamelle osseuse large et très mince, qui se détache du rocher pour recouvrir la caisse; 3° l'*eminentia arcuata*, saillie due au canal semi-circulaire supérieur; 4° un orifice, continué par une gouttière, obliquant vers le trou déchiré antérieur, l'*hiatus de Fallope*, par lequel passe le grand nerf pétreux superficiel, et à côté duquel on voit un ou plusieurs autres orifices, *hiatus accessoires*, pour les autres nerfs pétreux ; 3° enfin, une dépression ovalaire (*impressio trigeminis BNA*), répondant au *ganglion de Gasser.*

Face endocranienne postérieure (cérébelleuse). — On y trouve de

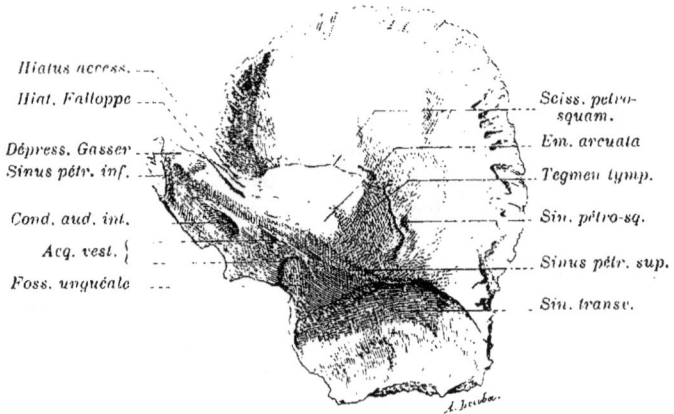

Figure label texts:
Hiatus access.
Hiat. Falloppe
Dépress. Gasser
Sinus pétr. inf.
Cond. aud. int.
Acq. vest.
Foss. unguéale
Sciss. petro-squam.
Em. arcuata
Tegmen tymp.
Sin. pétro-sq.
Sinus pétr. sup.
Sin. transv.

FIG. 97. — Les faces endocraniennes du rocher.

dehors en dedans : 1° à son union avec la face interne de la mastoïde, une large gouttière pour le *sinus latéral* ; 2° une dépression ovalaire,

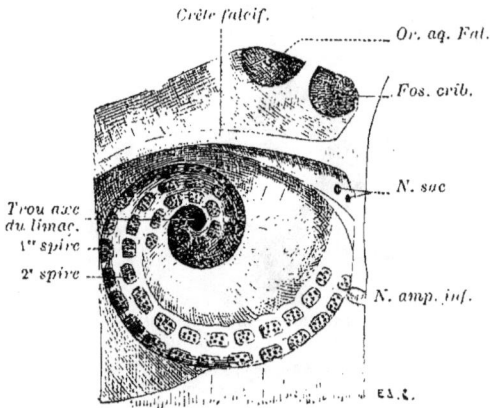

Figure label texts:
Crête falcif.
Or. aq. Fal.
Fos. crib.
N. sac
Trou axe du limac.
1" spire
2° spire
N. amp. inf.
E.L.C.

FIG. 98. — Lame criblée spiroïde du limaçon (d'après SAPPEY).

fossette unguéale, avec l'orifice en fente de *l'aqueduc du vestibule*, d'où émerge le canal endolymphatique ; 3° une fossette anguleuse et profonde, vestige de la *fossa subarcuata* du nouveau-né ; 4° le large *trou auditif interne*, orifice du conduit du même nom, par lequel passe le facial, l'intermédiaire, l'auditif et les artères auditives internes ; le fond du conduit est divisé en deux étages par une *crête falciforme* : l'étage supérieur possède une fossette antérieure, orifice de *l'aqueduc de Fallope* (canal du facial), et une fossette postérieure, *cribriforme*, pour le nerf vestibulaire ; l'étage inférieur présente la *fossette cochléenne*, où on voit la *lame criblée spiroïde du limaçon*, et, en arrière d'elle, les petits orifices de la *fossette vestibulaire inférieure* ; 5° une demi-gouttière pour le *sinus pétreux inférieur*.

Face exocranienne antérieure (tympano-sphénoïdale). — On y voit, quand on a enlevé la gouttière tympanique, de dehors en dedans : 1° l'ouverture des *cellules mastoïdiennes* ; 2° *l'antre pétreux*, qui s'ouvre dans la caisse par l'*aditus ad antrum* ; 3° la *paroi interne de la caisse*, avec une éminence ou *promontoire*, surmontée d'une fossette

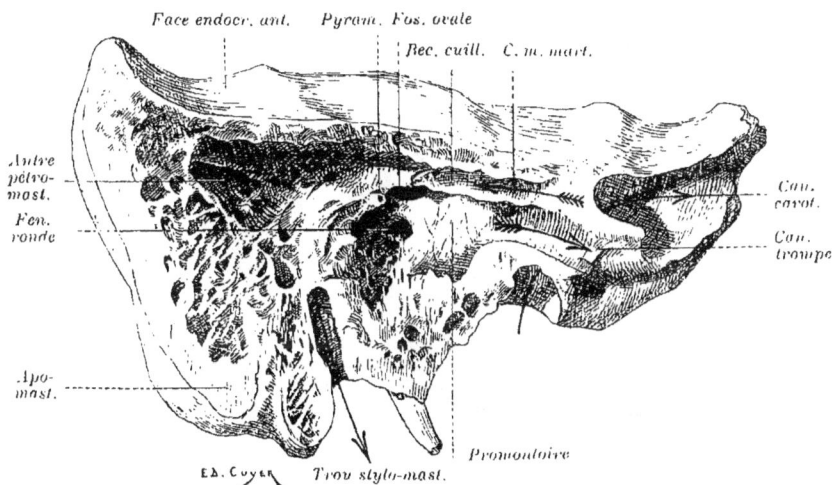

Face endocr. ant.   Pyram. Fos. ovale
Bec. cuill.   C. m. mart.
Antre pétro-mast.
Fen. ronde
Can. carot.
Can. trompe
Apo-mast.
ED. Cuyer   Trou stylo-mast.
Promontoire

Fig. 99. — Temporal, face exocranienne antérieure (la portion tympanique a été détachée).

ovalaire, la *fosse ovale* ; au-dessus et en arrière, le relief du *canal du facial* ; au-dessus et en avant, une gouttière, pour le *muscle du marteau* (*semicanalis m. tensor tympani* B.N.A), dont le sommet proémine dans la caisse et forme le *bec de cuiller* ; sous cette gouttière, on en voit une autre, parallèle, pour la *trompe* (*semican. tubæ auditivæ*) ; ces deux gouttières sont transformées en canaux par l'os tympanal ; en arrière du promontoire, la *pyramide*, saillie contenant le muscle de l'étrier et sous laquelle on trouve la *cavité sous-pyramidale*, puis la niche de la *fenêtre ronde* ; — 4° la paroi externe du *canal carotidien*.

Face exocranienne postérieure (occipitale). — On y voit de dehors en dedans : 1° la *facette jugulaire*, engrénée avec l'occipital ; 2° le *trou stylo-mastoïdien*, d'où sort le nerf facial et l'artère stylo-mastoïdienne ; 3° l'*apophyse styloïde*, dont la base est engainée par l'apophyse vagi-

nale du tympanal, et qui se dirige en bas et en avant; elle fait primitivement partie de l'arc hyoïdien et se soude plus tard au rocher;
4° près de la gaine vaginale, l'*ostium exitus*, où passe le rameau auriculaire du vague; 5° la *fosse jugulaire* avec, sur sa paroi externe,
l'*ostium introïtus*; 6° l'orifice inférieur du *canal carotidien*, sur la
paroi externe duquel s'ouvre le *canal carotico-
tympanique*; 7° la *fossette pyramidale* qui loge

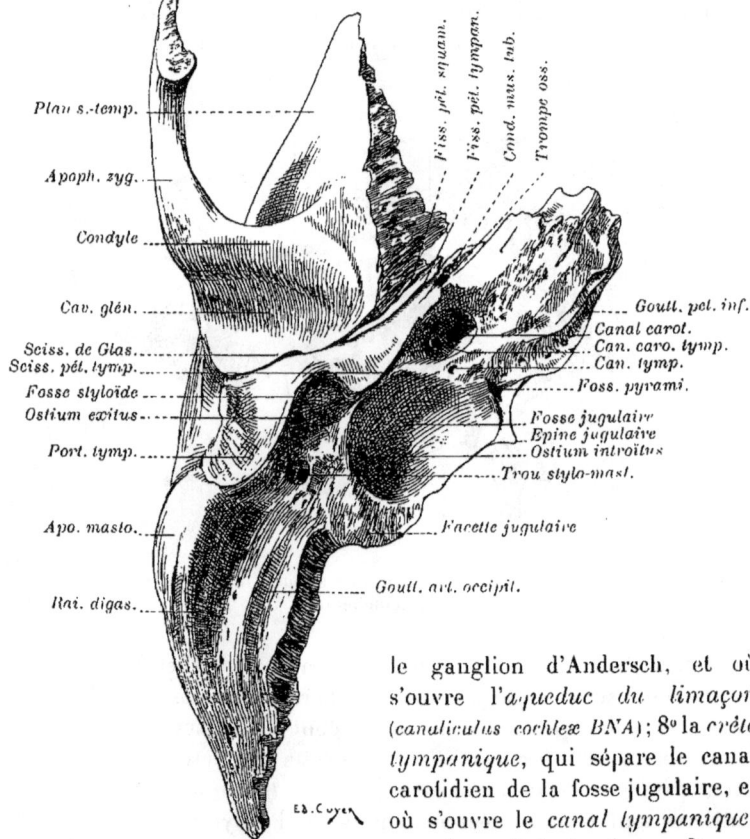

Plan s.-temp.
Apoph. zyg.
Condyle
Cav. glén.
Sciss. de Glas.
Sciss. pét. tymp.
Fosse styloïde
Ostium exitus
Port. tymp.
Apo. masto.
Rai. digas.

Fiss. pét. squam.
Fiss. pét. tympan.
Cond. mus. tub.
Trompe oss.

Goutt. pet. inf.
Canal carot.
Can. caro. tymp.
Can. tymp.
Foss. pyrami.
Fosse jugulaire
Epine jugulaire
Ostium introïtus
Trou stylo-mast.
Facette jugulaire
Goutt. art. occipit.

ED. COYER

FIG. 100. — Temporal, face exocrânienne
postérieure, l'apophyse styloïde a été
détachée.

(J'ai cru devoir donner à cette figure de grandes
dimensions pour montrer les nombreux détails
qu'elle doit mettre en évidence.)

le ganglion d'Andersch, et où
s'ouvre l'*aqueduc du limaçon*
(*canaliculus cochleæ BNA*); 8° la *crête
tympanique*, qui sépare le canal
carotidien de la fosse jugulaire, et
où s'ouvre le *canal tympanique*,
pour le nerf de Jacobson; 9° une
surface rugueuse où s'insère le
péristaphylin interne, et qui répond à la portion osseuse de la
trompe.

   Bord supérieur ou endocrânien.
— Tranchant en dehors et en arrière, il surplombe la gouttière du

sinus latéral ; puis il est en forme de gouttière, logeant le *sinus pétreux supérieur* ; enfin, près du sommet, il est échancré par le passage du *trijumeau*. Dans toute son étendue, il donne insertion à la tente du cervelet.

Bord inférieur ou exocranien. — Il limite, en avant, la fosse jugulaire et le canal carotidien ; sur l'os entier il est rendu saillant par l'apophyse vaginale.

Bord postérieur. — Il s'articule avec l'occipital et limite avec lui le *trou déchiré postérieur* ; l'échancrure qu'il forme est divisée en une partie externe ou veineuse, et une partie interne ou nerveuse par l'*épine jugulaire* ; en dedans, s'y termine la gouttière du *sinus pétreux inférieur*.

Bord antérieur. — En dehors, il est formé par le bord antérieur du tegmen ; en dedans, il limite, avec le sphénoïde, le *trou déchiré antérieur* ; entre les deux, il forme, avec l'écaille, un angle rentrant, dans lequel s'enfonce la saillie du bord postérieur de la grande aile du sphénoïde.

Sommet. — Il présente l'orifice interne du *canal carotidien*. et répond à l'apophyse basilaire.

Apophyse mastoïde. — Nous avons vu qu'elle appartient à l'écaille par son 1/5 antéro-supérieur, au rocher par ses 4/5 postéro-inférieurs.

Le bord antérieur est vertical ; le bord postérieur, oblique en haut et en arrière, s'articule avec l'occipital.

La face *externe* présente, en arrière de la suture pétro-squameuse externe, des rugosités pour l'insertion des muscles sterno-mastoïdiens. splénius et petit complexus ; en arrière, on voit l'orifice du trou *mastoïdien*, qui mène au canal du même nom, et aboutit, d'autre part, à la *gouttière latérale*. Cette gouttière est creusée sur la face *endocranienne* de la mastoïde, qui est pétreuse par son 1/3 antérieur. veineuse par son 1/3 moyen, et cérébelleuse par son 1/3 postérieur. Le sommet de la mastoïde est marqué par deux gouttières, l'une externe. *rainure digastrique* (*sulcus mastoideus B.NA*), l'autre interne, gouttière de l'*artère occipitale* ; elles échancrent le bord postérieur de l'apophyse.

Cavités et canaux creusés dans l'épaisseur du temporal. — Ils sont disposés en X : la branche transversale est formée par les *conduits auditifs interne et externe* ; la branche sagittale est formée par la *trompe*, l'*antre* et l'*aditus*. Au point de croisement se trouve la *caisse du tympan*. Le rocher est creusé de cavités répondant à l'oreille interne, et épousant sa forme (*limaçon, vestibule, canaux semi-circulaires*) et de canaux vasculaires ou nerveux : le *canal du facial*, ou aqueduc de Fallope, se dirige, depuis le fond du conduit auditif interne, horizontalement en avant et en dehors entre le limaçon et le vestibule, puis en dehors et en arrière sur la paroi interne de la caisse, enfin verticalement en bas, entre l'antre et la caisse, pour aboutir au trou stylo-mastoïdien. Le premier coude est en regard de l'hiatus de Fallope, le second dans le seuil de l'aditus. Les *canaux caroticó-tympaniques* et de *Jacobson* aboutissent au promontoire. Quant au *canal carotidien*, il présente deux portions, verticale et horizontale, coudées à angle droit.

Ossification. — *L'écaille* se développe par trois points : zygomatique, squameux et épitympanique; la *portion tympanale* par trois autres points, qui avec les précédents forment l'ossification du cercle tympanal, d'où ils rayonnent secondairement.

Le *Rocher* présente un grand nombre de points d'ossification qui partent du vestibule, du limaçon et des canaux semi circulaires, et auxquels s'ajoutent des points complémentaires.

L'apophyse mastoïde se développe tardivement aux dépens du rocher; elle ne se creuse de cellules qu'après la naissance, par résorption du tissu spongieux; l'apophyse ne commence à se dessiner qu'après deux ans, et l'antre pétreux avant cet âge est situé au-dessus du conduit auditif externe.

OS WORMIENS

Ce sont de petits os que l'on rencontre accidentellement sur le crâne, surtout au niveau des sutures et des fontanelles. Au point de vue *embryologique*, on peut les diviser en os w. faux, qui ne sont qu'une partie d'un os normal restée indivise, comme par exemple l'os épactal de l'occipital, et os w. vrais, qui sont surajoutés et ont pour eux un point d'ossification spécial, non emprunté à l'os contigu. Suivant leur *situation*, on les divise ainsi :

W. Fontanellaires, dont les plus fréquents sont développés sur l'astérion, le ptérion, le lambda et le bregma, c'est-à-dire aux quatre angles du pariétal. — **W. suturaux**, développés en pleine suture, surtout sur la suture lambdoïque; quelquefois ils n'occupent que la table externe de l'os (os w. *exocraniens*). Enfin, il existe des os w. *insulés* qui siègent en plein centre de l'os, particulièrement du frontal; ils n'occupent généralement que la table interne (os w. *endocraniens*).

DU CRANE EN GÉNÉRAL

1º **Conformation.** — Le crâne est un ovoïde à grosse extrémité postérieure, légèrement aplati des deux côtés et auquel nous décrirons une face exocranienne et une face endocranienne; il est formé par l'ensemble des os que nous avons étudiés.

Exocrâne. — Il comprend deux parties, la *voûte* et la *base*, séparées par le sillon naso-frontal, les arcades orbitaires, la suture fronto-malaire.

la crête temporale du sphénoïde et le zygoma, la crête sus-mastoïdienne, la ligne courbe occipitale supérieure et la protubérance occipitale externe.

Voûte proprement dite. — Elle présente en avant la *glabelle* et les *arcades sourcillères*, plus haut les *bosses frontales*, latéralement les *bosses pariétales*. Elle est formée par le frontal, le pariétal et l'occipital et limitée par la ligne courbe temporale inférieure, qui la sépare de la *fosse temporale*.

Fosse temporale. — Elle répond, en bas, à la ligne de séparation

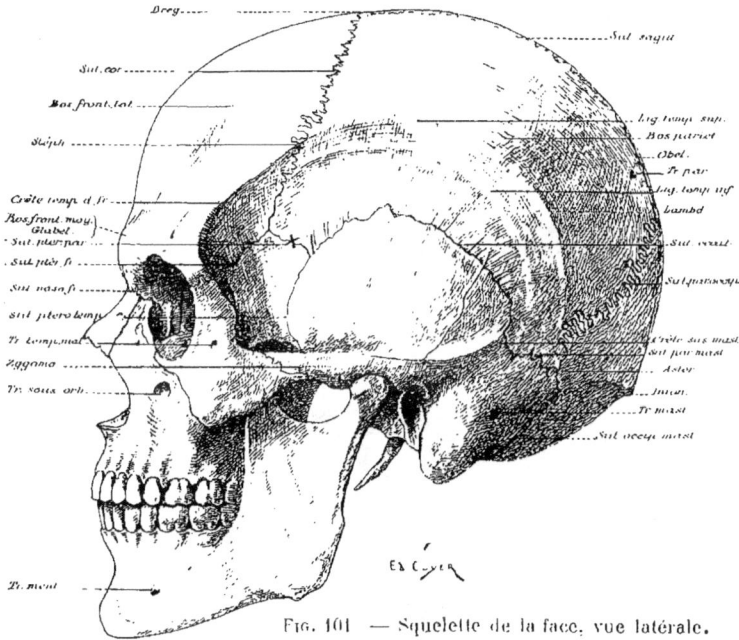

Fig. 101 — Squelette de la face, vue latérale.

de la base et de la voûte; en haut, à la voûte proprement dite; en avant, à l'apophyse orbitaire externe du frontal. Son fond est formé par quatre os, l'écaille du temporal, la grande aile du sphénoïde, la partie aplatie et rétro-orbitaire du frontal, le 1/3 inférieur du pariétal. Elle loge le muscle temporal, que recouvre l'aponévrose de même nom.

Sutures. — Les deux sutures fronto-pariétales forment la suture *coronale*; la suture bi-pariétale ou *sagittale* commence en avant, au milieu de la précédente, en un point dit *bregma*, et finit en arrière en se bifurquant sur la pointe de l'occipital, ou *lambda*, pour former la suture *lambdoïde*. On appelle *stéphanion* le point de croisement de la suture coronale avec la ligne courbe temporale; *obélion*, le point de la suture sagittale, situé à 2 centimètres en arrière du bregma, et où s'arrêtent les dentelures osseuses; *ptérion*, la suture en H formée par le pariétal, le temporal, le frontal et le sphénoïde; enfin, *astérion*, le point de réunion de l'occipital, du pariétal et du temporal.

Base. — Deux lignes, l'une antérieure, allant de l'apophyse orbitaire externe à la base des apophyses ptérygoïdes, l'autre postérieure, artificielle, passant par les deux mastoïdes, divise la base en trois étages :

Étage antérieur (fronto-ethmoïdal). — On y voit sur la ligne médiane d'avant en arrière : l'*épine nasale*, la *lame perpendiculaire*, le *bec du sphénoïde* et l'orifice des *sinus sphénoïdaux*. Sur les parties latérales : la *lame criblée*, les *arcades*

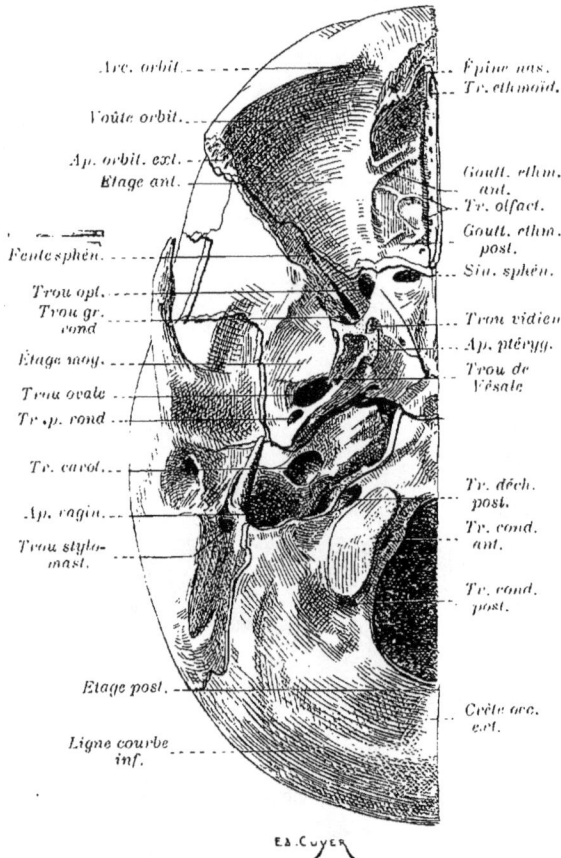

Fig. 102. — Exocrane. Base.

(Le massif facial, les masses latérales de l'ethmoïde et les apophyses ptérygoïdes sont enlevés.)

orbitaires, les *voûtes orbitaires*, la *fente sphénoïdale* et le *trou optique*, le *trou grand rond*. Quant aux masses latérales de l'ethmoïde et aux apophyses ptérygoïdes, elles font partie du squelette facial.

Étage moyen (sphéno-temporal). — On y trouve sur la ligne médiane la *crête sphénoïdale* et les *cornets de Bertin*, l'*apophyse basilaire* et le *tubercule pharyngien*, avec les diverses crêtes déjà signalées à propos de l'occipital. Sur les parties latérales, les fosses *ptérygoïdes* et *scaphoïdes*, le plan *sphéno-temporal*, plafond de la fosse ptérygo-maxillaire, le *trou déchiré antérieur* entre la grande aile du sphénoïde, percée des trous déjà décrits, le rocher en arrière, et l'épine du sphénoïde en dehors ; le *ro-cher* avec ses mul-tiples orifices, l'a-pophyse *styloïde* et l'apophyse *va-ginale*. Entre cette dernière et la racine trans-verse du zygoma, on voit la *cavité glénoïde*, au fond de laquelle se trouve la *scissure de Glaser*, elle-même sillonnée par deux fissures. Enfin en arrière du rocher le *trou déchiré posté-rieur*.

Étage posté-rieur (occipital). — On y découvre l'*apophyse mas-toïde*, avec ses rai-nures *digastrique* et *occipitale*, et toute la face in-férieure des *apo-physes jugulai-*res de l'occipital et de la partie de l'*écaille* sous-jacente à la ligne occipitale supérieure ; au milieu le *trou occipital* et les deux *condyles* qui le rétrécissent latéralement.

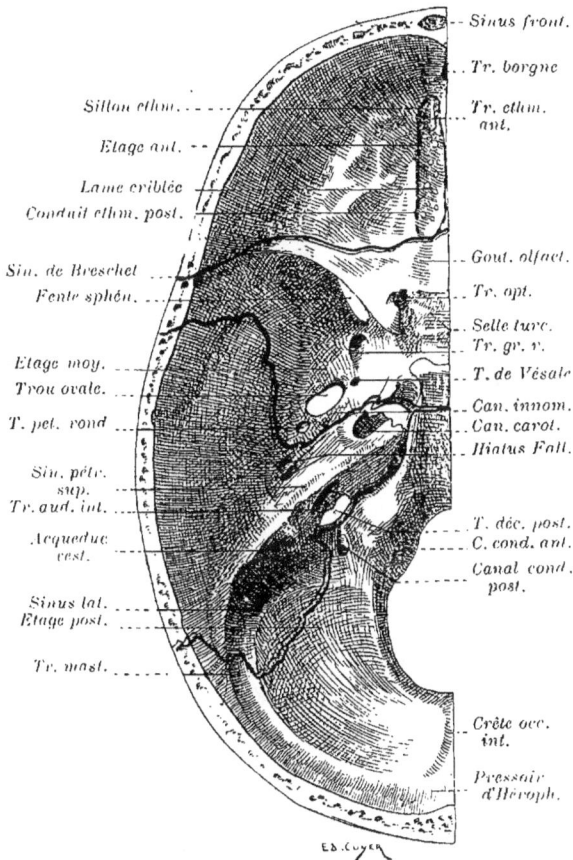

Fig. 103. — Endocrane. Base.

Labels: Sinus front. — Tr. borgne — Tr. ethm. ant. — Gout. olfact. — Tr. opt. — Selle turc. — Tr. gr. v. — T. de Vésale — Can. innom. — Can. carot. — Hiatus Fall. — T. déc. post. — C. cond. ant. — Canal cond. post. — Crête occ. int. — Pressoir d'Héroph. — Sillon ethm. — Étage ant. — Lame criblée — Conduit ethm. post. — Siu. de Breschet — Fente sphén. — Étage moy. — Trou ovale. — T. pet. rond — Siu. pétr. sup. — Tr. aud. int. — Acqueduc vest. — Sinus lat. — Étage post. — Tr. mast. — ED. COYER

Endocrane. — Sur la voûte on remarque la *crête frontale* en avant, qui se continue en arrière avec la *gouttière* du sinus longitudinal supé-rieur, bordé des *empreintes pacchioniennes*. Latéralement l'os est creusé de *sillons*, par l'artère méningée moyenne, en avant desquels est la *gouttière* du sinus de Breschet.

Base. — Elle est divisée en trois *étages* par deux crêtes, l'une répondant au bord postérieur des petites ailes du sphénoïde, l'autre au bord supérieur du rocher.

Étage supérieur (fronto-ethmoïdal). — Au milieu, séparés par l'*apophyse crista galli*, on voit les deux *fosses ethmoïdales*, avec les multiples orifices de la lame criblée, les conduits ethmoïdaux-frontaux antérieur et postérieur, et la gouttière olfactive. Latéralement sont les *bosses orbitaires*, devenues lisses au niveau des petites ailes. Le bord postérieur des petites ailes est longé par le sinus de Breschet.

Étage moyen (sphéno-temporal). — Au centre se trouve la *selle turcique*, les *gouttières optiques*, et de chaque côté les trois *apophyses clinoïdes*; enfin les gouttières caverneuses. Latéralement, l'étage moyen forme deux *fosses*, qui s'élargissent en dehors, et dont la limite postérieure répond à la face endocranienne antérieure du rocher et aux gouttières pétreuses supérieures, qui longent son bord supérieur. On y trouve un grand nombre d'orifices : la *fente sphénoïdale*, cachée par la petite aile du sphénoïde, les trous *grand rond*, *ovale*, *petit rond*, *innominé*, et *de Vésale*, le *trou déchiré antérieur*, et l'orifice interne du *canal carotidien* qui y aboutit.

Étage inférieur (occipito-temporal). — Au milieu, on aperçoit la *gouttière basilaire*, le *trou occipital*, la *crête* et la *protubérance occipitale internes*. Sur les côtés, la face endocranienne postérieure du rocher, la gouttière du *sinus pétreux inférieur*, qui aboutit au *trou déchiré postérieur* (extrémité antéro-interne), tandis qu'à son extrémité postéro-externe se termine le *sinus latéral*.

En arrière, se trouve la face supérieure des masses latérales de l'occipital, avec les *canaux condyliens*, puis les *fosses cérébelleuses*.

TABLEAU DES TROUS ET DES CANAUX DE LA BASE DU CRANE, AVEC LES ORGANES QU'ILS CONTIENNENT

1. Orifices visibles à la fois sur l'exocrane et l'endocrane.

Étage antérieur.	Trous de la lame criblée	{ *Ram. term. du n. olfactif* (I). { *Art. br. des ethm. ant. et post.*
	Fente ethmoïdale	Prolongement dure-mérien.
	Trou ethmoïdal	{ *N. ethmoïdal* (br. du nasal de l'ophtalmique du V⁰).
	Canal ethmoïdal ant.	{ *Artère ethmoïdale ant.* { *N. ethmoïdal.*
	Canal ethmoïdal post.	{ *Art. ethm. post.* { *N. de Luschka* (III).
	Canal optique	{ *N. optique.* { *Artère ophtalmique.*

Étage moyen.	Fente sphénoïdale	*N. mot. oc. commun* (III). *N. mot. oc. ext.* (VI). *N. path.* (lV). *N. frontal, nasal, lacrymal* (oph- talmique du V). *Veine ophtalmique.* Rac. sympath. du gangl. opht.
	Trou grand rond	*N. max. sup.* (V). Veines.
	Trou petit rond.	*Art. mén. moy.* Veines.
	Trou ovale	*N. max. inf.* Veines. Art. petite méningée.
	Trou de Vésale	Veine.
	Canal innominé	*Petits nerfs pétreux.*
	Trou déchiré ant.	*Grands nerfs pétreux.* Rac. sympath. du gangl. de Meckel Veines.
	Canal carotidien	*Artère carotide interne.* Plexus sympathique. Sinus veineux.
Étage postérieur.	Trou mastoïdien	*Veine émissaire.* Artère mastoïdienne.
	Trou déchiré post.	*N. glosso-pharyngien* (IX). *N. pneumogastrique* (X). *N. spinal* (XI). *Golfe jugulaire.* *Sinus pétreux inférieur.* Artère br. de la pharyngienne.
	Trou condylien ant. . . .	*N. grand hypoglosse* (XII). Plexus veineux. Artériole pharyng.
	Trou condylien post. . . .	Veine.
	Trou occipital.	*Bulbe.* Rac. médull. n. spinal (XII). *Artère vertébrale.* Plexus veineux.

2. Orifices visibles seulement sur l'endocrane.

Étage antérieur.	Trou borgne	Veine de Sabatier et Blandin. Prolongement dure-mérien.
Étage moyen.	Hiatus de Fallope. . . . . Hiatus accessoires	*Grands nerfs pétreux.* *Petits nerfs pétreux.*
Étage postérieur.	Trou auditif int.	*N. facial* (VII) et interméd. de Wr. *N. auditif* (VIII). Artère aud. int.
	Aqueduc du vestibule. . .	*Sac endolymphatique.* Artérioles et veinules.
	Trou innominé	Veine émissaire occip.

3. Orifices visibles seulement sur l'exocrane.

	Canal ptérygo-palatin. . .	{ *N* pharyngien de Bock. / Art. phar. sup. et veinules.
	Canal vidien	Art. v. et *n. vidien.*
	Canal musculaire.	Muscle du *marteau.*
	Canal de la trompe. . . .	Trompe d'*Eustache.*
Étage	Canal tympanique	*N.* de *Jacobson* (IX).
moyen	Canal carotico-tympanique.	*N. carotico-tympr.* (IX).
	Acqueduc du limaçon . .	{ *Communication entre la cav. arachn. et les espaces péri-lymphat. de l'oreille int.* / Artérioles et veinules.
	Ostium introïtus	Rameau auric. du vague.

Étage	Trou aud. ext.	
postérieur.	Trou stylo-mastoïdien. . .	{ *N. facial.* / *Art. stylo-mast.*

2º **Élasticité.** — Le crâne est *élastique* et *dépressible*, surtout dans le sens transversal; le diamètre peut se réduire de 1 centimètre sans qu'il y ait fracture, et ceci pour les deux tables; quand on le laisse tomber il rebondit comme une balle élastique. Cette élasticité, qui est nulle chez l'enfant, à cause des substances molles qui séparent les sutures, diminue dans la vieillesse.

3º **Résistance.** — Elle est augmentée par la disposition des sutures, qui s'engrènent l'une avec l'autre par des *dentelures*, et par la forme en *biseau* que prennent les bords; ainsi le biseau pariétal est soutenu par le biseau temporal qui s'applique sur sa face externe, de telle sorte que ce dernier os s'oppose à l'écartement des pariétaux dans un choc violent appliqué sur la voûte.

4º **Épaisseur.** — Elle atteint ses plus grandes dimensions au niveau de la protubérance occipitale, elle est faible au niveau des ailes du sphénoïde et des fosses cérébelleuses.

La couche du *diploé*, qui s'insinue entre les deux tables, est à ce niveau très réduite; aux points où le diploé est abondant, on le voit traversé de *canaux veineux*, qui vont aboutir dans les sinus voisins, et qui collectent le sang des lacunes de l'os.

5º **Crâne infantile.** — Il est caractérisé par la présence de dépressions ou *fontanelles*, situées aux points de rencontre des os, et où l'ossification n'a point encore envahi le crâne membraneux. On distingue la *grande* fontanelle antérieure ou *bregmatique*, quadrilatère; la *petite* fontanelle postérieure ou *lambdatique*, triangulaire; toutes deux médianes. Les fontanelles latérales sont l'une antérieure ou *ptérique*, l'autre postérieure ou *astérique*. Anormalement on peut trouver une fontanelle *orbitaire* sur la face interne de l'orbite, et des fontanelles

obélique, glabellaire et *cérébelleuse*. A la naissance, les bosses frontales et pariétales sont très accusées. L'ossification en progressant
comble les fontanelles, mais anormalement elle peut s'arrêter, en particulier sur le pariétal; ou bien se faire prématurément, d'où microcéphalie. Enfin des points d'ossification anormaux produiront les os

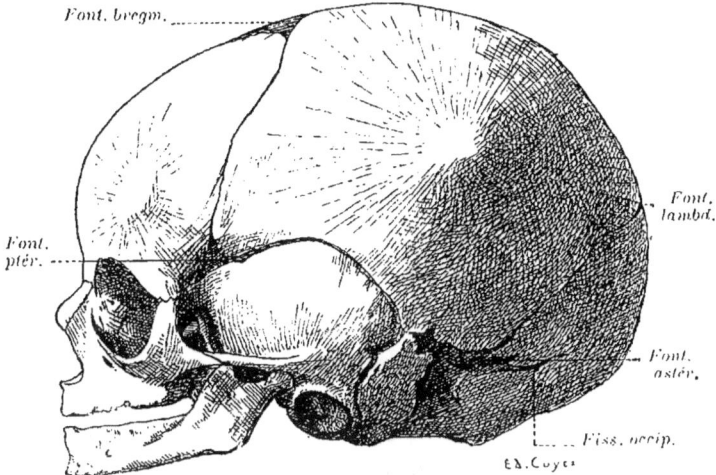

FIG. 104. — Le crâne du nouveau-né (vue latérale).

vormiens, tandis que l'absence de points normaux d'ossification amè-
neront des fontanelles supplémentaires.

6° **Crâne adulte.** — Jusqu'à sept ans, la base s'allonge; à cet âge,
elle a à peu près acquis ses dimensions définitives, et c'est à ce moment
que commence l'élargissement du frontal et de la voûte. Vers trente
ans le développement est complet, les sutures sont soudées; ce sont les
synostoses crâniennes. Cette synostose est plus tardive dans les races
supérieures, et elle s'achève par le frontal, témoin de la prédominance
du lobe psychique. L'ossification est plus rapide sur la table interne;
elle commence au niveau de la suture sagittale et se termine par la
suture temporale. La suture métopique peut anormalement persister.

7° **Crâne sénile.** — A la synostose succède l'*ankylose*, telle dans
certains cas qu'il devient impossible de trouver le point de limite des
os entre eux. En même temps les os s'atrophient, et s'amincissent; leur
élasticité diminue, et leur résistance devient moins grande.

11.

II. — OS DE LA FACE

Le squelette de la face comprend deux parties distinctes : le *massif maxillaire supérieur*, que composent 13 os, groupés autour de l'os maxillaire supérieur et des prolongements faciaux de l'ethmoïde et du sphénoïde ; et le *massif maxillaire inférieur*, que forme seule la mâchoire inférieure.

MAXILLAIRE SUPÉRIEUR (*Maxilla BNA*)

Le maxillaire supérieur a la forme d'une *pyramide triangulaire*, dont le sommet tronqué s'articule avec l'os malaire, et dont la base répond aux fosses nasales.

Face antérieure (ou jugale, répondant à la joue). — Au milieu de cette face excavée, se voit la *fosse canine*, située au-dessus de la racine des deux premières molaires et en dehors de la *bosse canine*, que soulève la racine de cette dent. En dedans de la bosse canine, se voit la *fossette myrtiforme*, située au-dessus des incisives, et où s'insère le myrtiforme.

A la partie inférieure de la fosse canine, s'insère le *canin*, sur une surface rugueuse ; à sa partie supérieure, est situé le *trou sous-orbitaire*, dont le bord supérieur, tranchant, est à 8 millimètres en moyenne du bord orbitaire inférieur, et dont le bord inférieur, mousse, se perd en bas sur la paroi externe de l'os. Au-dessus de lui, s'insère le muscle *élévateur propre de la lèvre supérieure*.

La face jugale est limitée en haut par le *bord antérieur*, concave ; ce bord s'articule à son extrémité externe avec le malaire, puis devient tranchant en dedans et en haut, où il forme la *crête lacrymale antérieure*. Le *bord postérieur* se continue insensiblement avec la face postérieure.

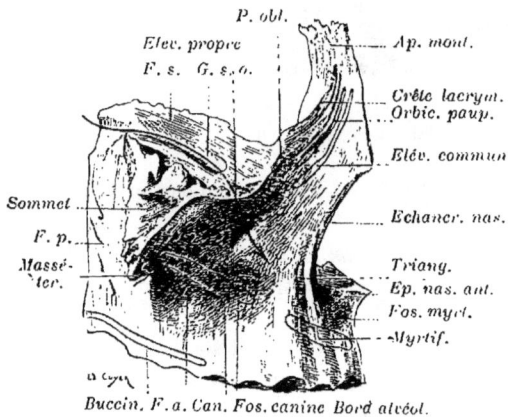

P. obl.
Elev. propre
F. s.   G. s. o.
Ap. mout.
Crête lacrym.
Orbic. paup.
Elév. commun
Sommet
Echancr. nas.
F. p.
Massé-
ter.
Triang.
Ep. nas. ant.
Fos. myrt.
Myrtif.
Buccin. F. a. Can. Fos. canine Bord alvéol.

Fig. 105. — Maxillaire supérieur, vue externe.

et se recourbe en haut vers l'os malaire. Le *bord antérieur*, tranchant, forme l'*échancrure nasale*, à l'orifice externe des fosses nasales.

Face supérieure (ou orbitaire). — Elle entre dans la constitution du plancher de l'orbite; elle est parcourue par une *gouttière* sagittale, conduisant dans un *canal* qui aboutit au trou sous-orbitaire, et que parcourt le nerf maxillaire supérieur; deux parties osseuses juxtaposées, dont la *synostose* s'aperçoit entre le trou sous-orbitaire et le bord orbitaire, forment ce canal. De son extrémité antérieure part le *canal dentaire antérieur et supérieur*, creusé en plein os, et aboutissant à la canine; il loge le nerf dentaire antérieur.

Limitée par le rebord orbitaire en avant, cette face possède un *bord postérieur*, qui forme la lèvre inférieure de la fente sphéno-maxillaire, et un *bord interne*, qui s'articule d'arrière en avant : avec le palatin, l'os planum et le lacrymal; à ce niveau, le bord interne s'échancre et limite en dehors le canal lacrymo-nasal.

Face postérieure (ou tubérosité). — Convexe, sauf près de l'os malaire, elle présente de fins *sillons*, qui aboutissent en bas aux *trous palatins postérieurs*, livrant passage aux v. et n. de même nom. Son bord supérieur présente une gouttière, marquée par le passage du nerf maxillaire supérieur, et qui conduit dans la gouttière de la face orbitaire. Son bord antérieur se continue avec la face jugale; son bord interne, lisse au milieu, forme la

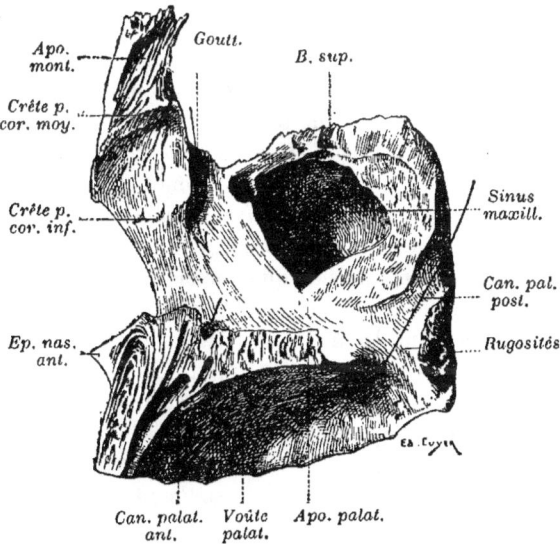

Fig. 106. — Maxillaire supérieur, vue interne, base.

paroi antérieure de l'arrière-fond de la fosse ptérygo-maxillaire; il devient rugueux à ses deux extrémités, pour s'articuler avec le palatin.

Base. — Elle est quadrilatère; on y voit le large orifice du sinus maxillaire (*hiatus de l'antre d'Highmore*); en arrière de lui l'os présente des rugosités et une gouttière oblique en bas et en avant, qui est trans-

11..

formée en *canal palatin postérieur*, par le palatin appliqué sur le maxillaire. Au-dessus de l'hiatus est une lame étroite, creusée de demi-cellules, que complèteront l'*ethmoïde*. Au-dessous, l'os est lisse et répond au *méat inférieur*. En avant, une crête horizontale, *crête turbinale*, marque l'insertion du cornet inférieur ; plus haut, derrière le rebord postérieur, saillant, de l'apophyse montante, on voit la *gouttière lacrymale*, que l'unguis et le cornet inférieur complèteront en un canal.

Sommet. — C'est une surface triangulaire, rugueuse, sur laquelle s'appuie l'*os malaire (Processus zygomaticus BNA).*

Apophyse palatine. — L'apophyse palatine est une lame quadrilatère, détachée du bord inférieur de la base de l'os.

Sa *face supérieure*, concave transversalement, forme le plancher des fosses nasales. — Sa *face inférieure*, rugueuse, forme la voûte palatine ; elle est parcourue d'arrière en avant, depuis le canal palatin postérieur, par une *gouttière* souvent dédoublée, dont l'interne loge le nerf palatin antérieur, l'externe l'artère palatine postérieure. — Son *bord antérieur* continue l'échancrure nasale, et se relève en dedans pour former, avec celui de l'os opposé, l'*épine nasale antérieure et inférieure.* — Son *bord postérieur*, taillé en biseau aux dépens de sa face supérieure, soutient la lame horizontale du palatin. — Son *bord interne*, épais surtout en avant, où il répond à l'os intermaxillaire, prend contact avec celui du côté opposé, et forme avec lui : en haut la *crête nasale*, articulée avec le vomer et le cartilage de la cloison ; en bas la *suture intermaxillaire*, élargie en avant pour devenir *fosse incisive*. Au niveau de cette fosse aboutissent les quatre *canaux palatins antérieurs* et incisifs, quelquefois réunis en un seul ; deux sont médians, l'antérieur n'est qu'un conduit nourricier ; le postérieur, bifurqué en haut en Y, livre passage au nerf naso-palatin interne ; les deux autres sont latéraux, intermédiaires aux précédents, livrant passage aux vaisseaux palatins antérieurs. Ils résultent de la juxtaposition des deux apophyses palatines.

Apophyse montante (*Processus frontalis BNA*). — Elle se détache de l'angle antéro-supérieur de l'os. Sa *face externe* présente la *crête lacrymale antérieure*, continue avec le bord orbitaire, et quelque fois détachée pour former l'*os lacrymal accessoire* ; en arrière de cette crête, la face externe est excavée, et forme avec l'unguis la *fosse du sac lacrymal.* — Sa *face interne* présente une *crête* horizontale pour le cornet moyen, sus-jacente à celle du cornet inférieur. — Le *bord antérieur*, rugueux, s'articule avec l'os propre du nez ; le *bord postérieur*, tranchant, s'articule avec l'os lacrymal.

Arcade alvéolaire. — Son développement est en rapport avec apparition des *dents*. L'arcade forme avec celle du côté opposé un fer à cheval à concavité postérieure; la *face externe* présente la saillie des alvéoles (*juga alveolaria BNA*); la *face interne* se continue insensiblement avec la voûte palatine; le *bord inférieur* présente l'orifice des 8 alvéoles latérales, dont la dernière peut être reportée sur la tubérosité.

Sinus maxillaire. — Il épouse la forme de la pyramide, dont les parois très minces le limitent. La gouttière du nerf maxillaire supérieur et les alvéoles dentaires y font saillie. Il peut présenter des prolongements alvéolaire, palatin, zygomatique, orbitaire, ce dernier dans l'apophyse orbitaire du palatin. Nous étudierons aux fosses nasales le cloisonnement de son orifice par les os contigus.

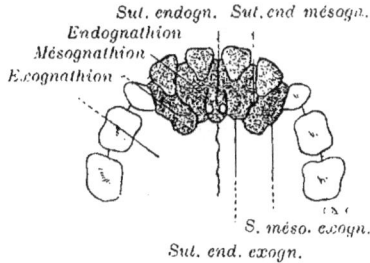

Sut. endogn. Sut. end mésogn.
Endognathion
Mésognathion
Exognathion

S. méso. exogn.
Sut. end. exogn.

FIG. 107. — L'os incisif et ses sutures (schéma imité d'ALBRECHT).

Ossification. — Le maxillaire se développe aux dépens de 5 points d'ossification. Les points *malaire* et *orbito-nasal* formeront le plancher de l'orbite et le canal sous orbitaire; le point *palatin* forme les 2/3 postérieurs de l'apophyse palatine et la portion y attenant du bord alvéolaire; le point *nasal* donne l'apophyse montante et la gouttière lacrymale; enfin le point *incisif* constitue avec celui du côté opposé l'os incisif ou intermaxillaire, qui donnera le 1/3 antérieur de l'apophyse palatine, et la partie y attenant de l'arcade alvéolaire. Le point incisif est en réalité double, si bien que l'intermaxillaire comprend quatre parties : au milieu, les deux *endognathions*, unis par la *suture endognathique*; latéralement, les deux *mésognathions*, unis aux précédents par les *sutures endo-mésognathiques*, et aux maxillaires proprement dits par la *suture exognathique*. Un défaut de soudure amènera la fissure qui complique le *bec de lièvre*; l'ancienne théorie de Goethe la faisait passer par la suture exognathique, si bien que les incisives étaient séparées de la canine; Albrecht au contraire admet qu'elle passe entre les deux moitiés de chaque point incisif, séparant ainsi les deux incisives l'une de l'autre; enfin d'après la théorie récente de Warinsky, la fissure couperait l'alvéole de l'incisive latérale, si bien que cette dent serait dédoublée, une partie restant avec le maxillaire, l'autre s'unissant à l'intermaxillaire; la mâchoire supérieure possède de cette façon une dent supplémentaire.

PALATIN

Le palatin, interposé à l'apophyse ptérygoïde et à la tubérosité maxillaire, est composé par deux lames, verticale ou nasale et horizontale ou palatine, unies à angle droit et surmontées de trois apophyses.

Lame horizontale. — Elle prolonge en arrière l'apophyse palatine du maxillaire supérieur, s'unissant à elle par son *bord antérieur*, dont le biseau s'appuie sur le biseau maxillaire. Sa *face supérieure*, concave transversalement, forme le plancher des fosses nasales; sa *face inférieure*, rugueuse, forme le 1/3 postérieur de la voûte palatine; on y voit l'origine de la gouttière palatine, et l'orifice du canal palatin postérieur. Le *bord postérieur* donne insertion au voile ; le *bord interne* rappelle celui de l'apophyse palatine du maxillaire, et se relève en arrière, pour former avec celui de l'os opposé l'*épine nasale postérieure*.

Lame verticale. — Elle s'insère par son *bord inférieur* sur le bord externe de la lame horizontale. Sa *face externe* présente quatre parties qui sont d'avant en arrière (fig. 123) : une bande lisse, recouvrant le bord postérieur de l'hiatus maxillaire ; une surface rugueuse appliquée sur la tubérosité maxillaire ; une partie lisse, formant le fond de la fente ptérygo-maxillaire ; une bande rugueuse, qui s'articule avec l'aile interne de la ptérygoïde. En bas, la face externe présente la demi-gouttière qui forme, avec celle de la face interne du maxillaire supérieur, le canal palatin postérieur. La *face interne* entre dans la constitution de la paroi externe des fosses nasales, et présente deux crêtes superposées et parallèles, pour les cornets inférieur (*crista conchalis BNA*) et moyen (*crista ethmoidalis BNA*).

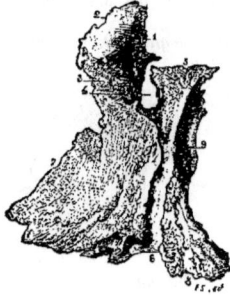

Fig. 108. — Os palatin, face externe (d'après Sappey).

1. Facette externe de l'apophyse orbitaire. — 2. Facette supérieure ou orbitaire de cette apophyse séparée de la précédente par un bord mousse qui fait partie de la fente sphéno-maxillaire. — 3. Facette antérieure ou maxillaire. — 4. Échancrure formant a plus grande part'e du trou sphéno-palatin. — 5. Apophyse sphéni'dale. — 6. Gout ière contribuant à former le conduit palatin postérieur. — 7. Petite facette allongée, unie et lisse, qui fait partie de la base du sinus maxillaire et qui se trouve recouverte par la muqueuse de ce sinus. — 8. Face'te externe de l'apophyse ptérygoïdienne. — 9. Gouttière qui reçoit le bord postérieur de l'aile interne de l'apophyse ptérygoïde.

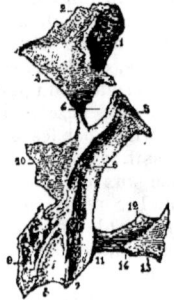

Fig. 109. — Os palatin, vue postérieure (d'après Sappey).

1. Facette interne de l'apophyse orbitaire et sinus pal..tin. — 2. Facette supérieure de cette apophyse. — 3. Sa facette postérieure. — Échancrure du bord supérieur. — 5. Apophys- sphénoïdale. — 6. Gouttière qui re oit l'aile interne de l'apophyse ptérygoïde. — 7. Son extrémité inférieure ou ptérygoïdienne. — 8. Gouttière moyenne de l'apophyse ptérygoïdienne. — 9. Gouttière externe de la même apophyse. — 10. Saillie qui répond à l'orifice du sinus maxillaire. — 11. Bord postérieur de la portion horizontale. — 12. Son bord antérieur. — 13. Son bord interne. — 14. Épine nasale.

Apophyses sphénoïdale et orbitaire. — Elles naissent du bord supérieur de la lame verticale, séparées par une échancrure, qui, avec le sphénoïde, forme le *trou sphéno-palatin* ; ce trou conduit de la fente ptérygo-maxillaire aux fosses nasales.

L'*apophyse sphénoïdale*, postérieure, recourbée en dedans et en arrière, s'applique sur la face inférieure du sphénoïde, puis sur l'apophyse vaginale de la ptérygoïde, avec laquelle elle forme le *conduit ptérygo-palatin* ; sa face inférieure répond à la voûte des fosses nasales.
— L'*apophyse orbitaire*, antérieure, volumineuse, recourbée en haut

et en dehors, se détache de la lame verticale par un pédicule fort grêle. Elle présente cinq facettes : trois sont articulaires, l'une avec l'*ethmoïde* dont elle complète une des cellules postérieures, l'autre avec le *sphénoïde*, dont elle ferme le sinus, la dernière avec le *maxillaire supérieure*, dans lequel peut se prolonger l'antre d'Higmore; deux sont lisses et forment, l'une la partie la plus reculée du plancher de l'*orbite*, l'autre la partie la plus élevée de l'arrière-fond *ptérygo-maxillaire*.

Apophyse pyramidale. — Elle naît à l'union des deux lames, se dirigeant en arrière, en bas et en dehors. Sa *face supérieure*, articulée de chaque côté avec les ailes ptérygoïdiennes, complète en bas le fond de la *fosse ptérygoïde*. Sa *face inférieure, palatine*, présente les orifices des *canaux palatins postérieurs accessoires*, où passent les nerfs palatins moyen et postérieur. Sa *face externe* s'applique sur la tubérosité maxillaire, puis apparait au fond de la fente ptérygo-maxillaire.

Ossification. — Deux points *primitifs* se partagent l'ossification des lames, le postérieur formant l'apophyse pyramidale. Les deux autres apophyses ont chacune un point *complémentaire*.

MALAIRE (*Os zygomaticum BNA*)

Le malaire (os de la pommette, os jugal) forme un *arc-boutant* entre trois os, le frontal, le temporal et le maxillaire supérieur.

Faces. — La *face externe* ou cutanée, convexe, donne insertion aux zygomatiques et à l'orbiculaire des paupières; elle présente l'orifice antérieur du *canal temporo-malaire*.

La *face interne* concave, limitant en avant les fosses temporale et zygomatique, donne insertion au muscle temporal; sur cette face s'implante une lamelle osseuse, l'*apophyse orbitaire (processus frontalis BNA)*, qui sépare l'orbite de la fosse temporale, et s'articule avec les portions orbitaires du sphénoïde et du maxillaire supérieur. On y voit l'orifice postérieur du canal temporo-malaire; ce canal naît d'autre

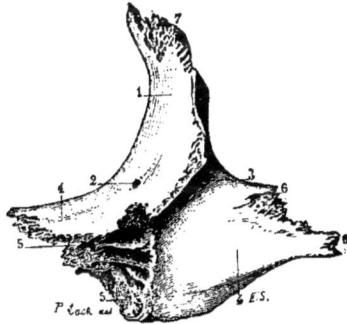

Fig. 110. — Os malaire, face interne (d'après Sappey).

1, 1. Facette supérieure ou concave de l'apophyse orbitaire. — 2. Orifice dans lequel s'engage le nerf malaire. — 3. Les bords supérieur et inférieur de l'apophyse orbitaire. — 4. Partie inférieure de la face interne de l'os. — 5, 5. Surface dentelée par laquelle il s'articule avec le sommet de l'apophyse transverse du maxillaire supérieur. — 6, 6. Angle supérieur dentelé pour s'articuler avec l'apophyse zygomatique. — 7. Angle supérieur, dentelé aussi, pour s'unir à l'apophyse orbitaire externe du frontal.

part d'un orifice situé sur la face orbitaire de cette apophyse. Enfin la face interne présente une large surface rugueuse qui s'applique sur le sommet de la pyramide maxillaire, et qui peut être creusé par un prolongement de l'antre d'Higmore.

Bords. — Le bord antéro-inférieur s'articule avec le *maxillaire*; le bord postéro-inférieur donne insertion au *masséter*, et se continue avec le bord inférieur du zygoma.

Le bord supérieur du zygoma se relève en se continuant avec le bord postéro-supérieur du malaire, sur lequel prend insertion l'*aponévrose temporale*; enfin le bord antéro-inférieur de l'os jugal forme le rebord *orbitaire*.

Angles. — L'antérieur aigu se perd sur le bord orbitaire inférieur, au niveau du trou sous-orbitaire; le postérieur, dentelé, supporte le sommet du zygoma; le supérieur s'articule avec l'apophyse orbitaire externe du frontal; l'inférieur, ou *tubercule malaire*, est saillant sous les téguments.

Ossification. — Trois points *primitifs* constituent trois pièces osseuses, qui peuvent parfois rester indépendantes (*os japonicum*) : le prémalaire ou orbitaire, le point malaire ou zygomatique, l'hypomalaire formant le tubercule malaire.

OS NASAL

Les *os propres du nez*, situés de chaque côté de la ligne médiane ont chacun la forme d'une petite lame osseuse, quadrilatère, élargie en bas, rétrécie près de son bord supérieur.

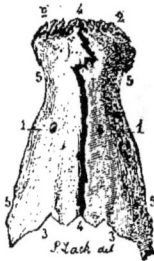

FIG. 111. — Os du nez
(d'après SAPPEY).

1, 1. Les deux os du nez légèrement écartés. — 2, 2. Extrémité supérieure de ces os. — 3, 3. Leur extrémité inférieure. — 4, 4. Leur bord interne au niveau duquel ils sont séparés par un très mince intervalle. — 5, 5, 5, 5. Leur bord externe.

La face externe, *cutanée*, convexe, donne insertion au pyramidal, et présente l'orifice d'un petit conduit vasculaire, qui mène dans les fosses nasales. La face interne, *nasale*, concave, s'appuie en haut par une surface rugueuse sur l'épine nasale du frontal; un fin sillon pour le nerf ethmoïdal la parcourt de haut en bas.

Le *bord interne* (*sulcus ethmoidalis BNA*), engréné avec celui du côté opposé, s'articule en arrière avec la lame perpendiculaire de l'ethmoïde; le *bord externe*, rugueux, s'articule avec l'apophyse montante du maxillaire supérieur; le *bord supérieur* présente des dentelures répondant à celles de l'échancrure nasale du frontal; le *bord inférieur* échancré, limite, avec les cartilages qui s'y insèrent, l'orifice de sortie du nerf naso-lobaire.

Ossification. — Il n'y a qu'un point d'ossification; il se dédouble parfois, pour former des *os nasaux surnuméraires*.

OS LACRYMAL OU UNGUIS

C'est une mince lamelle osseuse, quadrilatère, située à la face interne de l'orbite.

Faces. — La face orbitaire ou *externe* présente une crête verticale, *crête lacrymale*; en arrière de cette crête s'insère le muscle de Horner; en avant, l'os est excavé en une demi gouttière longitudinale, que complète celle de la branche montante du maxillaire inférieur; c'est la *gouttière lacrymale*, à laquelle fait suite le canal lacrymal; celui-ci est compris entre l'unguis et la face interne du maxillaire supérieur; il est complété par le cornet inférieur.

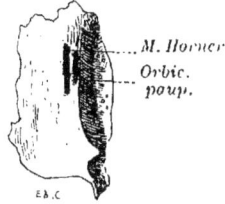
... *M. Horner*
Orbic.
poup.

Fig. 112. — Os lacrymal.
face externe (orbitaire)
(insertions musculaires).

La face ethmoïdale ou *interne* complète en haut les demi-cellules ethmoïdales antérieures et en bas fait partie de la paroi externe des fosses nasales.

Bords. — Le bord *supérieur* s'articule avec l'apophyse orbitaire interne du frontal; le bord *inférieur* avec le maxillaire supérieur et le cornet inférieur; le bord *antérieur* avec l'apophyse montante; le bord *postérieur* avec l'os planum.

Ossification. — L'unguis se développe par un seul point d'ossification.

CORNET INFÉRIEUR (*concha nasalis inferior* BNA)

C'est une lamelle osseuse, enroulée, ressemblant à une coquille fusiforme, située sur la paroi externe des fosses nasales, au-dessous du cornet moyen.

La *face interne*, convexe, tournée vers la cloison, est frappée à sa partie inférieure, d'empreintes irrégulières, dues aux grosses veines de la muqueuse pituitaire. La *face externe* concave, limite avec la paroi externe des fosses

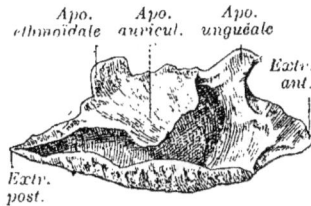
Apo.   *Apo.*   *Apo.*
ethmoïdale *auricul.*   *unguéale*
Ext.
ant.
Extr.
post.

Fig. 113. — Cornet inférieur, face externe (concave).

nasales le méat inférieur. Le bord *inférieur* est épais et libre. Le bord *supérieur* s'attache en avant sur la crête horizontale de la face interne du maxillaire, en arrière sur la crête inférieure de la lame verticale du palatin; de ce bord, trois apophyses se détachent : une moyenne, *apophyse maxillaire*, descend vers le bord inférieur de l'antre d'Higmore, et l'accroche en pénétrant dans l'antre ; une antérieure, *unguéale*, monte vers l'os lacrymal, pour compléter la paroi interne du canal nasal ; la troisième, postérieure, *apophyse ethmoïdale*, se dirige en haut et s'articule avec l'apophyse unciforme de l'ethmoïde, sur l'hiatus maxillaire.

Ossification. — Le cornet inférieur ne se développe que par un point d'ossification.

VOMER

Cet os, impair et médian, quadrilatère, constitue la partie postérieure de la cloison des fosses nasales ; il est souvent dévié d'un côté.

Faces. — Elles sont lisses, quelquefois marquées de sillons vasculaires ; le nerf naso-palatin y met une empreinte linéaire, en descendant en avant et en bas vers le trou palatin antérieur.

Bords. — Le bord *antérieur*, oblique en bas et en avant, s'articule en haut avec la lame perpendiculaire de l'ethmoïde, qui peut s'y encastrer ; en bas avec le cartilage de la cloison.

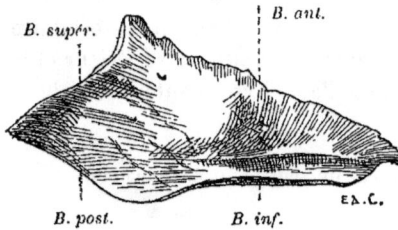

Fig. 114 — Vomer, face latérale droite.

Le bord *postérieur*, libre, limite en arrière la cloison des fosses nasales. Le bord *inférieur*, horizontal, s'articule avec la crête nasale des apophyses palatines. Le bord *supérieur* s'épaissit, s'étale, et se bifurque en deux lamelles ou ailes, qui s'appliquent sur la face inférieure du corps du sphénoïde ; les ailes forment de chaque côté, avec le corps du splénoïde, les canaux sphéno-vomériens latéraux, et au milieu avec la crête sphénoïdale, le canal sphéno-vomérien médian. De ce canal part un conduit antéro-postérieur, ménagé entre les deux lamelles osseuses appliquées l'une contre l'autre qui constituent le vomer ; ce conduit vient s'ouvrir au bord antérieur de l'os.

Ossification. — Les points d'ossification apparaissent dans la trame embryonnaire qui recouvre de chaque côté le cartilage vomérien ; deux *lames verticales* sont ainsi formées, séparées par le cartilage, et unies en bas par une *plaque horizontale*, qui se développe au dépens d'un troisième point d'ossification. L'ensemble constitue une gouttière o-sseuse ouverte en haut ; bientôt cette gouttière se comble tandis que disparaît le cartilage vomérien, et que l'os se constitue définitivement.

MAXILLAIRE INFÉRIEUR (*Mandibula BNA*)

Os impair et médian, le maxillaire inférieur s'articule avec le temporal, et constitue à lui seul la mâchoire inférieure; il a la forme d'un fer à cheval, dont les extrémités postérieures se relèvent, en formant les branches montantes, unies par un angle au corps de l'os.

Corps — Aplati d'avant en arrière, et à concavité postérieure, il présente un bord alvéolaire, supérieur, de plus petit rayon que le bord inférieur , de telle sorte que la face antérieure regarde en haut, et la face postérieure en bas.

Faces. — La face antérieure ou *cutanée* présente , sur la ligne médiane, une crête ou *apophyse mentonnière* , qui aboutit en bas à

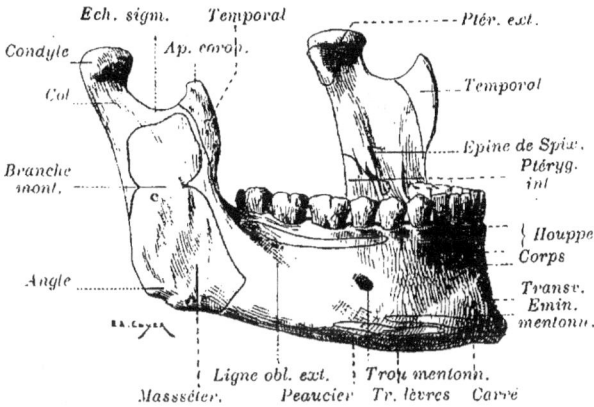

Fig. 115. — Maxillaire inférieur, face externe.

une *éminence* (*tuberculum mentale BNA*); au-dessus, les *alvéoles dentaires* font saillie, surtout la canine. La saillie du menton, ou *angle symphysien*, est plus accusée chez l'homme que chez les anthropoïdes. — Une ligne, *ligne oblique externe*, va de l'éminence mentonnière au bord antérieur de la branche montante et donne insertion à des muscles peauciers. Enfin, sur cette face on aperçoit un orifice, ou *trou mentonnier* (*foramen mandibulare BNA*), d'où émergent le nerf et l'artère dentaire inférieurs; son bord postérieur est tranchant, son bord antérieur mousse; il est situé à égale distance des deux bords de l'os, sur une verticale passant par la 1re prémolaire.

Face interne. — On y voit, sur la ligne médiane, la symphyse mentonnière, qui aboutit en bas à quatre petits tubercules, étagés deux par deux, les *apophyses géni* (*spina mentalis BNA*), les deux supérieures donnant insertion aux genio-glosses, les deux inférieures aux genio-hyoïdiens. Une crête, la *ligne oblique interne*, partant des apophyses géni, et obliquant en haut et en arrière, vers la racine de la dernière molaire, sépare cette face de l'os en deux parties, l'une antéro-supérieure. répondant au plancher de la bouche, l'autre postéro-inférieure située dans le cou. Elle donne attache au *mylo-hyoïdien* ; sous elle, et parallèlement à elle, court un *sillon*, que parcourent les vaisseaux et nerf mylo-hyoïdiens, et qui descend du trou dentaire. Sur la partie buccale de l'os on trouve une dépression, ou *fossette sublinguale*, pour la glande de même nom. Sur la partie cervicale, on voit en avant l'empreinte ovalaire d'insertion du ventre antérieur du *digastrique* ; en arrière une dépression, ou *fossette sous-maxillaire*, pour la glande de même nom.

Bords. — Le bord *inférieur*, épais et arrondi répond à la peau ; le bord *supérieur* est alvéolaire.

Branches montantes. — Elles sont rectangulaires, et se dirigent obliquement en haut et en arrière. Sur la face *externe* on voit, près de l'angle, des lignes rugueuses où s'insère le masséter. Sur la face

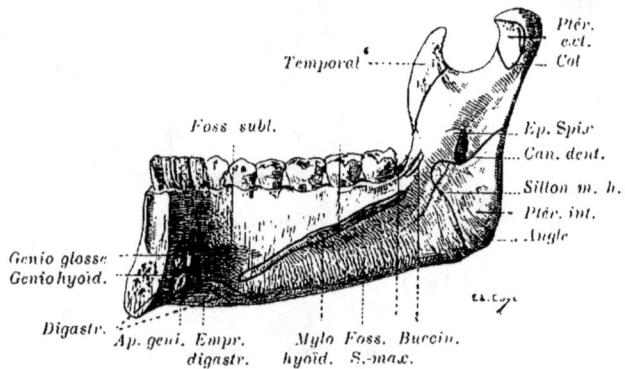

FIG. 116. — Maxillaire inférieure, vue interne.

interne au même niveau, des crêtes rugueuses donnent insertion au ptérygoïdien interne ; au milieu de cette face se trouve l'*orifice interne du canal dentaire*, dont la lèvre antérieure, tranchante, se termine par une épine saillante, l'*épine de Spix* (*lingula mandibularis* BNA), qui donne insertion au ligament sphéno-maxillaire. Le *canal dentaire*, parti de cet orifice se dirige obliquement en bas et en avant dans le corps du maxillaire, se rapprochant de plus en plus de la surface externe de l'os, pour aboutir au trou mentonnier ; il est parcouru par l'artère et le nerf dentaires inférieurs ; il se continue en avant du trou mentonnier par un canal, qui s'épuise à la racine des incisives. — A l'épine de Spix aboutit la ligne oblique interne ; à l'orifice du canal dentaire commence le sillon mylo-hyoïdien.

Bords. — Le bord *antérieur*, tranchant et concave, se continue avec la ligne oblique externe, et est séparé à ce niveau de la dernière grosse molaire, par une gouttière. Le bord *postérieur* épais, est en *S* italique, car le condyle, où il se termine en haut, proémine en dedans, et l'angle auquel il aboutit en bas, est déjeté en dehors par le masséter; il répond à la parotide. Le bord *inférieur* est parfois marqué par le passage de l'artère faciale. — Le bord *supérieur* présente deux saillies séparées par une échancrure. En avant se détache l'apophyse coronoïde; elle est aplatie transversalement, convexe en avant, et donne attache par son sommet et sa face interne au muscle temporal. En arrière se trouve le condyle : ovoïde, à grand axe oblique en avant et en dehors. il est situé tout entier en dedans du plan de la face externe de la branche montante; sa face postérieure est formée par l'élargissement du bord postérieur de l'os; sa face antérieure, excavée, donne insertion au ptéry-goïdien externe; la face articulaire est en dos d'âne, dont le versant antérieur est seul recouvert de cartilage. Le condyle s'unit à la branche montante par une portion rétrécie ou col. Entre le condyle et le coroné, se trouve l'*échancrure sigmoïde* (*incisura mandibulis BN* 1), à concavité supérieure, livrant passage aux vaisseaux et nerf massétérins.

Ossification. — C'est le long de la partie antérieure du *cartilage de Meckel*, dont nous avons parlé plus haut (page 132, qu'apparaît le maxillaire inférieur; les embryologistes ne sont point d'accord pour savoir exactement si les points d'ossification apparaissent tous dans la trame embryonnaire qui revêt le cartilage, ou si quelques-uns se montrent en plein cartilage.

Le maxillaire est primitivement formé de deux moitiés osseuses, qui laissent comme trace de soudure la symphyse mentonnière; chaque moitié présente 6 points d'ossification : un point pour le *bord inférieur*; un point *incisif*; un point pour le *trou mentonnier*; un point pour l'épine de *spix*; un point *condylien*, et un point *coronoïdien*. L'os forme d'abord une gouttière ouverte en haut, dans laquelle se formeront plus tard les alvéoles.

DU SQUELETTE FACIAL EN GÉNÉRAL

Formé par deux parties, dont l'une, le maxillaire inférieur, est mobile sur l'autre, le squelette facial est en outre creusé de cavités, dans lesquelles sont reçus les organes de la vue et de l'odorat. Dans son ensemble, il peut être assimilé à une pyramide quadrangulaire, dont la base est appliquée contre la base du crâne. et dont le sommet répond à l'éminence mentonnière. Son grand axe est oblique en arrière et en dedans; il est long de 4 à 5 centimètres.

Face antérieure. — Elle présente sur la *ligne médiane*, de haut en bas : la suture des os propres du nez, l'échancrure nasale, l'épine nasale antérieure et inférieure, l'os intermaxillaire, la symphyse men-tonnière. *Latéralement*, et de haut en bas, le rebord orbitaire inférieur à concavité supérieure, limité en dedans par l'apophyse montante du maxillaire supérieur, en dehors par l'apophyse orbitaire du malaire; le canal sous-orbitaire; la fosse canine, et la fossette myrtiforme; les arcades alvéolaires supérieure et inférieure; le trou mentonnier.

Faces postérieure et inférieure. — Sur la *ligne médiane* on rencontre, d'avant en arrière : les apophyses géni, la voûte palatine, le

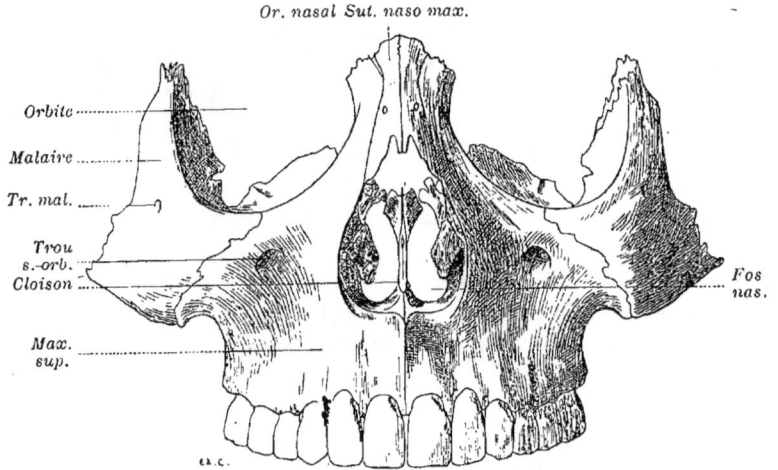

Or. nasal Sut. naso max.

Orbite

Malaire

Tr. mal.

Trou
s.-orb.
Cloison

Max.
sup.

Fos
nas.

Fig. 117. — Massif facial supérieur, vue antérieure.

bord postérieur du vomer séparant les orifices postérieurs des fosses nasales ou choannes. *Latéralement* : la face interne du maxillaire

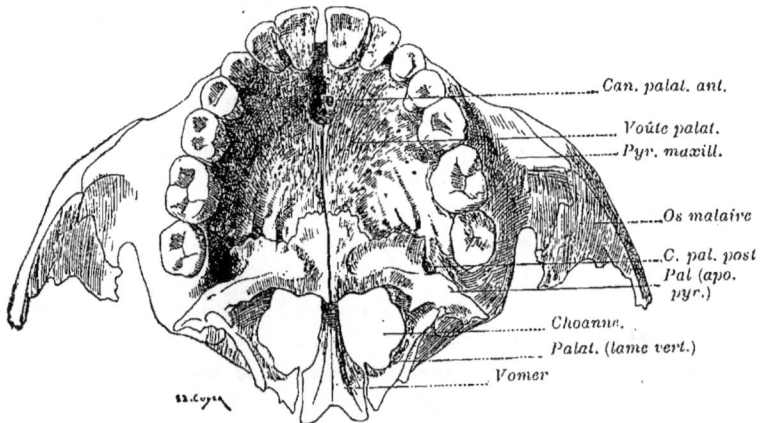

Can. palal. ant.

Voûte palat.
Pyr. maxill.

Os malaire

C. pal. post
Pal (apo.
pyr.)
Choanne.
Palat. (lame vert.)
Vomer

Fig. 118. — Massif facial supérieur, vue inférieure.

inférieur et de sa branche montante, les tubérosités maxillaires et les palatins.

La *voûte palatine*, concave dans les deux sens, est limitée en avant et sur les côtés par le fer à cheval que forme le bord alvéolaire du maxillaire inférieur ; en arrière, sur la ligne médiane, elle présente l'épine nasale postérieure et inférieure. Elle est lisse dans le tiers postérieur formé par le palatin, rugueuse dans les deux tiers antérieurs formés par le maxillaire inférieur ; la suture, qui réunit ces deux os, est très irrégulière, tantôt droite, tantôt convexe en avant et en arrière. Sur la voûte on aperçoit : en avant les trous palatins antérieurs, médians ; en arrière les trous palatins postérieurs, latéraux.

Faces latérales. — On y voit la malaire, saillant, et la face externe de la branche montante du maxillaire inférieur ; celle-ci présente, en haut, l'échancrure sigmoïde, qui conduit dans la fosse zygomatique.

Base. — Elle s'unit à la base du crâne en se soudant aux prolongements que celle-ci présente, les masses latérales de l'ethmoïde, et les apophyses ptérygoïdes ; et en émettant des prolongements, malaires, maxillaires (branche montante du maxillaire inférieur et apophyse montante du maxillaire supérieur), et nasaux.

III. — RÉGIONS COMMUNES AU CRANE ET A LA FACE

CAVITÉ ORBITAIRE

Les cavités orbitaires sont situées de chaque côté de la racine du nez, au-dessous de l'étage antérieur du crâne, au-dessus du sinus maxillaire, en dedans et en avant des fosses temporale et zygomatique. Elles communiquent avec les régions voisines par des orifices, que nous allons étudier. Se rapprochant de la forme sphéroïdale, on peut cependant, pour la commodité de la description, les comparer à des pyramides quadrangulaires.

Parois. — Elles sont triangulaires à sommet postérieur.

La *paroi supérieure*, ou *voûte*, très mince, est formée par le frontal en avant, la petite aile du sphénoïde en arrière, unis par la *suture sphéno-frontale* ; elle est concave, surtout en avant et en dehors, où elle présente la *fosse lacrymale* ; en avant et en dedans, on remarque une petite dépression, où s'insère la *poulie du grand oblique*. La voûte de l'orbite peut être dédoublée par un prolongement du *sinus frontal*.

La *paroi inférieure*, ou *plancher*, très mince, est formée en avant et en dedans par le maxillaire supérieur, en arrière par l'apophyse orbitaire du palatin. On y voit les *sutures* qui unissent ces os. D'arrière en avant, court la *gouttière du nerf maxillaire supérieur*, de plus en plus profonde, et finissant en un canal sous le rebord orbitaire.

La *paroi interne* ou *nasale*, sagittale, est formée d'avant en arrière
par la branche montante du maxillaire inférieur, l'unguis, l'os planum,

le corps du sphé-
noïde. On y voit les
sutures qui unis-
sent ces os. En
avant se trouve la
*gouttière lacrymo-
nasale*, logeant le
sac lacrymal, et li-
mitée : par une crête
antérieure, sur la-
quelle s'insère le
tendon de l'orbicu-
laire ; par une crête
postérieure, sur la-
quelle s'insère le

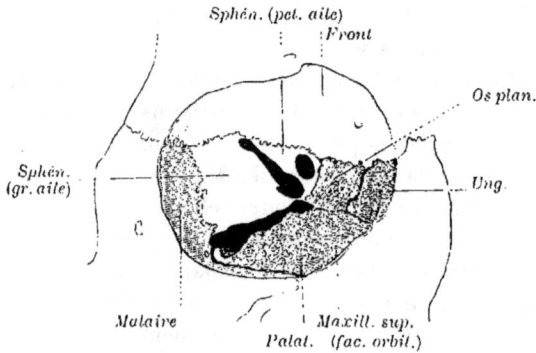

Fig. 119. — Schéma de l'orbite, pour montrer les différents
os qui prennent part à la constitution de ses parois.

tendon réfléchi de ce même muscle, doublé du muscle de Horner, et
l'aileron du droit interne ; enfin, par un bord externe, sur lequel s'insère
le petit oblique. Elle conduit au méat inférieur des fosses nasales.

La *paroi externe* est formée en avant par le malaire et le frontal,

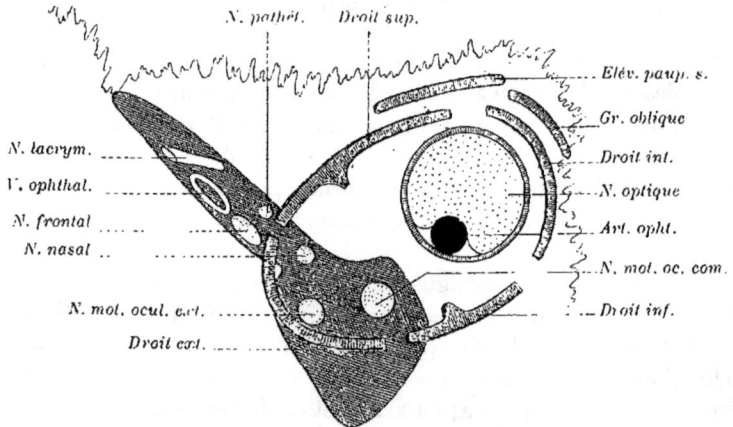

Fig. 120. — Schéma de la fente sphénoïdale et du sommet de l'orbite.

en arrière par la grande aile du sphénoïde ; on y voit les *sutures* qui
unissent ces os. En avant se trouve l'orifice du *canal temporo-malaire*,
qui mène à la peau de la pommette et à la fosse temporale. Cette paroi
est très oblique en arrière et en dedans.

Angles. — Ils unissent les faces; ce sont plutôt des bords.

L'angle *supéro-interne* est formé par les sutures des os composant les deux parois contiguës; on y trouve l'orifice des deux *conduits ethmoïdaux* antérieur et postérieur, débouchant dans les gouttières olfactives. (V. trous de la base du crâne).

L'angle *supéro-externe* est creusé en arrière par la *fente sphénoïdale*, qui mène à l'étage moyen de la base du crâne; cette fente a la forme d'une virgule à tête inférieure, interne et postérieure, séparée de la queue par une épine saillante, où s'insère le muscle droit externe; de nombreux organes y passent (V. trous de la base du crâne et fig. 120).

L'angle *inféro-interne* n'est formé que par des sutures.

L'angle *inféro-externe* présente en arrière la *fente sphéno-maxillaire*, qui conduit dans la fosse ptérygo-maxillaire; le bord inférieur de cette fente est échancré par le passage du nerf maxillaire inférieur; elle est, à l'état frais, fermée par une membrane, et ne laisse passer qu'un filet nerveux et des veines.

Base. — La base limitée par le rebord orbitaire, regarde en avant, en dehors et en bas. Elle est formée par le frontal flanqué de ses deux apophyses orbitaires, par le malaire et le maxillaire supérieur, prolongé de son apophyse montante. Le rebord orbitaire supérieur, très saillant, est marqué à l'union de son tiers interne et de ses deux tiers externes par l'échancrure sus-orbitaire. Le rebord orbitaire inférieur, en retrait, est traversé par le canal sous-orbitaire.

Sommet. — Il répond au *trou optique*, creusé dans le corps du sphénoïde, et livrant passage au nerf optique et à l'artère ophtalmique.

FOSSE NASALE

Les fosses nasales constituent deux cavités. séparées l'une de l'autre par une cloison médiane; elles sont situées sous l'étage antérieur de la base du crâne, au-dessus de la voûte palatine. entre les cavités orbitaires et les sinus maxillaires de chaque côté. Elles s'ouvrent en arrière dans la cavité pharyngo-buccale.

Paroi supérieure ou voûte. — Elle a l'aspect d'une longue gouttière antéro-postérieure; elle est formée d'avant en arrière : 1° par la face postérieure, obliquement ascendante, des os nasaux, et par l'épine frontale; on y voit le sillon du *nerf naso-lobaire*; 2° par la lame criblée de l'ethmoïde, horizontale; on y voit les *trous* dont elle est percée; 3° par la face antérieure du corps du sphénoïde, où s'ouvre le *sinus sphénoïdal*; 4° par la face inférieure, obliquement descendante, du corps du sphénoïde, recouverte des ailes du vomer et des apophyses

12.

sphénoïdales du palatin ; le *conduit ptérygo-palatin* s'y ouvre, menant,
d'autre part, dans la fosse ptérygo-maxillaire.

Paroi inférieure ou plancher. — Le plancher est formé par le
maxillaire en avant, le palatin en arrière, réunis par une *suture* ; il

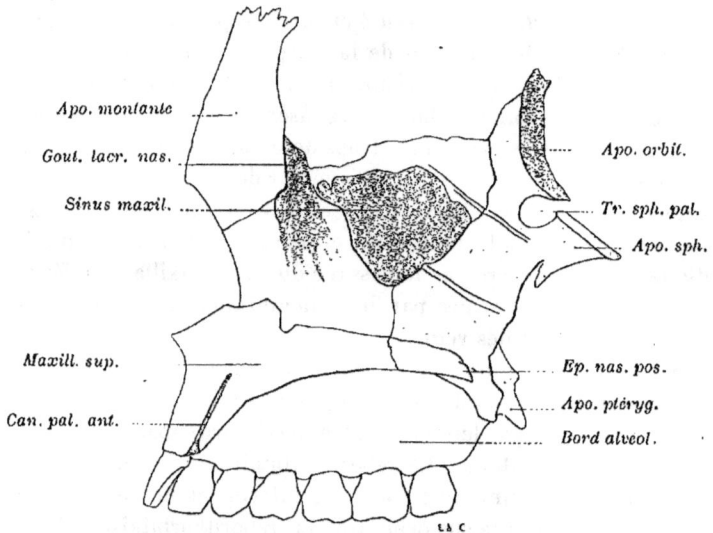

Fig. 121. — Fosses nasales, sinus maxillaire (palatin en bleu)

est concave transversalement, et s'incline un peu en bas et en arrière ;
on y voit l'orifice des *conduits palatins antérieurs*.

Paroi interne ou cloison. — Elle est formée par le vomer et la
lame perpendiculaire, entre lesquels s'enclave, à l'état frais, le cartilage de la cloison. On y voit le sillon du *nerf naso-palatin interne*.

Paroi externe. — Formée par de nombreux os, elle est rendue très
compliquée par la présence des cornets. Le *maxillaire supérieur*, qui
en constitue la plus grande partie, présente le *large orifice du sinus
maxillaire*. Cet orifice est fortement *rétréci* par les os voisins : en arrière, par la lame verticale du *palatin*, qui ferme, en outre, l'espace
séparant l'*apophyse ptérygoïde* de la tubérosité du maxillaire ; en bas,
par le *cornet inférieur* et son apophyse maxillaire ; en avant, par
l'*unguis* et l'apophyse lacrymale du cornet inférieur ; en haut, par
la masse latérale de l'*ethmoïde*. Celle-ci présente deux cornets, supérieur et moyen.

Les *cornets* sont des lames enroulées sur elles mêmes, ayant un
bord supérieur adhérent à la paroi externe des fosses nasales, un bord
inférieur libre, une face interne convexe, une face externe qui, avec la

paroi externe des fosses nasales, constitue le *méat* correspondant; il y en a donc trois, supérieur, moyen et inférieur. Le *cornet inférieur* est le plus long, et sa ligne d'insertion représente une sorte d'S couché. Le *cornet moyen* n'avance pas autant que le précédent; sa ligne d'insertion est oblique en bas et en arrière. Le *cornet supérieur*, très petit,

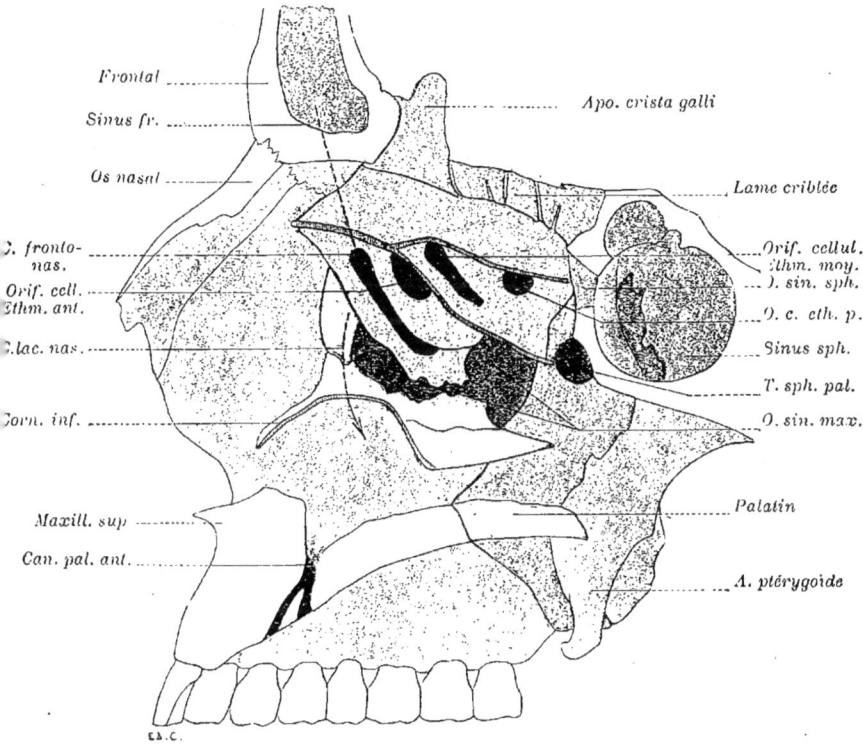

FIG. 122. — Fosses nasales, paroi externe.

Les cornets ont été en partie détachés pour mieux montrer les orifices des cavités et des cellules qui s'ouvrent dans les fosses nasales.

se termine en avant sur la partie moyenne de la face supérieure du précédent, et ne peut se voir qu'en arrière, où il est libre. Entre le cornet supérieur et la voûte des fosses nasales, on peut voir, en arrière, un ou deux cornets accessoires, inconstants, *cornet accessoire supérieur de Santorini*, et *cornet suprême de Morgagni*. En regard des 4ᵉ et 5ᵉ méats qu'ils limitent, s'ouvre le sinus sphénoïdal.

Le *méat supérieur*, petit, fermé en avant, présente les orifices des *cellules ethmoïdales postérieures*; en regard de lui s'ouvre, entre les deux apophyses du palatin, le *trou sphéno-palatin*. — Le *méat moyen* présente deux parties, l'une supérieure ethmoïdale, l'autre inférieure, constituée par l'orifice rétréci du sinus maxillaire. 1° : La partie supérieure nous présente deux saillies osseuses ; en arrière, le *promontoire de Zoja*, ou *bulle* de Zukerkandl, en avant l'*agger nasi* ; en arrière de la bulle est une dépression *sulcus supra bullaire*, où s'ouvrent les *cellules ethmoïdales moyennes* et le *sinus de la bulle* ; entre la bulle et l'agger nasi est une gouttière oblique en bas et en arrière, *gouttière de l'infundibulum*, où s'ouvrent le *sinus frontal*, les *cellules ethmoïdales antérieures* et le *sinus de l'agger nasi*, et qui conduit à l'hiatus semi-lunaire. 2° : La partie inférieure, orifice du sinus maxillaire est divisée en trois portions par l'*apophyse unciforme*, qui naît de la partie antéro-interne des labyrinthes ethmoïdaux et descend en bas et en arrière ; elle s'unit d'abord à l'apophyse ethmoïdale du cornet inférieur par une épine ou *processus turbinalis* ; l'orifice du sinus maxillaire est ainsi divisé en une portion antérieure, fermée à l'état frais par une membrane et une portion postérieure. Cette dernière portion est également divisée en deux par l'extrémité de l'apophyse unciforme, qui se dirige en arrière et va s'unir au palatin par le *processus maxillaire* ; la partie sous-jacente du sinus maxillaire est fermée à l'état frais par une membrane, la partie sus-jacente reste ouverte ; c'est tout ce qui reste de l'hiatus maxillaire, c'est l'*hiatus semi-lunaire*. — Le *méat inférieur* présente, à sa partie antérieure, l'orifice du *canal lacrymo-nasal*.

Orifices. — L'*orifice antérieur* est circonscrit par la cloison, le maxillaire supérieur et les os propres du nez. L'*orifice postérieur* ou *choanne*, quadrangulaire, à angles arrondis, regarde en arrière et en bas ; il est limité par le corps du sphénoïde en haut, l'aile interne de la ptérygoïde en dehors, la lame horizontale du palatin en bas, le vomer en dedans.

FOSSE PTÉRYGO-MAXILLAIRE

La fosse ptérygo-maxillaire, improprement appelée *fosse zygomatique*, est située entre la tubérosité du maxillaire supérieur, l'aile externe de la ptérygoïde et la face inférieure du corps et des grandes ailes du sphénoïde ; elle affecte la forme d'une pyramide triangulaire, dont la base est plus ou moins fermée par la branche montante du maxillaire inférieur, dont le sommet constitue une *fente*, menant à l'*arrière-fond* évasé de la *fosse ptérygo-maxillaire*. Nous décrirons ces trois parties.

Fosse ptérygo-maxillaire. — La face *antérieure*, formée par la tubérosité maxillaire, est parcourue par les canaux dentaires postérieurs.

La face *supérieure* comprend deux parties ; l'une, externe, est un trou, ou *canal zygomatique*, limité en dehors par l'arcade zygomatique, et qui conduit en haut dans la fosse temporale ; il laisse passer le muscle temporal ; l'autre, interne, est formée par le *plan sous-temporal* de la grande aile du sphénoïde que limite, en dehors, la crête temporale, en arrière, la racine transverse du zygoma, en dedans, la base de

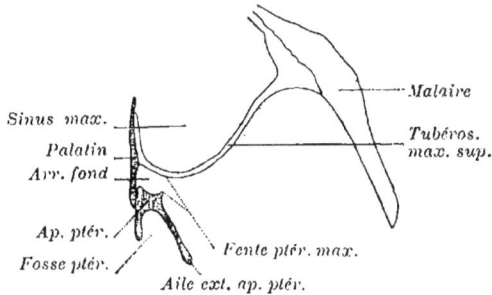

Fig. 123. — Fosse ptérygo-maxillaire (schéma).

l'apophyse ptérygoïde ; on y remarque les trous ovale et petit rond ; à l'état frais s'y insère le faisceau supérieur du ptérygoïdien externe. La face *interne* est formée par la face externe de l'aile externe de la ptérygoïde, sur laquelle s'insère le faisceau inférieur du ptérygoïdien externe.

L'*angle* postérieur répond à l'épine du sphénoïde ; l'angle antérieur à la fente sphéno-maxillaire, qui conduit dans l'orbite ; l'angle inférieur à la fente ptérygo-maxillaire.

Fente ptérygo-maxillaire. — Verticale et triangulaire, à sommet inférieur, elle est limitée en avant par la tubérosité maxillaire, en arrière par l'apophyse ptérygoïde ; elle laisse passer l'artère maxillaire interne et les branches du nerf maxillaire inférieur, qui viennent de la fosse ptérygo-maxillaire.

Arrière-fond. — Il est formé en avant par la tubérosité maxillaire, en arrière par la racine des grandes ailes et l'apophyse ptérygoïde du sphénoïde, en dedans par l'apophyse sphénoïdale et la lame verticale du palatin. On y voit, sur la face interne, le *trou sphéno-palatin* pour les vaisseaux et nerfs du même nom ; sur la face postérieure, le *canal grand rond* pour le nerf maxillaire supérieur, les *canaux vidien, ptérygo-palatin* et *sphéno-vomérien latéral*; sur la face externe, la fente ptérygo-maxillaire et le *canal palatin postérieur.*

OS HYOIDE ET APPAREIL HYOIDIEN

Nous avons vu plus haut (p. 132) que cet appareil n'était que le squelette du 2ᵉ *arc branchial* ou arc hyoïdien ; l'*apophyse styloïde* en fait primitivement partie, et si elle se soude secondairement au crâne, elle doit être rattachée à l'appareil hyoïdien, de même que la *protubérance styloïde* de la caisse du tympan, et peut-être la *pyramide* et l'*étrier*, dont le muscle est innervé par le nerf facial, nerf du 2ᵉ arc branchial,

Os hyoïde. — C'est le seul os du squelette qui soit complètement isolé ; il ne se rattache aux os voisins que par des ligaments et n'est point articulé. Situé à la partie antérieure du cou, il est sus-jacent au larynx et en retrait sur le maxillaire inférieur qui le surplombe.

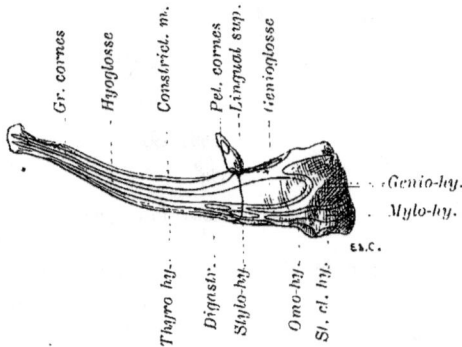

FIG. 124. — Os hyoïde, vue latérale.

Corps. — Convexe, il présente, sur la ligne médiane, une *crête verticale*, quelquefois terminée par un *tubercule*. Latéralement, cette face est divisée en deux champs par une *crête transversale* ; le champ supérieur est marqué par l'insertion en fer à cheval à concavité supérieure du *génio-hyoïdien*, limitant une *dépression* dans laquelle s'engage l'*hyoglosse*. Le champ inférieur donne insertion en avant au *mylo-hyoïdien*, en arrière aux *digastrique* et *stylo-hyoïdien*. — La *face postérieure* est concave et répond à la membrane thyro-hyoïdienne. — Le *bord supérieur* donne attache à la membrane hyoglossienne. — Sur le *bord inférieur*, épais, s'insèrent les muscles soushyoïdiens.

Grandes cornes (thyroïdiennes). — Elles prolongent en arrière le corps et s'effilent, puis se terminent par un renflement sur lequel s'attache le ligament thyro-hyoïdien. La *face supérieure* donne attache à l'hyoglosse et au constricteur moyen du pharynx ; la *face inférieure* à la membrane thyro-hyoïdienne, le *bord externe* au muscle *thyrohyoïdien*,

Petites cornes (styliennes). — Leur base s'articule à l'union du corps et de la grande corne, leur sommet se prolonge en haut et en arrière vers le ligament stylo-hyoïdien. Elles donnent insertion aux muscles lingual supérieur et inférieur et au constricteur moyen du pharynx.

Ossification. — Il y a quatre points *primitifs* : deux pour le corps, et deux pour la base des grandes cornes, et quatre points *complémentaires* : un pour chaque sommet des grandes et petites cornes.

APERÇU CRANIOLOGIQUE

Mesures. — Pour comparer et classer les différentes variétés et con-
formations de crânes, on utilise les *points de repère* dont nous avons
étudié plus haut les principaux (lambda, bregma, ptérion, etc.), et
on mesure les *distances* qui les séparent et les *diamètres* qu'ils forment.
En rapportant deux mesures l'une à l'autre, on a un *indice* : l'indice
céphalique est le rapport du diamètre transversal sur le diamètre
sagittal du crâne, ramené à une unité, qui est le centième. Si le premier, par exemple, mesure 160 et le second 195, l'indice céphalique
$\dfrac{160 \times 100}{195} = 82.05$, c'est-à-dire que le diamètre transverse est au diamètre sagittal comme 82.05 est à 100. L'indice céphalique a permis de
décrire deux variétés principales du crâne, la *dolico-céphalie* (crâne
allongé) et la *brachi-céphalie* (crâne
élargi). — On détermine encore des
angles craniométriques, en prenant un
point commun, par exemple le centre
du conduit auditif externe, et en menant par lui des rayons qui aboutissent aux points de repères du crâne ;
on a ainsi des angles occipital, pariétal, frontal, facial. Ce dernier, très important, et qu'on peut mesurer différemment, suivant les points de repère
qu'on utilise, sert à mesurer le *pro-
gnatisme*, ou proéminence des mâ-
choires par rapport au crâne. — Enfin,
on peut mesurer la *capacité* du crâne,
qui augmente avec les races supérieures, et qui est plus considérable chez
l'homme que chez la femme. Celle du
Parisien est de H. 1560, F. 1340, et
celle de l'Australien H. 1350, F. 1180.

Différences sexuelles. — Le crâne
a une capacité et un poids plus faible
chez la femme ; chez celle-ci les apophyses sont moins saillantes, les crêtes

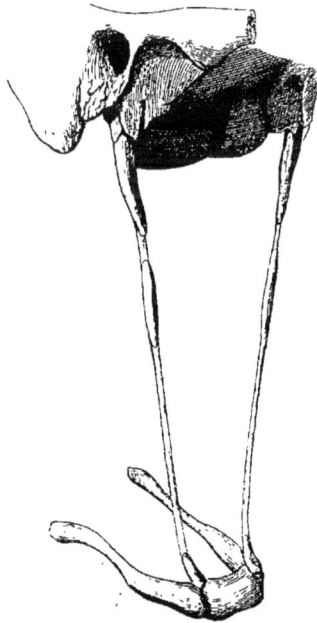

Fig. 125. — Appareil hyoïdien
(d'après Sappey).

musculaires moins marquées ; l'ensemble de la face est plus petit relativement au crâne et la voûte cranienne est plus étendue relativement à la base.

Déformations craniennes. — Il y a des déformations *pathologiques*, par exemple la microcéphalie et l'hydrocéphalie, liées aux malformations encéphaliques; mais les déformations *essentielles* sont dues à la synostose prématurée de quelques sutures entraînant un excès de développement compensateur dans la région opposée, telle la plagiocéphalie. Enfin, il y a des déformations *artificielles*, produites parfois intentionnellement chez certains sauvages, dues ailleurs au genre de coiffure; ainsi la déformation limousine, résultat du « serre-tête » qu'il est de mode d'appliquer au nouveau-né.

ARTHROLOGIE (*Syndesmologia BNA*)

L'arthrologie traite du mode d'articulation des os entre eux. Par extension, elle étudie les organes·qui unissent à distance certains os.

CHAPITRE PREMIER

GÉNÉRALITÉS[1]

DÉVELOPPEMENT ET CLASSIFICATION
DES ARTICULATIONS

La première ébauche des os apparaît dans le tissu mésenchymateux qui occupe l'axe des membres, sous forme de noyaux cartilagineux dis-

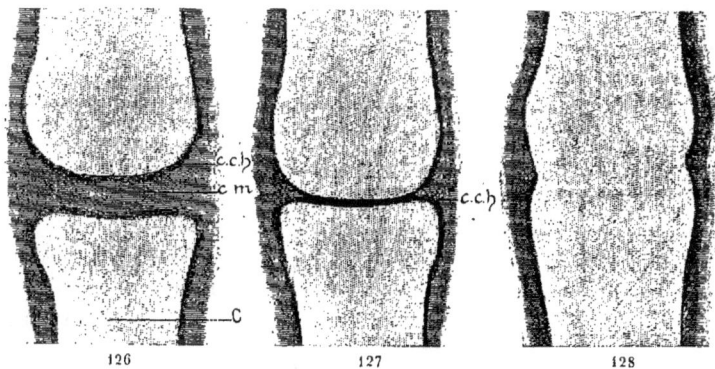

Fig. 126-128. — Schémas montrant le mode de formation d'une synchondrose.
C, pièces cartilagineuses — sur 126, elles sont séparées par la zone intermédiaire *cm* ; *c.ch*, couche chondrogène ; — en 127, elles se touchent ; — sur 128, leur fusion est complète.

tincts (fig. 126). A mesure que ces noyaux s'accroissent, l'étendue du tissu mésenchymateux qui les sépare se réduit (fig. 127) et l'une des dispositions suivantes se produit :

I. **Synchondrose** (*synchondrosis BNA*). — Les ébauches cartilagineuses se rapprochant de plus en plus, il arrive un moment où elles se touchent, puis se fusionnent (fig. 128). Et, quand l'ossification

---

[1]. Le chapitre « Développement des articulations » a été rédigé dans le *Traité d'Anatomie humaine*, par M. le professeur A. Nicolas.

envahit les deux noyaux cartilagineux fusionnés, elle respecte une bande de cartilage hyalin répondant à la zone de jonction : on a dans ce cas une *synchondrose*.

Parmi les synchondroses *persistantes*, on peut citer : l'union de la 1re côte avec le sternum ; celle de la lame perpendiculaire de l'ethmoïde et du vomer, etc.

Il en est de *temporaires*, telle l'articulation du basi-occipital et du basi-sphénoïde, qui disparaît par soudure des deux os.

II. Symphyse (*symphysis* BNA). — Si les ébauches cartilagineuses n'arrivent pas au contact, le tissu mésenchymateux intermédiaire se transforme en tissu fibreux ou fibro-cartilagineux. Il constitue une sorte de *ligament interosseux* (fig. 127). On est alors en présence d'une *symphyse*, permettant plus de mobilité que la synchondrose. Les symphyses sous la forme pure sont rares : quelquefois l'articulation bipubienne en présente les caractères.

III. Suture (*sutura* BNA). — Cette espèce d'articulation n'existe qu'au crâne et à la face, entre les os non précédés d'une ébauche cartilagineuse, qui proviennent de l'ossification directe du tissu mésenchymateux. Les noyaux correspondants se rapprochent, se soudent (ex. frontal) ou bien le tissu mésenchymateux persiste entre leurs bords dentelés et irréguliers.

On distingue plusieurs variétés de sutures :

1° *dentées* (*suturae serratae* BNA) — les surfaces s'engrènent par de nombreuses aspérités (ex. inter-pariétale, pariéto-occipitale) ;

2° *harmoniques* (*harmoniae* BNA) — les os s'unissent par des surfaces à peu près lisses (ex. articulation des os du nez) ;

3° *squameuses* ou *écailleuses* (*suturae squamosae* BNA) — les surfaces se joignent par un large biseau (ex. temporo-pariétale) ;

4° Les *schindylèses* ou sutures par enclavement (ex. articulation de la crête du sphénoïde, engagée dans la rainure de la base du vomer).

IV. Diarthrose (*diarthrosis* BNA). — Dans d'autres circonstances, les ébauches cartilagineuses arrivent au contact, mais sans se fusionner. Une *fente articulaire* (*cavum articulare* BNA) apparaît entre elles, au niveau de la zone de mésenchyme intermédiaire, et va permettre aux surfaces cartilagineuses, juxtaposées, mais non confondues, de glisser l'une sur l'autre. On est alors en présence d'une *diarthrose* ou articulation mobile.

Il existe des formes intermédiaires entre la symphyse et la diarthrose, les *amphiarthroses* (*amphiarthroses* BNA, *demi-articulations* de

Luschka). Elles correspondent à l'apparition d'une fente dans le tissu fibreux ou fibro-cartilagineux qui unit à distance les deux os (fig. 129).

Ainsi se comporte habituellement l'articulation bipubienne, etc.

Les diarthroses représentent le type le plus parfait d'articulation. Elles ont pour attributs principaux des surfaces indépendantes, des moyens d'union rejetés à la périphérie, une cavité articulaire bien circonscrite par une membrane dite synoviale.

Nous allons envisager les éléments constituants des diarthroses :

1° la *fente articulaire* et les *cartilages diarthrodiaux*;

2° la *capsule* et les *ligaments péri-articulaires*;

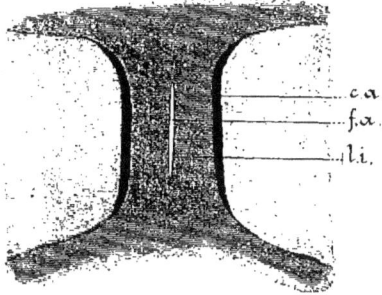

Fig. 129. — Formation d'une amphiarthrose.

Les pièces cartilagineuses restent écartées l'une de l'autre, grâce à la persistance de la couche moyenne de la zone intermediaire (ligament uter-articulaire, *l.i.*); — lorsque l'ossification sera terminée, les os en présence se trouveront revêtus d'un cartilage d'encroûtement, *c.a*; — *f.a*, fente articulaire apparaissant au milieu du ligament interarticulaire.

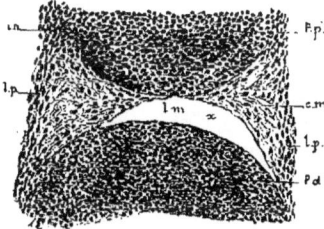

Fig. 130. — Coupe du gros orteil passant par l'articulation de la première phalange avec la seconde, chez un embryon humain de 45 mm.

P.d, extrémité distale de la première phalange; — *P p*, extrémité prox.male de la deuxième phalange; — *l.p*, ébauche de la capsule. — *in*, son insertion sur le cartilage.

Les surfaces articulaires sont discordantes (toutes deux convexes); la couche chondropène a disparu à leur niveau et il n'existe plus entre elles qu'une lamelle, *l.m*, extrêmement mince de la couche moyenne de la zone int rmedia re, *c.m*, laquelle, sur les côtes, forme un amas triangulaire.

La fente *x*, résultant probablement des manipulations auxquelles a été soumis l'embryon, rend particulièrement nette cette lamelle qui est restée appliquée sur la 2ᵉ phalange.

3° la *synoviale*;

4° les *ménisques interarticulaires* et les *bourrelets marginaux*.

1° **Fente articulaire** (*cavum articulare B.N.A*) et **cartilages diarthrodiaux** (*cartilagines articulares B.N.A*). — On discute encore sur le mode de formation de la fente articulaire. Kölliker, Retterer, etc., pensent qu'une fissure se produit entre chacune des pièces cartilagineuses voisines et la couche mésenchymateuse intermédiaire. Ces fentes apparaissent sur le pourtour des futures surfaces articulaires et progressent vers le centre. Chacune d'elles isole ainsi complètement l'extrémité cartilagineuse correspondante.

Les deux fentes limitent un disque mésenchymateux interposé entre les cartilages articulaires. Ce disque (*discus articularis* B.NA) peut persister. Le plus souvent il subit une perforation centrale et se résorbe progressivement du centre à la périphérie, ce qui met largement en communication les deux cavités articulaires primitivement indépendantes (ex. fémoro-tibiales).

On attribue aux contractions musculaires la formation des fentes primitives à l'union des tissus durs et des tissus mous.

S'il s'agit d'une amphiarthrose se transformant en diarthro-amphiarthrose, la fente ne se montre pas exactement entre le cartilage et le tissu mésenchymateux, mais dans ce dernier même. Il en résulte que le cartilage articulaire n'est pas à nu, mais recouvert d'une couche fibreuse. Tel est le cas de l'articulation sacro-iliaque, par exemple.

Quand l'ossification de l'ébauche cartilagineuse se produit, la portion de cartilage libérée par la fente articulaire persiste. C'est le *cartilage articulaire, diarthrodial, d'encroûtement*.

Son *épaisseur* est irrégulière. Elle varie en raison directe de la pression que supporte la surface articulaire dans ses différentes parties et non point suivant la forme de la surface articulaire. Les mensurations de Sappey, de Morel et Duval le démontrent surabondamment.

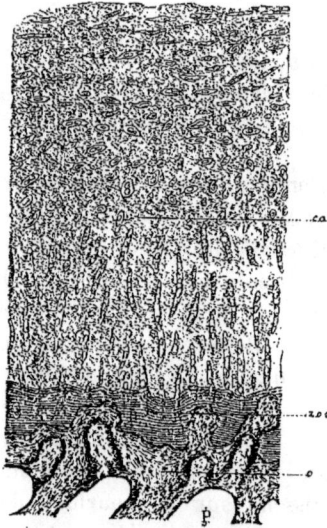

Fig. 131. — Coupe d'un cartilage diarthrodial (d'après SAPPEY).

c.a, cartilage articulaire; orientation différente des capsules cartilagineuses suivant le niveau : z.os, zone ossiforme ; — a, os spongieux.

L'*étendue du revêtement cartilagineux* est en rapport avec l'étendue des mouvements de la jointure et non avec celle de la surface articulaire opposée. C'est pour cela, par exemple, qu'il y a si grande disproportion entre la surface cartilagineuse de la cavité glénoïde de l'omoplate et celle de la tête humérale.

Ajoutons que *la forme des surfaces cartilagineuses est loin d'être immuable*. Le cartilage est élastique. Il peut donc se déformer pour amortir les chocs et assurer à tout moment un contact parfait des surfaces articulaires; il reprend aisément sa forme primitive dans l'attitude de repos.

Structure du cartilage diarthrodial. — Les cartilages diarthrodiaux sont de la variété hyaline. A la surface, les cellules cartilagineuses, plongées dans la substance fondamentale, sont petites, aplaties, disposées parallèlement à l'interligne; au-dessous, on trouve d'autres cellules arrondies et de volume supérieur. Plus profondément et jusqu'à l'os, les capsules sont longues, perpendiculaires à la surface de l'os, et contiennent un grand nombre de cellules superposées (fig. 131).

Dans presque toutes les articulations, on reconnaît, entre le cartilage articulaire et l'os, une zone irrégulièrement épaisse, formée de substance osseuse incomplètement développée, à laquelle Ranvier a donné le nom de *couche ossiforme*.

A la surface des cartilages articulaires de quelques articulations (diarthro-amphiarthroses) existe une mince couche de tissu fibreux. En certains points où la pression ne s'exerce que temporairement et faiblement, on trouve du fibro-cartilage.

2° **Capsule** (*capsula articularis BNA*) **et ligaments péri-articulaires.** — A la périphérie, le tissu mésenchymateux compris entre les extrémités cartilagineuses oriente ses cellules longitudinalement (fig. 130); il unit comme un véritable *manchon* les deux cylindres cartilagineux en se continuant avec la couche fibrillaire de leur périchondre. Le manchon se différencie extérieurement du mésenchyme ambiant. En dedans, il séquestre le tissu intermédiaire aux extrémités cartilagineuses. Telle est l'ébauche de la *capsule fibreuse* (*stratum fibrosum capsulae articularis BNA*) qui circonscrit la fente articulaire et enchaîne plus tard les deux os juxtaposés.

Certaines parties de la capsule s'épaississent sous des influences physiologiques (*épaississements capsulaires*) et semblent s'isoler du manchon péri-articulaire (*ligaments* proprement dits : ex. ligament collatéral tibial du genou). Les ligaments qu'on délimite par la dissection, et qu'on sépare artificiellement de la capsule, ne doivent être considérés que comme des parties renforcées du manchon. Leur individualisation n'a de sens qu'au point de vue physiologique ou pathologique.

Certains ligaments décrits comme *interosseux* (les ligaments croisés du genou, par exemple), ne sont, eux encore, que des portions épaissies de la capsule.

Les formations réellement indépendantes des capsules, et dénommées ligaments, représentent les vestiges de tendons musculaires (ligament rond de la hanche; ligament coraco-huméral, etc.).

Lorsque les mouvements de la diarthrose considérée sont peu étendus, le manchon capsulaire est dit *serré*. Quand une articulation jouit de mouvements étendus, le manchon s'allonge et devient *lâche* (ex. épaule).

Structure. — Les capsules et ligaments sont presque exclusivement formés de tissu fibreux, disposé en lames plus ou moins épaisses ou en faisceaux parallèles, comme dans les tendons.

Entre les faisceaux conjonctifs, on trouve des fibres élastiques d'abondance variable suivant les points. Au voisinage des bourrelets marginaux, on note quelques éléments cartilagineux.

Les capsules et ligaments sont riches en éléments vasculaires et nerveux. Ce dernier fait est à retenir.

3° **Synoviale** (*stratum synoviale capsulae articularis BNA*). — Nous avons vu que le manchon capsulaire se continuait avec le périchondre

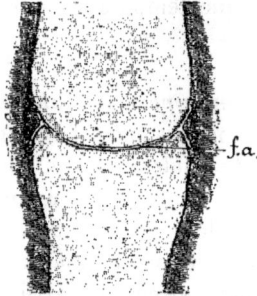

des deux extrémités cartilagineuses en contact. A ce niveau, la fissure articulaire pénètre dans la couche la plus profonde de la capsule (fig. 132) et la délamine en deux strates : l'un adhérant extérieurement au périchondre, l'autre attenant à la face profonde du manchon. Grâce à ce phénomène, les insertions du manchon sont reportées à quelque distance de la surface articulaire et les mouvements deviennent aisés. Le tissu mésenchymateux qui tapisse la face profonde de la capsule se différencie en une membrane dite *synoviale*; il en est de même de la couche attenant au périchondre, depuis le pourtour de la surface articulaire jusqu'aux limites de la fente articulaire; les deux

Fig. 132. — Schéma montrant comment la fente articulaire, *f.a*, se prolonge sur les côtés de l'interligne articulaire (culs-de-sacs synoviaux) en s'insinuant dans l'épaisseur même du périchondre.

membranes sont en continuité à ce niveau (*cul-de-sac de la synoviale*) ce qu'on exprime en disant que la synoviale capsulaire *se réfléchit* sur l'os au niveau du cul-de-sac, pour se prolonger jusqu'au cartilage.

Au cours du développement, certaines synoviales arrivant au contact de bourses séreuses musculaires, une communication s'établit entre les deux cavités (ex. synoviale fémoro-rotulienne et bourse sous-quadricipitale). Par suite, le cul-de-sac de la synoviale est reporté à plusieurs centimètres du cartilage diarthrodial.

Prolongements folliculaires. — Dans la plupart des articulations, on trouve de petits diverticules synoviaux entre les faisceaux fibreux des ligaments et même entre les faisceaux de certains fibro-cartilages. Ce sont des productions accidentelles, rares chez les jeunes sujets.

Saillies soulevant la face interne des membranes synoviales. — En certains points, une couche de graisse se dépose entre la synoviale et la capsule fibreuse. Quand cette couche est abondante, elle soulève la séreuse, formant des *masses adipeuses*, des *plis* ou des *villosités*.

Les *masses adipeuses* apparaissent aux points où, dans le jeu de l'article, se produit un écart entre les surfaces articulaires. Elles font l'office de masses de remplissage. Il est peu d'articulations qui en soient dépourvues.

Les *plis* (*plicae synoviales* BNA) et les *villosités* (*villi synoviales* BNA) sont des prolongements de même nature, de même signification; ils n'en diffèrent que par leur volume moindre et leur irrégularité.

Structure de la synoviale. — La synoviale comprend deux couches (fig. 133) :

1° une couche profonde, conjonctive et élastique;

2° une couche superficielle, formée d'une substance amorphe ou finement striée, englobant des cellules sphériques ou ramifiées. Tourneux et

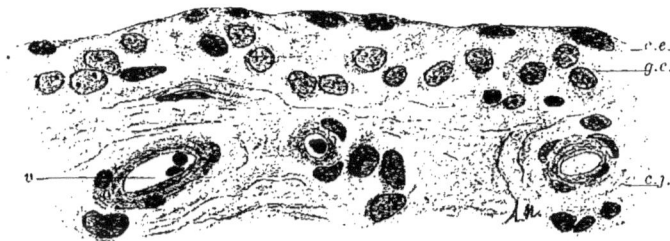

Fig. 133. — Coupe perpendiculaire à la surface de la synoviale du genou (homme adulte).

c.j, couche interne conjonctive : — c.e, couche interne épithéliale : — g.c, grosses cellules groupées et simulant par place un épithélium : — v, vaisseaux.

Hermann (1880) ont fait saisir l'analogie de ce tissu avec le tissu cartilagineux et montré en certains points une véritable transition entre les deux.

La couche profonde de la synoviale contient de nombreuses divisions vasculaires et nerveuses.

Synovie (*synovia* BNA). — Ce liquide, bien qu'en quantité minime, lubréfie constamment les surfaces articulaires. Clair, transparent, filant comme une huile épaisse, il renferme des éléments cellulaires et des noyaux libres. Pour 1000 parties, il contient environ 2 à 5 de mucine, 15 à 35 d'albuminoïdes et 940 d'eau.

Il provient évidemment des parois de la cavité articulaire, mais le mécanisme de sa production est encore mal connu.

4° **Ménisques interarticulaires** (*menisci articulares* BNA) et **Bourrelets marginaux** (*labra glenoidalia* BNA). — Dans certaines articulations, la zone mésenchymateuse intermédiaire aux deux surfaces cartilagineuses, adhérente par sa périphérie au manchon capsulaire, se résorbe au centre seulement et persiste à la périphérie (fig. 134). Ainsi naissent

Abrégé d'Anat. — I. 13

des *ménisques*, comblant l'intervalle des surfaces articulaires et assurant leur congruence. Les ménisques des articulations fémoro-tibiales en fournissent un exemple au genou.

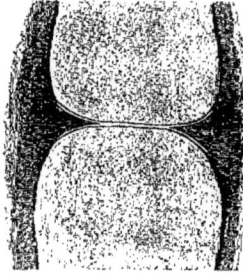

Le ménisque est de structure fibro-cartilagineuse. Sa base est adhérente; il possède un bord libre tranchant, en regard des os correspondants et deux faces articulaires, richement pourvues de cellules cartilagineuses.

Les *bourrelets marginaux* dérivent d'un processus analogue. Mais, en pareil cas, la fissure articulaire se produit d'un seul côté ou prédomine d'un côté; aussi la zone mésenchymateuse reste-t-elle adhérente au pourtour du cartilage d'encroûtement de l'os de l'autre côté. Le bourrelet agrandit la surface articulaire et assure également la congruence (bourrelet glénoïdien à l'épaule, cotyloïdien à la hanche, etc.).

Fig. 134. — Figure schématique destinée à expliquer le mode de production des ménisques interarticulaires.

Classification des diarthroses[1]. — Nos classiques, prenant pour base la configuration des surfaces articulaires, distinguent les principales variétés suivantes :

1° l'*énarthrose*, constituée par deux surfaces sphériques, l'une convexe, l'autre concave (ex. épaule, hanche, métacarpo-phalangienne);

2° la *condylienne*, où les surfaces articulaires sont des segments d'ellipsoïde, l'un plein (*condyle*), l'autre excavé (ex. radio-carpienne);

3° l'*emboîtement réciproque* — le terme se définit de lui-même;

4° la *trochléenne* — l'une des surfaces est en forme de poulie, l'autre offre une crête logée dans la gorge de la poulie, avec deux joues répondant à celles de la poulie. Dans la plupart des trochléennes, la poulie a une gorge spiroïde (ex. huméro-cubitale);

5° la *trochoïde*, dans laquelle deux surfaces en segments de cylindres se meuvent l'une sur l'autre (ex. radio-cubitale);

6° l'*arthrodie*, caractérisée par des surfaces planes glissant l'une sur l'autre;

7° l'*articulation méniscale* (ex. temporo-maxillaire, fémoro-tibiales).

1. La Nomenclature Anatomique distingue parmi les *diarthroses* deux sortes d'articulations, *simplex* et *composita*, et les classe sous les rubriques : *arthrodia; articulatio syhaeroidea; enarthrosis; ginglymus; articulationes cochlearis, ellipsoidea, trochoidea* et *sellaris; amphiarthrosis.*

CHAPITRE DEUXIÈME

ARTICULATIONS DES CEINTURES ET DES MEMBRES

ARTICLE PREMIER

ARTICULATIONS DE LA CEINTURE THORACIQUE

ARTICULATIONS DE LA CLAVICULE

La clavicule, jetée comme un pont entre le thorax et l'omoplate, s'articule :

par son extrémité *scapulaire* : à distance avec l'apophyse *coracoïde* ; directement avec l'*acromion* ;

par son extrémité *sternale* : à distance avec la *première côte* ; directement avec le *sternum*.

§ 1. **Articulations de l'extrémité scapulaire de la clavicule.**
(*articulatio acromioclavicularis BNA*)

A. *Articulation acromio-claviculaire.* — Cette articulation est une *diarthro-amphiarthrose* du genre *arthrodie*.

Surfaces articulaires. — La surface *acromiale*, ovalaire à grand axe sagittal, est portée par l'extrémité antérieure du bord de l'acromion qui regarde l'apophyse coracoïde. Taillée obliquement aux dépens de la face supérieure, elle est orientée en haut et vers la ligne médiane ; elle offre donc un point d'appui à la facette correspondante de la clavicule, d'où la rareté des luxations en bas de cet os.

La surface *claviculaire* répond à l'extrémité latérale de la clavicule. Taillée aux dépens de la face inférieure, elle regarde en sens inverse de la surface acromiale sur laquelle elle s'applique et présente la même forme. Les deux surfaces ront revêtues de fibro-cartilage plus ou moins lisse.

Moyens d'union. — Un *manchon fibreux* (*capsula articularis BNA*) s'insère à quelque distance des surfaces articulaires, de façon à les maintenir, tout en leur permettant de glisser l'une sur l'autre.

Il est renforcé, en haut et en arrière, par une couche de fibres solides, s'étendant transversalement de la face supérieure de l'acromion à la face supérieure de la clavicule. C'est un *ligament acromio-claviculaire*

(*lig. acromioclaviculare BNA*) épais de 2 à 4 mm., dont les fibres postérieures sont plus déve-
loppées que les anté-
rieures (fig. 135).

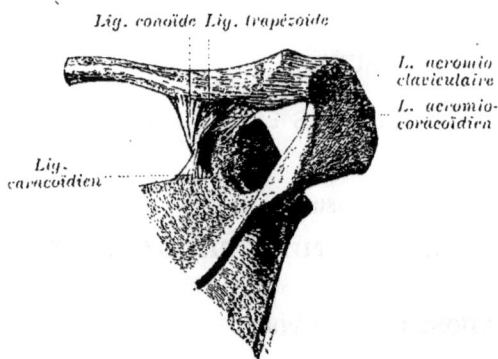

Lig. conoïde Lig. trapézoïde

L. acromio claviculaire

L. acromio-coracoïdien

Lig. coracoïdien

Fig. 135. — Union de la clavicule avec l'omoplate, vue postérieure.

On a décrit, à tort, un renforcement inférieur, sous
le nom de *ligament acro-
mio-claviculaire inférieur.*

*Fibro-cartilage in-
terarticulaire* (*discus
articularis BNA*). — Un
fibro-cartilage complet
peut s'interposer entre
les surfaces acromiale
et claviculaire. Parfois,
il est perforé à son centre et fait communiquer les deux articulations.
D'ordinaire, le ménisque est très imparfait; il se montre sous forme
d'une lamelle prismatique, séparant les
surfaces articulaires dans leur partie
supérieure seulement (fig. 136).

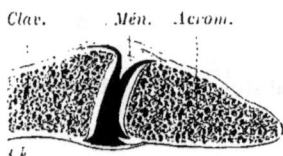

Clav. Mén. Acrom.

Fig. 136. — Articulation acromio-
claviculaire (coupe frontale
demi-schématique).

Synoviale. — La synoviale qui revêt
la face articulaire de la capsule fibreuse
rebrousse chemin sur le périoste, jusqu'au pourtour des surfaces articulaires.
Quand il n'y a pas de fibro-cartilage
interarticulaire bien développé, on en
trouve un vestige au niveau de l'interligne, sous forme de villosités.
Si le ménisque existe, il y a deux synoviales distinctes.

Rapports. — L'articulation acromio-claviculaire est en rapport : en *avant,* avec
le *deltoïde*; en *arrière*, avec le *trapèze.* Sa face *supérieure* répond à la peau ; on
rencontre souvent des traces de bourses séreuses dans le tissu cellulaire sous-
cutané, au-dessus de la facette claviculaire. Sa face *inférieure* répond à l'extrémité acromiale du *ligament acromio-coracoïdien*, et plus en arrière à une couche
cellulo-graisseuse qui la sépare du muscle *sus-épineux.*

Vaisseaux et nerfs. — De fines artérioles sont fournies par les artères *cervicale
superficielle* et *acromio-thoracique.* Les nerfs proviennent de la branche sus-acro-
miale du *plexus cervical superficiel.*

B. **Articulation coraco-claviculaire.** — Quelquefois les deux os se
mettent directement en contact. Mais 7 fois sur 10 environ, l'union se
fait à distance, par l'intermédiaire du *ligament coraco-claviculaire*
(*lig. coracoclaviculare BNA*), composé de deux faisceaux, *trapézoïde* et
conoïde (fig. 135 et 137).

Le *ligament trapézoïde* (*lig. trapezoidum B.NA*) naît sur la face claviculaire de l'apophyse coracoïde dans sa moitié postérieure et se porte obliquement, en haut et latéralement. Il finit à la face inférieure de la clavicule, sur une ligne de rugosités qui part du voisinage du bord postérieur et se porte en avant, en se rapprochant de plus en plus de l'extrémité acromiale de la clavicule. De forme trapézoïde, comme son nom l'indique, le ligament est épais de 3 à 6 mm. Il peut être décomposé en deux plans de fibres entre lesquelles une bourse séreuse se développe 2 fois sur 3 (Poirier).

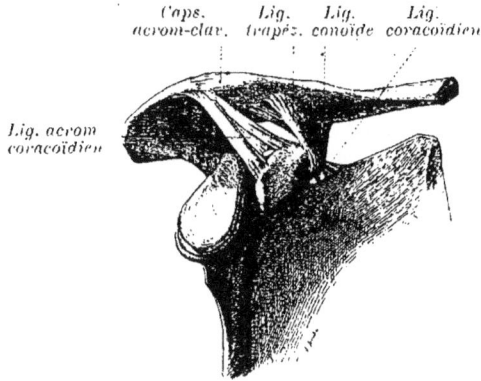

Fig. 137. — Union de la clavicule avec l'omoplate, vue antérieure.

Par sa face supérieure il répond à la clavicule ; par sa face inférieure au muscle sus-épineux. Le bord antérieur est libre ; le postérieur séparé du ligament conoïde par un interstice plus ou moins net.

Le *ligament conoïde* (*lig. conoideum B.N.A*) a la forme d'un demi-cornet à sommet coracoïdien. Il s'implante sur le tubercule qu'on voit à la base de l'apophyse coracoïde. De là, ses fibres montent en s'écartant vers la clavicule, et s'insèrent sur une surface angulaire, ouverte en avant, dont le sommet répond à un tubercule visible sur le bord postérieur de la clavicule et dont la branche antérieure se continue avec la surface d'insertion du ligament trapézoïde.

Dans l'espace compris entre la face inférieure de la clavicule et le demi-cornet du ligament conoïde pénètre la pointe du muscle sous-clavier. On y trouve une masse cellulo-graisseuse et une large bourse séreuse.

Les anciens anatomistes décrivaient sous le nom de *ligament coraco-claviculaire interne*, un faisceau de renforcement de l'aponévrose clavi-coraco-axillaire, dans l'intervalle du petit pectoral et du sous-clavier.

Mouvements des articulations de l'extrémité scapulaire de la clavicule.
Les principaux mouvements de la clavicule sur l'omoplate et réciproquement se produisent : dans l'*élévation ou l'abaissement de l'épaule*, dans la *projection de l'épaule en avant ou en arrière*, dans son *rapprochement* ou son *éloignement* du tronc.

1° Dans les mouvements d'*élévation ou d'abaissement* de l'épaule, la clavicule se rapproche ou s'éloigne de l'apophyse coracoïde.

Quand la clavicule se rapproche de la coracoïde, la surface claviculaire glisse de bas en haut sur la surface acromiale. Ce mouvement est limité par le contact clavi-coracoïdien ou la tension du ligament acromio-claviculaire.

Quand la clavicule s'écarte de la coracoïde, un glissement se produit en sens inverse. L'écart est limité par la tension des ligaments coraco-claviculaires, le conoïde en particulier.

2° Dans les mouvements de *projection de l'épaule en avant ou en arrière*, l'angle omo-claviculaire a tendance à s'ouvrir ou à se fermer. Le centre de ces mouvements se trouve au niveau de l'insertion des ligaments conoïde et trapézoïde sur l'apophyse coracoïde, et non au niveau de l'articulation acromio-claviculaire, comme on pourrait le supposer.

Dans la projection de l'épaule en avant, l'angle omo-claviculaire a tendance à se fermer. La surface articulaire de la clavicule glisse d'arrière en avant sur la surface acromiale, et le mouvement de fermeture s'arrête quand le ligament trapézoïde résiste.

Dans la projection de l'épaule en arrière, l'angle omo-claviculaire a tendance à s'ouvrir. La surface articulaire de la clavicule glisse d'avant en arrière sur la surface acromiale et le mouvement d'ouverture s'arrête quand le ligament conoïde s'y oppose.

3° Quand l'épaule est *refoulée vers le tronc*, suivant que le refoulement a lieu d'avant en arrière ou d'arrière en avant, l'angle omo-claviculaire tend à s'ouvrir ou à se fermer et on est replacé dans les conditions précédentes. Le refoulement a donc pour limite la tension de l'un ou l'autre des ligaments coraco-claviculaires, suivant le cas.

Ces données physiologiques font comprendre l'importance des ligaments coraco-claviculaires dans les luxations et les fractures de l'extrémité scapulaire de la clavicule.

§ 2. Articulations de l'extrémité sternale de la clavicule.
(articulatio sternoclavicularis BNA).

A. *Articulation sterno-claviculaire*. — C'est un *diarthro-amphiarthrose*, se rapprochant des *énarthroses* (Poirier).

Surfaces articulaires. — La surface *sternale* répond à l'union de la poignée du sternum avec le premier cartilage costal. C'est une selle, concave dans le sens frontal, légèrement convexe dans le sens antéro-postérieur, et plus étendue à sa base que vers son sommet, ce qui lui donne un aspect grossièrement triangulaire.

La surface *claviculaire*, triangulaire à la base inférieure, appartient à l'extrémité médiale de la clavicule et un peu à sa face inférieure, qui proémine à ce niveau en un talon saillant. Elle est convexe dans le sens frontal, légèrement concave dans le sens antéro-postérieur. Elle correspond assez bien à l'encoche sternale; toutefois elle la déborde nettement en avant et en arrière, preuve qu'il existe des mouvements étendus dans l'articulation.

Les deux surfaces articulaires sont recouvertes de fibro-cartilage.

Fibro-cartilage interarticulaire (discus articularis BNA). — Presque constant, il affecte ordinairement la disposition d'un disque accommodé à la forme de l'interligne dans lequel il est logé. Il est épais de 4 à 5 mm.

dans sa partie supérieure, mince dans sa partie inférieure (fig. 138). Il s'attache solidement en haut à la clavicule, sur le champ dépourvu de

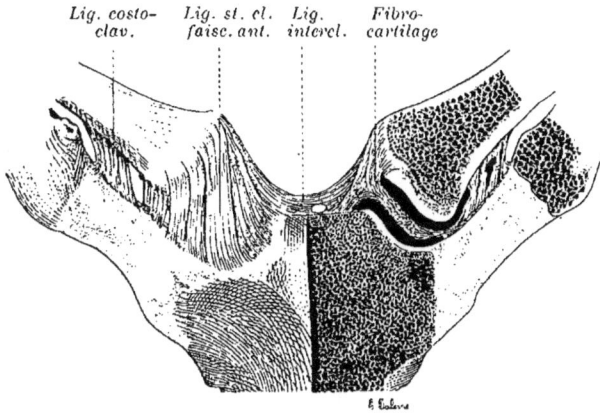

Fig. 138. — Articulations sterno-claviculaires, vues d'avant. La gauche a été sectionnée suivant une coupe frontale;

fibro-cartilage qui déborde l'encoche sternale ; aussi est-il entraîné avec la clavicule quand on arrache celle-ci du sternum.

En bas, il se fixe à la première côte, à la limite de l'encoche sterno-costale. Sur toute sa périphérie, il se fusionne avec le manchon fibreux de l'articulation et cloisonne la cavité articulaire en deux cavités secondaires. Parfois il est perforé à son centre.

Moyens d'union. — Les deux os sont unis par un *manchon fibreux (capsula articularis BNA)*, très épais en avant, en arrière et en haut; ce qui permet de décrire trois faisceaux au *ligament sterno-claviculaire (lig. sternoclaviculare BNA)*. La faiblesse du manchon à la partie inférieure est compensée par la puissance du ligament costo-claviculaire.

Le *faisceau antérieur* s'attache aux rugosités qui bordent en avant l'encoche sternale et la facette claviculaire. Ses fibres puissantes, presque longitudinales latéralement, sont séparées du ligament costo-claviculaire par un interstice graisseux. Elles deviennent obliques et se rapprochent de la transversale à mesure qu'on s'élève vers le sommet de l'encoche sternale et se confondent avec le faisceau supérieur.

Le *faisceau supérieur* unit transversalement l'extrémité supérieure de la clavicule au bord correspondant de l'encoche sternale. Ses fibres superficielles vont d'une clavicule à l'autre par-dessus l'encoche sternale à laquelle elles adhèrent. Elles constituent un *ligament interclaviculaire*.

Le *faisceau postérieur* est formé de fibres courtes et fortes, disposées transversalement. Ses fascicules principaux s'insèrent à l'angle, postérieur, si saillant, de l'extrémité articulaire; ils sont tendus quand l'épaule est portée en avant.

Synoviales. — Au nombre de deux, et complètement séparées quand le fibro-cartilage interarticulaire est complet. Le compartiment ménisco-claviculaire est plus grand que le compartiment ménisco-sternal, la synoviale se prolongeant entre la clavicule et le premier cartilage costal jusqu'au ligament costo-claviculaire. En effet les mouvements les plus étendus se passent dans l'articulation ménisco-claviculaire.

B. *Articulation costo-claviculaire.* — Quelquefois, il existe une véritable articulation entre les deux os, mais 9 fois sur 10 environ (Poirier), l'union se fait à distance par l'intermédiaire d'un *ligament costo-claviculaire (lig. costoclaviculare BNA)*. Il y a donc homologie parfaite entre les articulations des deux extrémités de la clavicule.

Le *ligament costo-claviculaire* très puissant, indéchirable, s'implante sur une surface ovalaire à grand axe transversal, appartenant au premier cartilage costal et à la partie voisine de la première côte. Il se porte très obliquement, presque transversalement, en haut et latéralement vers la face inférieure de la clavicule. Celle-ci présente pour son insertion une surface ovalaire, orientée comme la surface costale, avec des rugosités surtout marquées en arrière. C'est là en effet que finissent le plus grand nombre des fibres du ligament.

Ce ligament peut être décomposé en deux plans de fibres, antérieur et postérieur, dans l'intervalle desquels existe une bourse séreuse, vestige ou indication d'une articulation directe costo-claviculaire.

Rapports des articulations de l'extrémité sternale de la clavicule. — La face antérieure répond au chef sternal du *sterno-cléido-mastoïdien*, dont elle est séparée par un tissu cellulaire lâche ou une bourse séreuse.

Le ligament costo-claviculaire est caché par les fibres du *grand pectoral*.

La face *postérieure* répond aux muscles *sterno-cléido-hyoïdien* et *thyroïdien*, qui la séparent du confluent des jugulaires et de la veine sous-clavière. Sur un plan plus profond, se trouvent l'artère mammaire interne et le nerf phrénique, le nerf pneumo-gastrique et les carotides; du côté droit le tronc brachio-céphalique artériel et la grande veine lymphatique — du côté gauche la fin du canal thoracique.

Vaisseaux et nerfs. — Les artères sont fournies par la *mammaire interne*; les nerfs viennent de la branche sus-claviculaire du *plexus cervical superficiel*.

Mouvements articulaires. — Comme l'épaule, la clavicule s'*élève* et s'*abaisse*, se *porte en avant et en arrière*, et dans *toutes les directions intermédiaires*. Au cours de ces divers mouvements, dont l'axe est à l'insertion inférieure du ligament costo-claviculaire, point fixe, les deux extrémités de la clavicule se meuvent en sens inverse.

L'insertion supérieure du ligament costo-claviculaire divise donc la clavicule en deux segments, l'un sternal très court, l'autre scapulaire très long. Dans la circumduction, les deux extrémités de la clavicule décrivent deux cônes opposés par leur sommet.

Quand l'épaule s'*abaisse*, le segment scapulaire se porte en bas, tandis que le segment sternal tend à se porter en haut. Le relèvement, peu marqué, est vite limité par la tension des faisceaux antérieur et supérieur du ligament sterno-claviculaire. Si l'on détruit ces faisceaux, comme l'a fait l'un de nous dans une série d'expériences (Poirier, 1890), l'extrémité sternale de la clavicule s'élève de près de 1 cm. Le ligament interclaviculaire a une action analogue.

Quand l'épaule s'*élève* directement, le ligament côsto-claviculaire résiste; d'oblique il tend à devenir longitudinal. La surface claviculaire se déplace de haut en bas sur la surface sternale.

Quand l'épaule est *projetée en avant* ou *en arrière*, l'extrémité sternale de la clavicule se déplace en sens inverse dans l'articulation sterno-claviculaire. Le mouvement est limité principalement par la tension du ligament costo-claviculaire dont l'insertion claviculaire est portée en avant ou en arrière; accessoirement par le ligament sterno-claviculaire (faisceau antérieur ou postérieur suivant le cas).

L'articulation sterno-claviculaire se composant en fait de deux articulations contiguës, peut-on localiser les mouvements dans l'une à l'exclusion de l'autre? Nous ne le croyons pas. Les expériences, instituées par l'un de nous, amènent à conclure que les deux articulations interviennent dans tous les mouvements, mais que ceux-ci se passent principalement dans l'articulation ménisco-claviculaire.

§ 3. Ligaments propres à l'omoplate.

(*Lig. cinguli extremitatis superioris BNA*).

On décrit sous ce nom le plan fibreux *acromio-coracoïdien* et la *bandelette fibreuse coracoïdienne*.

Le *ligament acromio-coracoïdien* (*lig. coracoacromiale BNA*) est un éventail fibreux. Par son sommet tronqué, il s'attache à la partie inférieure du sommet de l'acromion, quelquefois même sous la face inférieure de cette apophyse; par sa base, il s'insère à tout le bord acromial de la coracoïde.

Le bord postérieur se continue avec l'aponévrose du muscle sus-épineux. Le bord antérieur, sensible à travers les parties molles, est prolongé par une lamelle fibreuse qui s'étale sous le deltoïde.

Le plan fibreux est surtout épais vers son bord antérieur. Sa face supérieure répond au muscle deltoïde; sa face inférieure à l'articulation scapulo-humérale, doublée à ce niveau du muscle sus-épineux. Elle en est séparée par une *bourse sous-acromiale* (*bursa subacromialis BNA*) fusionnée avec la grande bourse sous-deltoïdienne.

Le *ligament coracoïdien* (*lig. transversum scapulae superius BNA*) convertit en trou l'échancrure coracoïdienne (*incisura scapulae BNA*). Au-dessus de lui passe l'artère sus-scapulaire. Le trou est lui-même subdivisé par un faisceaux fibreux en deux orifices pour le nerf sus-scapulaire et une veine.

ARTICLE DEUXIÈME

ARTICULATIONS DU MEMBRE SUPÉRIEUR

Nous allons étudier l'*épaule*, le *coude*, les *radio-cubitales*, le *poignet*, les *articulations carpiennes, carpo-métacarpiennes, métacarpiennes, métacarpo-phalangiennes* et *interphalangiennes.*

§ 1. **Articulation scapulo-humérale** (*articulatio humeri BNA*).

L'articulation de l'épaule est une *diarthrose* de la variété *énarthro-diale.* Elle se fait entre la tête humérale et la cavité glénoïde de l'omo-plate, élargie par un bourrelet fibro-cartilagineux.

Surfaces articulaires. — La *cavité glénoïde* (*cavitas glenoida-lis BNA*), de forme ovalaire à grand axe longitudinal et à grosse extrémité inférieure (fig. 139), regarde en haut, en avant, et latéralement. C'est une simple dépression plu-tôt qu'une cavité. A l'état frais, elle est revêtue d'un cartilage plus mince au centre qu'à la périphérie, hyalin en haut, fibreux en bas dans la région du tuber-cule glénoïdien inférieur (*tub. infraglenoidale BNA*) et tranchant par sa couleur sur le cartilage hyalin.

Le *bourrelet glénoïdien* fibro-cartilagineux (*labrum glenoidale BNA*), s'insère sur le pourtour de la cavité osseuse et augmente légère-ment ses dimensions dans

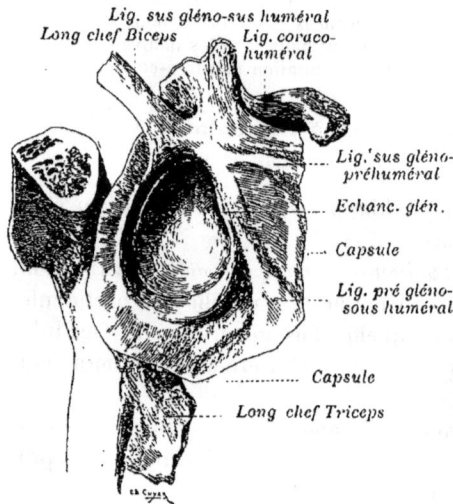

Lig. sus gléno-sus huméral
Long chef Biceps   *Lig. coraco-huméral*
Lig. sus gléno-préhuméral
Echanc. glén.
Capsule
Lig. pré gléno-sous huméral
Capsule
Long chef Triceps

Fig. 139. — Cavité glénoïde, vue de face, avec sa collerette capsulaire.

tous les sens. Le bourrelet présente, en coupe transversale, la forme d'un prisme triangulaire. Par une de ses faces, il adhère au pourtour glénoïdien, sauf au niveau de l'échancrure marquée sur la partie moyenne du bord antéro-médial de la glène. Il réserve, en ce point, une dépression par où s'échappe fréquemment un petit diverticule de la synoviale.

Par une autre face, le bourrelet prolonge la surface du col de l'omo-plate et fournit insertion à la capsule. Sa troisième face, libre, articu-laire, encadre et continue la surface glénoïdienne, quelquefois directe-ment; en d'autres cas il existe un sillon séparatif entre la glène et le bourrelet, de sorte que celui-ci, détaché et flottant offre l'aspect d'un véritable ménisque.

En haut, il est le plus souvent séparé du cartilage glénoïdien par un sillon large et profond. En bas, il empiète plus ou moins sur la glène, dessinant un croissant de couleur mate et d'aspect strié; c'est le coussinet élastique de la cavité glénoïde.

Le bourrelet glénoïdien contient : 1° des *fibres propres*, incurvées concentriquement à la cavité; 2° des fibres *provenant*, en haut, du tendon du long chef bicipital, en bas, du tendon de la longue portion du *triceps*.

La tête humérale, lisse et arrondie, est un segment d'ellipsoïde, à grand axe longitudinal, presque une calotte sphérique, représentant le

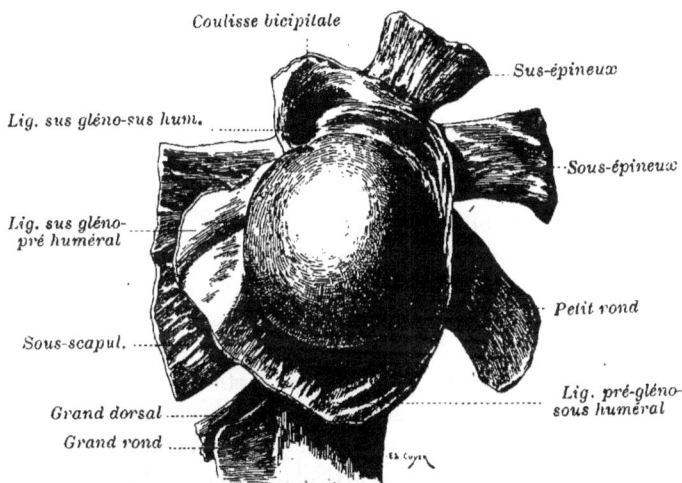

FIG. 140. — Tête humérale, vue de face, avec la capsule et les muscles qui l'entourent.

tiers d'une sphère (fig. 140). Ses dimensions, chez l'adulte, sont de 45 mm. environ dans le sens longitudinal; de 40 mm. dans le sens transversal. Son pôle regarde en haut. Il se dirige aussi en arrière et médialement comme l'épitrochlée, un peu plus qu'elle. L'épitrochlée est donc un repère précieux dans la pratique, pour déterminer où se trouve la tête humérale, quand la situation de celle-ci ne peut être reconnue par la palpation.

A l'état frais, la tête est revêtue d'une couche de cartilage hyalin, qui s'arrête au niveau du *col anatomique*. L'épaisseur du cartilage est uniforme (2 mm. environ. Sappey), elle ne diminue qu'à la périphérie.

La disproportion entre l'étendue de la tête humérale et celle de la glène est considérable. Il n'y a pas lieu de s'en étonner, c'est la condition nécessaire du mouvement. La différence de longueur des arcs de la surface convexe et de la surface concave dans un plan donné, mesure approximativement l'étendue du déplacement possible de l'une sur l'autre.

Moyens d'union. — La tête de l'humérus et la surface glénoïdienne sont unies :

1° par un *manchon fibreux* (*capsula articularis* BNA) présentant quelques renforcements décrits sous le nom de *ligaments* (ligaments passifs);

2° par les *tendons* de certains muscles scapulaires qui s'appliquent à la capsule et la renforcent (ligaments actifs).

Manchon fibreux. — Il a la forme d'un tronc de cône dont la grande base s'attache sur le col anatomique de l'humérus et la petite sur le pourtour de la cavité glénoïde.

L'insertion glénoïdienne a lieu sur le bourrelet glénoïdien et un peu sur le pourtour osseux. En haut, l'attache est refoulée par le tendon bicipital jusqu'à la base de l'apophyse coracoïde; au niveau de l'échancrure glénoïdienne, elle se porte aussi jusqu'à l'os; en bas, elle se confond avec celle du long chef du triceps (fig. 139).

L'insertion humérale se fait au niveau des tubérosités, sur le col anatomique. Mais dans les autres régions, la ligne d'attache s'éloigne du cartilage articulaire. A la partie inférieure notamment, elle descend sur le col chirurgical, à 1 cm. de distance du cartilage, environ. Quand le bras est rapproché du tronc, c'est cette partie du col chirurgical qui vient en contact avec le coussinet élastique de la cavité glénoïde (fig. 143).

Le manchon capsulaire est assez lâche pour permettre un écartement de 2 à 3 cm. entre les surfaces articulaires, quand la pression atmosphérique et celle des muscles cessent de s'exercer. Cette laxité est en rapport avec l'étendue des mouvements. Le manchon, extrêmement mince, là où des tendons viennent s'appliquer à sa face externe, s'épaissit dans leur intervalle.

Renforcements ligamenteux du manchon (ligaments passifs).

On décrit : 1° en haut, un *ligament coraco-huméral*; 2° en avant, des ligaments *gléno-huméraux*.

1° **Ligament coraco-huméral** (*lig. coracohumerale* BNA). — Ce renforcement capsulaire développé comme une cloison dans l'intervalle des muscles sus-épineux et sous-scapulaire, naît de la base et du bord acromial de la coracoïde, immédiatement au-dessous de la voûte acromio-coracoïdienne (fig. 141).

Ses fibres se portent vers la grosse tubérosité, en se confondant avec la portion sous-jacente de la capsule. Quelques-unes vont à la petite tubérosité, par-dessus le tendon du sous-scapulaire, et se mêlent avec celles du ligament sus gléno-sus huméral.

Le bord postérieur du ligament se perd dans la capsule. Le bord antérieur peut en être isolé.

Sutton pense que le ligament coraco-huméral représente l'insertion primitive du petit pectoral.

2° **Ligaments gléno-huméraux.** — Ils sont au nombre de 3 : *sus gléno-sus huméral, sus gléno-préhuméral, prégléno - sous huméral* (fig. 141 et 142).

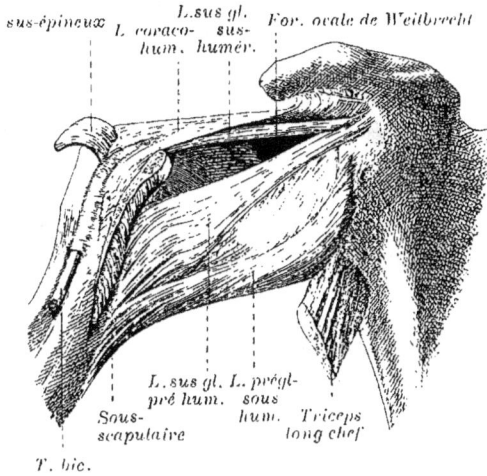

Fig. 141. — Articulation scapulo-humérale, vue antérieure.

A. *Le ligament sus gléno-sus huméral*, situé en avant et un peu au-dessous du ligament coraco-huméral. naît du bourrelet glénoïdien et de la partie adjacente de la glène, au niveau du pôle supérieur de cette cavité.

Il se porte transversalement vers la petite tubérosité, à laquelle il s'attache, par-dessus le tendon du sous-scapulaire, confondant ses fibres avec celles du ligament coraco-huméral. Entre le coraco-huméral et le sus gléno-sus huméral s'ouvre la coulisse bicipitale et s'échappe

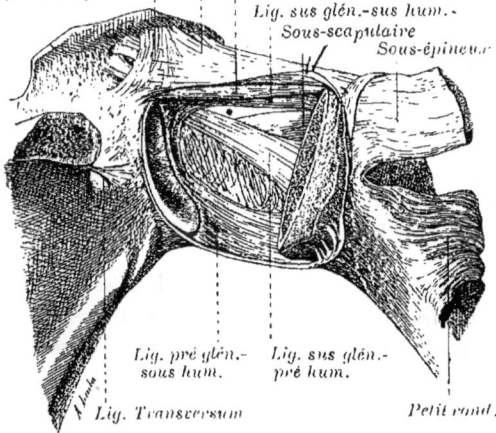

Fig. 142. — Articulation scapulo-humérale, vue postérieure. — La partie postérieure de la capsule et la tête humérale ont été réséquées pour montrer la partie antérieure de la capsule par sa face articulaire.

de l'articulation le tendon du long chef du biceps. Quelques fibres unissent transversalement les deux ligaments à ce niveau. D'ailleurs, les deux ligaments sont souvent peu distincts et on les confond aussi dans une même description, en disant que le ligament coraco-huméral se bifurque, à son extrémité humérale, en deux chefs insérés, l'un à la grosse, l'autre à la petite tubérosité.

B. *Le ligament sus gléno-pré huméral*, né immédiatement au-dessous du précédent, vient en s'élargissant se terminer à la petite tubérosité, au-dessous du muscle sous-scapulaire, avec le tendon duquel il se fusionne.

Ce ligament ménage avec le sus gléno-sus huméral un espace triangulaire à sommet glénoïdien à base humérale dit *foramen ovale de Weitbrecht*. A ce niveau, le tendon du sous-scapulaire semble pénétrer dans l'articulation en refoulant la synoviale.

Le bord supérieur du ligament est généralement net; son bord inférieur se confond avec la capsule.

C. *Le ligament pré gléno-sous huméral* renforce la partie inférieure du manchon, laissée à découvert dans l'intervalle du sous-scapulaire et du petit rond.

Plus large et plus fort que les autres, il a des limites moins nettes. Il s'étend du bord antérieur et inférieur de la glène à la partie inférieure du col chirurgical, avec une légère obliquité en arrière.

Les ligaments gléno-huméraux bien décrits par Schlemm en 1853, ont fait l'objet d'études spéciales de Morris, Farabeuf, Reynier, Carpentier, etc. Nous avons adopté les dénominations de Farabeuf qui ont l'avantage de rappeler l'insertion de chaque faisceau.

Pour voir ces ligaments il faut faire la préparation indiquée par Schlemm et Farabeuf et les examiner de l'intérieur de l'articulation (fig. 142).

On ne s'entend pas sur la signification du ligament sus gléno-sus huméral. Welcker le considère comme homologue du ligament rond de la hanche. Pour Sutton il s'agirait d'un reste ancestral du muscle sous-clavier.

Une pièce recueillie par l'un de nous, et un fait de Carpentier montrent que l'échancrure glénoïdienne étant homologue de l'échancrure cotyloïdienne, on doit considérer le ligament sus gléno-pré huméral comme un vestige du ligament rond.

Cône musculo-tendineux (*ligaments actifs*). — Les tendons des muscles de l'épaule, qui se détachent de l'omoplate pour aller s'insérer sur les tubérosités humérales s'appliquent à la plus grande partie de la capsule. C'est ainsi qu'en avant le tendon élargi du *sous-scapulaire*, en haut les tendons épanouis des muscles *sus* et *sous-épineux*, en arrière le tendon du *petit rond* viennent doubler et remplacer la capsule (fig. 140, 143 et 144).

Les tendons adhèrent fortement à la moitié juxta-humérale de la capsule. Ils plissent donc et entraînent toute la portion juxta-glénoïdienne lors qu'ils se contractent.

Au-dessous du sous-scapulaire, la capsule amincie est représentée par un simple feuillet synovial qu'on crève le plus souvent au cours de

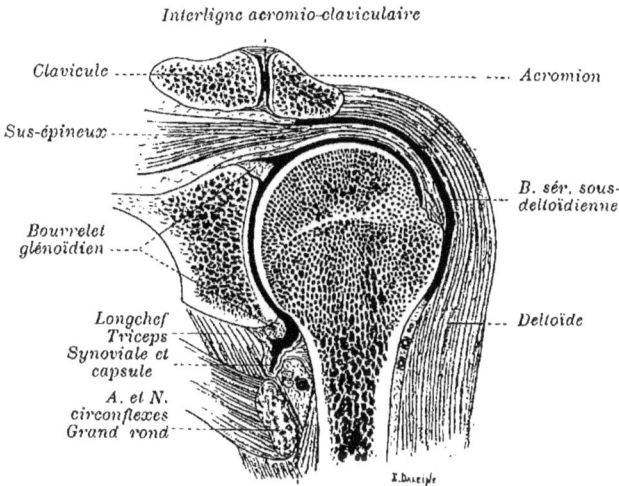

Interligne acromio-claviculaire

Clavicule ---- ... Acromion

Sus-épineux ---

B. sér. sous-
delloïdienne

Bourrelet
glénoïdien ---

Longchef
Triceps
Synoviale et
capsule

Delloïde

A. et N.
circonflexes
Grand rond

FIG. 143. — Articulation scapulo-humérale, coupe frontale passant par la petite
tubérosité de l'humérus, le bras étant rapproché du tronc.

la dissection. Le tendon semble alors pénétrer dans l'articulation par
un orifice ovalaire, orifice artificiel, bordé en haut par le ligament sus

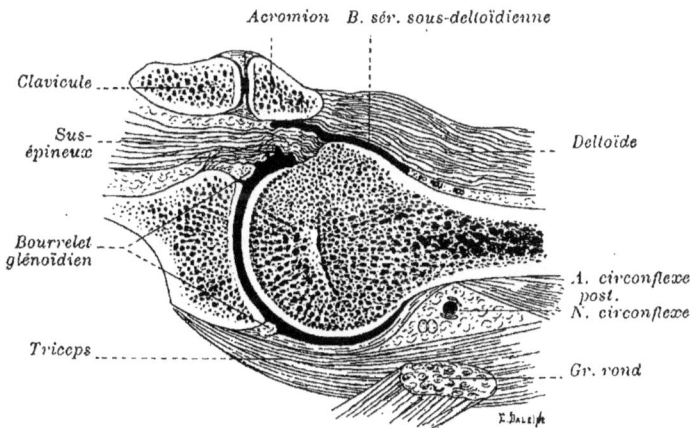

Acromion   B. sér. sous-delloïdienne

Clavicule ---

Sus-
épineux ---

Delloïde

Bourrelet
glénoïdien ---

.1. circonflexe
post.
N. circonflexe

Triceps ---

Gr. rond

FIG. 144. — Articulation scapulo-humérale, coupe frontale passant par la petite
tubérosité de l'humérus, le bras étant écarté du tronc à angle droit.

gléno-sus huméral et en bas par le ligament sus-gléno préhuméral.
A la partie inférieure, le tendon du long chef du *triceps* se comporte
comme ceux des muscles scapulo-huméraux. Mais il adhère à la portion

juxta-scapulaire de la capsule et non au segment voisin de l'humérus. Le cul-de-sac de la capsule, qui se forme à ce niveau, quand le bras pend le long du corps (fig. 143), disparaît lorsqu'on écarte le bras du tronc (fig. 144).

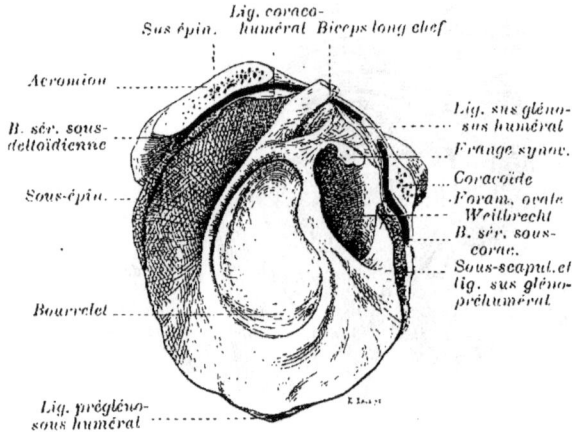

FIG. 145. — Cavité glénoïde, vue de face, avec sa collerette musculo-capsulaire.

Synoviale. — La synoviale tapisse la face interne du manchon capsulaire; elle l'abandonne au voisinage des insertions pour gagner par un trajet récurrent le pourtour du cartilage de la tête humérale et la face extérieure du bourrelet glénoïdien. Le cul-de-sac séreux s'étend donc en haut jusqu'à la base de la coracoïde; en bas il est reporté sur l'humérus jusqu'au col chirurgical qui devient ainsi visible dans l'articulation.

Prolongements de la synoviale. — *Prolongements constants* au nombre de deux : l'un apparaît au-dessous du

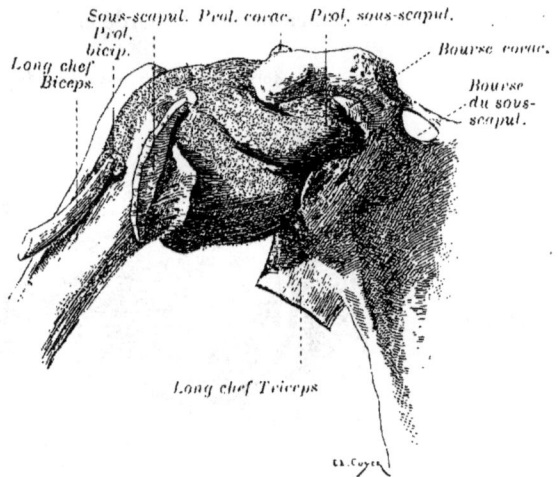

FIG. 146. — Articulation scapulo-humérale, vue antérieure, la synoviale a été injectée.

tendon *sous-scapulaire*, au point où le muscle semble pénétrer dans l'articulation (fig. 146); l'autre accompagne le tendon du *biceps* dans la coulisse bicipitale.

Chacun de ces prolongements est ordinairement fusionné, chez l'adulte, avec une bourse de glissement propre au muscle correspondant, ce qui a pour effet de prolonger la synoviale jusque dans la fosse sous-scapulaire d'une part, de la faire descendre à 3 ou 5 cm. de l'articulation, avec le tendon du biceps, d'autre part.

Nous n'avons pas besoin de faire ressortir l'importance pratique de ces longs prolongements de la synoviale articulaire.

Prolongements inconstants. — Il y en a deux principaux. L'un, au niveau de l'*échancrure glénoïdienne*, communique fréquemment avec la bourse du sous-scapulaire; l'autre, *coracoïdien*, se dégage par un trou ménagé dans l'insertion du ligament coraco-huméral à l'apophyse coracoïde.

Quelques auteurs parlent d'un autre prolongement au niveau du sous-épineux : nous ne l'avons jamais rencontré.

Rapports de la synoviale avec le cartilage de conjugaison de l'extrémité supérieure de l'humérus (fig. 147). — *En haut*, la synoviale reste éloignée du cartilage de quelques mm.; *en avant, en arrière*, et surtout *en bas*, elle paraît s'avancer sur la diaphyse, mais en réalité elle se réfléchit pour s'insérer au niveau du cartilage conjugal. Aussi, le décollement épiphysaire n'entraîne-t-il pas forcément l'ouverture de l'articulation.

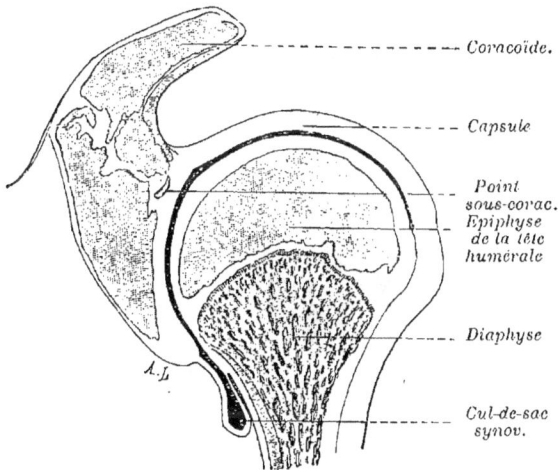

FIG. 147. — Rapports de la synoviale de l'épaule avec les cartilages épiphysaires (d'après v. Brunn).

Rapports de l'articulation. — L'articulation scapulo-humérale est en rapport immédiat avec le cône musculo-tendineux que nous avons décrit : *sous-scapulaire, en avant*; *sus* et *sous-épineux, en haut*; *petit rond*, en arrière; longue portion du *triceps, en bas*. Ainsi revêtue, la tête humérale est couverte à distance par la voûte ostéo-fibreuse que forment l'acromion et la coracoïde reliés par le ligament acromio-coracoïdien. Cette voûte se prolonge en bas par un feuillet aponévrotique, faisant suite au ligament acromio-coracoïdien. Enfin, sur un plan plus *superficiel*, le *deltoïde* forme une enveloppe charnue.

Entre la coiffe musculo-tendineuse d'une part, le deltoïde et la voûte acromio-coracoïdienne d'autre part, les frottements de la tête de l'humérus créent la vaste *bourse séreuse sous-deltoïdienne* (bursa subdeltoidea BNA).

Une autre bourse se développe entre le coraco-biceps et la face superficielle du sous-scapulaire (b. coracobrachialis BNA). Elle est séparée de la bourse sous-

Abrégé d'Anat. — 1.   14 deltoïdienne par la cloison du ligament coraco-huméral, mais elle se fusionne parfois avec la grande bourse sous-deltoïdienne.

Ainsi prolongée et recouverte en haut, en avant, en arrière et latéralement, l'articulation scapulo-humérale répond *médialement* au creux de l'*aisselle*. La capsule apparaît dans l'écartement des muscles sous-scapulaire d'une part, triceps et petit rond d'autre part, au voisinage des *vaisseaux* et *nerfs* qui traversent le creux axillaire. C'est le point faible, par où s'échappe la tête dans les luxations.

Notons enfin que la cavité articulaire est traversée à sa partie supérieure par le tendon du *long chef bicipital*, qui passe en arc au-dessus de la tête humérale et s'aplatit à son contact immédiat.

Bourses séreuses de l'épaule (fig. 148). — 1° et 2° B. *sous-acromiale* (b. *suba-*

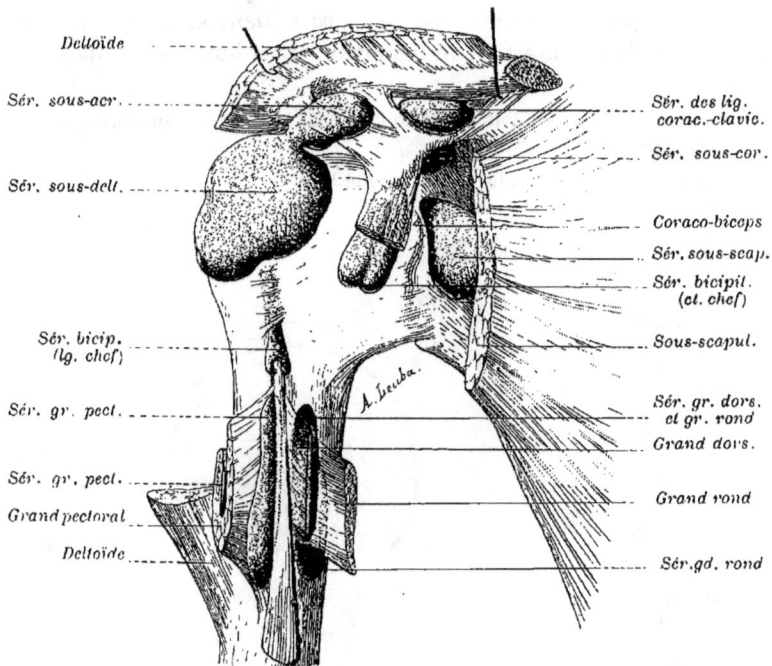

Fig. 148. — Bourses séreuses de l'épaule, vues d'avant.

cromialis BNA) et *sous-deltoïdienne* (b. *subdeltoidea BNA*), généralement fusionnées et déjà décrites.

3° B. *sous le tendon coraco-bicipital* (b. *coracobrachialis BNA*) un peu plus antérieure que la sous-deltoïdienne et fréquemment confondue avec elle.

4° B. du *sous-scapulaire* (b. *m. subscapularis BNA*) entre la face profonde du tendon sous-scapulaire, le col de l'omoplate et la capsule. Elle communique d'ordinaire avec le prolongement correspondant de la synoviale articulaire.

5° B. *sous-coracoïdienne*, produite par le glissement du bord supérieur du tendon sous-scapulaire sous l'apophyse coracoïde; fréquemment réunie à la bourse dite du sous-scapulaire.

6° B. du *sous-épineux* (b. m. *infraspinati BNA*). On en décrit deux : l'une, inconstante, interposée entre le bord supérieur du muscle et l'épine de l'omoplate; l'autre, moins rare (25 0/0), entre le tendon du muscle et la capsule articulaire.

Cette bourse extra-articulaire a sans doute été prise par quelques auteurs pour un diverticule de la synoviale articulaire.

7° B. du *tendon du long chef du biceps*, fusionnée habituellement avec la grande synoviale articulaire, dont elle devient ainsi un prolongement.

Il faut également signaler, mais à *distance de l'articulation*: la b. du *grand pectoral*, entre le tendon de ce muscle et le biceps, inconstante; — une petite bourse assez rare, entre les deux couches du *tendon du grand pectoral*; — la bourse comprise entre les tendons des muscles *grand dorsal et grand rond*, constante; — la b. du *grand rond* (50 0/0) entre le tendon et la surface de glissement offerte à ce tendon par la diaphyse humérale.

Vaisseaux et nerfs. — Les *artères* sont fournies par les deux *circonflexes* et la *scapulaire inférieure*, branches de l'axillaire, et la *sus-scapulaire*, branche de la sous-clavière.

Les circonflexes forment un anneau anastomotique autour du col chirurgical et donnent des branches ascendantes à l'articulation. Une branche constante remonte le long de la coulisse bicipitale. La scapulaire inférieure se distribue à la portion de la capsule, voisine de la cavité glénoïde. La sus-scapulaire fournit à la partie supérieure de l'articulation.

Les *nerfs* viennent du *sus-scapulaire*, des *sous-scapulaires* et du *circonflexe*, branches collatérales du plexus brachial.

L'art. circonflexe postérieure et le n. circonflexe affectent des rapports étroits avec l'articulation. Ils contournent l'humérus au niveau de l'espace quadrilatère de Velpeau, compris entre la tête humérale latéralement, le bord latéral du long chef du triceps, médialement; le bord inférieur du petit rond en haut; le bord supérieur du grand rond en bas.

Physiologie.— 1° *Statique.*— A l'état normal, le bras pendant le long du corps, la tête humérale n'entre en contact qu'avec les 2/3 supérieurs de la cavité glénoïde, le 1/3 inférieur de celle-ci répond au col chirurgical (fig. 143).

La cavité glénoïde et la tête humérale sont largement juxtaposées dans les divers mouvements. La théorie du *contact polaire* ou tangentiel émise par Assaky (1885) n'est ni vraisemblable, ni confirmée par l'observation.

Au dire des Weber et d'un grand nombre d'anatomistes, le contact articulaire serait maintenu par la pression atmosphérique, que Krause évalue à 2 kg. 800. La tonicité des muscles périarticulaires semble au contraire jouer le rôle principal, car lorsqu'elle vient à faire défaut, comme dans la paralysie infantile, les surfaces s'abandonnent peu à peu et l'humérus s'abaisse, entraîné par son poids.

2° *Mouvements.* — L'humérus se déplace sur l'omoplate dans les circonstances ordinaires; plus rarement c'est l'omoplate qui se meut sur l'humérus immobilisé.

Dans les mouvements de l'humérus sur l'omoplate, le coude peut se déplacer en avant ou en arrière (*projection en avant ou flexion*; *projection en arrière ou extension*); être *rapproché* ou *écarté* du tronc (*adduction* et *abduction*).

Il y a également des mouvements de *rotation* qui portent la face antérieure du bras du côté du tronc ou du côté opposé (*rotation médiale* dite communément interne; *latérale* dite communément externe).

Enfin ces divers mouvements sont combinés dans la *circumduction*.

Les mouvements de l'articulation scapulo-humérale ne sont pas aussi étendus qu'on pourrait le croire. Duchenne de Boulogne et plus récemment Cathcart (1884) ont montré que la ceinture thoracique prenait une part considérable à l'excursion du membre supérieur.

La *flexion* et l'*extension* se font autour d'un axe transversal, passant par le centre de la glène et la tête humérale.

La flexion est limitée par la torsion de la partie postérieure de la capsule et du muscle petit rond qui la double.

L'extension est rapidement entravée par la torsion de la partie antérieure de la capsule et du sous-scapulaire. A partir d'un certain degré, vite atteint, l'omoplate suit le mouvement de l'humérus, en avant ou en arrière.

L'adduction et l'abduction se produisent autour d'un axe antéro-postérieur, passant par la tête humérale.

L'abduction ne dépasse pas 90°. Elle est limitée à la fois par le contact de la grosse tubérosité avec le bord supérieur du bourrelet glénoïdien (Henke) et la tension de la partie inférieure de la capsule. Le bras ne peut dépasser l'horizontale qu'au prix d'un déplacement du scapulum. Cathcart a montré que, sur le vivant, l'omoplate s'associe au mouvement *dès les premières phases de l'abduction.*

L'adduction pure est pour ainsi dire impossible et arrêtée par le contact du coude avec le tronc. Elle se combine donc, soit à la flexion, soit à l'extension. Mais alors le déplacement du scapulum en fait tous les frais.

La rotation a lieu autour d'un axe longitudinal coïncidant sensiblement avec celui de la diaphyse humérale. Elle est peu étendue, limitée comme l'abduction, à la fois et par le contact d'une tubérosité avec le bourrelet glénoïdien et la tension de la partie opposée de la capsule.

Dans la *circumduction*, le bras décrit un cône, dont la base regarde, en bas, en avant, et en dehors. La ceinture thoracique y prend une large part.

Mouvements de la ceinture thoracique, complémentaires des mouvements de l'articulation scapulo-humérale. — Les mouvements de l'omoplate ont été étudiés par Duchenne de Boulogne qui distingue des *mouvements partiels* et des *mouvements en masse.*

Les mouvements partiels se produisent autour d'un des angles supérieurs (spinal ou glénoïdien) et ont été comparés à ceux des anciennes sonnettes. Les mouvements en masse consistent dans le glissement de l'omoplate, en totalité, sur la cage thoracique. Ces déplacements entraînent nécessairement le jeu des articulations de la clavicule. De sorte que les mouvements un peu étendus du bras se font autour de trois centres articulés répondant : l'un aux articulations sternales de la clavicule, le second aux articulations scapulaires de la clavicule, le troisième à la scapulo-humérale proprement dite.

Ce processus complexe, bien étudié par Morris, augmente notablement l'étendue de l'excursion du bras par rapport au tronc. Il a en outre pour effet d'orienter constamment la cavité glénoïde de façon qu'elle reçoive, sous l'incidence la plus favorable, les pressions qui lui sont transmises par le membre supérieur.

§ 2. **Articulation du coude, huméro-antibrachiale.**
(articulatio cubiti BNA)

Cette articulation complexe met en rapport l'extrémité inférieure de l'humérus d'un côté ; les extrémités supérieures du cubitus et du radius, unies ensemble, de l'autre côté.

Elle comprend en réalité deux articulations principales : l'une *huméro-cubitale (art. humeroulnaris BNA)*, où se passent les mouvements de flexion et d'extension de l'avant-bras sur le bras ; l'autre *radio-cubitale supérieure (art. radiounalis proximalis BNA)*, dans laquelle se produisent, pour une part, les mouvements de pronation et de supination. Mais, il n'est pas possible, dans une description anatomique, de séparer les deux articulations confondues en une seule, tant par la continuité des surfaces articulaires que par la communauté de la synoviale ; nous verrons d'ailleurs que les mouvements de pronation et de supination retentissent sur l'articulation huméro-cubitale.

Surfaces articulaires. — *Humérus*. — L'extrémité distale de *l'humérus* s'incurve en avant, de façon que sa partie postérieure est traversée par l'axe prolongé de la diaphyse. Aplatie d'avant en arrière et élargie transversalement, elle comprend une partie moyenne articulaire, et deux saillies latérales.

Dans la position de repos, la face antérieure de la palette humérale regarde aussi médialement. La direction de son grand axe, indiquée par les saillies de l'épicondyle et de l'épitrochlée, est sensiblement orientée comme le pôle de la tête de l'humérus, en arrière et médialement.

La portion articulaire (fig. 149) offre, du côté cubital, une *trochlée* (*trochlea humeri BNA*), du côté radial, un *condyle* (*capitulum humeri BNA*) séparés par une *zone conoïde*.

La *trochlée* est une poulie presque circulaire, formée de deux troncs de cône, unis par leur petite base au niveau de la gorge, et constituant les joues de la poulie; la joue médiale descend un peu plus bas que la joue latérale. Il faut remarquer que la gorge n'est pas dans un plan perpendiculaire à l'axe transversal de l'extrémité inférieure de l'humérus, mais qu'elle décrit autour

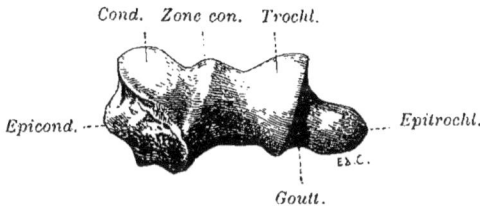

Fig. 149. — Extrémité inférieure de l'humérus, vue d'en bas.

de cet axe une *spirale* ou *pas de vis*. Si l'on suit le pas de vis, d'arrière en avant, on s'éloigne progressivement de l'épitrochlée : c'est ainsi que le crochet sigmoïdien se déplace, dans la flexion, sur la gorge directrice des mouvements de l'avant-bras.

La trochlée est plus large en arrière qu'en bas et en avant. Elle est revêtue d'une couche cartilagineuse d'épaisseur uniforme (1 ou 2 mm.) qui s'arrête suivant une courbe concave en haut, à quelque distance des cavités olécranienne et coronoïdienne. Le bec coronoïdien dans l'extrême flexion, le bec olécranien dans l'extension complète ne sont donc pas en contact avec la poulie humérale.

Le *condyle* est une éminence arrondie à grand axe longitudinal. Il regarde directement en avant et ne se prolonge guère en arrière. Aussi est-il seulement en rapport avec le segment antérieur de la cupule radiale dans l'extension complète. Son revêtement cartilagineux et épais de 1 mm. 5.

Le condyle est réuni à la trochlée par un plan incliné, segment de tronc de cône, à petite base latérale, dite *zone conoïde*. La zone conoïde répond au biseau du pourtour de la cupule radiale. La saillie

qui marque l'intersection de la base de cette zone et de la joue latérale
de la trochlée est revêtue de fibro-cartilage malléable (Sappey).

Le condyle et la zone conoïde vus de face donnent l'impression d'une
trochlée latérale à joues très inégales.

Cubitus. — L'extrémité proximale du cubitus (fig. 150) offre une

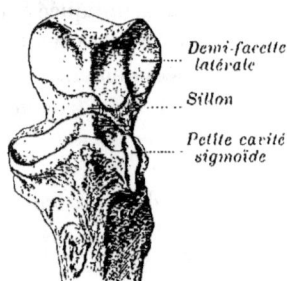

Demi-facette
latérale

Sillon

Petite cavité
sigmoïde

Fig. 150. — Cubitus (extrémité
supérieure), surfaces articulaires.

cavité articulaire ouverte en avant, la
grande cavité sigmoïde (*incisura semilunaris BNA*) qui s'applique sur la trochlée
humérale. Une crête antéro-postérieure,
mousse, allant du bec olécranien au bec
coronoïdien la divise en deux versants ou
facettes correspondant aux joues de la trochlée ; en outre, un *sillon* transversal, plus
large sur les côtés qu'au milieu, non
revêtu de cartilage, divise la cavité en un
segment olécranien et un *segment coronoïdien.*

Les deux facettes du segment coronoïdien sont légèrement excavées dans tous
les sens. Il en est de même pour la joue médiale du segment olécranien. La joue latérale de ce segment, est subdivisée en deux régions,
qui correspondent l'une et l'autre à la facette latérale de la trochlée dans
l'extension ; mais dont la plus latérale déborde librement dans la flexion,
puisque la trochlée est plus large en arrière qu'en avant.

Le bord latéral de l'apophyse coronoïde présente une facette concave
d'avant en arrière, dite *petite cavité sigmoïde* (*incisura radialis BNA*), articulée avec le pourtour de la
tête radiale. La crête qui sépare la petite cavité de
la grande est revêtue de fibro-cartilage souple.

Radius. — La *tête radiale* (*capitulum radii BNA*),
à peu près cylindrique, offre à sa partie supérieure
une *cupule* articulaire pour le condyle (*fovea capituli
radii BNA*); elle est bordée par un *pourtour*, haut
de 4 à 6 mm. du côté cubital, atteignant 2 ou 3 mm.
seulement du côté latéral. Cette surface est reçue

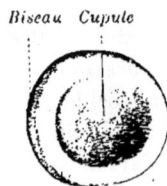

Biseau Cupule

Fig. 151. — Cupule
radiale, vue d'en
haut.

dans un anneau articulaire, formé par la petite cavité sigmoïde et le
ligament annulaire.

Le bord supérieur du pourtour de la tête, dans son segment
cubital, est taillé en *biseau* près de la cupule. Elle offre ainsi une
surface d'articulation pour la zone conoïde, intermédiaire au
condyle et à la trochlée (fig. 158). Quand on regarde la tête de haut
(fig. 151), elle présente donc un aspect ovalaire, avec sa cupule

arrondie et le croissant biseauté qui en borde la demi-circonférence.

Le revêtement cartilagineux de la tête est épais de 1 mm. 5 environ.

Ligament annulaire (lig. annulare radii BNA). — Cet organe, de constitution complexe, représente une *surface articulaire* pour la tête radiale. Inséré aux deux extrémités de la petite cavité sigmoïde, il constitue avec celle-ci un anneau ostéo-fibreux, revêtu de cartilage, modelé sur la tête du radius. Il soutient aussi cette tête, car il est légèrement en entonnoir.

Le ligament annulaire ne contient réellement qu'un très petit nombre de *fibres propres, cubito-cubitales* ; il tire sa force de *fibres d'emprunt,* ressortissant au *ligament collatéral radial* de l'articulation du coude.

Moyens d'union. — La *capsule fibreuse, commune aux articulations huméro-antibrachiale* et *radio-cubitale supérieure (caps. art. BNA)* est légèrement renforcée en avant et en arrière, fortement sur les côtés.

L'insertion humérale se fait : *en avant* sur une ligne ondulée passant immédiatement au-dessus des cavités coronoïdienne (*fossa coronoidea BNA)* et sus-condylienne (*fossa radialis BNA)* ;

en *arrière*, au pourtour de la cavité olécranienne (*fossa olecrani BNA)* ;

latéralement, à la partie inférieure de l'épicondyle (*epicondylus lateralis BNA)* jusqu'au bord cartilagineux du condyle ;

médialement au bord inférieur de l'épitrochlée (*epicondylus medialis BNA),* loin par conséquent du bord cartilagineux de la trochlée.

L'insertion antibrachiale se fait :

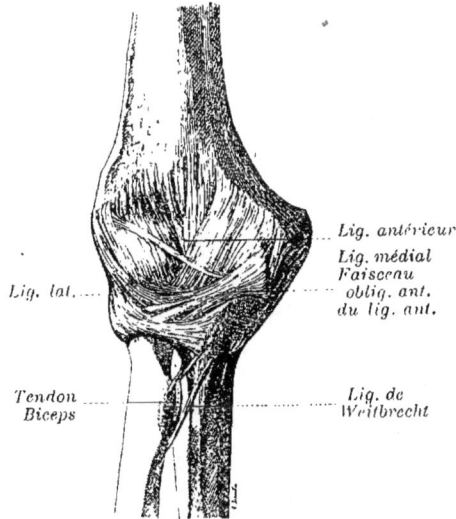

Fig. 152. — Articulation du coude.
vue antérieure.

au *cubitus*, sur le périmètre de la grande et de la petite cavité sigmoïde, tout près du cartilage ;

au *radius*, sur le pourtour du col, à distance du cartilage.

Ligaments ou faisceaux de renforcement. — La capsule est renforcée en *avant*, en *arrière*, *sur les côtés*, et dans l'intervalle compris entre la petite cavité sigmoïde et le col du radius. Les renforcements médial et latéral sont les plus forts.

Ligament antérieur. — En forme d'éventail, il naît sur l'humérus d'une surface longue et large, au-dessus des fossettes olécranienne et coronoïdienne, et sur la face antérieure de l'épitrochlée et de l'épicondyle. De là, ses fibres convergent vers le bord latéral de l'apophyse coronoïde, au-devant de la petite cavité sigmoïde (fig. 152).

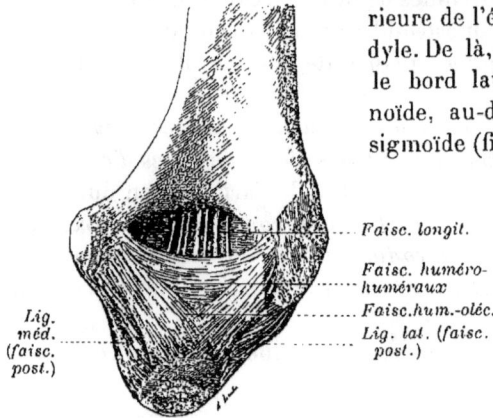

Il faut noter un *faisceau oblique antérieur*, constant, qui part de la face antérieure de l'épitrochlée, bride la lèvre saillante de la trochlée et finit sur la coque fibreuse de la tête radiale. Il est doublé par les fibres d'insertion du muscle second radial.

FIG. 153. — Articulation du coude, vue postérieure.

Faisc. longit.
Faisc. huméro-huméraux
Faisc. hum.-oléc.
Lig. lat. (faisc. post.)
Lig. méd. (faisc. post.)

Le ligament antérieur est recouvert par le muscle brachial antérieur.

Ligament postérieur. — En arrière (fig. 153) on reconnaît : 1° des faisceaux *huméro-huméraux* étendus transversalement d'un bord à l'autre de la cavité olécranienne ; 2° des faisceaux obliques *huméro-olécraniens* qui convergent vers le bec olécranien.

Il existe aussi quelques faisceaux *longitudinaux*, plus profondément situés, difficiles à voir, au milieu du tissu cellulo-graisseux qui remplit la cavité olécranienne. Tout cet appareil ligamenteux est recouvert par les muscles triceps et anconé.

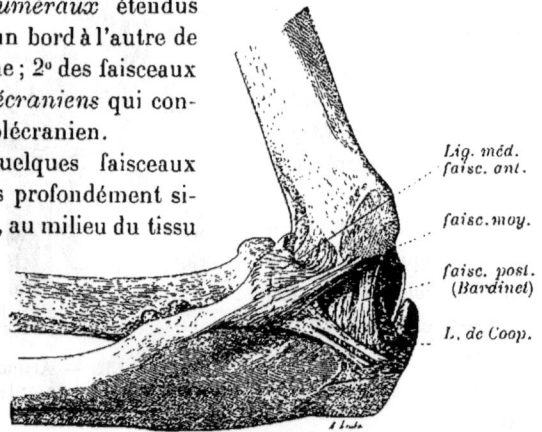

Ligament mé-

FIG. 154. — Articulations du coude, appareil ligamenteux. (Côté cubital).

Lig. méd. faisc. ant.
faisc. moy.
faisc. post. (Bardinet)
L. de Coop.

dial (*lig. collaterale ulnare BNA.* — *latéral interne* des auteurs français). — Il se détache du bord inférieur et un peu des faces adjacentes de l'épitrochlée, près de sa base. Ses fibres, réparties en trois faisceaux, divergent vers le bord médial de la grande cavité sigmoïde (fig. 154).

a) Le *faisceau antérieur*, faible, finit sur le bord antéro-médial de l'apophyse coronoïde et se confond avec le faisceau *oblique antérieur* du ligament antérieur. Il est tendu dans l'extension.

b) Le *faisceau moyen ou principal* s'attache au tubercule coronoïdien et se prolonge sur le bord médial du cubitus. Tendu dans la demi-flexion, relâché dans les positions extrêmes, il entrave les mouvements d'abduction du coude.

c) Le *faisceau postérieur* (*ligament de Bardinet*) puissant aussi, se termine sur le bord médial de l'olécrâne. Il est tendu dans la flexion. Bardinet a montré qu'il limite l'écartement des fragments dans les fractures transversales de l'olécrâne.

On décrit en outre, sous le nom de *ligament de Cooper*, des *fibres arciformes*, superficielles, sautant de l'olécrâne à l'apophyse coronoïde, par-dessus l'extrémité médiale du sillon sigmoïdien. Le ligament de Cooper contribue donc à circonscrire le trou occupé par un peloton adipeux très mobile, qu'on voit entrer ou sortir suivant les mouvements de l'articulation. Le ligament médial est recouvert par les muscles épitrochléens et plus ou moins confondu avec les fibres de leurs tendons d'origine.

Ligament latéral (*lig. collaterale radiale BNA.* — *latéral externe* des auteurs français). — Irradiant de l'épicondyle vers le bord latéral de la grande cavité sigmoïde, il comprend trois faisceaux (fig. 155).

a) Le *faisceau antérieur*, résistant, va s'attacher au bord antérieur de la petite cavité sigmoïde. Curviligne, il cravate le col radial et se confond avec les fibres propres du ligament annulaire, dont il renforce la partie antérieure.

Fibres annul.

Lig. lat. faisc. ant.

faisc. moy.

faisc. post.

Fig. 155. — Articulation du coude, appareil ligamenteux. (Côté radial.)

b) Le *faisceau moyen* ou *principal* se porte en arrière, au bord postérieur de la petite cavité sigmoïde et à la crête qui la prolonge vers le bas. Il se comporte comme le précédent, relativement à la tête radiale et au ligament annulaire dont il renforce la partie postérieure.

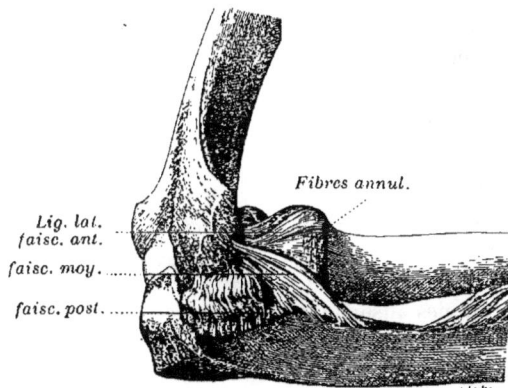

c) Le *faisceau postérieur* assez épais, de forme quadrilatère, s'attache au bord latéral de l'olécrane,

Le ligament latéral est recouvert par les muscles épicondyliens et difficilement isolable des fibres de leurs tendons d'origine.

Ligament carré radio-cubital (*ligament carré de Denucé*). — Il appartient en propre à l'articulation radio-cubitale supé-

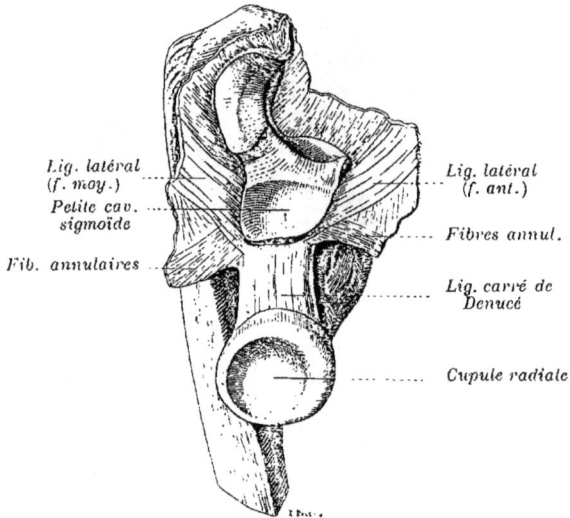

Fig. 156. — Articulation radio-cubitale supérieure.

La capsule a été sectionnée et le radius placé en travers, sur la face antérieure du cubitus, pour tendre et montrer le ligament carré de Denucé.

rieure. C'est un renforcement peu distinct de la capsule, dans l'intervalle compris entre le bord inférieur de la petite cavité sigmoïde et la partie médiale du col radial (fig. 156).

Synoviale. — La synoviale de l'articulation du coude revêt la face interne de la capsule; elle se réfléchit au niveau des insertions de celle-ci pour s'avancer sur les trois os jusqu'au pourtour des cartilages d'encroûtement.

Son *cul-de-sac* antérieur (fig. 157) ta-

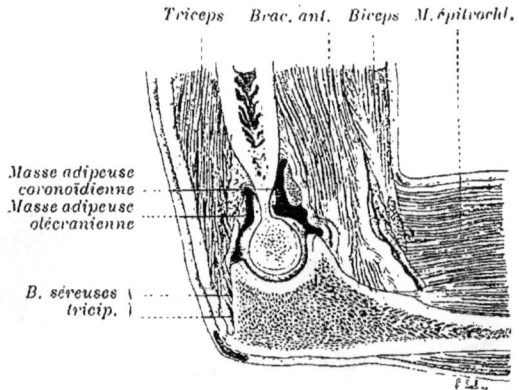

Fig. 157. — Articulation du coude, coupe verticale antéro-postérieure, passant par les becs olécraniens et coronoïdiens.

pisse donc les fosses coronoïdienne et sus-condylienne; son *cul-de-sac* postérieur ou *sous-tricipital* répond à la partie supérieure de la cavité olécranienne. En bas, la synoviale forme un *cul-de-sac annulaire* (*recessus sacciformis BNA*) autour du col radial, au-dessous de la tête du radius, de la petite cavité sigmoïde et du ligament annulaire (fig. 158).

Au niveau des culs-de-sac antérieur et postérieur, existe une épaisse doublure adipeuse, dont le développement est en rapport avec celui des cavités olécraniennes et coronoïdiennes et avec les mouvements de l'article. De même, à chacune des extrémités du sillon de la grande cavité sigmoïde, on voit un lobule adipeux dont le jeu est favorisé par de petits prolongements de la synoviale.

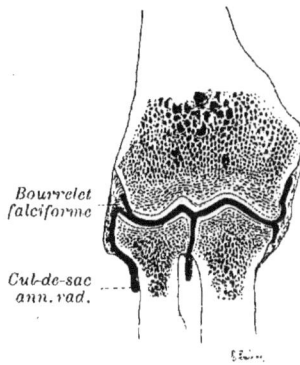

Fig. 158. — Articulation du coude. Coupe frontale, passant par l'épicondyle et l'épitrochlée.

Sur les coupes frontales, on note au niveau de l'interligne huméro-antibrachial, et tout particulièrement du côté radial, un pli synovial ébauche de ménisque (*bourrelet falciforme*).

Rapports de la synoviale et des points épiphysaires. — Les points épi-

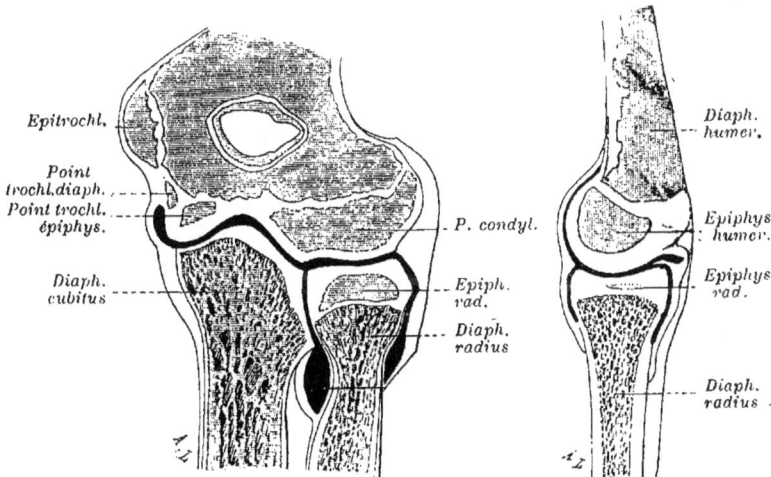

Fig. 159-160. — Rapports de la synoviale et des épiphyses du coude (d'après v. Brunn).
159, coupe frontale. — 160, coupe sagittale.

physaires olécranien, radial supérieur et trochléen, sont intra-articulaires. Le point condylien touche à la synoviale par sa partie médiale (fig. 159 et 160).

Les points épitrochléen et épicondylien n'ont aucun rapport avec la synoviale.

Rapports de l'articulation. — La face *antérieure* de l'articulation du coude se dérobe à l'exploration, étant recouverte sur la ligne médiane par les muscles *brachial antérieur* et *biceps*, sur les côtés par les muscles *épicondyliens* et *épitrochléens*.

Dans la branche latérale du V formé par la rencontre de la masse musculaire médiane et des masses latérales, on trouve le nerf *radial* et l'artère *récurrente radiale antérieure*; dans la branche médiale, le nerf *médian*, l'artère *humérale* et ses deux veines, l'artère *récurrente cubitale antérieure*.

Superficiellement, entre la peau et l'aponévrose antibrachiale s'étend l'*M veineux* du coude avec les divisions des nerfs *musculo-cutané* et *brachia cutané*.

La *face postérieure* est plus accessible, le tendon *tricipital* seul prolonge sur la ligne médiane la saillie de l'olécrâne. Signalons dans la gouttière épitrochléo-olécranienne le nerf *cubital* et l'artère *récurrente cubitale postérieure*. C'est en arrière aussi que la tête radiale est le plus facilement explorable. L'un de nous (Poirier, th. d'Austric, 1889) a signalé à ce niveau une *bourse séreuse sous-épicondylienne*, entre la tête radiale recouverte du court supinateur, et la couche superficielle des muscles épicondyliens.

Il faut retenir au point de vue pratique que, dans l'extension, les trois saillies épicondylienne, épitrochléenne et olécranienne sont disposées sur une même ligne droite transversale; que, dans la flexion, ces trois points dessinent un triangle équilatéral à sommet inférieur, l'olécrane ne dépassant pas le plan de la face postérieure du bras.

Vaisseaux et nerfs. — Les *artères* viennent du plexus formé par les *récurrentes radiales* et *cubitales* et les *collatérales humérales*.

Les *nerfs radial, médian*, et *musculo-cutané* fournissent à la partie antérieure de l'article; les *nerfs cubital* et *radial* à la partie postérieure.

Physiologie. — Nous n'envisageons ici que les mouvements de l'articulation huméro-cubitale, c'est-à-dire essentiellement la *flexion* et l'*extension* et accessoirement l'*inclinaison latérale*. Les mouvements de *pronation* et de *supination* qui s'effectuent dans la radio-cubitale supérieure et auxquels contribue l'huméro-cubitale ne pouvant être étudiés utilement qu'après la description de l'articulation radio-cubitale inférieure (V. p. 223).

Flexion et extension. — L'étendue de ces mouvements est de 140° environ. Leur axe passe immédiatement au-dessous de l'épicondyle et de l'épitrochlée.

Dans l'*extension*, les axes des diaphyses humérale et cubitale forment un angle obtus ouvert latéralement (*cubitus valgus physiologique* de 170° environ). L'axe des mouvements de flexion ne se confond pas exactement avec la bissectrice de cet angle, mais présente une légère obliquité en bas et médialement. Il en résulte, qu'en passant de l'extension à la flexion, le cubitus devient légèrement médial par rapport à l'humérus, mais pas assez pour que la main touche le thorax.

L'extension est limitée par la tension du ligament antérieur et des faisceaux antérieurs des ligaments latéraux. Si l'on force, le bec olécranien bute contre la cavité humérale.

Le coude n'est pas une charnière simple, mais la trochlée est conformée en pas de vis comme nous l'avons indiqué à propos des surfaces articulaires (Duchenne, Meissner, Koster, Heiberg, Cuénod, etc.). Quand le cubitus passe de l'extension à la flexion il subit donc un léger mouvement de translation latérale, suivant la direction de l'axe de rotation. Toutefois le déplacement latéral est pratiquement négligeable car il ne dépasse pas 2 mm (Henke).

Dans la *flexion*, le ligament postérieur se tend. En pratique, ce mouvement est aussi limité par la rencontre de l'avant-bras avec le bras et non par un contact osseux coronoïdo-huméral.

Dans la flexion, le biseau radial glisse sur la zone conoïde humérale, et la cupule radiale vient peu à peu se mettre en contact avec le condyle huméral.

Mouvements de latéralité. — Très minimes dans l'extension, plus sensibles dans la flexion, ils sont entravés par la tension des ligaments collatéraux.

§ 3. — ARTICULATIONS DES OS DE L'AVANT-BRAS ENTRE EUX.

Le radius et le cubitus s'articulent directement à leurs deux extrémités; leurs diaphyses sont unies dans l'intervalle par une membrane interosseuse.

L'articulation *radio-cubitale supérieure* fait partie de l'articulation du coude et nous venons de l'étudier. Il nous reste donc à décrire, *l'articulation radio-cubitale inférieure* et la *membrane interosseuse.*

A. Articulation radio-cubitale inférieure.

(art. radioulnaris distalis BNA)

C'est comme la radio-cubitale supérieure une *trochoïde* ou *pivotante*. La tête du cubitus s'articule à la fois avec l'extrémité inférieure du radius et le ligament triangulaire.

Surfaces articulaires. — 1° La *tête du* **cubitus** (*capitulum ulnae BNA*) offre (fig. 162) :

a) sur le bord radial, une *surface cylindroïde* (*circumferentia articularis BNA*), plus haute à sa partie moyenne qu'à ses extrémités, opposée à la facette sigmoïde du radius;

b) une *facette terminale*, plane, demi-circulaire, opposée au fibro-cartilage triangulaire.

Les deux facettes cubitales sont en continuité par un bord mousse, et leurs extrémités coïncident.

2° *L'extrémité distale du* **radius** porte sur son bord cubital une *cavité sigmoïde* (*incisura ulnaris BNA*), concave d'avant en arrière. Cette surface correspond au cylindre du cubitus, mais son étendue antéro-postérieure est beaucoup moindre, car le radius tourne sur le cubitus, autour de l'apophyse styloïde cubitale comme centre.

Les facettes radiale et cubitale sont revêtues d'une couche de cartilage hyalin et plus superficiellement d'une couche de fibro-cartilage.

3° Le **fibro-cartilage triangulaire** (*discus articularis BNA*) est à la fois une *surface articulaire* et un *ligament* (fig. 162). Fixé par sa base au bord distal de la *cavité sigmoïde radiale*, il s'attache par son sommet à la fossette située à la base de la styloïde cubitale et à cette apophyse. Sa face proximale appartient à l'articulation *radio-cubitale*; sa face distale à la *radio-carpienne*.

Le ligament triangulaire est composé de trousseaux fibreux, irradiant de l'insertion cubitale vers l'insertion radiale, et d'une portion cartilagineuse répondant à sa base. Son épaisseur varie de quelques dixièmes de mm. à 2 mm. Il peut être perforé au centre.

Moyens d'union. — Une capsule fibreuse (*caps. art. BNA*) s'insère sur le pourtour des surfaces articulaires du radius et du cubitus et aux deux bords du ligament triangulaire. Cette capsule est surtout forte au niveau de son insertion radiale.

On a décrit, sous le nom de *ligaments antérieur* et *postérieur*, quelques fibres descendant obliquement des bords de la cavité sigmoïde du radius vers le cubitus.

Synoviale. — Remarquable par son ampleur et sa laxité, elle présente un cul-de-sac semi-annulaire (*recessus sacciformis BNA*), au-dessus de la tête cubitale. Elle communique 40 fois sur 100 environ avec la synoviale radio-carpienne.

Rapports de l'articulation. — En *avant*, le *carré pronateur* s'applique directement à la capsule; en *arrière*, les tendons de *l'extenseur du petit doigt* et du *cubital postérieur*. De ce côté, la tête cubitale est bridée par le *ligament annulaire postérieur du carpe* et séparée de lui par un tissu lâche ou une bourse séreuse.

Vaisseaux et nerfs. — Les *artères* viennent des *interosseuses antérieure* et *postérieure* et de l'arcade des *transverses antérieures du carpe*.

Les *nerfs* proviennent des *interosseux antérieur* et *postérieur*, c'est-à-dire du médian et du radial.

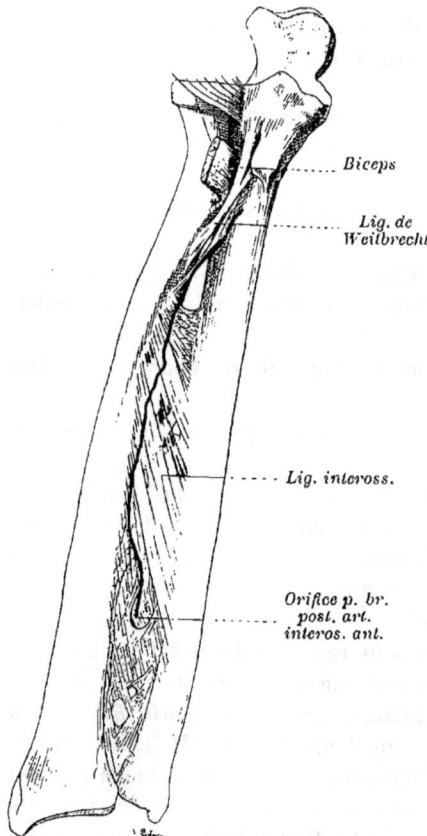

Fig. 161. — Ligament interosseux, vue antérieure.

Biceps

Lig. de Weitbrecht

Lig. inteross.

Orifice p. br. post. art. interos. ant.

B. Membrane interosseuse de l'avant-bras.

(*Membrana interossea antibrachii BNA*)

Une membrane, dite *ligament interosseux*, insérée aux bords tranchants (*cristae interosseae BNA*) du radius et du cubitus, unit ces os à distance et ferme l'espace ovalaire encadré par leurs diaphyses (fig. 161). Elle est formée de faisceaux larges, obliquement descendants du radius vers le cubitus. Les faisceaux moyens, les plus forts, empiètent sur la face antérieure du radius. En arrière, on note quelques faisceaux offrant une obliquité inverse.

Le ligament interosseux finit, à brève distance de la tubérosité bicipitale, par un bord concave qui limite, avec les os voisins, l'orifice livrant passage à l'artère interosseuse postérieure.

Par ses deux faces, il donne attache aux muscles profonds de l'avant-bras. A sa partie inférieure, il est creusé d'un tunnel très oblique, de haut en bas et d'arrière en avant, pour l'artère interosseuse antérieure devenant postérieure.

On retrouve des traces de la membrane interosseuse, jusqu'au niveau du cul-de-sac de l'articulation radio-cubitale inférieure.

Ligament de Weitbrecht (chorda obliqua BNA).— C'est un petit faisceau fibreux, constant. Il descend obliquement de la partie distale et latérale de l'apophyse coronoïde du cubitus vers la face antérieure du radius, à laquelle il se fixe, immédiatement au delà de la tubérosité bicipitale. Il contourne donc médialement le tendon du biceps et la tubérosité.

Physiologie de la membrane interosseuse. — La plupart des anatomistes, avec Cruveilhier, considèrent la membrane interosseuse comme une surface d'insertion musculaire. Mais il n'est pas douteux que la résistance et la disposition de ce ligament sont en rapport avec la fonction d'associer le radius et le cubitus.

Dans tous les cas où le membre supérieur est appelé à exercer une pression, quand on veut appuyer avec la main par exemple, la force s'exerçant suivant l'axe de l'humérus se transmet à l'articulation huméro-cubitale, et par l'intermédiaire du cubitus et des fibres du ligament interosseux, oblique dans le bon sens, au radius. Cet os transmet enfin la pression à la main par l'intermédiaire du scaphoïde et du semi-lunaire. Il ne faut pas oublier, en effet, que dans l'extension la tête radiale n'est pas au contact du condyle huméral et que d'autre part le cubitus ne s'articule pas directement avec le carpe.

Mouvements des articulations radio-cubitales. Pronation et supination. — Le radius peut prendre point d'appui sur le *cubitus supposé fixe*. Dans ces conditions : 1° la tête radiale tourne, autour de son centre, dans l'anneau ostéo-fibreux qui la contient (cavité sigmoïde cubitale et ligament annulaire); 2° l'extrémité distale du radius se déplace sur la tête du cubitus, en décrivant un arc de cercle, autour de la styloïde cubitale comme centre. Dans ce mouvement, le bord radial de la main, solidaire du radius, décrit un grand cercle. La main, au début du mouvement, se présente par sa paume; à la fin, par son dos ou réciproquement.

Ces mouvements du radius sur le cubitus sont incontestables. Nous les avons légèrement schématisés, car la tête radiale est ellipsoïde et non parfaitement cylindrique. Mais, dans la nature, la rotation simple ne se produit pas : on observe des mouvements complexes de *pronation* et de *supination*.

Lorsque le membre supérieur est pendant le long du corps, à l'état de repos, la face palmaire regarde l'axe du corps; le pouce est en avant. La *pronation* est le mouvement par lequel la face palmaire est tournée en arrière, le pouce devenant médial; la *supination*, celui par lequel la paume est tournée en avant, le pouce devenant latéral. Winslow et Vicq d'Azyr ont prouvé depuis longtemps que dans la pronation et la supination, le *cubitus ne reste pas fixe*. Il se déplace dans l'espace, tandis que le radius tourne autour de lui, de sorte que la position absolue des deux os, à un moment donné, est la résultante d'un double système de mouvements. Telle, la terre tourne autour du soleil, qui lui-même est entraîné par un mouvement propre.

La constatation du déplacement de l'extrémité distale des deux os est d'observation banale et c'est à tort que Bertin prétendait en faire « une illusion de la vue et du toucher ».

Gerdy a montré en 1828 que le déplacement du cubitus variait suivant le doigt autour duquel on cherchait à produire le mouvement de pronation ou de supination. Ses conclusions ont été vérifiées et étendues par Duchenne de Boulogne (1867), Lecomte (1874-1877), Koster (1882), Heiberg (1886), Cuénod (1888) et par l'un de nous (Poirier, 1888-1889). Dumur (1889) est dans l'erreur à notre avis en les contestant.

Les mouvements du cubitus résultent, pour une part, d'une succession de mouvements de flexion, d'extension et de latéralité dans l'articulation huméro-cubitale comme l'a prouvé Duchenne. Lecomte et P. Richer ont fait voir qu'il fallait aussi faire intervenir les mouvements de l'humérus dans la scapulo-humérale, surtout lorsque l'avant-bras est étendu sur le bras.

Remarquez enfin que l'avant-bras s'allonge légèrement en passant de la pronation à la supination, quand on fait par exemple le mouvement de vriller ou de visser.

§ 4. — ARTICULATIONS DU POIGNET (art. manus BNA)

Les articulations qui unissent les *os de l'avant-bras au carpe* et celles des *os du carpe entre eux* forment un ensemble tant au point de vue anatomique qu'au point de vue physiologique, d'où leur description dans un même paragraphe.

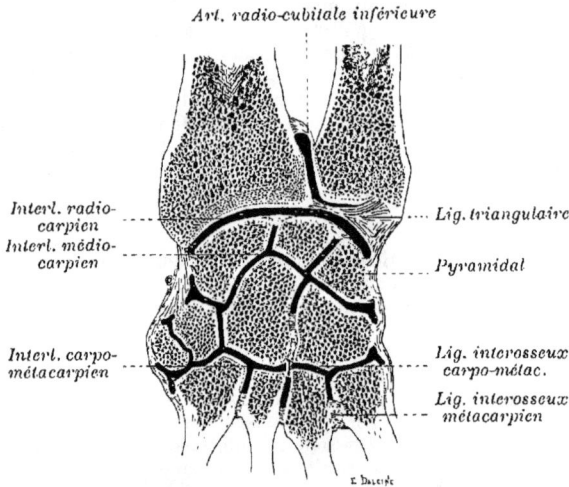

FIG. 162. — Coupe frontale des articulations radio-carpienne, carpiennes et carpo-métacarpienne.

A. Articulation radio-carpienne

(*art. radiocarpea (BNA)*)

C'est une diarthrose de la variété condylienne. Elle met en présence : d'une part, l'*extrémité distale du radius* (*facies articularis carpea BNA*) et le *fibro-cartilage triangulaire*; d'autre part, les faces proximales du *scaphoïde*, du *semilunaire* et du *pyramidal*.

Surfaces articulaires. — 1° Du côté de l'*avant-bras*, on trouve une *glène* peu profonde, ovalaire, à grand axe tranversal (4 cm. env.)

à petit axe sagittal (2 cm. env.) descendant plus bas en arrière qu'en avant, et regardant légèrement en avant.

Les extrémités en sont marquées par les styloïdes (*processus styloidei BNA*), la styloïde radiale, descendant plus bas que la cubitale.

a) La partie latérale de la glène antibrachiale est constituée par la face distale du *radius*, en forme de triangle (*facies articularis carpea BNA*); une crête antéro-postérieure la divise en deux champs, correspondant au scaphoïde et au semi-lunaire (fig. 164).

b) La partie médiale est formée par la face inférieure du fibro-cartilage triangulaire (*discus articularis BNA*), déjà décrit à propos de l'articulation radio-cubitale inférieure.

2° Du côté *du carpe*, existe un *condyle* constitué principalement par le scaphoïde (*os naviculare BNA*) *et le semilunaire* (*os lunatum BNA*); le *pyramidal* (*os triquetrum BNA*) n'y entre que pour une faible part.

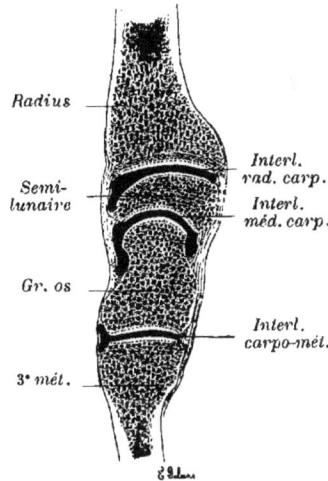

Fig. 163. — Coupe sagittale des articulations radio-carpienne, médiocarpienne et carpo-métacarpienne.

Les trois os sont unis par des ligaments interosseux encroûtés de cartilage; la surface articulaire s'étend sur la face dorsale des trois os, de sorte que le condyle carpien regarde un peu en arrière.

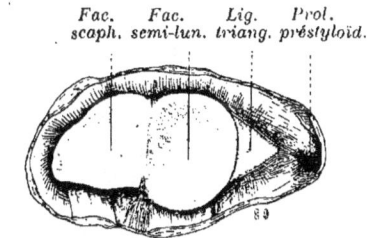

Le scaphoïde est uniquement en contact avec le radius, le semilunaire à cheval sur le radius et le fibro-cartilage triangulaire; le pyramidal uniquement en rapport avec le fibro-cartilage triangulaire.

Moyens d'union. — Un **manchon fibreux** (*caps. articularis BNA*) va du pourtour du condyle carpien aux bords de la surface articulaire radiale et du fibro-cartilage triangulaire. Cette capsule est épaisse en avant, mince en arrière. On lui décrit des renforcements en *avant*, en *arrière*, et sur les *côtés*.

Fig. 164. — Articulation radio-carpienne surfaces articulaires antibrachiales avec leur collerette capsulaire.

Ligament radio-carpien palmaire (*lig. radiocarpeum volare BNA*).

Il comprend deux larges trousseaux, l'un oblique, *radio-carpien;* l'au-tre presque lon-gitudinal, *cubi-to-carpien.* Leurs fibres dessinent un V (fig. 165) dont le sommet répond à la tête du grand os (*os capitatum BNA*).

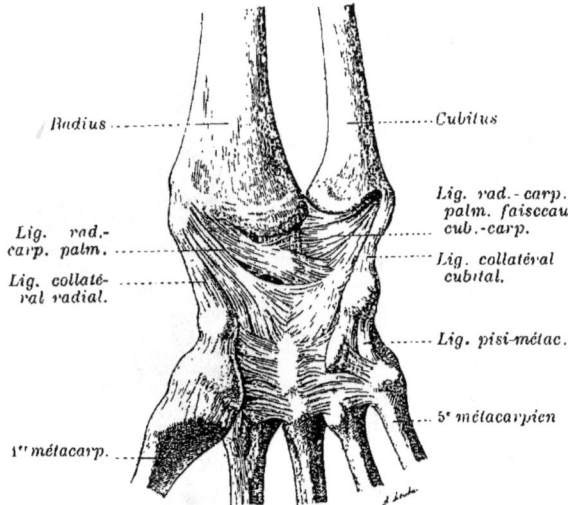

FIG. 165. — Articulations radio-carpienne, carpiennes et métacarpiennes, vue antérieure.

a) Le faisceau *radio-carpien,* très puissant, naît du bord antérieur du radius et de la styloïde. Il se dé-compose en deux fascicules séparés par un interstice et un prolonge-ment synovial.

Le *fascicule proximal* ou *supérieur,* presque transversal, se jette en majeure partie sur le semi-lunaire, et se prolonge par quelques fibres jus-qu'au *pyramidal.* Il laisse, entre lui et le bord du ra-dius, un hiatus par lequel s'échappe un prolongement sy-novial. Le *fascicule distal* ou *inférieur,* oblique, va s'atta-cher au grand os.

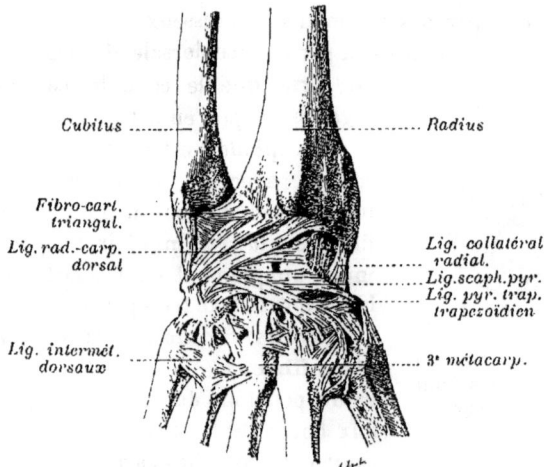

FIG. 166. — Articulations radio-carpienne, carpienne et carpo-métacarpienne, vue postérieure.

Le faisceau radio-carpien, essentielle-ment radio-lunaire, entraîne la main dans la supination.

b) Le faisceau *cubito-carpien,* moins fort, part du bord antérieur du ligament triangulaire et de la facette creusée à la base de la styloïde ; il irradie vers le semi-lunaire, le grand os et le pyramidal.

Ligament radio-carpien dorsal (*lig. radiocarpeum dorsale BNA*) très oblique, presque parallèle à l'interligne, comme le radiocarpien palmaire, moins puissant (fig. 166). Il naît du bord postérieur du radius, forme quelquefois deux faisceaux et se termine à la face dorsale du pyramidal. Quelques fibres prennent attache au scaphoïde et au semi-lunaire. Ce ligament entraîne la main dans la pronation.

Ligament collatéral radial (*lig. collaterale carpi radiale BNA*, *latéral externe* des auteurs français). — Il est fort et s'étend de la pointe de la styloïde au scaphoïde, en dehors du revêtement cartilagineux et jusqu'au tubercule de cet os (*tuberculum oss. navicularis BNA*).

Ligament collatéral cubital (*lig. collaterale carpi ulnare BNA*, *latéral interne* des auteurs français). — Dans 80 pour 100 des cas, son insertion proximale prend et coiffe le sommet de la styloïde cubitale ; par l'autre extrémité, il s'attache, partie sur le pyramidal, partie sur le pisiforme. Dans quelques cas seulement, il forme une sorte de tube, attaché à la base de la styloïde, sans contracter d'adhérence avec le sommet qui joue librement dans sa cavité.

Synoviale. — Elle revêt la face profonde de la capsule articulaire, accentuant le relief des ligaments entre lesquels elle s'insinue.

Elle *communique* : 1°, près de 1 fois sur 2 avec la synoviale de l'articulation radio-cubitale inférieure par un orifice en forme de croissant, situé à la base du fibro-cartilage triangulaire ; 2°, plus de 1 fois sur 2 avec l'articulation piso-pyramidale.

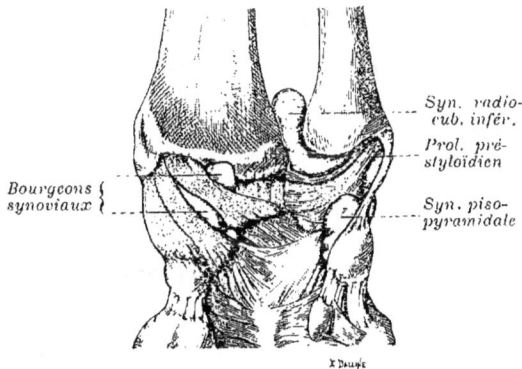

Fig. 167. — Synoviale de l'articulation du poignet, vue antérieure.

La synoviale radio-carpienne a été injectée. Sur la pièce qui a servi de modèle, elle communiquait avec les synoviales radio-cubitale inférieure et piso-pyramidale.

Ses *prolongements* sont intéressants. Elle en émet constamment un au-devant de la styloïde cubitale (*prolongement pré-styloïdien*), et quelquefois dans le ligament collatéral cubital (fig. 167). Nous avons déjà noté les prolongements qui se font jour au-dessus et au-dessous du fascicule radio-lunaire du faisceau radio-carpien palmaire.

A la face dorsale, elle pousse plusieurs diverticules, entre les fibres clairsemées du ligament radio-carpien dorsal qui s'attachent au scaphoïde et au semi-lunaire (fig. 168).

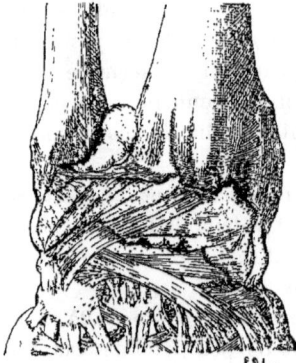

Fig. 168. — Synoviale de l'articulation radio-carpienne, vue postérieure.

La synoviale radio-carpienne injectée communiquait avec la synoviale radio-cubitale inférieure.

Rapports. — *A la face dorsale*, les tendons *extenseurs* et *radiaux*, étroitement bridés forment une couche immédiatement appliquée sur l'articulation.

En *avant*, les tendons *fléchisseurs* répartis en plusieurs couches et logés dans la gouttière carpienne sont plus lâchement unis aux ligaments palmaires.

Sur les côtés, la styloïde cubitale est encadrée par les tendons du *cubital antérieur* et du *cubital postérieur*; la styloïde radiale est accessible entre les tendons des *long abducteur, court extenseur, long extenseur du pouce*, au niveau de la tabatière anatomique.

L'*artère radiale* contourne la styloïde pour descendre dans la tabatière anatomique, et se met en rapport direct avec le ligament collatéral radial.

Les apophyses styloïdes sont toujours faciles à sentir par la palpation. La ligne qui joint leurs sommets passe au niveau de l'articulation médio-carpienne, un bon centimètre au-dessous de l'interligne radio-carpien.

Vaisseaux et nerfs. — Les *artères* naissent en avant, de l'*arcade transverse antérieure du carpe*, de l'*interosseuse antérieure*, de branches ascendantes de l'*arcade palmaire profonde*; en arrière, de l'*arcade transverse postérieure du carpe*, de l'*interosseuse du premier espace* et de l'*interosseuse postérieure*; sur les côtés, de la *radiale* et de la *cubitale*.

Les *nerfs* viennent, en avant, du *médian* et du *cubital*; en arrière, du *radial* et de la branche postérieure du *cubital*. Le nerf interosseux antérieur, branche du *médian*, donne de nombreux filets articulaires.

B. Articulations carpiennes (*art. intercarpea BNA*).

Il y a lieu d'envisager : 1° les articulations entre les *os de la première rangée*, 2° celles des *os de la deuxième rangée*, 3° l'articulation des *deux rangées entre elles* ou articulation médio-carpienne.

a) Articulation des os de la première rangée entre eux.

Le semi-lunaire s'articule d'une part avec le scaphoïde, d'autre part avec le pyramidal. Les interlignes de ces deux articulations, du genre arthrodie, sont dans le plan sagittal. Les trois os forment un bloc, le *condyle carpien*.

Le pisiforme saillant du côté de la paume s'articule lâchement avec le pyramidal, suivant le plan frontal.

Articulations luno-scaphoïdienne et luno-pyramidale.

Les surfaces articulaires recouvertes de cartilage hyalin sont à peu près planes, de forme quadrilatère pour l'interligne luno-scaphoïdienne, en croissant pour l'intervalle luno-pyramidal.

Moyens d'union. — Il y a des *ligaments intercarpiens interosseux, palmaires* et *dorsaux* (*ligg. intercarpea : interossea, volaria, dorsalia BNA*).

Les *lig. interosseux* encadrent les facettes cartilagineuses dont le bord distal reste seul libre. Ils vont, l'un du scaphoïde au semi-lunaire, l'autre du semi-lunaire au pyramidal. Ils comblent l'interstice des os, empêchant toute communication entre les interlignes radio et médio-carpien. Leurs faisceaux constituants obliques sont assez lâches pour permettre du jeu entre les os contigus.

Les *lig. palmaires* et les *lig. dorsaux* courts et transversaux, continuent superficiellement les ligaments interosseux.

On signale en particulier deux ligaments *scapho-pyramidaux, palmaire* et *dorsal*.

Synoviales. — Les synoviales des deux articulations sont des prolongements de la grande synoviale médio-carpienne.

Articulation piso-pyramidale (*art. ossis pisiformis*).

Surfaces articulaires. — Ovalaires à grand axe longitudinal, elles sont revêtues de cartilage hyalin. Celle du pyramidal est convexe; celle du pisiforme, concave.

Moyens d'union. — Une *capsule fibreuse* s'insère au pourtour des facettes articulaires, sauf du côté distal, où elle s'en éloigne un peu. La capsule est renforcée par des fibres transversales dites ligaments *piso-pyramidaux palmaire* et *dorsal*. Mais les véritables ligaments du pisiforme viennent des os voisins. On en décrit un supérieur et deux inférieurs.

Le ligament *supérieur* détaché de l'apophyse styloïde du cubitus n'est que le faisceau pisiformien du ligament collatéral cubital de l'articulation radio-carpienne.

Les ligaments *inférieurs*, remarquablement forts, prolongent physiologiquement l'insertion du cubital antérieur. L'un, *piso-unciformien* (*lig. pisohamatum BNA*), court, indéchirable, descend obliquement de l'extrémité distale du pisiforme au bord voisin du crochet de l'unciforme. L'autre *piso-métacarpien* (*lig. pisometacarpeum BNA*), arrondi, va directement au tubercule du cinquième métacarpien et à la base du quatrième.

Synoviale. — Elle communique plus de 1 fois sur 2 avec la synoviale radio-carpienne, par une fente située à sa partie proximale.

b) **Articulation des os de la seconde rangée entre eux.**

Ces os sont unis par trois articulations du genre arthrodie.

Surfaces articulaires. — Les facettes sont losangiques pour la trapézo-trapézoïdienne — quadrilatères pour l'articulation du trapézoïde avec le grand os — ovalaires, à grand axe vertical, pour celles du grand os et de l'os crochu. — Celles qui regardent vers le bord cubital de la main présentent une concavité; les surfaces opposées sont convexes. Les interlignes sont situés dans le plan sagittal; ceux des articulations du grand os en regard des interlignes des deux articulations du semi-lunaire.

Moyens d'union. — Il y a des *ligaments intercarpiens interosseux, palmaires* et *dorsaux.*

Les *lig. interosseux*, au nombre de trois, sont courts et résistants. Le plus fort unit le grand os à l'os crochu. Les *lig. palmaires* sont peu distincts du revêtement ligamenteux du canal carpien; les *lig. dorsaux* nets et solides.

Synoviales. — Elles prolongent la grande synoviale médio-carpienne. Une communication s'établit sur les deux faces du trapézoïde avec la synoviale carpo-métacarpienne moyenne.

c) *Articulation des deux rangées du carpe entre elles.*
(artic. médio-carpienne).

On peut considérer cette articulation comme une trochléenne.

Surfaces articulaires. — La *rangée proximale* ou *antibrachiale*

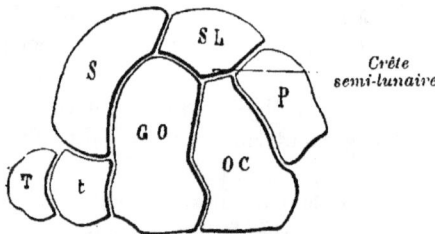

Fig. 169. — Coupe frontale du carpe.

offre : 1° une grande *cavité* formée par les faces distales du *pyramidal* et du *semi-lunaire* et par la face médiale du *scaphoïde* (fig. 169);

2° une *petite tête* constituée par la face distale du *scaphoïde.*

Cunéo et Veau ont noté sur le semi-lunaire une crête saillante, presque antéro-postérieure, laquelle pénètre dans une gorge formée par les portions contiguës du grand os et de l'os crochu. Sur le scaphoïde existe une crête antéropostérieure répondant à l'interligne du trapèze et du trapézoïde (fig. 170).

Le *rangée distale* ou *métacarpienne* présente en sens inverse :
1° un *condyle* formé par le *grand os* et l'os *crochu*; 2° une *petite cavité*

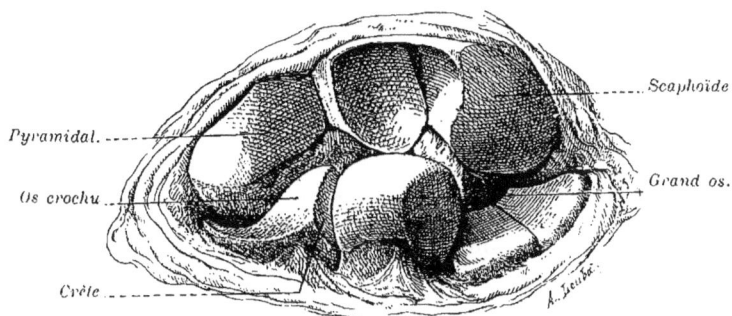

Fig. 170. — Articulation médio-carpienne ouverte par sa face dorsale.

formée par le *trapèze* et le *trapézoïde*, avec une légère dépression correspondant au niveau des interlignes.

Toutes les surfaces articulaires sont encroûtées d'un cartilage épais
de 1 mm. environ.

Moyens d'union. — La *capsule fibreuse* qui va d'une rangée à
l'autre est mince, surtout en arrière. Elle est renforcée par des ligaments en avant, en arrière et sur les côtés.

Ligaments palmaires. — Un V fibreux irradie du col du grand os

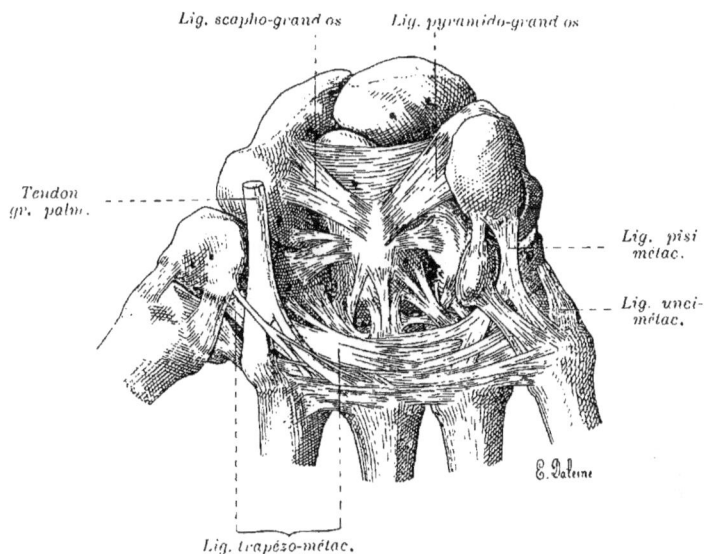

Fig. 171. — Articulations carpiennes et carpo-métacarpiennes, vue antérieure.

vers le scaphoïde d'une part; vers le pyramidal, d'autre part. Plus profondément existent des fibres *transversales*, scapho-pyramidales, qui consolident en avant la mortaise formée par la première rangée du carpe. Notez l'absence de fibres allant du grand os au semi-lunaire.

Ligaments dorsaux. — On signale : 1° un *ligament transversal scapho-pyramidal*, qui consolide et complète en arrière la mortaise dans laquelle se meut le condyle formé par le grand os et l'os crochu ;

2° un ligament *pyramido-trapézien et trapézoïdien*, qui croise obliquement le col du grand os.

Le ligament scapho-pyramidal prend souvent à sa face profonde l'aspect cartilagineux.

Ligaments collatéraux. — Un ligament, rejeté vers la face dorsale, va du *pyramidal à l'apophyse de l'unciforme* ; un autre, court et fort, va du tubercule du *scaphoïde* à la partie latérale du *trapèze*.

Synoviale. — Elle envoie plusieurs prolongements entre les faisceaux clairsemés du ligament dorsal et présente de nombreuses franges, surtout au niveau des interlignes. Dans sa cavité s'ouvrent les synoviales des articulations qui unissent les os de chaque rangée, 2 en haut, 3 en bas. Il est exceptionnel que la synoviale médio-carpienne communique avec la radio-carpienne; elle entre en connexion avec la carpo-métacarpienne moyenne par l'intermédiaire des articulations du trapézoïde.

Physiologie du poignet. — On donne le nom de *flexion* au mouvement par lequel la face palmaire de la main s'incline vers la face antérieure de l'avant-bras. L'*extension* est le mouvement inverse.

Les bords de la main jouissent de mouvements d'*inclinaison radiale* (abduction) ou *cubitale* (adduction).

La *circumduction* résulte de la combinaison de ces divers mouvements.

Enfin on trouve au niveau du poignet de légers mouvements de *rotation*.

Les articulations radio et médio-carpienne participent à tous les mouvements.

Flexion et extension. — Dans l'articulation radio-carpienne, les mouvements de flexion et d'extension se font autour d'un axe incliné du côté radial; quand la main se fléchit, elle s'incline donc vers le radius. Dans la médio-

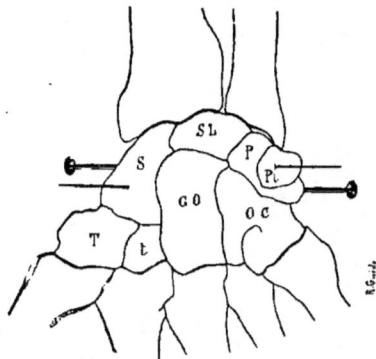

Fig. 172. — Schéma des axes de la radio-carpienne et de la médio-carpienne.

carpienne la flexion s'accompagne d'une légère inclinaison vers le cubitus.

La flexion et l'extension directes résultent du jeu combiné des deux articulations.

Les mouvements de flexion et d'extension commencent dans la radio-carpienne et s'achèvent dans la médio-carpienne. Ils déterminent un déplacement dans le même sens de la tête cubitale qui s'abaisse dans la flexion et se relève dans l'extension.

La flexion est vite limitée dans la radio-carpienne par la tension des ligaments dorsaux; au contraire, le mouvement d'extension est assez étendu. L'inverse s'observe dans la médio-carpienne.

Inclinaison radiale et cubitale. — On admet généralement que les mouvements d'inclinaison se passent dans la radio-carpienne et la médio-carpienne, autour d'un axe sagittal et qu'ils sont limités par les ligaments collatéraux du poignet. Henke s'est élevé contre cette manière de voir; les expériences de Cunéo et Veau (1897) ont confirmé son opinion.

Pour Henke les deux articulations fondamentales du poignet sont des trochléennes, c'est-à-dire des articulations à axe unique. L'axe de la trochlée radio-carpienne se dirige d'avant en arrière, du côté radial au côté cubital; celui de la trochlée médio-carpienne est orienté d'avant en arrière, du côté cubital au côté radial (fig. 172). Par conséquent, dans la radio-carpienne les mouvements de flexion s'accompagnent d'inclinaison radiale; dans la médio-carpienne les mouvements de flexion se compliquent d'inclinaison cubitale. Les choses se passent en sens inverse dans l'extension.

De la combinaison des mouvements propres à chaque articulation, résultent les mouvements types de flexion, d'extension et d'inclinaison radiale ou cubitale.

Les mouvements d'inclinaison résultent de l'addition d'un mouvement de flexion dans l'une des articulations, à un mouvement d'extension dans l'autre.

Les mouvements de glissement des os de la première rangée du carpe les uns sur les autres sont étendus; il n'en est pas de même pour la deuxième rangée. Ces déplacements ont lieu dans tous les mouvements du poignet, surtout dans l'inclinaison et dans la rotation.

§ 5. — ARTICULATIONS DES BASES DES MÉTACARPIENS

Nous envisagerons les articulations des métacarpiens avec le carpe et celles des métacarpiens entre eux.

A. Articulations carpo-métacarpiennes

(art. carpometacarpeae BNA)

On décrit trois articulations distinctes :

a) celle des trois *métacarpiens moyens* en bloc;

b) celle du métacarpien du pouce (*trapézo-métacarpienne*);

c) celle du métacarpien du petit doigt (*unci-métacarpienne*).

a) Articulation commune aux trois métacarpiens moyens.

Surfaces articulaires. — Elles s'emboîtent réciproquement et sont constituées du pouce au petit doigt, par :

a) un angle dièdre trapézo-trapézoïdien où se loge l'apophyse latérale du 2e métacarpien;

b) un dos d'âne trapézoïdien en contact avec la selle creusée sur la base du 2e métacarpien;

c) un angle dièdre formé par les faces adjacentes du trapézoïde et du grand os, pour l'apophyse médiale du 2^c métacarpien et l'apophyse latérale du 3e.

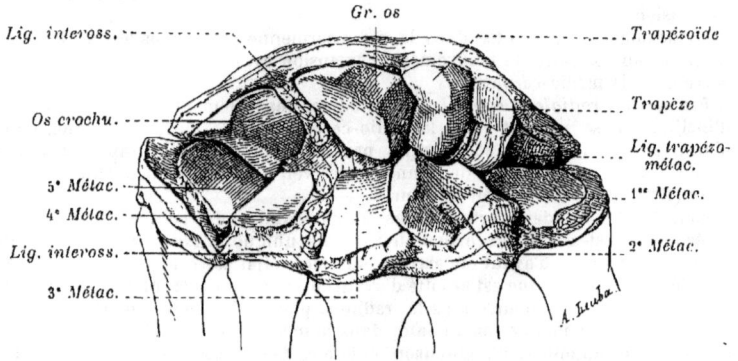

FIG. 173. — Articulation carpo-métacarpienne, ouverte par sa face dorsale.

d) une facette quadrangulaire du grand os, articulée, avec la base du 3^c métacarpien.

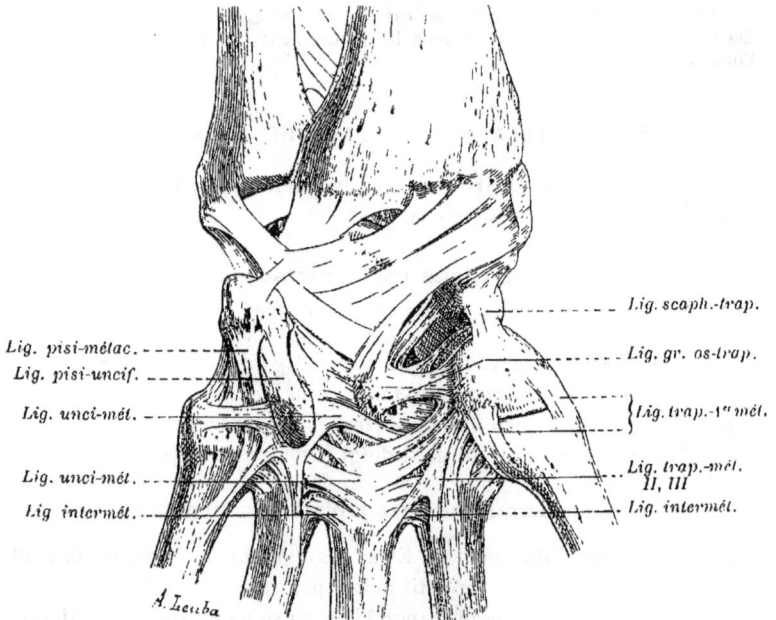

FIG. 174. — Articulations du carpe et du metacarpe, face palmaire (*main gauche*), d'après ARNOLD.

e) la face distale de l'os crochu, subdivisée en deux facettes dont l'une s'unit à la base du 4^c métacarpien.

Les **moyens d'union** consistent en une capsule, insérée sur le rebord cartilagineux des deux surfaces articulaires, renforcée par des *ligaments carpo-métacarpiens palmaires* et *dorsaux* (*lig. cpm. vol. et dors. BNA*) et un ligament *interosseux*.

Ligaments palmaires. — On signale : *a*) un long faisceau qui va du *trapèze* aux 2ᵉ et 3ᵉ *métacarpiens* (fig. 174) ; — *b*) un faisceau unissant le *trapézoïde* au 3ᵉ *métacarpien*; — *c*) un système irradié du *grand os* vers les 2ᵉ, 3ᵉ et 4ᵉ *métacarpiens* (fig. 171); — *d*) quelques fibres allant de la base du crochet de l'*unciforme* aux 3ᵉ et 4ᵉ *métacarpiens*.

Ligaments dorsaux. — Ils sont courts et résistants : *a*) le 2ᵉ méta-

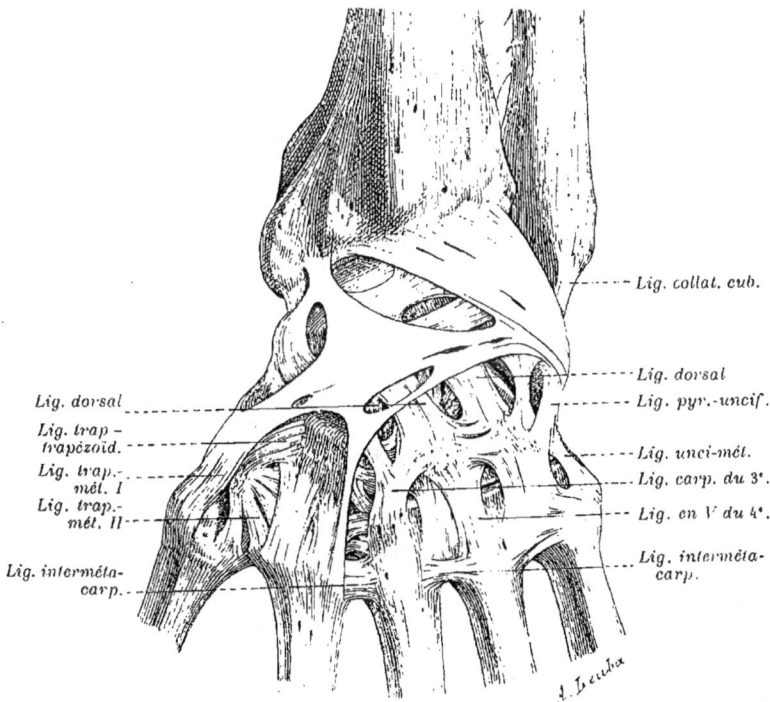

Lig. collat. cub.

Lig. dorsal

Lig. pyr.-uncif.

Lig. dorsal

Lig. trap.-trapézoïd.

Lig. trap.-mét. I

Lig. trap.-mét. II

Lig. unci-mét.

Lig. carp. du 3ᵉ.

Lig. en V du 4ᵉ.

Lig. interméta-carp.

Lig. interméta-carp.

J. Leurba

carpien est uni au *trapèze et au trapézoïde*; — *b*) le 3ᵉ *métacarpien au trapézoïde* et au grand os ; — *c*) le 4ᵉ *métacarpien au grand os et à l'os crochu* (fig. 175).

Ligament interosseux. — Il naît, par une fourche, de l'os crochu et du grand os, au-dessous du ligament interosseux propre à ces deux os. Puis, il s'engage entre les bases des 3ᵉ et 4ᵉ métacarpiens, cloisonne dans le plan frontal leur articulation, et finit sur la face latérale du 3ᵉ métacarpien (fig. 176).

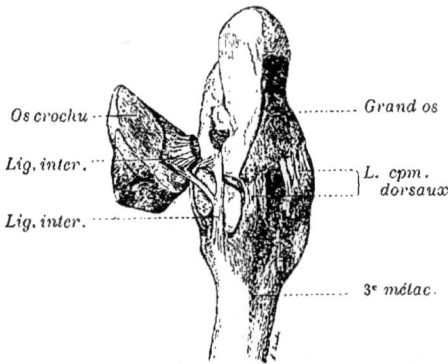

Synoviale. — Les quatre derniers métacarpiens possèdent soit une synoviale unique qui communique avec la médiocarpienne entre le trapézoïde et le grand os, soit deux synoviales, l'une moyenne correspondant aux 2ᵉ et 3ᵉ métacarpiens, l'autre cubitale correspondant aux 4ᵉ et 5ᵉ métacarpiens. Cette dernière reste alors indépendante de la synoviale médio-carpienne.

Fɪɢ. 176. — Ligament interosseux étendu entre le grand os, l'os crochu et le troisième métacarpien, vue postérieure.

Le ligament interosseux entre l'os crochu et le grand os a été sectionné, pour permettre l'écartement des deux os.

Rapports. — *En avant*, le contenu de la grande gouttière carpienne ; directement, les expansions du tendon du *grand palmaire* vers le 2ᵉ et le 3ᵉ métacarpien et le ligament pisi-métacarpien (4ᵉ et 5ᵉ).

Mouvements. — Ils sont relativement étendus chez le vivant, surtout au niveau du 4ᵉ métacarpien, et consistent en flexion et en extension. Il y a aussi des mouvements de latéralité permettant le rapprochement de deux métacarpiens voisins.

b) Articulation carpo-métacarpienne du pouce.

ou *trapézo-métacarpienne.*

(art. *carpometacarpea pollicis BNA*)

Elle appartient au groupe des articulations en selle (art. *sellaris BNA*). Le mot dépeint très exactement la chose.

Surfaces articulaires. — La face distale du *trapèze*, modelée comme un cavalier, présente une vraie gorge, dont l'axe est orienté du radius vers le cubitus et légèrement de la face palmaire vers la face dorsale, c'est-à-dire dans le sens de l'opposition. Elle est régulièrement concave dans le plan perpendiculaire à cet axe.

La surface *métacarpienne*, en forme de selle, est concave de sa face dorsale vers sa face palmaire, convexe dans le plan perpendiculaire, plus que le trapèze n'est concave. L'os peut donc se déplacer aisément dans deux directions cardinales : 1° comme l'axe de la gorge trapézienne, c'est-à-dire le sens de l'opposition ; 2° suivant l'axe de la concavité trapézienne, de manière que le pouce s'écarte ou se rapproche de l'index.

Moyens d'union. — Une *capsule* assez lâche s'insère au pourtour des surfaces articulaires. Elle possède un renforcement *latéro-dorsal* allant du tubercule de la face postérieure du trapèze au tubercule saillant sur la base du métacarpien en arrière.

Ce ligament limite l'opposition, il est séparé du tendon du long abducteur du pouce par une petite bourse séreuse qui communique souvent avec la synoviale articulaire.

Synoviale lâche, avec franges au niveau de l'interligne.

Rapports. — *En avant*, les *muscles thénariens*; en *arrière*, les tendons *extenseurs du pouce*; *latéralement*, celui du *long abducteur*; *médialement*, le *premier muscle interosseux dorsal* et l'*artère radiale*.

Mouvements. — Étendus, ils se déduisent de la description des surfaces articulaires :

1° *Rapprochement* (adduction) et *écartement* (abduction) du bord de la main.

2° *Flexion* et *extension* suivant l'axe de la gorge trapézienne. La flexion du pouce entraîne des mouvements dans la trapézo-métacarpienne et dans la scapho-trapézienne.

L'*opposition* résulte d'une combinaison des mouvements de flexion et d'adduction.

c) **Articulation carpo-métacarpienne du cinquième doigt.**

ou *unci-métacarpienne.*

Elle est tout à fait comparable à celle du pouce au point de vue des surfaces articulaires et des mouvements.

La capsule fibreuse est doublée du côté cubital par un *ligament unci-métacarpien* (postéro-latéral); en avant le *ligament piso-métacarpien* lui tient lieu de renforcement.

L'interligne communique avec ceux des trois métacarpiens moyens et du carpe ou seulement avec celui de la troisième carpo-métacarpien.

Rapports. — *En avant*, les *muscles hypothénariens*; en *arrière*, le tendon du *cubital postérieur*.

B. **Articulations intermétacarpiennes** *(art. intermetacarpeae BNA).*

Les quatre derniers métacarpiens s'articulent entre eux par leurs bases. Leurs têtes sont unies à distance par des ligaments décrits avec les articulations métacarpo-phalangiennes.

Articulations de la base des quatre derniers métacarpiens.

Elles se font sur les côtés des bases, par des facettes variables de forme et d'étendue (Voy. Ostéologie). Les os sont solidement unis deux à deux par des *ligaments dorsaux, palmaires* et *interosseux,* (*ligg. basium oss. metacarp. dorsalia, volaria, interossea BNA*).

Chaque articulation possède une petite synoviale, prolongement de

la grande synoviale carpo-métacarpienne et descendant jusqu'au ligament interosseux.

§ 6. — ARTICULATIONS MÉTACARPO-PHALANGIENNES
(*art. metacarpophalangeae B.NA*)

Ce sont des *énarthroses* toutes construites sur le même type.

Surfaces articulaires. — 1° Le *métacarpien* offre une tête
(*capitulum B.NA*) ou *condyle*, légèrement ʳaplatie sur les côtés. La
surface articulaire s'élar-
git transversalement en
passant de la face dorsale
à la face palmaire. Elle
se prolonge davantage de
ce côté et finit en saillie
par deux tubercules laté-
raux. De part et d'autre
du condyle, à l'union des
faces dorsale et laté-
rale, on note un tuber-
cule proéminent et au-
dessous de lui une surface
d'insertion pour les ligaments collatéraux.

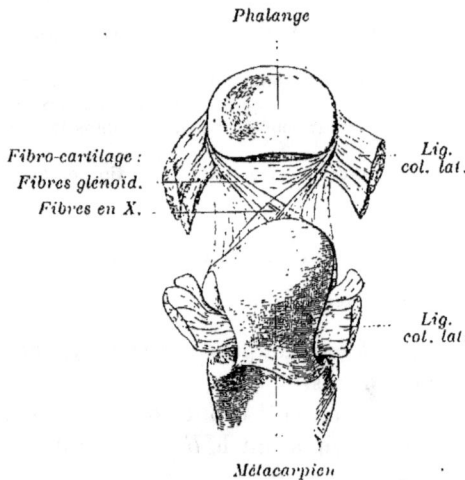

Fig. 177. — Articulation métacarpo-phalangienne.

La partie dorsale de la capsule a été réséquée et la phalange
luxée pour montrer le fibro-cartilage par sa face articulaire.

2° Du côté *distal*, la
surface articulaire com-
prend :

a) Une *glène phalan-
gienne*, ovalaire, à grand axe transversal, moins incurvée que la tête
métacarpienne. Elle est bordée d'un *pourtour* non articulaire, présentant deux tubercules latéraux près de la face palmaire, pour l'insertion
des ligaments collatéraux et du fibro-cartilage articulaire. La glène est
plus petite que la tête sur laquelle elle joue.

b) Un *fibro-cartilage glénoïdien* attaché, à la base de la phalange
du côté palmaire, de façon à pouvoir basculer vers la face palmaire,
mais non vers la cavité glénoïde. Ce fibro-cartilage prolonge notablement la surface de réception de la tête métacarpienne. Il se présente
comme un épaississement de la capsule en forme de croissant, enchaîné
aux tubercules latéraux de la base de la phalange par des faisceaux nettement différenciés. Dans l'intervalle des tubercules, le fibro-cartilage
est séparé du pourtour glénoïdien par un sillon profond, où la synoviale
envoie un prolongement.

Une crête transversale, plus ou moins nette, sépare sur la tête métacarpienne les deux champs correspondant, dans l'extension, à la phalange et au fibro-cartilage glénoïdien.

Moyens d'union. — La capsule est lâche. Sur la phalange elle s'insère près des surfaces articulaires ; sur le métacarpien, elle s'en éloigne latéralement et du côté palmaire.

Elle est doublée, sur ses faces palmaire et dorsale, par les tendons des extenseurs et des fléchisseurs ; sur les côtés, elle est renforcée par des *ligaments collatéraux* (*lig. collateralia BNA*). Ceux-ci naissent des tubercules métacarpiens latéraux et des surfaces sousjacentes. Leurs fibres se portent obliquement vers la paume et se terminent en partie aux tubercules palmaires des phalanges (*faisceau métacarpo-phalangien*), en partie sur le fibro-cartilage articulaire avec lequel ils se confondent (*faisceau métacarpo-glénoïdien.*)

Le segment palmaire de la capsule est encore renforcé par le *ligament transverse intermétacarpien* (*lig. capitulorum oss. metacarp. transversum BNA*). C'est l'*aponévrose palmaire profonde*, ou aponévrose des muscles interosseux, qui s'épaissit à la

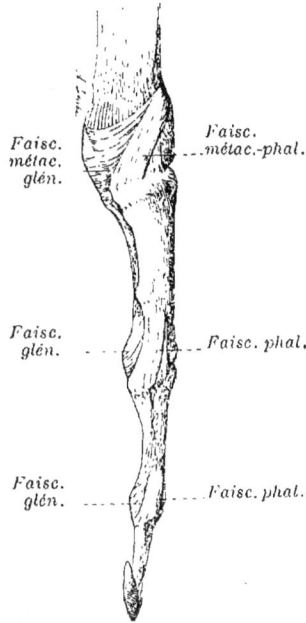

Faisc. métac. glén.   *Faisc. métac.-phal.*

Faisc. glén.   *Faisc. phal.*

Faisc. glén.   *Faisc. phal.*

Fig. 178.— Articulations métacarpophalangienne et phalangiennes, ligaments collatéraux.

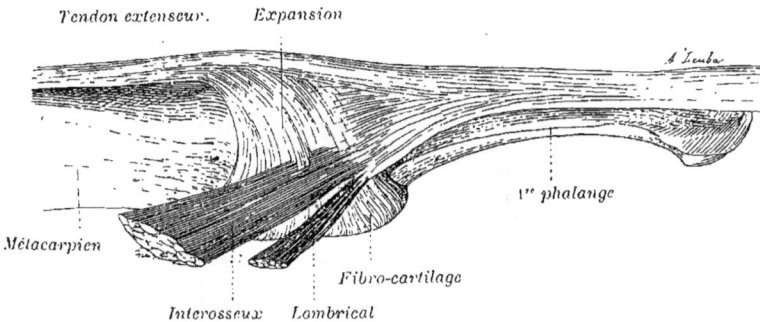

Tendon extenseur.   *Expansion*

A. Zenba

1re phalange

Métacarpien

Fibro-cartilage

Interosseux   *Lombrical*

Fig. 179. — Articulation métacarpo-phalangienne, vue de côté.

hauteur des articulations *métacarpo-phalangiennes* par l'adjonction d'un système de fibres transversales allant du 2ᵉ au 5ᵉ métacarpien. Le ligament transverse interméta-carpien se confond avec la capsule au niveau des articulations, et il entre dans la constitution de la gaine des fléchisseurs; dans l'intervalle des têtes, il forme un trait d'union entre les métacarpiens voisins.

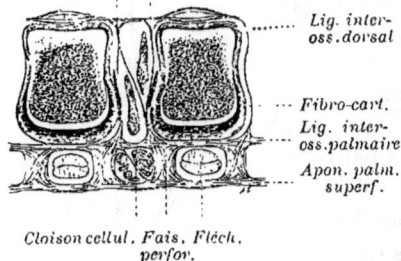

Extenscur Cloison intcraponévrotique.

Lig. inter-
oss.dorsal

Fibro-cart.
Lig. inter-
oss.palmaire
Apon. palm.
superf.

Cloison cellul. Fais. Fléch.
perfor.

Fig. 180. — Articulations métacarpo-phalangiennes.

Coupe frontale de deux métacarpiens, passant par la tête métacarpienne un peu au-dessous des tubercules d'insertion des ligaments collatéraux.

La portion palmaire fibro-cartilagineuse de la capsule, contient fréquemment des sésamoïdes, pourvus d'une surface articulaire avec revêtement cartilagineux (constants pour l'index, le petit doigt et le pouce.)

Synoviale. — Elle est lâche surtout vers la face dorsale et vers la face palmaire du côté du métacarpien.

Articulation métacarpo-phalangienne du pouce.

(*art. carpometacarpea pollicis BNA*)

Elle possède quelques particularités intéressantes, mises en relief par Farabeuf. La tête métacarpienne est nettement divisée en un *champ phalangien* et un *champ glénoïdien* ; les tubercules palmaires très prononcés sont devenus des condyles, etc.

Le fibro-cartilage glénoïdien contient toujours deux *sésamoïdes*, l'un du côté cubital est *pisiforme*, l'autre du côté radial est *scaphoïde* (Gillette).

Les faisceaux glénoïdiens des ligaments collatéraux deviennent *métacarpo-sésamoïdiens*.

Rapports. — Du côté *palmaire*, les *tendons fléchisseurs* et leur gaine; du côté *dorsal*, les *extenseurs*; sur les *côtés*, les *interosseux* et les *lombricaux* qui glissent sur la capsule par l'intermédiaire d'un organe séreux plus ou moins net.

Les *artères* viennent des *collatérales des doigts* et de l'*arcade palmaire profonde*; les *nerfs* des *collatéraux des doigts* et des *nerfs interosseux*.

Mouvements. — Ils consistent en *flexion-extension* et en *inclinaison latérale*.

Dans la *flexion* qui atteint 90° pour les quatre derniers doigts et 70° seulement pour le pouce, la phalange glisse sur la tête métacarpienne; le fibro-cartilage glénoïdien est refoulé vers la base du métacarpien et la face palmaire de la phalange tend à se rabattre sur lui.

Au cours de la flexion, les ligaments collatéraux se tendent dans leur faisceau phalangien et se relâchent dans leur faisceau glénoïdien. La tension maxima correspond au mouvement de passage sur la crête qui sépare les deux champs de la tête métacarpienne.

Dans l'extension normale, lorsque la phalange est en ligne droite avec le métacarpien, les ligaments collatéraux, sans être relâchés, permettent d'obtenir par traction un léger écartement articulaire et des mouvements de latéralité assez étendus.

7. — ARTICULATIONS INTERPHALANGIENNES
(art. digitorum manus BNA)

Chacun des doigts, sauf le pouce, présente deux articulations inter-phalangiennes; le pouce n'en a qu'une. Ce sont des articulations trochléennes.

Surfaces articulaires. — L'extrémité *distale* des premières et deuxièmes phalanges offre une *trochlée*, unissant deux éminences ou *condyles*.
La trochlée s'étend du côté palmaire plus que du côté dorsal; elle s'élargit trans-versalement et fait saillie

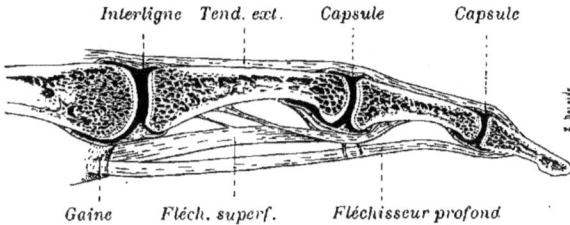

Fig. 181. — Coupe sagittale d'un doigt et de son métacarpien.

au-devant de la face correspondante de la phalange. Sur les côtés les trochlées portent une empreinte d'insertion pour les ligaments colla-téraux.

L'extrémité *proximale* des deux dernières phalanges oppose à la trochlée et aux condyles une surface formée de deux *glènes* séparées par une *crête sagittale*. Cette surface est moins étendue que celle de la trochlée dans le sens de la flexion, condition nécessaire des mouvements.

Moyens d'union et synoviale. — Analogues à ceux des méta-carpo-phalangiennes.

Mouvements. — Les mouvements de flexion et d'extension sont semblables à ceux des métacarpo-phalangiennes.
Les mouvements de latéralité sont très limités.

ARTICLE TROISIÈME

ARTICULATIONS DU BASSIN

Les os iliaques s'unissent en avant, sur la ligne médiane, par l'*articu-lation bi-pubienne*; en arrière, chacun d'eux joue directement sur la portion sacrée de la colonne vertébrale, — *articulation sacro-iliaque* — et s'unit à distance au sacrum par les *ligaments sacro-sciatiques*. Enfin la colonne lombaire est enchaînée aux ilions par les *ligaments ilio-lombaires*.

Abrégé d'Anat. — I.   16

§ 1. — **Articulation bi-pubienne** (*symphysis ossium pubis* BNA).

Le plus souvent, c'est une amphiarthrose; le nom de symphyse
pubienne admis par la BNA, n'est justifié que pendant les premières
années de la vie.

Luschka (1858) a donné de cette articulation une bonne étude,
reprise et complétée récemment
par Farabeuf et Lop (1895).

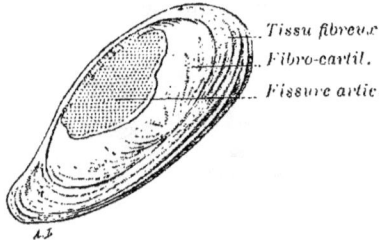

Tissu fibreux.
Fibro-cartil.
Fissure artic.

FIG. 182. — Coupe médiane antéro-postérieure de la symphyse d'une femme
jeune, morte peu de jours après l'accouchement. Côté gauche. C'est le même
sujet qui a fourni la pièce représentée
fig. 184 (LUSCHKA).

Surfaces articulaires. —
Elles sont constituées par deux
surfaces oblongues (*facies symphy-
seos* BNA), dont le grand axe est
incliné à 30° sur l'horizon et qui
appartiennent au *corps des pubis*
(fig. 184). Elles présentent donc
un bord répondant à la cavité
pelvienne, en *haut* et en *arrière*;
un bord qui regarde en *bas* et en
avant, un pôle *supérieur* et un
pôle *inférieur*.

Le grand axe mesure 3 cm. environ; le petit, 1 cm. à 1 cm. 5. Les
surfaces osseuses sont parallèles du côté du bassin et séparées par un
intervalle minime (fig. 183);
en bas et en avant les pubis
divergent au contraire, de
sorte que l'espace compris
entre les deux os forme un
angle ouvert en avant. Pendant la période de crois-
sance, les surfaces parallèles
se montrent sillonnées de
dépressions et de crêtes à peu
près transversales (fig. 184).

Près de l'angle inférieur
des pubis, tout au bas des

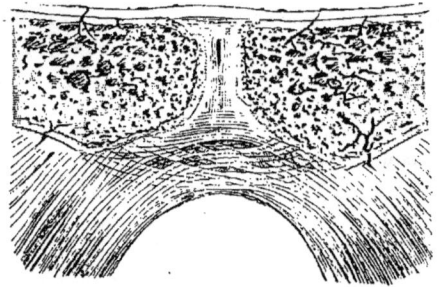

FIG. 183. — Coupe transversale de l'articulation
bi-pubienne (FARABEUF).

surfaces articulaires, on remarque une fossette qui se prolonge du
côté de l'arcade ischio-pubienne, fossette où s'attachent les fibres du
puissant ligament arqué.

L'intervalle compris entre les surfaces pubiennes est comblé par
un bloc cartilagineux mince en arrière, plus épais en avant. Le cartilage reste hyalin au contact des os, mais devient fibreux dans la

partie moyenne. Une fente articulaire apparaît sur la ligne médiane. Elle ne répond pas d'ordinaire à toute l'étendue du fibro-cartilage en arrière seulement elle va jusqu'aux limites du périoste (fig. 182).

Moyens d'union. — Ce sont :

1° le *bloc fibro-cartilagineux interpubien* (*lamina fibrocartilaginea interpubica* BNA), fissuré suivant le plan médian sagittal et dans une étendue variable selon l'âge et les sujets ;

2° *un manchon périosseux*, qui se confond insensiblement avec le bloc fibro-cartilagineux.

Le manchon périosseux est relativement faible du côté du

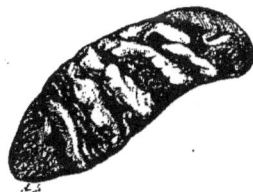

Fig. 184. — Surface articulaire du pubis (côté gauche). L'os a été dépouillé de son cartilage par macération (Luschka).

bassin (2 mm.), plus fort en haut (*lig. pubicum superius* BNA) (4 à 6 mm.), épais en bas et en avant (10 mm.) très épais en bas, où il est renforcé par le ligament arqué.

a) Du côté du bassin il est constitué par le *périoste* épaissi.

b) En bas de puissants trousseaux fibreux naissent des fossettes signalées au-dessous des surfaces articulaires. Chacun d'eux se porte vers le côté opposé et disperse ses fibres en demi-cornet qui embrasse le pôle inférieur de la surface articulaire du pubis. Les fibres des deux trousseaux s'intriquent à angle aigu et limitent l'ogive pubienne (*lig. arcuatum pubis* BNA); ce *ligament arqué* atteint parfois une épaisseur de 15 mm.

c) En avant, le manchon périostique est renforcé d'éléments d'emprunt (fig. 183) qui affectent la direction transversale, longitudinale ou oblique. Les *fibres*

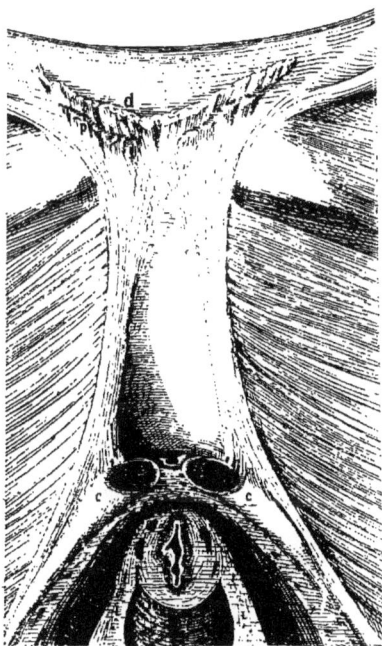

Fig. 185. — Face antéro-inférieure de l'articulation bi-pubienne chez la femme. — Les organes génitaux ont été sectionnés à ras des pubis. (Farabeuf).

La coupe n'a laissé en haut que des traces des insertions des muscles droit *d* et pyramidal *p*. Plus bas, elle a emporté le clitoris et son lig. suspenseur, tranché les racines caverneuses *c* au niveau de leur soudure et la veine dorsale du clitoris *c*, etc.

transversales proviennent en majorité du *moyen adducteur* et du *grêle interne* dont les tendons d'origine franchissent partiellement la ligne médiane pour chercher insertion au pubis du côté opposé. *Les fibres longitudinales* appartiennent aux *grands droits* et aux *pyramidaux* qui se comportent d'une façon analogue. *Les fibres obliques* sont fournies aussi par les *grands obliques de l'abdomen* notamment par les expansions du pilier médial (*crus superius B.NA*) de l'anneau inguinal externe.

Rapports. — *En avant*, la symphyse déprimée en gouttière loge les *corps caverneux de la verge ou du clitoris*, mais le dos de ces organes n'y adhère pas. Ils ne lui sont unis que suivant leur bord, par un *ligament suspenseur* sans solidité. Ce ligament tranché, la verge ou le clitoris rabattus, on découvre une sorte de bourse séreuse et les fibres du ligament arqué apparaissent à nu (fig. 185).

La *face pelvienne* (fig. 186) est en rapport avec la *vessie* et ses *vaisseaux*; elle peut en être décollée sans difficulté.

Le *pôle supérieur* répond à l'intervalle compris entre les *grands droits* et l'*adminiculum lineae albae*.

Physiologie. — Dans les conditions ordinaires, les deux pubis sont maintenus rapprochés par les moyens d'union complexes que nous venons de décrire; les os s'écartent spontanément après symphyséotomie. La solidité de la symphyse joue un rôle important dans la statique du bassin. Son intégrité est indispensable pour que le sacrum soit serré entre les deux os iliaques.

Vaisseaux. — L'*artère épigastrique* fournit une branche *sus pubienne*, peu volumineuse, qui jette une anastomose longitudinale à l'*obturatrice*, loin de la symphyse. La sus-pubienne se ramifie en divisions sans importance, anastomosées d'un côté à l'autre.

L'artère de la symphyse est la *branche rétro-pubienne de l'obturatrice*, anastomosée à la fois avec l'épigastrique et la honteuse interne. Elle se divise et se subdivise derrière le corps du pubis. Les ramuscules pénétrent

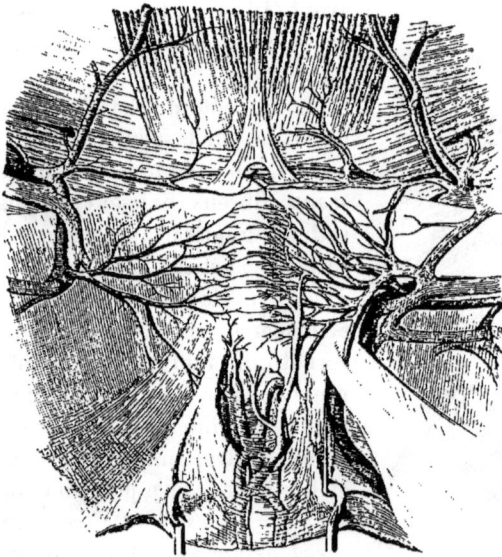

Fɪɢ. 186. — Vaisseaux que l'on aperçoit sur la face pelvienne de la symphyse, après injection (Fᴀʀᴀʙᴇᴜꜰ).

Du côté gauche il n'y a que les artères. Du côté droit, les veines sont conservées avec les artères, mais les arcades veineuses sont coupées juste sur la ligne médiane du bourrelet.

presque tous dans l'os, près du bord articulaire. Quelques-uns seulement, presque insignifiants, franchissent la ligne médiane.

De l'articulation bipubienne vers la fin de la grossesse, pendant et après l'accouchement. — Les médecins de l'antiquité connaissaient le relâchement de l'articulation bipubienne qu'on observe chez la femme dans les derniers mois de la grossesse et après l'accouchement. Hippocrate, Avicenne, Aetius en parlent ; Pineau, Morgagni, A. Paré, Riolan, Santorini, Spigel, Duverney, Louis, etc., l'admettent. Les modifications subies par la symphyse pubienne au cours et à la fin de la grossesse, ont été bien décrites par Luschka. On trouve dans la thèse de

Gotchaux (1892), les indications bibliographiques relatives aux constatations faites sur la femme et la femelle de divers animaux.

La grande majorité des accoucheurs pense que le relâchement des articulations du bassin à la fin de la grossesse, résulte d'une infiltration de sérosité qui ramollit et gonfle les ligaments et les cartilages de ces articulations. Ce phénomène est en rapport avec le mouvement fluxionnaire qui active la nutrition de l'utérus et de ses annexes pendant tout le temps de la grossesse. Cependant des faits négatifs ont été présentés.

§ 2. — **Articulation sacro-iliaque** (*art. sacroiliaca B.NA*).

Cette articulation doit être rangée dans les *diarthro-amphiarthoses*. Elle a fait l'objet des intéressantes recherches de Zaglas (1851), Luschka (1858), H. Meyer (1878), Lesshaft (1894), Farabeuf (1895) et Posth (1897), etc.

Surfaces articulaires. — Le sacrum et les os iliaques sont en contact par leurs *surfaces auriculaires* (*facies auriculares B.NA*), sortes de croissants à convexité regardant en bas et en avant.

L'auricule du *sacrum* (fig. 187) est creusée sur la portion de l'os qui résulte de la fusion des trois premières côtes sacrées (fig. 188 et 189). Chez l'adulte, et à l'état frais, elle présente la forme d'un rail creux à bords éversés. Son centre correspond à un *tubercule* (*tubero itas sacralis B.NA*) *dit premier conjugué* par Farabeuf, car il résulte de la conjugaison des apophyses transverses des deux premières vertèbres sacrées, latéralement au premier trou sacré posté-

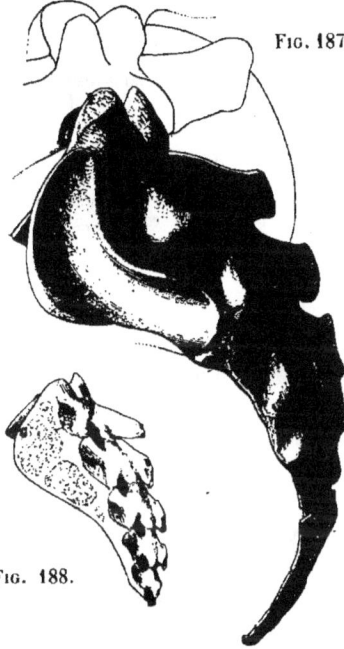

FIG. 187.

FIG. 188.

FIG. 187. — Bord gauche du sacrum et du coccyx pour montrer l'auricule, la demi-apophyse transverse, les quatre tubercules conjugués et l'inclinaison véritable de l'os (FARABEUF).

Le premier tubercule conjugué répond au centre de l'arc décrit par l'auricule ; le 2ᵐᵉ tuberc. conjugué ou de Zaglas surmonte l'extrémité postéro-inférieure de l'auricule.

FIG. 188. — Même bord d'un jeune sacrum.

Les trois points costaux qui doivent former l'auricule sont noyés profondément dans le cartilage et représentés par des surfaces pointillées.

rieur. La surface articulaire est recouverte d'une épaisse couche de car-

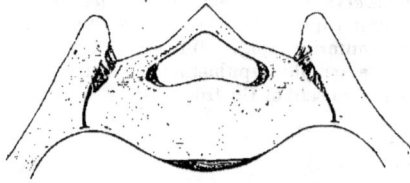

Les parties ossifiées sont teintées. On reconnaît, en avant et sur la ligne médiane, la pièce centrale ; sur les côtés, une pièce costale en avant, une pièce neurale en arrière. Les deux points costaux fournissent la surface articulaire et les insertions des premiers faisceaux ligamenteux, les derniers allant aux points neuraux.

tilage, hyalin dans la profondeur, fibreux à la surface.

L'auricule de l'*os iliaque*, inversement conformée, offre une saillie qui s'emboîte comme un rail convexe dans la gouttière sacrée. Son centre de courbure est marqué, sur la surface irrégulière qui s'étend au-dessus et en arrière par une tubérosité ou *pyramide* (*tuberositas iliaca BNA*) qui fait face au premier tubercule conjugué. Le cartilage articulaire hyalin, dans la profondeur, devient fibreux superficiellement.

Les deux surfaces articulaires sont donc appareillées : 1º pour s'emboîter réciproquement, c'est-à-dire pour assurer la solidité du bassin ; 2º pour glisser l'une sur l'autre autour d'un axe passant par le premier tubercule conjugué et la pyramide.

Moyens d'union. — Ils comprennent :

1º un *manchon* fibreux, avec renforcements ;

2º un système de *ligaments ilio-transversaires*.

1º **Manchon fibreux.** — La synoviale revêt le pourtour des surfaces articulaires sur une étendue de quelques millimètres à peine, avant de se réfléchir. Elle est solidement doublée par le périoste, du côté de la cavité pelvienne ; mais en arrière, des franges graisseuses comblent les irrégularités des bords

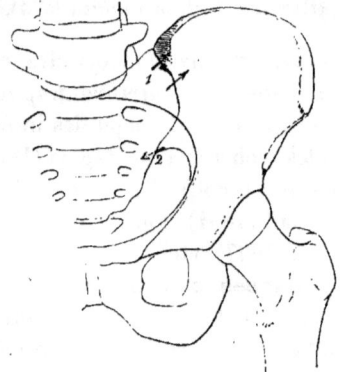

Fig. 190. — Schéma indiquant la place des renforcements antérieurs du manchon fibreux et la direction de leurs faisceaux.

1. Flèche supérieure, ligament ilio-transversaire sacré ; Flèche inférieure, ligament antéro-supérieur. — 2. Ligament antéro-inférieur (postérieur à sa terminaison au sacrum).

articulaires. Du côté du bassin, le périoste sautant d'un os à l'autre est renforcé par des fibres généralement perpendiculaires à l'interligne, développées surtout en haut et en bas, où l'on décrit des *ligaments* ou *freins de nutation*.

a) Le *ligament antéro-supérieur*, large de 2 cm., épais de 2 à

3 mm., naît de rugosités iliaques et descend obliquement sur la portion costale de l'aileron sacré (fig. 190).

b) Le ligament antéro-inférieur s'implante dans une gouttière de l'os iliaque qu'on voit au niveau du cintre de la grande échancrure sciatique et un peu en avant; il descend légèrement vers le bord du sacrum et tend à devenir postérieur (fig. 190).

2° *Ligaments ilio-transversaires.* — *a)* Un premier système se détache comme un éventail à trois branches de l'*épine iliaque postérieure et supérieure* pour aller aux 2e, 3e et 4e *tubercules conjugués* (fig. 191).

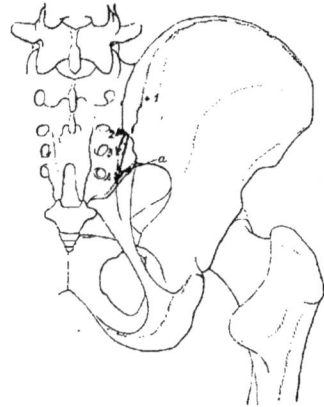

FIG. 191. — Schéma indiquant la place des ligaments ilio-conjugués et la direction de leurs faisceaux.

1. Place du ligament axile caché dans la profondeur; — 2. Lig. ilio-2e conjugué; — 3. Lig. ilio-3e conjugué; — 4. Lig. ilio-4e conjugué. Ses fibres se confondent en dehors avec celles du grand ligament sacro-sciatique dont les limites sont marquées par une ligne fine; — *a.* Ligament antéro-inférieur, postérieur et profond à sa terminaison sacrée.

Le faisceau *ilio-4e conjugué,* le plus superficiel, longitudinal, se confond insensiblement avec le grand ligament sacro-sciatique. Le faisceau *ilio-3e conjugué,* plus profond, est oblique; le faisceau *ilio-2e conjugué* ou *ligament de Zaglas,* plus profond encore, est très court et presque transversal.

b) La pyramide iliaque et le 1er tubercule conjugué sont unis par un *ligament interosseux* court, puissant, dénommé *axile* par Farabeuf, en raison de son

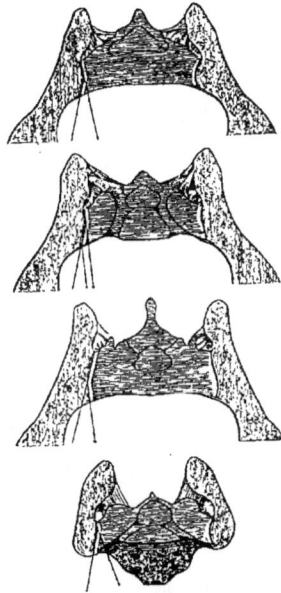

FIG. 192. — Quatre coupes étagées, à peu près parallèles au détroit supérieur, traversant les articulations sacro-iliaques (POSTU).

Ces figures montrent qu'il y a de chaque côté une partie assez large des auricules, différemment située suivant les étages, taillée comme les faces d'une clé de voûte (V. les lignes terminées par une croix).

rôle, physiologique, *vague,* à cause de la disposition de ses fibres.

c) Un *ligament ilio-transversaire sacré* joint la crête iliaque à ce qu'on appelle communément 1re transversaire sacrée, c'est-à-dire à la partie la plus élevée de la transverse vraie bifurquée. Ce ligament obliquement ascendant, embrassant le tubercule transverse comme un cornet, est moins puissant qu'il paraît à première vue.

Rapports. — *En arrière*, les ligaments postérieurs ne sont accessibles qu'après l'ablation des muscles attachés au sacrum, des lamelles fibreuses qui recouvrent les trous sacrés postérieurs, etc.

En haut et en avant, au niveau de l'aileron sacré, le ligament sacro-iliaque supérieur devient apparent lorsqu'on a enlevé le psoas-iliaque et la couche fibreuse (dite ligament transverso-iliaque de Bichat) qui recouvre le 5ᵉ nerf lombaire.

En bas et en avant, l'interligne articulaire est caché par les fibres du muscle pyramidal.

L'*artère iliaque commune* se bifurque dans l'angle sacro-vertébral, à distance de l'articulation sacro-iliaque (Quénu et Duval, 1898), et non à son niveau comme on le dit souvent.

Mode de transmission du poids du corps à la ceinture pelvienne. — Luschka, Lesshaft ont démontré, au moyen de coupes, Farabeuf a prouvé par l'expérimentation (fig. 193) que, sur le sujet debout, en position normale, le sacrum forme une vraie clé de voûte du bassin, bien taillée dans tout ou partie de sa surface articulaire, pour résister à l'enfoncement que tend à provoquer le poids du tronc. Mais il faut, pour que le sacrum soit maintenu serré et fixé entre les os iliaques que les piliers de la voûte ne s'écartent pas, autrement dit que la symphyse pubienne conserve son intégrité et que les ligaments postérieurs résistent.

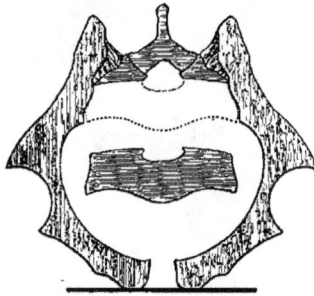

Fig. 193. — Coupe pelvienne, parallèle et sous-jacente au détroit supérieur. Pubis écartés d'un travers de doigt et appuyés sur un plan horizontal (FARABEUF).

Expérience démontrant que le sacrum n'est pas seulement suspendu par les ligaments, mais que sa partie articulaire est engrenée suffisamment pour faire clé de voûte. Un trait de scie à chantourner ayant séparé cette partie articulaire du reste du sacrum, on constate qu'elle ne tombe qu'après un écartement notable des pubis.

Mouvements. — Les os iliaques restant fixes, le sacrum enclavé entre ces derniers peut subir des mouvements de *nutation* et d'*antinutation*. Ces mouvements, de faible amplitude, se produisent autour du ligament axile, grâce au glissement des gouttières arquées du sacrum sur les rails arqués des ilions. Ainsi le poids du tronc s'exerçant au niveau de la base du sacrum, c'est-à-dire au-devant de l'axe des mouvements, tend à incliner cette base tout en relevant la pointe, du sacrum (*nutation*). Les mouvements de la sacro-iliaque, bien étudiés pour la première fois par Zaglas, sont fort utiles pour amortir les chocs transmis par le tronc au bassin, ou inversement.

La nutation est limitée par les ligaments sacro-iliaques antérieurs, le supérieur arrête l'abaissement du promontoire, l'inférieur entrave le relèvement de la pointe du sacrum. La nutation est encore limitée, dans certains cas, par le contact qui s'établit entre le deuxième tubercule conjugué et l'épine iliaque postérieure et supérieure, au niveau du ligament de Zaglas.

Le groupe des ligaments postérieurs émanés de l'épine iliaque, pourrait s'opposer à la contre-nutation s'il en était besoin.

§ 3. — Ligaments sacro-sciatiques.

Au nombre de deux de chaque côté, un grand et un petit, les ligaments sacro-sciatiques répondent à la face postérieure du bassin.

Le grand ligament sacro-sciatique (*lig. sacrotuberosum BNA*) est un éventail fibreux dont le sommet s'implante à la tubérosité de l'ischion (*tuber ischiadicum BNA*), et dont la base s'attache au bord du sacrum depuis l'articulation sacro-iliaque jusqu'au coccyx (fig. 194). L'insertion ischiatique médiale, par rapport à celle du demi-tendineux et du biceps, se poursuit le long de la branche ischio-pubienne.

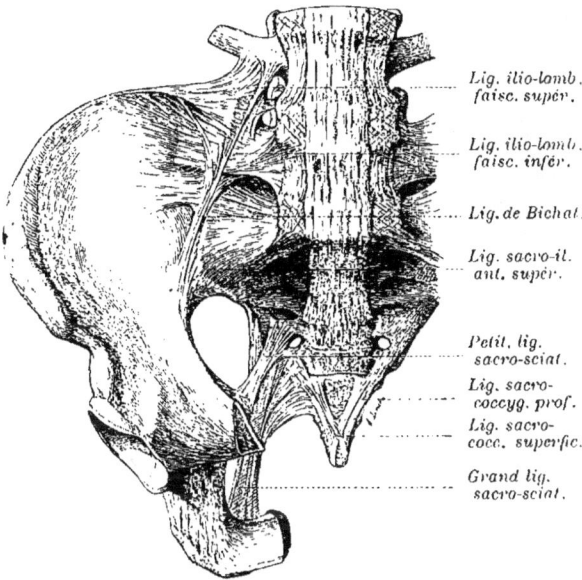

Fig. 194. — Articulations et ligaments du bassin, vue intérieure.
Le pubis et l'ischion ont été en partie réséqués.

Lig. ilio-lomb. faisc. supér.

Lig. ilio-lomb. faisc. infér.

Lig. de Bichat.

Lig. sacro-il. ant. supér.

Petit. lig. sacro-sciat.

Lig. sacro-coccyg. prof.

Lig. sacro-cocc. superfic.

Grand lig. sacro-sciat.

Des trois bords du triangle fibreux sacro-sciatique l'antérieur presque longitudinal se continue avec la mince lamelle fibreuse qui recouvre le muscle pyramidal à sa sortie du bassin ; l'inférieur, mousse, concave, fait arcade du coccyx à l'ischion et contribue à former le détroit inférieur de l'excavation pelvienne (*apertura pelvis inferior BNA*).

Le petit ligament sacro-sciatique (*lig. sacrospinosum BNA*), triangle mi-fibreux mi-musculaire, part du sommet de l'épine sciatique (*spina ischiadica BNA*) et irradie vers le bord latéral du sacrum (fig. 194). Situé au-devant du grand ligament sacro-sciatique dont il croise la direction, il se confond en avant avec le muscle ischio-coccygien. Sa face postérieure est partiellement fusionnée avec la face antérieure du grand ligament sacro-sciatique.

Rapports. — Le grand ligament sacro-sciatique ferme en arrière et en bas la vaste échancrure comprise entre le bord postérieur de l'os iliaque et le bord latéral du sacrum. L'orifice ainsi limité est divisé en deux par le petit ligament sacro-sciatique.

L'orifice supérieur ou *grande échancrure sciatique* (*foramen ischiadicum majus BNA*) livre passage au *muscle pyramidal*, aux *vaisseaux et nerfs fessiers*, au-dessus du pyramidal; au *nerf sciatique*, aux *vaisseaux honteux internes et ischiatiques*, au *nerf honteux*, au-dessous du pyramidal.

L'orifice inférieur ou *petite échancrure sciatique* (*foramen ischiadicum minus BNA*) donne issue au muscle *obturateur interne*; il permet aux *vaisseaux et nerf honteux*, sortis du bassin par la grande échancrure, de pénétrer dans le périnée en glissant dans le repli falciforme à concavité supérieure, que dessine le prolongement ischio-pubien du grand ligament sacro-sciatique.

Le grand ligament sacro-sciatique fournit par sa face postérieure un champ d'insertion au muscle *grand fessier*; il est perforé par de nombreux vaisseaux destinés à ce muscle et provenant de l'*artère ischiatique*.

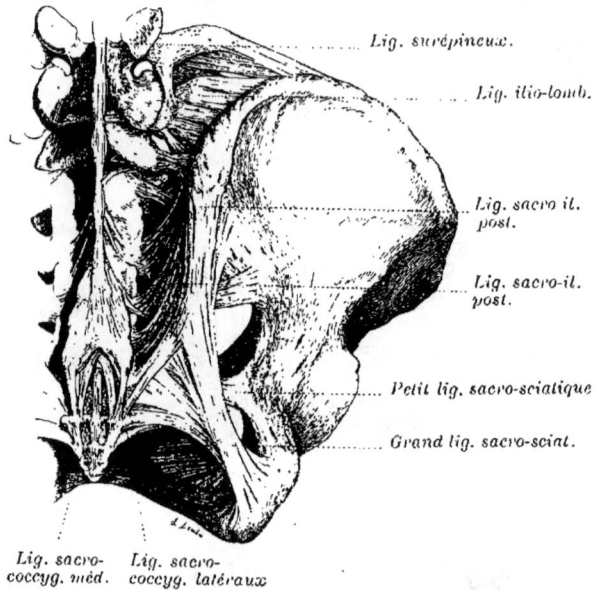

Fig. 195. — Articulations et ligaments du bassin, vue postérieure.

Labels on figure:
- *Lig. surépineux.*
- *Lig. ilio-lomb.*
- *Lig. sacro-il. post.*
- *Lig. sacro-il. post.*
- *Petit lig. sacro-sciatique*
- *Grand lig. sacro-sciat.*
- *Lig. sacro-coccyg. méd.*
- *Lig. sacro-coccyg. latéraux*

§ 4. — **Ligament ilio-lombaire** (*lig. iliolumbale BNA*).

Il s'étend transversalement des apophyses transverses (*processus costarii BNA*) des deux dernières vertèbres lombaires, à la lèvre interne de la crête iliaque(*labium internum cristae iliacae BNA*) et à la face interne de cet os (fig. 194, 195). Le faisceau provenant de la 5e vertèbre lombaire est le plus important et le seul décrit par la majorité des anatomistes. C'est un cornet fibreux dont le sommet tronqué engaine le sommet de la transverse lombaire et dont la base se porte un peu en haut et en arrière vers la tubérosité iliaque. L'intérieur du cône est occupé par de la graisse.

Le ligament ilio-lombaire, très variable suivant les sujets, ménage entre ses deux faisceaux une sorte de niche où naît une partie du muscle iliaque.

Au-devant du ligament, descend, presque longitudinale, une mince lamelle qui vient se perdre sur le manchon fibreux sacro-iliaque. Ses fibres limitent latéralement les orifices de sortie des branches antérieures des 4ᵉ et 5ᵉ racines nerveuses lombaires (fig. 194).

ARTICLE QUATRIÈME

ARTICULATIONS DU MEMBRE INFÉRIEUR

Nous allons envisager l'articulation de la *hanche* ou *coxo-fémorale* ; le *genou*, les *tibio-péronières*, l'articulation du *cou-de-pied* ou *tibio-tarsienne*, les *articulations du pied*.

§ 1. — **Articulation coxo-fémorale** (*articulatio coxae BNA*).

L'articulation de la hanche, *diarthrose* de la variété *énarthrodiale*, unit d'une part la tête du fémur, d'autre part la cavité cotyloïde de l'os iliaque, élargie par un bourrelet fibro-cartilagineux.

Surfaces articulaires. — La *cavité cotyloïde*, *cotyle* ou *acetabulum BNA*, (fig. 196) presque hémisphérique, regarde en bas, en avant et latéralement. Elle

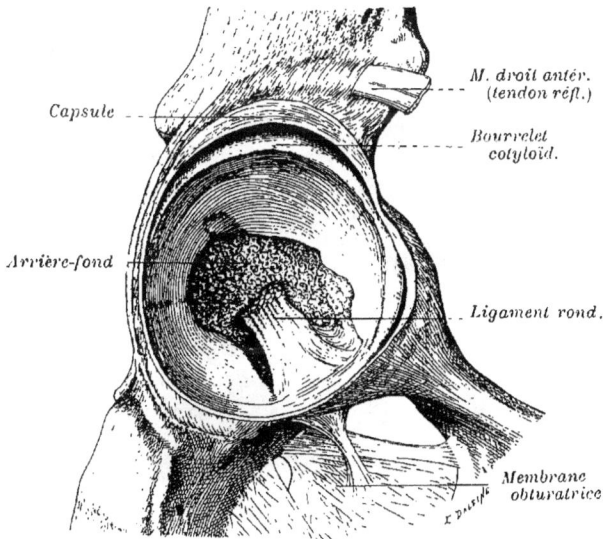

FIG. 196. — Cavité cotyloïde, vue de face, avec le bourrelet cotyloïdien entouré par la capsule articulaire.

Labels: Capsule — Arrière-fond — M. droit antér. (tendon réfl.) — Bourrelet cotyloïd. — Ligament rond. — Membrane obturatrice

est limitée par un bord saillant presque tranchant, le *sourcil cotyloïdien*, avec deux dépressions ilio-pubienne et ilio-ischiatique, et une large échancrure ischio-pubienne (*incisura acetabuli BNA*).

A l'intérieur de la cavité, un *croissant articulaire (facies lunata BNA)* lisse, dont les extrémités ou cornes répondent aux bords de l'échancrure, entoure en fer à cheval l'arrière-fond non articulaire, déprimé de 3 ou 4 mm. A l'état frais, le croissant est revêtu de cartilage hyalin, plus mince vers le centre qu'à la périphérie, surtout épais au niveau du pôle supérieur de la cavité.

L'*arrière-fond (fossa acetabuli BNA)* est tapissé de périoste et recouvert d'une masse graisseuse rouge et fluide.

Le *bourrelet cotyloïdien (labrum glenoidale BNA)*, s'insère sur le pourtour de la cavité articulaire dont les dimensions dépassent par suite celles d'une demi-sphère. En coupe transversale, le bourrelet présente la forme d'un prisme triangulaire (fig. 198). Sa base est adhérente, l'une des faces tournée du côté du cotyle est fibro-cartilagineuse, la troisième donne attache à la capsule. Le bourrelet efface les dépressions du sourcil cotyloïdien; il présente donc à leur niveau son maximum de hauteur (10 mm. env.) et le cul-de-sac synovial qui isole son sommet, en pénétrant entre le bourrelet et l'attache capsulaire, n'atteint pas le sourcil cotyloïdien. Dans l'intervalle des dépressions, le bourrelet est moins élevé (5 mm. env.), le cul-de-sac synovial va jusqu'au contact de l'os.

Au niveau de l'échancrure ischio-pubienne, le bourrelet forme un pont (fig. 196). Il s'insère par deux trousseaux larges et forts, immédiatement en dehors des cornes du croissant articulaire. Quelques fibres arciformes parachèvent ce pont fibreux dit *ligament transverse (lig. transversum acetabuli BNA)*.

Le bourrelet cotyloïdien contient quelques fibres annulaires et surtout des fibres en arceau, sautant d'un point à l'autre du sourcil glénoïdien.

La *tête fémorale*, lisse et arrondie, représente à peu près les 2/3 d'une sphère de 20 à 25 mm. de rayon (fig. 197). Elle regarde en haut, médialement et en avant. Le cartilage qui la revêt s'étend légèrement sur les faces antérieure

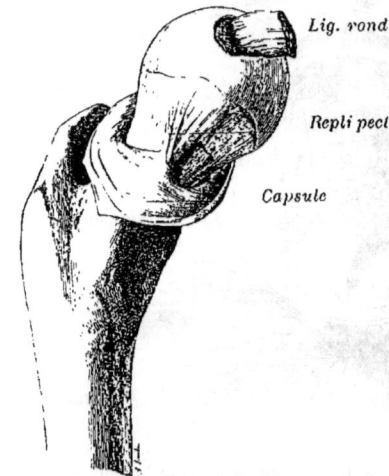

Lig. rond

Repli pect.

Capsule

Fɪɢ. 197. — Extrémité supérieure du fémur avec sa collerette capsulaire, et le repli pectinéo-fovéal.

et postérieure du col; en avant, il dessine une surface angulaire correspondant à l'*empreinte iliaque* dont la signification physiologique n'est pas absolument définie. Le cartilage d'encroûtement atteint son maximum d'épaisseur à la partie supérieure de la tête.

Un peu au-dessous et en arrière de son pôle, la tête est creusée d'une fossette ovalaire (*fovea capitis femoris B.NA*). Celle-ci donne attache au ligament rond, dans sa partie antéro-supérieure. Le ligament est logé dans la partie inférieure de la fossette quand la cuisse est dans l'extension, et dans la partie postérieure quand la cuisse est dans la flexion.

Moyens d'union. — Les ligaments passifs de la coxo-fémorale comprennent : A. un *manchon fibreux* avec *renforcements* ; B. le *ligament rond*.

A. **Manchon fibreux** (*caps. articularis BNA*). — Dans son ensemble il

représente un tronc de cône à grande base cotyloïdienne et dont la petite base enserre le col fémoral (fig. 198).

L'*insertion cotyloïdienne* se fait au pourtour osseux du sourcil, et à la face externe du bourrelet dont elle laisse libre le sommet. Au niveau de l'échancrure ischio-pubienne, la capsule s'insère sur le liga-

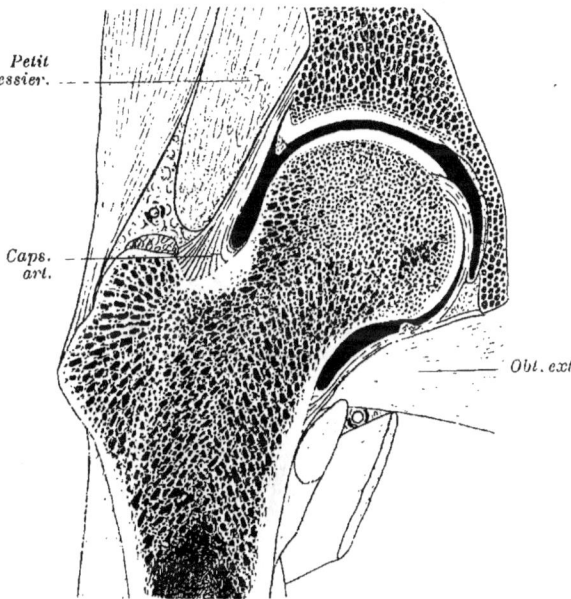

Petit fessier.

Caps. art.

Obt. ext

FIG. 198. — Articulation coxo-fémorale, coupe frontale passant au niveau de la fossette du ligament rond.

ment transverse, et réserve ainsi un trou ostéo-fibreux qui donne accès dans l'arrière-fond de la cavité cotyloïde.

L'*insertion fémorale* a lieu : en avant, à l'angle antéro-supérieur du grand trochanter et à la ligne intertrochantérienne antérieure jusqu'à la *fossette prétrochantérienne* ; en arrière, à la face postérieure du col, parallèlement à la ligne intertrochantérienne postérieure, mais elle n'atteint pas cette ligne et en reste éloignée d'un travers de doigt environ.

Il est inexact de dire que la capsule ne s'insère pas au col en arrière. Les fibres profondes de la capsule se réfléchissent sur le col et remontent en certains points jusqu'au pourtour de la surface articulaire, en soulevant la synoviale. Signalons un de ces plis (pli pectinéo-fovéal d'Amantini, particulièrement développé sur le bord inférieur du col (fig. 197).

Le manchon fibreux de la hanche est moins lâche que celui de l'épaule. Néanmoins il permet d'écarter les surfaces articulaires de 1 à 2 cm., lorsque la pression atmosphérique et la tonicité musculaire n'exercent pas leur action.

Il comprend dans sa constitution : α, un plan profond de *fibres annulaires* ou très obliques ; β, un plan superficiel de *faisceaux de renforcement*, dont l'intérêt est capital au point de vue physiologique et pathologique.

α. **Faisceaux annulaires ; zone orbiculaire** (*zona orbicularis BNA*). — La description de ces faisceaux profonds varie notablement suivant

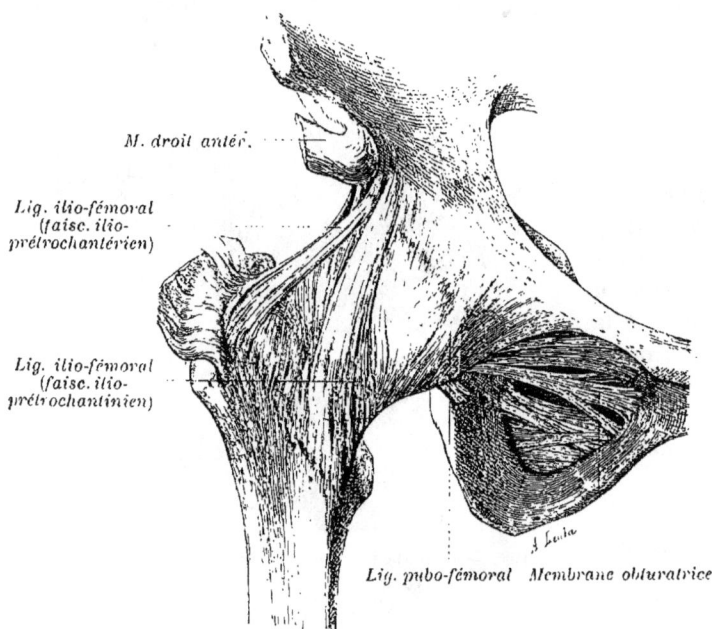

M. droit antér.

Lig. ilio-fémoral
(faisc. ilio-
prétrochantérien)

Lig. ilio-fémoral
(faisc. ilio-
prétrochantinien)

Lig. pubo-fémoral   Membrane obturatrice

Fig. 199. — Articulation coxo-fémorale, vue antérieure.

les auteurs. Il nous semble qu'il y a lieu d'admettre, avec Henle et Welcker, des faisceaux annulaires propres, sans insertion osseuse ; ils continuent en quelque sorte à la face profonde de la capsule les fibres annulaires propres du bourrelet. Mais il existe aussi des fibres obliquement insérées sur le sourcil cotyloïdien, qui enserrent le col fémoral dans une espèce de fronde dont le point d'attache est à la partie supérieure du sourcil. Welcker décrit ces fibres comme accessoires, les Weber comme principales.

La partie amincie de la capsule comprise entre les ligaments pubo et ischio-fémoral est presque uniquement formée par les fibres annulaires (fig. 200). Un faisceau bien développé se voit également dans la région postérieure de l'articulation (fig. 201). La partie de la capsule comprise entre le col et le bord latéral de ce faisceau étant faiblement développé, on dit souvent, mais à tort, que la capsule se termine par un bord libre et que la synoviale seule unit à ce niveau la capsule au col.

β. **Faisceaux de renforcement.** — Au nombre de trois ils se détachent des trois parties de l'os iliaque, ilion et pubis en avant, ischion en arrière. Pour bien les voir, il faut mettre la cuisse dans la surextension, car ils sont alors tous tendus et tordus.

1. *Le ligament ilio-fémoral* (*lig. iliofemorale BNA*), ligament *de Berlin* ou de *Bigelow*, extrêmement puissant, naît au-dessous de l'épine iliaque antérieure et inférieure. De là, ses fibres irradient vers la ligne intertrochantérienne antérieure.

On y distingue deux faisceaux principaux.

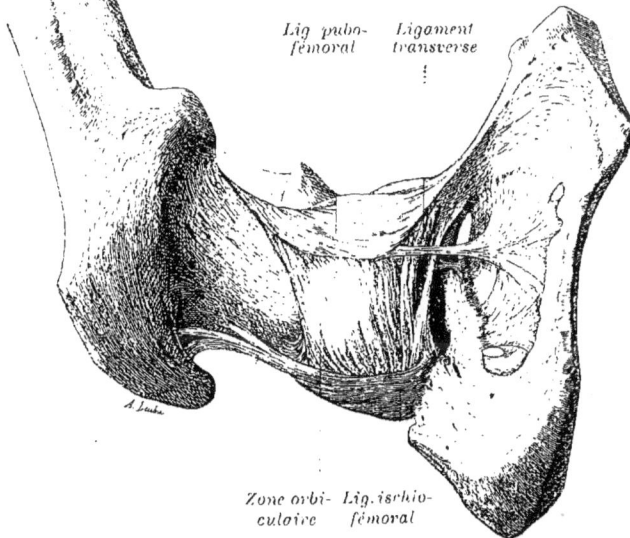

Fig. 200. — Articulation coxo-fémorale, vue antérieure.

Le *faisceau supérieur* (dit à tort horizontal, car sur le sujet debout il est oblique à 45°) s'attache au tubercule supérieur de la ligne intertrochantérienne antérieure, médialement au tendon du petit fessier, il est donc *ilio-prétrochantérien* ou *ilio-suscervical*. Ce faisceau est épais de 7 à 14 mm. Son insertion iliaque englobe le tendon réfléchi du droit antérieur de la cuisse.

D'après Farabeuf, c'est ce faisceau iléo-prétrochantérien qui creuse sur le col une des deux gouttières de l'*empreinte iliaque*.

Le *faisceau inférieur*, dit oblique, presque longitudinal, s'attache au tubercule inférieur de la ligne intertrochantérienne, au-devant du petit trochanter. Il est donc *ilio-prétrochantinien* ou *ilio-sous-cervical*.

2. Le **ligament pubo-fémoral** (*lig. pubocapsulare BNA*), moins important que l'ilio-fémoral, naît de la portion pubienne du rebord cotyloïdien et de la branche horizontale du pubis (fig. 199). Ses fibres convergent vers la fossette prétrochantinienne, dessinant avec le faisceau ilio-prétrochantinien un V à pointe inférieure. A ce niveau, le manchon présente un point faible, répondant au frottement du muscle psoas-iliaque et à une large bourse séreuse susceptible de communiquer avec l'articulation.

3. Le **ligament ischio-fémoral** (*lig. ischiocapsulare BNA*) renforce la partie postérieure de l'articulation (fig. 201). Les faisceaux fibreux s'implantent sur le sourcil cotyloïdien au voisinage de l'ischion, et sur la gouttière sous-cotyloïdienne. Ils convergent vers le haut et latéralement, croisent la face postérieure du col, se condensent en un puissant trousseau et, comme une bretelle jetée sur le col, viennent finir au-dessus et en avant de la fossette digitale (ischio-suscervical de Farabeuf).

Quelques-uns des faisceaux inférieurs du ligament ischio-fémoral se terminent dans la couche des fibres circulaires (*faisceaux ischio-capsulaires ou zonulaires*).

B. **Ligament rond** (*lig. teres femoris BNA*). — Ce ligament naît de la portion antéro-supérieure de la fossette creusée sur la tête du fémur ; il est d'abord arrondi et épais, puis il s'étale en une lame triangulaire. Les bords de cette lame, racines ou branches du ligament rond, vont se fixer aux deux extrémités ou cornes qui limitent l'échancrure cotyloïdienne en *dehors de l'articulation* (fig. 202). La *branche supérieure ou pubienne* est grêle ; la *branche inférieure*

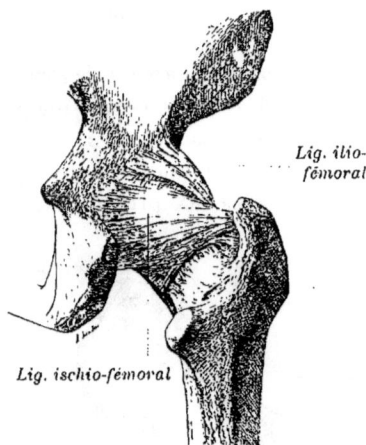

Lig. ilio-fémoral

Lig. ischio-fémoral

Fig. 201. — Articulation coxo-fémorale, vue postérieure.

ou ischiatique est forte. La portion moyenne du ligament rond, plus
mince, s'attache au
ligament transverse
de l'acetabulum.

Le ligament rond
en pénétrant dans l'ar-
ticulation soulève la
synoviale comme une
sorte de tente, dont la
base s'attache au pour-
tour de l'arrière-fond
(fig. 196).

La lame triangu-
laire s'applique par
une de ses faces à
la convexité fémorale
(fig. 198); par l'autre
elle répond à la graisse
qui tapisse l'arrière

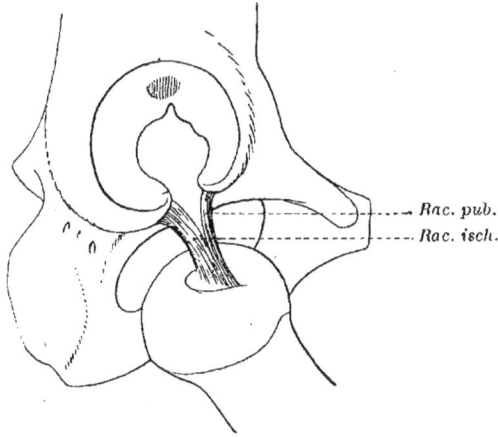

Fig. 202. — Figure schématique destinée à montrer
les deux racines du ligament rond.

fond cotyloïdien. Sa force est variable, mais

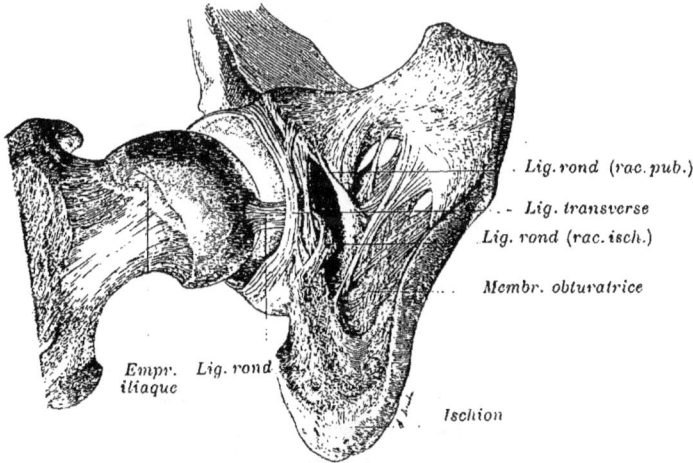

Fig. 203. — Articulation coxo-fémorale, vue d'en bas.

La capsule a été réséquée pour permettre l'écartement des surfaces articulaires. Le fémur a été
placé en extension à angle droit sur l'os iliaque, de façon à montrer la face antérieure du col
fémoral.

suffisante en général pour résister à des tractions de 30 à 50 kg,
(expériences de Poirier et Gilis).

Signification morphologique du ligament rond. — Pendant longtemps, à

Abrégé d'Anat. — I.   17

la suite des injections de Lusckka et de Sappey, on a considéré le ligament rond comme un porte-vaisseaux pour la tête fémorale.

Mais l'Anatomie comparée a établi que c'est un organe rudimentaire, vestige d'un muscle pubo-fémoral, dont il représente le tendon invaginé dans l'articulation (Welcker, Sutton, Moser). L'Embryologie confirme cette opinion. Chez l'adulte même, on retrouve des traces de l'extériorité primitive du ligament rond. Amantini rattache en effet à cette formation le *pli pectinéo-fovéal* (fig. 197).

Synoviale. — Née du pourtour du bourrelet cotyloïdien, elle revêt la face articulaire du manchon fibreux, se réfléchit au niveau des inser-

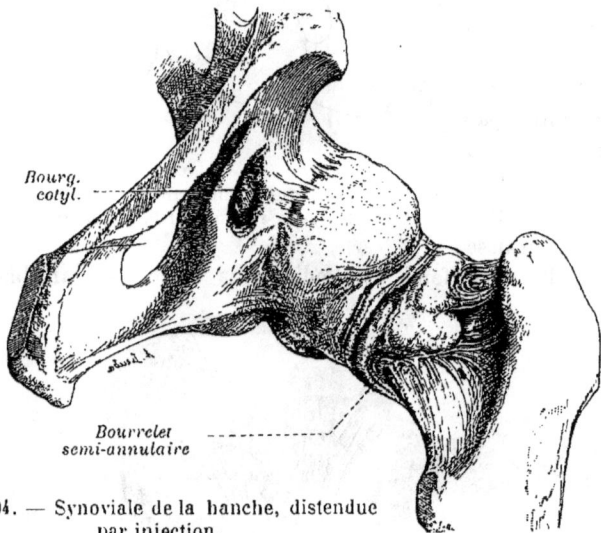

Bourg. cotyl.

Bourrelet semi-annulaire

FIG. 204. — Synoviale de la hanche, distendue par injection.

tions fémorales, tapisse la portion intra-articulaire du col et se termine à la limite du cartilage de la tête.

Le ligament rond soulève une tente synoviale dont la base s'attache au pourtour de l'arrière-fond et au ligament transverse et dont le sommet tapisse la partie de la fossette céphalique sur laquelle frotte le ligament, dans les mouvements de la hanche. Quelques bourgeons synoviaux émergent parfois au niveau du trou cotyloïdien, avec un peloton adipeux que l'abduction chasse de l'arrière-fond de l'acetabulum.

Parmi les culs-de-sac, indiquons le bourrelet semi-annulaire que forme la synoviale, en débordant les fibres zonulaires, sur la face postérieure du col (fig. 204). Nous avons déjà signalé celui qui isole le bord tranchant du bourrelet cotyloïdien (fig. 196, 198) et la communication qui existe parfois avec la bourse séreuse du psoas.

Quand une injection distend la synoviale, celle-ci s'étrangle en sablier au niveau de la zone orbiculaire (fig. 204) et la cuisse se place en flexion, abduction et rotation en dehors (attitude de Bonnet).

Rapports de la synoviale avec les épiphyses. — Le col fémoral appartenant à la diaphyse, le cartilage de conjugaison qui unit celle-ci à l'épiphyse céphalique est tout entier intra-articulaire (fig. 205). Mais la capsule se réfléchit sur le col et vient s'insérer au niveau du cartilage de conjugaison, de sorte que le décollement de l'épiphyse peut se produire sans entraîner fatalement l'ouverture de la cavité synoviale.

Rappelons les rapports intimes du cartilage en Y avec la cavité cotyloïde.

Rapports de l'articulation. — Un manchon musculaire double la capsule fibreuse de la hanche.

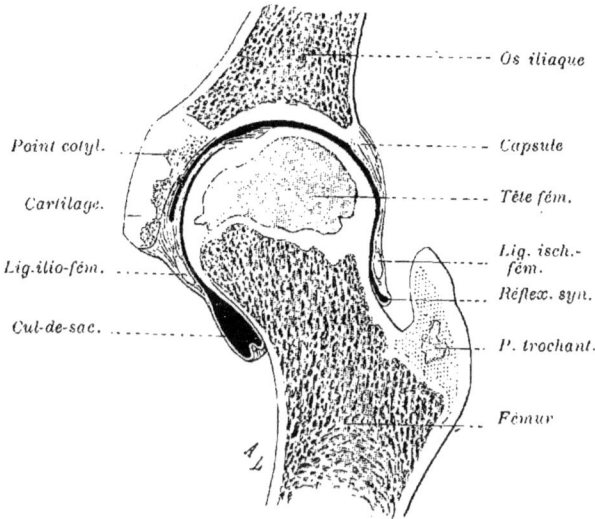

FIG. 205. — Rapports de la synoviale et des épiphyses.

En avant, on trouve le *pectiné*, le *psoas* et le *droit antérieur de la cuisse*. L'artère *fémorale*, cheminant dans l'interstice du pectiné et du psoas, peut être comprimée sur la tête fémorale.

En haut, le *petit fessier* vient jeter un certain nombre de ses fibres sur la capsule.

En arrière, l'articulation est croisée et bridée par le *pyramidal*, l'*obturateur interne* et les *jumeaux*, l'*obturateur externe* et, plus bas, le *carré crural*. Les nerfs *grand* et *petit sciatique* et l'*artère ischiatique* descendent dans la gouttière *ischio-trochantérienne*.

Plus superficiellement, l'articulation est recouverte par le *moyen fessier*, puis par le *tenseur du fascia lata*, le *fascia lata* et le *grand fessier* dont l'ensemble constitue une sorte de muscle deltoïde.

Bourses séreuses périarticulaires. — Il convient de retenir l'existence des suivantes :

1° *b. du psoas*. Étendue de l'os iliaque au petit trochanter, entre le ligament pubo-fémoral et le faisceau ilio-sus-cervical du ligament de Bertin, elle résulte de la fusion de deux bourses (*b. iliopectinea* et *b. iliaca subtendinea BNA*). Elle est souvent cloisonnée longitudinalement au niveau de son cul-de-sac supérieur et transversalement au-dessus du petit trochanter. La b. du psoas est parfois en communication avec la synoviale articulaire, mais chez l'adulte seulement.

2° *b. du moyen fessier* (*b. trochanterica m. glutaei medii posterior BNA*), entre le tendon de ce muscle et le grand trochanter.

3° b. inconstante *entre les tendons du moyen fessier et du pyramidal* (*b. troch. m. glut. med. anterior BNA*).

4° b. *du petit fessier*, entre le tendon du petit fessier et le grand trochanter (*b. troch. m. glutaei minimi BNA*);

5° b. inconstante *entre la capsule et le tendon de l'obturateur interne* (qu'il ne faut pas confondre avec la bourse de réflexion de ce muscle sur l'ischion);

6° b. signalée par Henke, entre le *tendon du pyramidal et le grand trochanter* (*b. m. piriformis BNA*);

7° b. *du grand fessier*, plus éloignée de l'articulation (*b. troch. m. glutaei maximi BNA*).

Vaisseaux et nerfs. — Les deux artères *circonflexes*, branches de la *fémorale profonde*, forment une arcade anastomotique autour du col. La circonflexe postérieure fournit une division au ligament rond. Les autres artères articulaires proviennent de l'*obturatrice*, de la *fessière* et de l'*ischiatique*, branches de l'*hypogastrique*.

La partie antérieure de la capsule tire sa sensibilité des nerfs *crural* et *obturateur*; la partie postérieure est innervée par le *sciatique* ou la *branche du carré crural*.

Physiologie. 1° *Statique*. — Dans la *station debout*, le poids du tronc est transmis directement au fémur grâce à l'emboîtement de la tête de cet os par la cavité cotyloïde. Personne n'admet plus que l'ilion soit suspendu à la tête fémorale par le ligament rond (théories surannées de Gerdy et de Tillaux). Il est facile de s'en assurer par l'examen direct du ligament rond en fenestrant la cavité cotyloïde, à l'exemple de Morris.

Lorsque la *cuisse est pendante*, le contact des surfaces articulaires est assuré par la tonicité musculaire et la pression atmosphérique, comme dans toutes les articulations. Mais au niveau de la hanche, la démonstration du rôle de la pression atmosphérique est particulièrement facile (expériences des frères Weber).

2° *Mouvements*. — L'articulation de la hanche est une véritable genouillère; elle permet, en tous les sens, des mouvements dont l'amplitude est limitée par les ligaments passifs.

Le bassin supposé fixe, on dit qu'il y a *flexion* quand la cuisse se porte en avant, *extension* quand elle tend à se porter en arrière, *adduction* quand la cuisse se rapproche de l'axe du corps, *abduction* quand elle s'en éloigne. Dans la *rotation* la pointe du pied se rapproche ou s'écarte du plan médian sagittal; la *circumduction* est une combinaison de ces mouvements divers.

Dans la *flexion* le mouvement a lieu autour d'un axe transversal, passant par la tête du fémur. La cuisse se rapproche de la paroi abdominale et peut arriver jusqu'à son contact chez les jeunes. La tête fémorale devient facilement accessible à la palpation au niveau de la partie basse du cotyle. Le ligament rond est indifférent à ce mouvement, tous les ligaments sont relâchés, la partie postérieure et inférieure de la capsule est seule tendue.

L'*extension* est très limitée, elle correspond à la rectitude du membre. Dès qu'on cherche à dépasser cette attitude, tous les ligaments capsulaires se tendent, se tordent et ankylosent pour ainsi dire la hanche. D'après les calculs des Weber et les expériences de Henke, l'étendue de l'arc décrit, en passant de la flexion extrême à la surextension, est de 130° environ.

Quand la cuisse est étendue, l'*adduction* pure est vite entravée par le ligament rond et le faisceau ilio-sus cervical du ligament de Bertin.

L'*abduction* est arrêtée par le ligament pubo-fémoral et le faisceau ilio-sous cervical du ligament de Bertin. En effet, dans la rectitude, les ligaments capsulaires sont tous tendus ou près de l'être, aussi le déplacement du fémur est-il assez minime; dans la flexion au contraire, ces ligaments étant relâchés, la cuisse est susceptible de fournir une excursion de 90° environ.

Il en est de même pour *la rotation*, elle est plus grande dans la flexion que dans l'extension. Supposons le membre dans la rectitude : la *rotation latérale* (rotation en dehors des anciens auteurs) est vite limitée par la tension du faisceau supérieur du ligament de Bertin et du ligament rond; la *rotation médiale* (rotation en dedans des anciens auteurs) par celle du faisceau inférieur du ligament de Bertin et celle du ligament rond. Si la cuisse est fléchie, ce dernier mouvement est entravé par le ligament ischio-sus cervical doublé de l'obturateur interne.

Dans la *circumduction*, le fémur décrit un cône moins étendu que ne fait l'humérus dans des conditions analogues. Bertin a montré que le centre de ce mouvement répond à peu près au centre de la cavité cotyloïde et non à celui de la tête fémorale, comme dans les mouvements élémentaires précédemment étudiés.

Ne pas oublier que les mouvements de la hanche sont modifiés par la flexion ou l'extension du genou qui déterminent la tension ou le relâchement des muscles ischio-jambiers.

§ 2. — **Articulation du genou** (*art. genu BNA*).

Cette articulation complexe met l'extrémité inférieure du *fémur* en rapport avec la *rotule* d'une part, avec l'extrémité supérieure du *tibia* et les *fibro-cartilages semi-lunaires* d'autre part. Le genou de l'homme synthétise donc une fémoro-rotulienne (trochléenne) et deux fémoro-tibiales (condyliennes avec ménisque).

Surfaces articulaires. — *a*) Le *fémur* présente en avant une gorge ou *trochlée* (*facies patellaris BNA*); en bas et en arrière il se renfle en deux saillies ou *condyles*, séparés par l'échancrure intercondylienne (*fossa intercondyloidea BNA*).

Les deux joues de la trochlée sont légèrement convexes dans le sens transversal; la joue latérale remonte plus haut que la joue médiale.

Les condyles, convexes dans le sens transversal, décrivent d'avant en arrière une courbe spiroïde dont le rayon décroît progressivement (de 53 mm. à 17 mm. env.). Mais ils diffèrent l'un de l'autre par plusieurs détails, notamment par leur orientation. En effet, le *condyle latéral* (externe des anciens auteurs) prolonge à peu près directement en arrière la joue latérale de la trochlée. Le *condyle médial* (interne des anciens auteurs) se déjette d'une façon sensible vers la ligne médiane. Il en résulte que, si l'on suit directement d'avant en arrière et de haut en bas la joue médiale de la trochlée, on tombe dans l'échancrure intercondylienne puisque les deux condyles s'écartent plus en arrière qu'en avant.

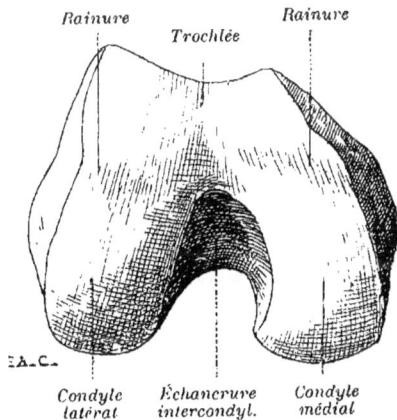

Fig. 206. — Fémur, extrémité inférieure, surface articulaire vue d'en bas.

Condyles et trochlée sont encroûtés de cartilage, mais la portion trochléenne est nettement séparée des surfaces condyliennes, aussi bien sur l'os sec que sur l'os frais, par deux rainures à concavité postérieure (fig. 206). L'existence de ces rainures répond à la pression exercée sur le fémur par le segment antérieur des ménisques fémoro-tibiaux dans l'attitude d'extension du genou.

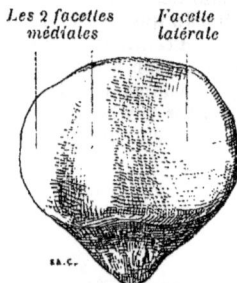

Les 2 facettes médiales — Facette latérale

Fig. 207. — Rotule, face postérieure.

Le revêtement cartilagineux de la trochlée est plus épais au fond que sur les faces; celui des condyles atteint son maximum d'épaisseur sur leur partie la plus saillante.

b) La *rotule* s'oppose à la trochlée fémorale par la partie cartilagineuse de sa face postérieure (fig. 207). Une crête mousse longitudinale la divise en deux champs correspondant aux deux joues de la trochlée. Une troisième facette articulaire, sans contact avec la trochlée dans l'extension, se dessine médialement. Cette facette vient frotter sur la joue latérale du condyle médial dans l'hyperflexion, tandis que le champ correspondant à la joue médiale de la trochlée tombe dans l'espace intercondylien et devient sans emploi.

La rotule est toujours convexe dans le sens transversal (fig. 218). Dans le sens longitudinal elle présente au contraire un aspect variable suivant les cas, tantôt concave, tantôt plane, tantôt même convexe.

c) Le *tibia* offre sur son plateau deux *surfaces indépendantes*, en forme de pétales de rose dont les onglets se relèvent vers le centre du plateau (fig. 208). Ces surfaces sont inexactement dénommées cavités glénoïdes.

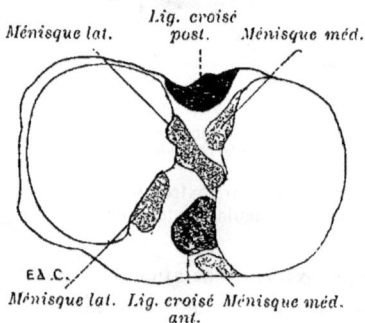

Ménisque lat. — Lig. croisé post. — Ménisque méd.

Ménisque lat. Lig. croisé Ménisque méd. ant.

Fig. 208. — Plateau du tibia, insertions ligamenteuses.

La *surface latérale* (*condylus lateralis* BNA), à grand axe antéro-postérieur, est légèrement convexe dans ce sens. Le relèvement de son onglet ou *épine* lui donne une faible concavité transversale (fig. 209).

La *surface médiale* (*condylus medialis* BNA), plus étendue, ovalaire à grand axe oblique comme celui du condyle fémoral correspondant, est creusée dans tous les sens.

Les deux *épines tibiales* (*tubercula intercondyloidea mediale et late-*

rale BNA) forment une sorte de cône ou pivot (*eminentia intercondyloidea* BNA), qui s'engage dans l'espace intercondylien et s'articule avec les joues correspondantes des condyles (fig. 209).

Le revêtement cartilagineux des surfaces tibiales atteint son maximum d'épaisseur (4 à 5 mm.) au centre de ces surfaces.

d) Fibro-cartilages semi-lunaires. — La congruence de chacune des surfaces

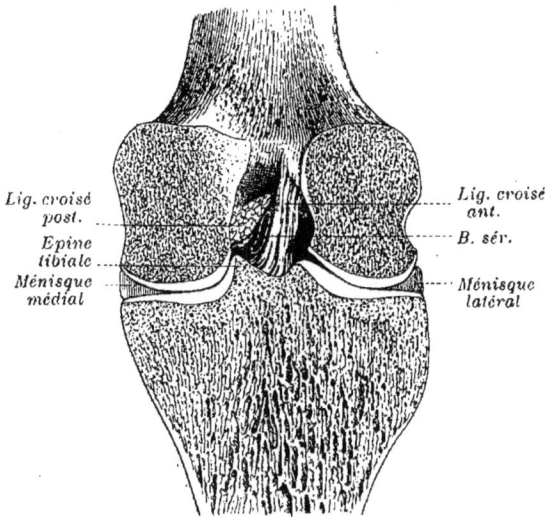

Lig. croisé post.
Lig. croisé ant.
Épine tibiale
B. sér.
Ménisque médial
Ménisque latéral

Fig. 209. — Articulation du genou, coupe frontale passant par les épines du tibia.
(Segment antérieur de la coupe.)

tibiales avec le condyle correspondant est établie, dans toutes les attitudes, par le moyen de deux ménisques interarticulaires souples et mobiles. Chacun d'eux affecte en coupe verticale la forme d'un coin dont l'arête confine à la partie centrale de chaque cavité glénoïde ; la base, épaisse, répond à la périphérie de la cavité et en relève

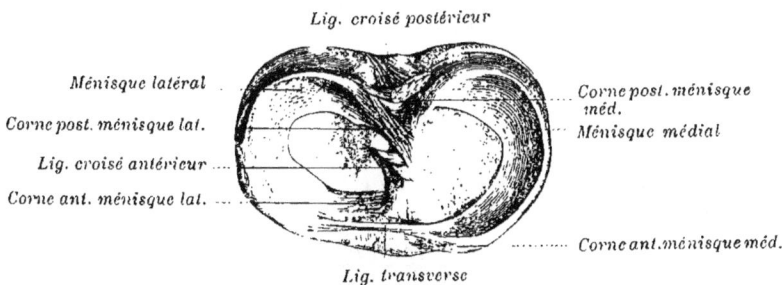

Lig. croisé postérieur
Ménisque latéral
Corne post. ménisque lat.
Lig. croisé antérieur
Corne ant. ménisque lat.
Corne post. ménisque méd.
Ménisque médial
Corne ant. ménisque méd.
Lig. transverse

Fig. 210. — Cavités glénoïdes du tibia, avec les fibro-cartilages semi-lunaires.

les bords (fig. 209). Cette base adhère à la capsule articulaire. Des deux faces libres, l'une à peu près plane, regarde en bas et s'articule avec le tibia ; l'autre, concave, regarde en haut et s'articule avec le condyle fémoral. Chacun des fibro-cartilages envisagé dans sa totalité a la forme d'un croissant; le médial, plus grand, est un C très ouvert; le latéral plus petit est un C fermé, presque un O (fig. 210).

Le *ménisque latéral* (meniscus lateralis BNA, *externe des anciens auteurs*) vient s'insérer par ses deux cornes fibreuses, souples et fortes, immédiatement en avant et en arrière des épines tibiales (fig. 208 et 210). De la partie postérieure du fibro-cartilage se détache un trousseau fibreux qui monte obliquement sur la face postérieure du ligament croisé postérieur dont il partage les insertions au condyle médial (fig. 215).

Le *ménisque médial* (meniscus medialis BNA, *interne des anciens auteurs*) beaucoup plus ouvert s'attache par sa corne antérieure au bord antérieur du plateau tibial, au-devant du ligament croisé antérieur. par sa corne postérieure dans l'échancrure interglénoïdienne, entre l'insertion postérieure du ménisque latéral et celle du ligament croisé postérieur (fig. 208).

Les deux fibro-cartilages sont unis en avant par le *ligament jugal* ou *transverse* (lig. transversum genu BNA), bandelette fibreuse longue de 4 à 5 cm. Leur épaisseur atteint 6 à 8 mm. au niveau de leur base.

Moyens d'union. — Ils comprennent une *capsule fibreuse* et des *ligaments*.

A. — La **capsule fibreuse** (caps. articularis BNA) unit le fémur au tibia, mais elle adhère chemin faisant au pourtour des ménisques et s'interrompt en avant au niveau de la rotule. Mouret en a donné une bonne description (1892).

L'*insertion fémorale* se fait, en avant, à près de 1 cm. au-dessus de la gorge trochléenne; sur les côtés, la ligne d'attache se rapproche progressivement du bord cartilagineux des condyles; en arrière, elle est rejetée avec l'insertion du jumeau correspondant à plus de 1 cm. au-dessus du bord du condyle. Au niveau de l'espace intercondylien elle descend dans l'échancrure, refoulée pour ainsi dire par les ligaments croisés.

L'*insertion tibiale* se fait : sur les côtés, à 4 ou 5 mm. au-dessous du cartilage; en avant, elle s'avance un peu sur la surface triangulaire du plateau tibial (fossa intercondyloidea anterior BNA); en arrière, elle suit le bord cartilagineux des surfaces glénoïdiennes jusqu'aux insertions des ligaments croisés, dont elle fait le tour et qu'elle laisse en dehors de la cavité articulaire.

L'*insertion rotulienne* est au contact immédiat du cartilage, sur les bords de la rotule; à quelques mm. de celui-ci, au niveau de la base.

Constitution. — Si l'on schématise légèrement, on peut dire que les fibres constitutives du manchon capsulaire irradient des épicondyles vers les bords correspondants de la rotule, puis vers la ligne médiane du genou, enfin vers les ménisques et le tibia. En avant, la capsule est fort lâche; sur les côtés, elle est plus ou moins masquée par les ailerons rotuliens et les ligaments collatéraux; en arrière, elle est formée de deux coques épaisses qui coiffent les condyles du fémur. Chacune de ces coques est doublée par le muscle jumeau correspondant; la coque latérale contient d'ordinaire un sésamoïde. Dans l'espace intercondylien, la capsule est renforcée, ou plutôt remplacée par les ligaments croisés.

B. — *Ligaments*. — On décrit des ligaments en avant, sur les côtés, en arrière, et des ligaments croisés.

1° *Ligament rotulien ou antérieur* (*lig. patellae BNA*). — On désigne sous le nom assez impropre de ligament, le large et épais tendon du quadriceps, qui du sommet de la rotule descend et se porte un peu en arrière vers la tubérosité antérieure du tibia (fig. 211 et 220). Aplati, plus large près de la rotule (3 cm. env.) que près du tibia (2 cm. 5), il est long de 5 à 6 cm. et épais de 6 à 8 mm. dans sa partie moyenne. Logé dans un dédoublement de l'aponévrose fémorale, il répond en avant à la peau; en arrière à la masse adipeuse du genou (fig. 220), et plus bas à l'extrémité supérieure du tibia, dont il est séparé par une bourse séreuse.

2° Le *ligament collatéral tibial* (*lig. collaterale tibiale BNA, latéral interne des anciens auteurs*) est une large et forte bandelette qui descend obliquement en avant, de l'épicondyle médial à la face correspondante du tibia (fig. 211). Il est long de 10 à 12 cm. Son insertion supérieure est en partie recouverte par celle de l'aileron rotulien; son

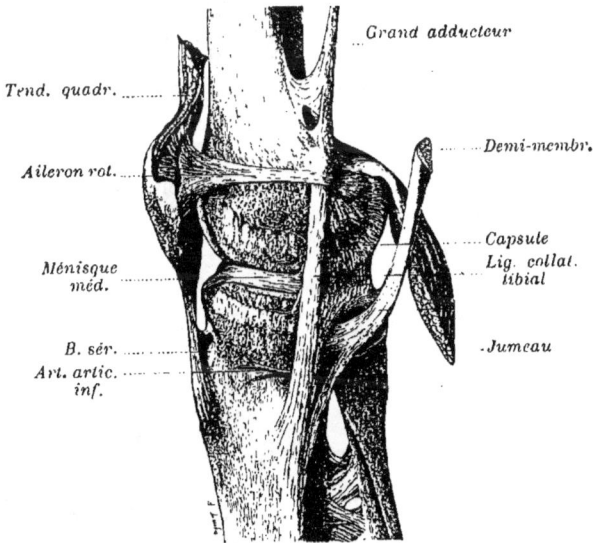

FIG. 211. — Articulation du genou, côté tibial.

La capsule articulaire a été réséquée pour montrer ses insertions sur le fémur et le tibia.

insertion inférieure est cachée par les tendons de la patte d'oie qui s'avancent jusqu'au bord antérieur du tibia. Une bourse séreuse existe entre les tendons et le ligament.

Le ligament collatéral médial, frottant sur le fémur et le tibia au cours des mouvements de flexion et d'extension, est séparé de ces os par deux petites bourses séreuses signalées par l'un de nous (Poirier, 1886).

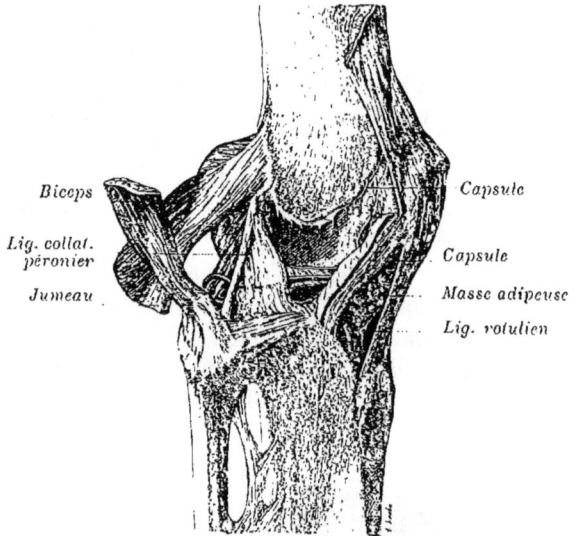

Biceps

Lig. collat. péronier

Jumeau

Capsule

Capsule

Masse adipeuse

Lig. rotulien

FIG. 212. — Articulation du genou, côté péronier.
La capsule articulaire a été réséquée en partie pour montrer ses insertions.

L'artère articulaire inférieure et le tendon réfléchi du demi-membraneux s'engagent sous le ligament.

3° Le *ligament collatéral péronier* (*lig. collaterale fibulare, latéral externe des anciens auteurs*) est un cordon arrondi, long de 5 à 6 cm., épais de 3 à 5 mm., qui part de l'épicondyle latéral pour se porter obliquement en arrière

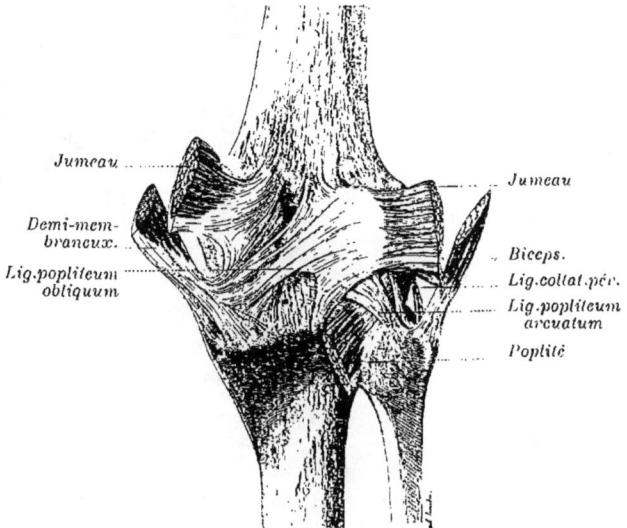

Jumeau

Demi-membraneux.

Lig. popliteum obliquum

Jumeau

Biceps.

Lig. collat. pér.

Lig. popliteum arcuatum

Poplité

FIG. 213. — Articulation du genou, vue postérieure.

vers l'extrémité supérieure du péroné. Il est reçu dans un dédoublement du tendon bicipital, et entouré à ce niveau par une bourse séreuse.

La face profonde du ligament répond au tendon du muscle poplité, au ménisque et à l'artère articulaire inférieure correspondante.

4° Nous avons vu que la capsule articulaire s'insinue dans l'échancrure intercondylienne pour séparer l'une de l'autre les deux articulations fémorotibiales, mais il existe superficiellement un appareil fibreux complexe, qui recouvre les saillies condyliennes et forme comme un

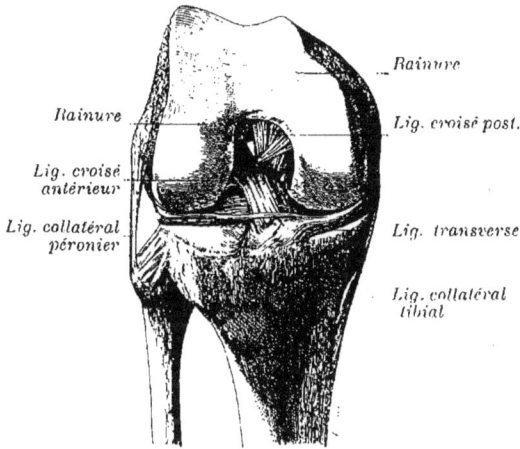

Fig. 214. — Ligaments croisés, vue antérieure.
Le fémur est fléchi à angle droit sur le tibia.

pont sur l'échancrure intercondylienne.

Ce *pseudo-ligament postérieur*, beaucoup moins fort qu'on pourrait le croire à première vue, est formé de fibres enchevêtrées venant des os et des muscles voisins (fig. 213). Ainsi, le tendon du demi-membraneux émet une expansion qui remonte en haut et latéralement, sous

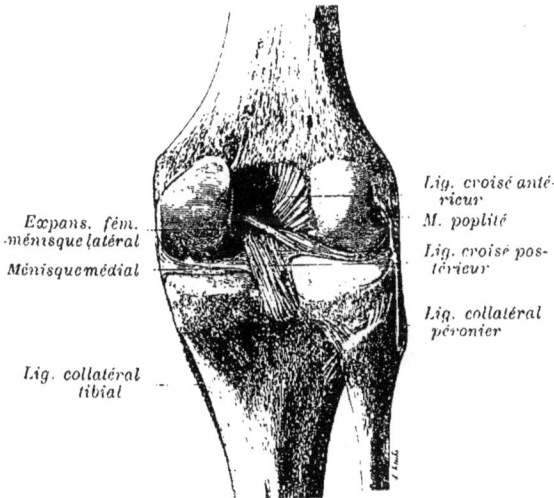

Fig. 215. — Ligaments croisés, vue postérieure.

le nom de *ligamentum popliteum obliquum BNA*. De la tête du péroné et du tendon du poplité part, en sens inverse, un autre système décrit sous le nom de *lig. popliteum arcuatum BNA*, etc.

En fait, il y a deux deux articulations fémoro-tibiales voisines et indépendantes, et si l'on veut parler de ligament postérieur pour ces articulations, c'est aux coques condyliennes qu'il faut donner ce nom.

5° Les *ligaments croisés* (*lig. cruciata BNA,*) au nombre de deux, sont profondément situés dans l'échancrure intercondylienne, ce qui a conduit certains auteurs à les décrire, bien à tort, comme intra-articulaires.

Le *ligament antérieur* (*lig. cruc. anterius BNA, antéro-externe des anciens auteurs*) naît du tibia, au-devant de l'épine tibiale (fig. 208) et se porte en haut et en arrière sur la joue latérale de l'échancrure intercondylienne (fig. 217).

Le ligament *postérieur* (*lig. cruc. posterius BNA, postéro-interne des anciens auteurs*) naît du tibia dans l'échancrure postérieure interglénoïdienne (fig. 208); il se porte en haut et en avant sur le fond et la

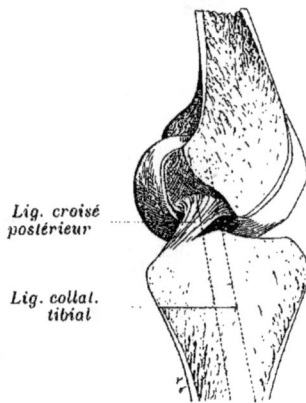

Lig. croisé
postérieur

Lig. collat.
tibial

Lig. croisé
antérieur

Lig. collat.
péronier

Fig. 216. — Articulation
fémoro-tibiale médiale.

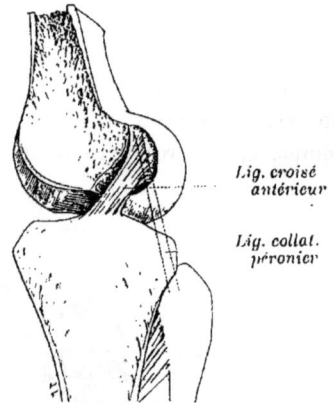

Fig. 217. — Articulation
fémoro-tibiale latérale.

Les os ont été divisés par un trait de scie de façon à séparer chaque articulation fémoro-tibiale.

joue médiale de l'échancrure intercondylienne (fig. 216). Ces puissants ligaments envisagés dans leur ensemble, ébauchent une séparation des deux articulations fémoro-tibiales. Celles-ci ne communiquent qu'en avant, de part et d'autre du ligament adipeux, et par l'intermédiaire de l'articulation fémoro-rotulienne. Considéré isolément, chacun des ligaments croisés doit être rattaché à une des articulations fémoro-tibiales (fig. 216 et 217); l'anatomie comparée, l'embryologie et la physiologie en fournissent la preuve.

Couches aponévrotiques antérieures. — Trois couches aponévrotiques successives renforcent en avant la capsule fibreuse. Ce sont :

1° *l'aponévrose fémorale* ; 2° *les expansions des vastes du quadri-ceps* ; 3° *les ailerons rotuliens.*

1° L'*aponévrose fémorale* recouvre tout le genou. Mince médiale-ment, elle se fixe au condyle tibial et se confond avec l'expansion du couturier et l'aponévrose jambière. Épaisse latéralement, où elle représente le tendon du tenseur du fascia lata, elle finit au péroné et

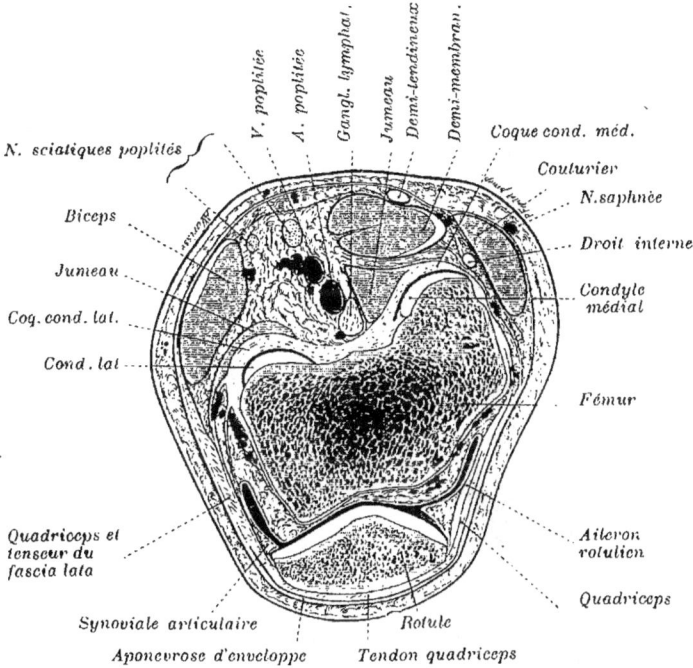

Fig. 218. — Coupe transversale du genou, par le milieu de la rotule. Segment distal de la coupe (FREDET).

La section porte en avant sur la séreuse sous-quadricipitale ; à quelques millimètres au-dessous on verrait le cartilage de la trochlée. — La coupe rase en arrière la partie supérieure des condyles, montre les coques condyliennes et l'origine des jumeaux. Le nerf sciatique est divisé en ses deux branches terminales.

au condyle du tibia, notamment au tubercule de Gerdy. Au-devant du tendon rotulien, ces deux parties de l'aponévrose s'unissent par des fibres arciformes ; elles le brident mais en sont séparées par un tissu séreux. Une véritable bourse s'interpose entre l'aponévrose fémorale et la rotule.

2° *Les expansions des vastes* forment le second plan. Elles pro-viennent des bords inférieurs de ces muscles, passent au-devant de la rotule et s'entre-croisent pour aller se fixer au condyle tibial opposé.

3° Plus profondément, les *ailerons rotuliens* (*retmacula patellae BNA*) rayonnent presque transversalement de l'épicondyle vers le bord correspondant de la rotule. La dissection les isole un peu artificiellement de la capsule, sous forme de lames triangulaires. L'*aileron latéral* (*ret. pat. laterale*) est peu distinct, car il adhère aux plans fibreux sus-jacents; l'*aileron médial* (*ret. pat. mediale*), plus fort, relativement facile à isoler, croise nettement à son origine épicondylienne les fibres longitudinales du ligament collatéral tibial de l'articulation.

Synoviale. — Elle affecte le même trajet que la capsule fibreuse dont elle revêt la face profonde. Toutefois, aux points où la capsule s'insère à distance du bord cartilagineux, la synoviale se réfléchit sur l'os pour atteindre la surface articulaire. La capsule est interrompue sur les côtés par les fibrocartilages semi-lunaires. Par suite, la synoviale se trouve cloisonnée incomplètement et subdivisée en deux régions répondant : l'inférieure, aux articulations *ménisco-tibiales*; la supérieure, aux *ménisco-fémorales* et à la *fémoro-rotulienne* (fig. 219).

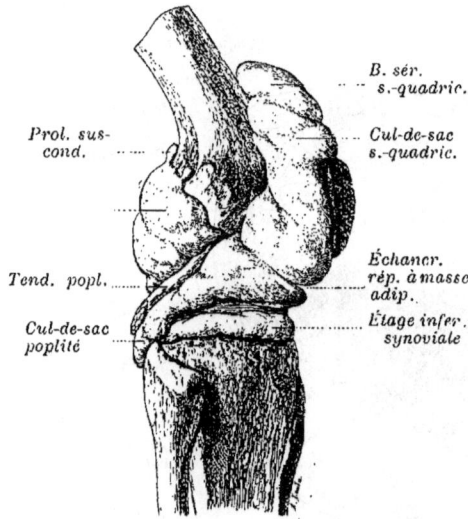

FIG. 219. — Synoviale de l'articulation du genou, côté péronier.

La synoviale du genou offre un certain nombre de particularités qu'il convient de signaler.

Cul-de-sac sous-quadricipital. — Au-dessus de la rotule, la synoviale forme un cul-de-sac entre le fémur et le quadriceps. Le cul-de-sac es bilobé par le tendon quadricipital en deux ventres qui s'étalent sous les vastes, au-dessus des ailerons rotuliens; il est percé 7 fois sur 10 d'un orifice en forme de diaphragme, qui le fait communiquer avec la bourse séreuse propre du quadriceps.

Masse adipeuse et ligament adipeux. — Au-dessous de la rotule, la synoviale revêt une masse adipeuse qui répond par sa base au ligament rotulien, déborde ce ligament sur les côtés, pénètre comme un coin entre les condyles et le plateau tibial, et se prolonge par un sommet effilé jusqu'à la partie antérieure de l'espace intercondylien (fig. 220). Parfois la masse adipeuse se confond à ce niveau avec les ligaments et achève de séparer les deux articulations fémoro-tibiales. Le plus souvent, une interruption se produit au-devant des ligaments croisés, et la synoviale tapisse un long fila-ment qui semble suspendre la masse adipeuse à l'échancrure intercondy-lienne. C'est à cette formation qu'on donne en France le nom impropre de *ligament adipeux (plica synovialis patellaris BNA)*. Physiologiquement, la masse adipeuse n'est qu'un paquet de remplissage analogue à ceux qu'on voit à la périphérie de toutes les articulations et dont le dévelop-pement est lié au jeu de la jointure.

Dans l'extension, la masse adipeuse chassée de l'espace fémoro-tibial, soulève légèrement les téguments de chaque côté du ligament rotulien.

Procès synoviaux sus-condyliens. — On les trouve au point où la

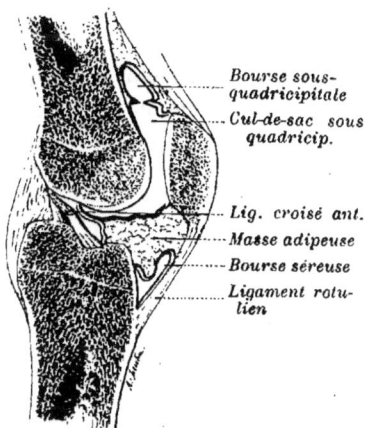

Bourse sous-quadricipitale
Cul-de-sac sous quadricip.

Lig. croisé ant.
Masse adipeuse
Bourse séreuse
Ligament rotu-lien

Fig. 220. — Coupe sagittale de l'articu-lation du genou pour montrer les culs-de-sac de la synoviale.

synoviale se réfléchit des coques condyliennes sur les surfaces fémorales sus-condyliennes. A ce niveau, la capsule très mince est suppléée par les tendons d'origine des jumeaux. Sur plus de moitié des sujets, les lobules adipeux qui jouent entre les faisceaux d'insertion des jumeaux sont accompagnés par de petits prolongements synoviaux (Poirier, 1886).

La synoviale, après avoir tapissé les coques condyliennes, pénètre dans l'échancrure intercondylienne, pour habiller les flancs des liga-ments croisés, passer au-devant d'eux, et les laisser *hors de l'articu-lation*. En haut, elle suit le contour cartilagineux de l'échancrure intercondylienne; en bas, elle s'avance jusqu'aux ménisques semi-lunaires et au cartilage des épines tibiales, et se réfléchit sur la masse adipeuse au-devant de celles-ci. Lorsque la synoviale passe sur la face antérieure des ligaments croisés, elle envoie parfois un prolongement, entre ces deux ligaments. Le plus souvent, il n'existe à ce niveau qu'une bourse séreuse indépendante.

Bourse séreuse du chef médial du gastrocnémien (b. du jumeau interne des auteurs français). — Une bourse séreuse apparaît entre le *jumeau médial* et la coque condylienne et se fusionne avec celle du *demi-membraneux (bursa m. gastrocnemii medialis et b. m. semi-membra-nosi BNA)*. Un orifice percé dans la coque condylienne fait communiquer a bourse commune avec la synoviale articulaire 1 fois sur 10 chez l'adulte, 2 fois sur 10 chez le vieillard. Mais la communication n'existe jamais chez l'enfant (Poirier). Il s'en faut donc qu'elle soit constante, comme le prétendait Foucher.

Prolongement poplité de la synoviale du genou. — Au sortir de l'articulation, le tendon du muscle poplité croise le bord du ménisque latéral et entraîne un *prolongement de la synoviale fémoro-méniscale*. Le frottement sur le tibia, au-dessus de l'articulation tibio-péronière, développe en outre, à la face profonde du tendon, une *bourse propre au poplité* (*b. m. poplitei BNA*). D'ordinaire cette bourse communique avec la synoviale ménisco-tibiale et avec le diverticule poplité de la synoviale fémoro-méniscale. Il en résulte que la base du ménisque apparaît libre à ce niveau et que la synoviale articulaire se prolonge très bas entre le poplité et le tibia. Enfin, ce diverticule déjà complexe communique parfois avec la synoviale tibio-péronière (1 fois sur 10 — Lenoir; 1 fois sur 6 — Poirier).

Franges synoviales. — Sur tout le pourtour de l'interligne fémorotibial, la synoviale est soulevée en franges graisseuses de remplissage. La plus importante constitue la *masse adipeuse et le ligament adipeux* déjà décrits. Signalons également les deux franges fémoro-rotuliennes développées sur les côtés de la rotule (fig. 218).

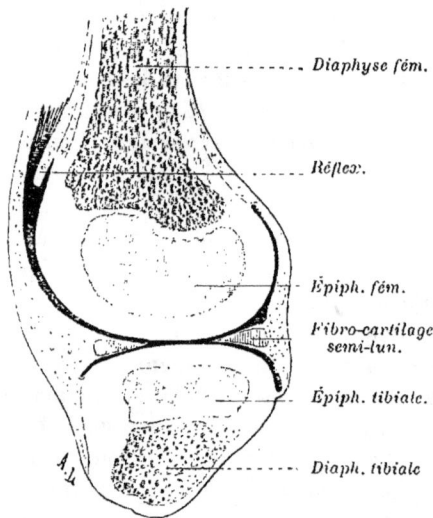

Diaphyse fém.

Réflex.

Épiph. fém.

Fibro-cartilage semi-lun.

Épiph. tibiale.

Diaph. tibiale

FIG. 221. — Rapports de la synoviale avec les épiphyses.

Rapports de la synoviale avec les épiphyses. — *En avant et en arrière*, la synoviale atteint le cartilage diaphyso-épiphysaire du *fémur* (fig. 221); *sur les côtés*, elle reste à plusieurs millimètres au dessous de lui.

Elle n'entre pas en rapports avec le cartilage de conjugaison supérieur du *tibia*.

Rapports de l'articulation. — *En avant et sur les côtés*, l'articulation enveloppée par son surtout ligamenteux, est immédiatement sous-cutanée.

En arrière, elle répond à la région poplitée. Dans le triangle supérieur on voit donc : latéralement le tendon du *biceps* médialement, les tendons du *couturier* et du *grêle*, et plus profondément; celui du *demi-membraneux*. Dans le triangle inférieur, les saillies condyliennes soulèvent les *jumeaux*, plus bas l'excavation est tapissée par le muscle *poplité*.

. Signalons aussi les *vaisseaux poplités*, le *nerf sciatique* et ses deux *branches* de division ; plus superficiellement la *petite veine saphène* et la branche du nerf saphène qui l'accompagne. Le pli de flexion du genou se dessine au niveau du bord supérieur des condyles.

Bourses séreuses péri-articulaires. — L'étude de ces bourses, ébauchée par Foucher, Grüber, etc., a été reprise par l'un de nous (Poirier) en 1886, sur un grand nombre de sujets. Rappelons les principales :

1° b. propre du *muscle poplité* (*b. m. poplitei BNA*), presque toujours en communication avec la synoviale articulaire ;

2° b. fusionnées du *jumeau médial (interne)* et du *demi-membraneux* (*b. m. gastrocnemii med et b. m. semimembranosi BNA*) en communication fréquente avec l'articulation ;

3° 2 b. interposées *entre le lig. collatéral tibial* d'une part, la capsule fémoroméniscale et la face médiale du tibia d'autre part ;   •

4° b. de la *patte d'oie* (*b. anserina BNA*) entre les tendons des m. demi-tendineux et grêle d'une part, le tibia et le lig. collatéral tibial d'autre part ;

5° b. du *couturier* (*b. m. sartorii propria BNA*) entre l'expansion du couturier et les tendons précédents ;

6° b. autour du lig. collatéral péronier, dans le *dédoublement du tendon bicipital* (*b. m. bicipitis femoris inferior BNA*) ;

7° b. *prérotulienne sous-cutanée* (*b. praepatellaris subcutanea BNA*) entre la peau et l'aponévrose fémorale ;

8° *prérotulienne sous-aponévrotique* (*b. praepatellaris subfascialis BNA*) entre l'aponévrose fémorale et la rotule ;

9° b. *prérotulienne sous-tendineuse* (*b. praepatellaris subtendinea BNA*) entre les expansions des vastes et la rotule ;

10° b. *sus-rotulienne* ou du quadriceps (*b. suprapatellaris BNA*) ;

11° b. *sous-rotulienne sous-cutanée* (*b. infrapatellaris subcutanea BNA*) ;

12° b. *sous-rotulienne profonde* (*b suprapatellaris profunda BNA*) entre le lig. rotulien et le tibia, au niveau de l'insertion du ligament ;

13° b. *entre les deux ligaments croisés*, communiquant ou non avec l'articulation, etc.

Vaisseaux et nerfs. — Les *artères* naissent de la *fémorale*, de la *poplitée*, de la *tibiale antérieure* :

1° de la *fémorale*, par la *grande anastomotique* (branche profonde) ;

2° de la *poplitée*, par les *articulaires* au nombre de 5. Les 2 supérieures contournent le fémur, à son contact immédiat, au-dessus de la terminaison du tendon du grand adducteur et forment un cercle artériel communiquant avec la grande anastomotique. Les 2 inférieures contournent l'article à la face profonde des ligaments collatéraux tibial et péronier, et forment un cercle communiquant avec le précédent et avec la récurrente tibiale antérieure. L'articulaire ou les articulaires moyennes pénètrent directement dans la jointure, au niveau de l'échancrure intercondylienne et des ligaments croisés ;

3° de la *tibiale antérieure* par la *récurrente antérieure*.

Les *nerfs* sont fournis par les deux branches du *sciatique* qui émettent des collatérales, satellites des artères articulaires homologues et de la récurrente tibiale antérieure. Le *crural* donne un filet satellite de la grande anastomotique, et fournit encore à la capsule par le nerf du vaste externe.

Physiologie. — La *flexion et l'extension* constituent les mouvements principaux. Dans la flexion, la jambe est susceptible de quelques mouvements de *latéralité* et peut *tourner* sur le fémur, la pointe du pied se rapprochant ou s'écartant de la ligne médiane.

Tous ces mouvements sont *très complexes et entraînent le jeu simultané des articulations fémoro-rotulienne, fémoro-méniscales et fémoro-tibiales.* Malgré les travaux remarquables des Weber, d'Henke, de Braune et Fischer (1871), de Bugnion (1892), il reste encore bien des points obscurs, qui ne pourront être élu-

Abrégé d'Anat. — I.   18

cidés que par l'expérimentation sur le vivant, avec les méthodes perfectionnées de la photographie du mouvement et la radiographie.

Flexion et extension. — L'*extension* a pour limites la rectitude. Dans cette position tous les ligaments sont tendus, sauf l'antérieur; la jambe est comme soudée à la cuisse et incapable de mouvements de latéralité et de rotation.

Dans la *flexion*, la jambe décrit un arc de 140° à 150°. Comme l'ont montré les Weber, le tibia subit un mouvement de *translation ou de glissement* autour d'un axe passant par les insertions épicondyliennes des ligaments collatéraux, et un mouvement d'*oscillation ou roulement* autour d'un axe passant par les attaches tibiale et péronière de ces ligaments. Il en résulte que l'articulation bâille en avant, de plus en plus, à mesure que la jambe se fléchit.

Les deux mouvements simultanés du tibia sont réglés par la tension successive des fibres des *ligaments croisés*. Celles-ci sont disposées de manière, qu'à tout moment, certaines d'entre elles se trouvant tendues, arrêtent le glissement, et exigent un roulement qui rapproche leurs insertions et permette la reprise du mouvement de flexion (c'est l'inverse quand on passe de la flexion à l'extension). Ajoutez à cela que la flexion est toujours liée à un certain degré de *rotation* de la jambe, grâce auquel la pointe du pied est portée vers la ligne médiane (et inversement pour l'extension). Les mouvements de rotation sont en rapport avec les différences de courbure, de longueur et d'orientation des deux condyles.

Les *ménisques* se déplacent sur le fémur; en même temps, ils se déforment et se déplacent sur le tibia. Dans la flexion, par exemple, le ménisque latéral recule sur le tibia de près de 1 cm, laissant à découvert la partie antérieure de la surface glénoïdienne. En outre, les condyles étant plus écartés en arrière qu'en avant, les fibro-cartilages s'éloignent l'un de l'autre dans la flexion (inversement dans l'extension), jusqu'à ce que arrêtés par les liens fibreux qui les enchaînent au tibia et au fémur, ils calent les surfaces articulaires. De là, les rainures intertrochléo-condyliennes.

Dans le mouvement de flexion, la *rotule* se meut sur les joues de la trochlée fémorale. Dans l'extrême flexion, son champ latéral frotte sur la joue correspondante du condyle homologue; la facette médiane de sa joue médiale tombe dans l'échancrure intercondylienne, et c'est la troisième facette qui vient glisser sur la joue du condyle médial.

Rotation. — La rotation n'est possible que dans la flexion, car le rayon de courbure des condyles diminue d'avant en arrière, ce qui relâche les ligaments.

La rotation atteint son maximum, 30° à 40°, dans la flexion moyenne. Le cône formé par les épines du tibia tourne sur les joues condyliennes jusqu'à ce que les ligaments croisés arrêtent le mouvement. Quand la pointe du pied se porte vers la ligne médiane, le croisement des ligaments s'accentue; dans l'attitude inverse les ligaments se décroisent. Les ligaments collatéraux s'associent respectivement aux croisés antéro-latéral et postéro-médial, dont l'obliquité est homologue.

Latéralité. — Normalement, elle n'est possible que dans la demi-flexion et a peu d'importance.

Mouvements antéro-postérieurs. — L'obliquité en sens inverse des ligaments collatéral tibial et croisé postérieur; collatéral péronier et croisé antérieur s'oppose, tant que ces ligaments conservent leur intégrité, à la luxation, en avant ou en arrière, du tibia sur le fémur.

§ 3. ARTICULATIONS DES OS DE LA JAMBE ENTRE EUX

Le tibia et le péroné s'articulent par leurs deux extrémités, et sont séparés dans leur partie moyenne par un large espace qu'occupe une membrane interosseuse.

A. Articulation péronéo-tibiale supérieure.
(articulatio tibiofibularis BNA).

C'est un diarthrose du genre arthrodie.

Surfaces articulaires. — *Tibia.* — La facette articulaire est sous-jacente au condyle latéral du tibia, taillée à l'union de la face postérieure et de la face latérale; elle regarde en bas, en arrière et latéralement. Plane ou légèrement convexe, elle présente une forme ovalaire à grand axe tranversal.

Péroné. — La tête porte une surface inversement conformée et orientée *(facies articularis capituli BNA)* dont la partie la plus élevée confine à la styloïde *(apex capituli fibulae BNA)*.

Les deux surfaces sont revêtues de cartilage hyalin.

Moyens d'union. — Un *manchon fibreux (caps. articularis BNA)* s'insère au pourtour des surfaces articulaires. Il est renforcé en avant et en arrière par des trousseaux fibreux, décrits comme *ligaments antérieur et postérieur (lig. capituli fibulae BNA)*.

En avant, les trousseaux sont puissants; ils continuent en direction les fibres du tendon bicipital et se portent transversalement vers le tubercule de Gerdy (fig. 222). Ce ligament antérieur, plus ou moins confondu avec les expansions tibiales du biceps et les fibres d'origine de l'extenseur commun, contre-balance l'action du biceps qui tend à séparer le péroné du tibia.

En arrière, un certain nombre de fibres descendant du tibia au péroné renforcent également la capsule (fig. 215). Elles prolongent la direction du tendon du soléaire et, quoique moins puissantes que les antérieures, elles s'opposent à l'effort de dislocation de ce muscle.

La *synoviale* revêt entièrement la capsule fibreuse et présente toujours un cul-de-sac sous le ligament antérieur. En haut, l'interligne répond à la gouttière péronéo-tibiale, sur laquelle glisse le tendon du poplité. La capsule, très amincie à ce niveau, communique 1 fois sur 6 avec les synoviales annexées au poplité et par leur intermédiaire avec l'articulation du genou.

Mouvements. — Il n'y a que des mouvements de glissement transversal peu étendus, liés aux mouvements de l'extrémité inférieure du péroné.

B. Membrane interosseuse *(membrana interossea cruris BNA).*

Elle occupe l'espace ovalaire compris entre le tibia et le péroné. Elle se fixe au bord latéral du tibia *(crista interossea BNA)*, d'une part; à la crête longitudinale qui sépare en deux versants la face médiale du

péroné (*crista interossea BNA*), d'autre part; ses fibres constitutives descendent obliquement du tibia au péroné (fig. 222).

A son extrémité supérieure, elle est
perforée d'un large orifice qui donne
passage à l'artère tibiale antérieure.

En bas, elle s'effile en pointe pour
se continuer avec le ligament interosseux de l'articulation péronéo-tibiale
inférieure et présente un petit orifice
destiné aux vaisseaux péroniers antérieurs.

Rôle. — C'est celui d'un ligament interosseux et d'une cloison fournissant surface
d'insertion aux muscles de la région antérieure (jambier et extenseurs), et de la région
postérieure (jambier, fléchisseur propre du
gros orteil et commun des orteils).

C. Articulation péronéo-tibiale inférieure.

(*syndesmosis tibiofibularis BNA*).

C'est un simple diverticule de l'articulation tibio-tarsienne.

Surfaces articulaires. — Une
surface *péronière*, plane ou légèrement
excavée, s'oppose à une gouttière longitudinale rugueuse, taillée sur la face
latérale de l'extrémité inférieure du
tibia (*incisura fibularis BNA*). De telles
surfaces ne peuvent se mettre en contact
qu'au niveau de leurs bords. Entre
leurs parties centrales, existe un intervalle comblé par des ligaments et une
grosse frange synoviale. Tout en bas,
les surfaces restent à distance, couvertes par le périoste et par un prolongement de la synoviale tibio-tarsienne. Dans des cas très rares, un
revêtement cartilagineux apparaît à la
partie antérieure des deux facettes.

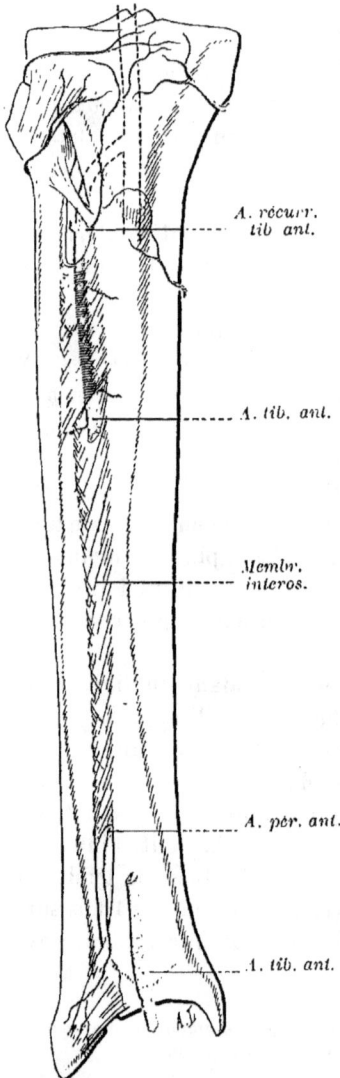

A. récurr. tib ant.

A. tib. ant.

Membr. interos.

A. pér. ant.

A. tib. ant.

Fig. 222. — Membrane interosseuse
de la jambe.

Moyens d'union. — On décrit trois *ligaments*, antérieur, postérieur et interosseux.

1° et 2° Les *ligaments antérieur* et *postérieur* (*ligg. malleoli lateralis*, *antrrius et posterius BNA*), très puissants, s'attachent aux bords et aux faces correspondantes du tibia, pour descendre obliquement vers le péroné et s'attacher longuement au bord antérieur et au bord postérieur de la malléole (fig. 222 et 226).

Ces deux ligaments masquent l'interligne tibio-péronier et le dépassent notablement. Le ligament postérieur, plus puissant que l'antérieur, descend aussi plus bas ; il touche le bord de la poulie astragalienne qui se biseaute à son contact.

3° Le *ligament interosseux* est formé de trousseaux fibreux descendant obliquement du tibia au péroné, jusqu'à la facette astragalienne de la malléole. Quelques fibres vont en sens inverse, du péroné au tibia, et s'entremêlent aux précédents avec de la graisse et des vaisseaux.

Synoviale. — Un diverticule de la synoviale tibio-tarsienne pénètre entre les deux os et s'élève à 1 cm. env. Il est généralement subdivisé en deux chambres par une frange adipeuse, rougeâtre, qui descend du péroné et vient faire saillie dans l'angle latéral de la mortaise tibio-péronière (fig. 228).

Mouvements. — L'un de nous (Poirier) a étudié spécialement la nature et l'étendue des mouvements des articulations tibio-péronières, mouvements liés au jeu de l'articulation du cou-de-pied.

·Lorsqu'on fléchit le pied au maximum, le coin astragalien à base antérieure élargit la mortaise, les ligaments tibio-péroniers se tendent et la grosse frange synoviale rentre dans l'interligne tibio-péronier. Dans le mouvement inverse, la mortaise se rétrécit, les ligaments tibio-péroniers se relâchent et la frange synoviale expulsée de l'interligne vient faire saillie à l'angle de la mortaise.

Les mouvements de glissement dans l'articulation péronéo-tibiale supérieure correspondent aux mouvements d'écartement et de rapprochement qui se passent dans l'inférieure.

§ 4. ARTICULATION DU PIED AVEC LA JAMBE (*art. talocruralis BNA*).

L'articulation du cou-de-pied, souvent mais mal dénommée *tibio-tarsienne*, est une trochléenne. Elle met en contact la mortaise tibio-péronière et le tenon astragalien.

Surfaces articulaires. — a) *Mortaise tibio-péronière.* — L'extrémité distale du tibia

Lig. tib.-pér. ant.

Frange adipeuse
Lig. tib.-pér. post.
(faisc. prof.)
Lig. tib.-pér. post.
(faisc. superf.)

Fig. 223. — Mortaise tibio-péronière, vue d'en bas.

et sa malléole en forment les parois supérieure et médiale (fig. 223) ; la paroi latérale est constituée par la malléole péronière.

La *paroi supérieure (facies articularis inferior tibiae BNA)*, concave d'a-

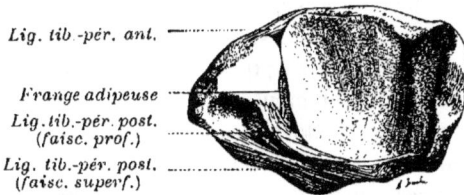

vant en arrière, est légèrement convexe dans le sens transversal (fig. 228). Son bord postérieur descend plus bas que son bord antérieur.

La *malléole tibiale* (*malleolus medialis BNA*) offre une surface plane en forme de virgule à grosse extrémité antérieure, légèrement inclinée de haut en bas vers l'axe du corps (*facies articularis malleoli BNA*). Elle se continue par un arrondi avec la paroi supérieure.

La *malléole péronière* (*malleolus lateralis BNA*), triangulaire à sommet inférieur, descend plus bas que la malléole tibiale. Elle offre une surface de même forme (*facies articularis malleoli BNA*), convexe dans le sens transversal et déjetée par son sommet en dehors de l'axe du corps. Au niveau de sa base elle fait angle droit avec la paroi supérieure, et l'on eaprçoit l'hiatus de l'articulation péronéo-tibiale inférieure et la grosse frange synoviale qui en sort. En avant et en arrière, l'intervalle des deux os est comblé par les ligaments tibio-péroniers.

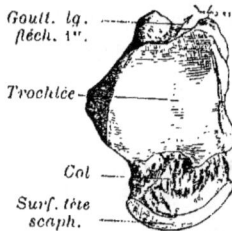

Goutt. lg.
fléch. 1".

Trochlée

Col

Surf. tête
scaph.

Fig. 224.
Astragale, face supérieure.

La mortaise est plus large en avant (40 mm. env.) qu'en arrière (35 mm.), mais elle est *extensible* grâce au jeu des articulations péronéo-tibiales. Son revêtement cartilagineux atteint 2 mm. sur la paroi supérieure, 1 mm. seulement sur les malléoles.

b) **Tenon astragalien.** — Il est formé par la trochlée (*trochlea tali BNA*) avec une face supérieure (*facies superior BNA*) répondant au plafond de la mortaise, et deux *facettes* en rapport avec les malléoles (*facies malleolares, medialis et lateralis BNA*). La *poulie* (fig. 224), plus large en avant qu'en arrière, est convexe dans le sens antéro-postérieur, et légèrement creusée, transversalement (fig. 228). Sa surface correspond à un arc de 120°, tandis que celui de la mortaise ne dépasse pas 80°. Une partie de la gorge astragalienne déborde donc toujours la mortaise soit en avant, soit en arrière, suivant l'attitude du pied.

Des deux *facettes*, celle qui s'oppose à la malléole tibiale est plane et dessine une virgule à grosse extrémité antérieure. Son bord supérieur arqué et mousse se confond avec le bord médial de la face supérieure. La facette opposée au péroné est triangulaire, à sommet inférieur et déjeté latéralement. Elle est concave de haut en bas. Sa base, incurvée, confondue avec le bord latéral de la face supérieure, est biseautée en avant et en arrière, par suite du frottement des ligaments tibio-péroniers. Le biseau est surtout marqué en arrière, car le ligament postérieur descend plus bas que l'antérieur.

L'axe de la trochlée et celui de la mortaise se dirigent en avant et latéralement, comme le pied dans son ensemble.

Moyens d'union. — Ils sont représentés par une *capsule fibreuse* et des *renforcements ligamenteux*.

A. — **La *capsule*** (*caps. articularis* BNA) s'étend du pourtour de la mortaise tibio-péronière au pourtour du tenon astragalien; elle est lâche en avant et en arrière, serrée sur les côtés. Elle s'attache près du cartilage , sauf en avant où elle s'éloigne du bord articulaire du tibia et de l'astragale. L'insertion au col astragalien se fait à 1 cm. au moins du cartilage, sur une ligne de rugosités où se fixe également la capsule astragalo-scaphoïdienne.

La capsule est

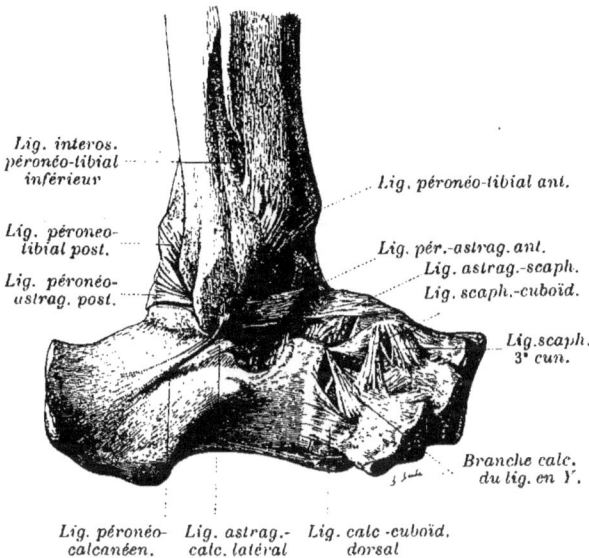

Fig. 225. — Articulation tibio-tarsienne et articulations tarsiennes, côté péronier.

renforcée *en avant*, par quelques fibres obliquement étendues de la face antérieure de la malléole tibiale à la partie latérale du col de l'astragale. On y reconnaît des feuillets superposés, séparés par des couches graisseuses.

En arrière, la capsule plus mince encore est soutenue par quelques trousseaux fibreux, obliques du tibia vers le péroné, qui occupent l'intervalle des ligaments tibio-péronier et péronéo-astragalien postérieurs.

B. — Les *ligaments* proprement dits sont disposés sur les côtés de l'articulation.

Le *ligament latéral* ou *péronier* (latéral externe des anciens auteurs comprend trois faisceaux : antérieur, moyen, postérieur (fig. 225).

1° Le faisceau *antérieur*, *péronéo-astragalien* (*lig. talofibulare anterius* BNA), aplati, quadrilatère, souvent divisé en deux trousseaux, unit les bords antérieurs de la malléole péronière et de la facette correspondante de l'astragale.

2° Le faisceau *moyen*, *péronéo-calcanéen* (*lig. calcaneofibulare* BNA), cordon aplati long de 3 à 4 cm., large de 5 mm., part du bord antérieur et de la face cutanée de la malléole, près du sommet, se dirige obliquement en bas et en arrière vers la face latérale du calcanéum.

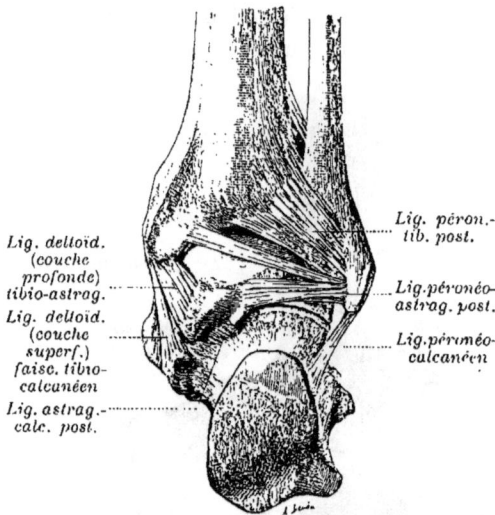

Fig. 226. — Articulations du cou-de-pied et péronéo-tibiale inférieure, vue postérieure.

3° Le faisceau *postérieur*, *péronéo-astragalien* (*lig. talofibulare posterius BNA*), de forme trapézoïde, est presque transversal. On ne le voit bien qu'en examinant la face postérieure de l'articulation (fig. 226). Par son sommet, il naît dans la fossette péronière située en arrière et au-dessous de la surface articulaire; par sa base, il se fixe au tubercule (*processus posterior tali BNA*) qui limite latéralement la gouttière du fléchisseur propre du gros orteil.

Le *ligament médial* ou *tibial* (*lig. deltoideum BNA*, *latéral interne des anciens auteurs*) est complexe. Les anatomistes amoureux de symétrie lui décrivent trois faisceaux comparables à ceux du ligament latéral. On y reconnaît deux couches, l'une *superficielle*, l'autre *profonde*. La couche superficielle, en forme d'éventail, irradie du bord antérieur et de la face cutanée de la malléole près du sommet, vers le

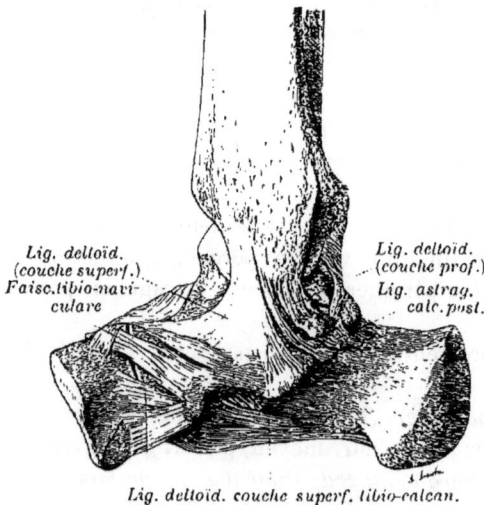

Fig. 227. — Articulation du cou-de-pied et articulations tarsiennes, côté tibial.

scaphoïde (*ltg. tibionaviculare BNA*), le ligament calcanéo-scaphoïdien inférieur, le col de l'astragale (*lig. talotibiale anteriue BNA*) et la petite apophyse du calcanéum (*lig. calcaneotibiale BNA*) jusqu'au niveau de la gouttière cal-

canéenne.

La couche *pro-fonde*(lig.*talotibiale posterius BNA*) con tinue en arrière la superficielle et en est mal distincte. Elle constitue un puissant faisceau, large de 2 cm., épais de 1 cm. 5, presque transver-sal, très court, unissant la fossette tibiale située en

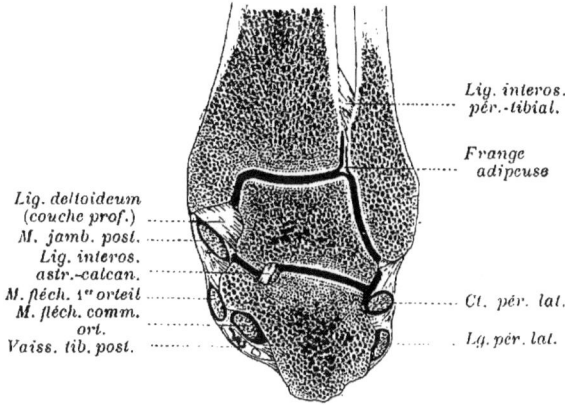

Lig. interos.
pér.-tibial.

Frange
adipeuse

Lig. deltoideum
(couche prof.)
M. jamb. post.
Lig. interos.
astr.-calcan.
M. fléch. 1ᵉʳ orteil
M. fléch. comm.
ort.
Vaiss. tib. post.

Cl. pér. lat.

Lg. pér. lat.

FIG. 228. — Coupe frontale des articulations du cou-de-pied
et astragalo-calcanéenne.

arrière de la malléole à une surface rugueuse, arrondie, située dans la concavité de la virgule articulaire astragalienne, au-devant du tubercule qui limite médialement la gouttière du fléchis-seur propre du gros orteil (fig. 226 et 228).

La **synoviale** qui tapisse la face profonde de la capsule présente, sous les parties lâches de celle-ci, en avant et en arrière, deux culs-de-sac.

Le *cul-de-sac antérieur*, bridé au milieu par les tendons du jambier antérieur et des extenseurs des orteils, offre, quand il est distendu, deux bourgeons au niveau du bord antérieur des malléoles.

Le *cul-de-sac postérieur* (fig. 229), contenu par les fibres capsulaires postérieures, envoie, quand il est dilaté, de gros bourgeons dans l'interstice de ces fibres. Nous avons constaté maintes fois la communication de tels diverti-cules avec les gaines synoviales des fléchisseurs et des péroniers. La synoviale de l'articulation du cou-de-pied peut ainsi communiquer avec celle de l'astragalo-calcanéenne postérieure.

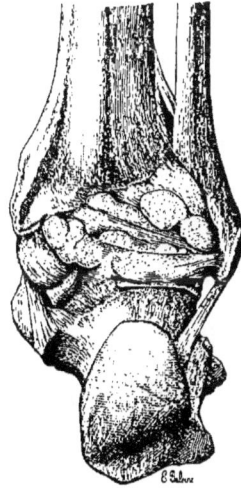

FIG. 229. — Synoviale de
l'articulation du cou-de-
pied, vue postérieure.

Rappelons, enfin, l'expansion envoyée par la synoviale *entre le péroné et le tibia*, dans l'intervalle des ligaments tibio-péroniers et du ligament interosseux de l'articulation péronéo-tibiale inférieure (fig. 228).

Rapports de la synoviale avec les épiphyses. — Le diverticule tibio-péronier est en rapport avec le cartilage de conjugaison de l'extrémité inférieure du péroné (fig. 230); il atteint à peine celui du tibia.

Rapports de l'articulation. — *En avant*, les tendons du *jambier antérieur*, des *extenseurs des orteils* et du *péronier antérieur*, glissant dans leurs gaines synoviales, bridés par le ligament antérieur du tarse; l'*artère* et le *nerf tibial antérieur*, devenant *pédieux* à partir de l'interligne; — *en arrière*, les *fléchisseurs des orteils*, les *vaisseaux* et *nerfs tibiaux postérieurs*; — du côté tibial, le *jambier postérieur* —; du côté péronier, les tendons des *péroniers latéraux*.

Vaisseaux et nerfs. — Les *artères* viennent de la *tibiale antérieure* par les malléolaires, de la *tibiale postérieure* et de la *péronière*. Les *nerfs* sont fournis par les troncs *tibiaux antérieur et postérieur*.

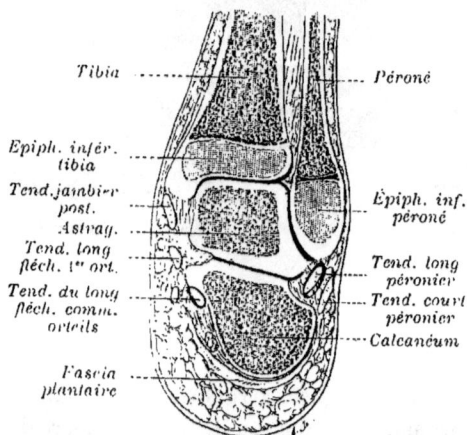

Fig. 230. — Rapports de la synoviale de l'articulation du cou-de-pied avec les épiphyses, (BRUNN).

Labels: Tibia — Péroné — Epiph. infér. tibia — Tend. jambier post. — Astrag. — Tend. long fléch. 1" ort. — Tend. du long fléch. comm. orteils — Fascia plantaire — Epiph. inf. péroné — Tend. long péronier — Tend. court péronier — Calcanéum

Physiologie. — *En pratique*, chez *l'adulte*, il n'existe dans l'articulation du cou-de-pied que des mouvements de *flexion* et d'*extension*. Ces mouvements se produisent autour d'un axe perpendiculaire à la direction de la gorge astragalienne, c'est-à-dire autour d'un axe presque transversal. Dans la flexion, (attitude *talus*) la poulie astragalienne glisse d'avant en arrière, et s'enfonce dans la mortaise tibio-péronière qu'elle élargit légèrement. Dans l'extension, (attitude *équin*) on note les phénomènes inverses. L'étendue de ces mouvements est de 70° à 90°.

L'extension forcée est limitée par la résistance de la partie antérieure de la capsule, des faisceaux antérieurs des ligaments médial et latéral, et par le contact du processus posterior tali avec le bord postérieur de la mortaise. La flexion forcée est entravée par la tension de la partie postérieure de la capsule et des faisceaux postérieurs des ligaments médial et latéral. Mais, sur le vivant, il faut tenir compte de l'action des muscles, véritables ligaments actifs, qui agissent avant les ligaments passifs.

Dans la *station debout*, le pied faisant angle droit avec la jambe, la mortaise tibio-péronière repose sur la partie la plus élevée de la poulie astragalienne. C'est la distension passive des muscles fléchisseurs qui s'oppose à la chute du corps en avant.

§ 5. ARTICULATIONS DES OS DU PIED

Elles comprennent : I° celles des os du tarse entre eux (*intertarsiennes*); II° celles du tarse avec le métatarse (*tarso-métatarsiennes*); III° celles des métatarsiens entre eux (*métatarsiennes*); IV° celles du

métatarse avec les premières phalanges (*métatarso-phalangiennes*);
V⁰ celles des phalanges entre elles (*interphalangiennes*).

I. Articulations intertarsiennes (*articulationes intertarseae BNA*).

Nous allons envisager : A, les articulations de l'astragale et du calcanéum; B, celles de la rangée proximale du tarse avec le scaphoïde et le
cuboïde; C, celles des os de la rangée distale du tarse.

A. Articulations astragalo-calcanéennes ou sous-astragaliennes
(*art. taloca'canca BNA*).

L'articulation sous-astragalienne, dont l'importance physiologique
est considérable, est d'une description difficile et même rebutante
lorsqu'on s'en tient aux seuls faits anatomiques. Farabeuf en a fourni
en 1895 une étude très claire dont nous allons nous inspirer.

Surfaces articulaires. — Dans la station, le calcanéum offre
deux points d'appui à l'astragale, l'un par son *corps*, l'autre par le
dessus de la *petite* (*sustentaculum tali BNA*) *et de la grande apophyse.*
Il y a donc deux articulations astragalo-calcanéennes, la *postérieure*,
unissant les corps; l'*antérieure*, confondue avec l'astragalo-scaphoïdienne, où l'astragale intervient par sa tête et par son col.

1⁰ L'étude de l'*astragalo-calcanéenne postérieure* est d'un intérêt
capital pour comprendre le mécanisme des mouvements du calcanéum
sur l'astragale.

La surface *calcanéenne* (*facies articularis posterior BNA*) a la forme
d'une trochlée courbe, taillée sur un cône (fig. 231). Le sommet du
cône, qui est aussi le centre de courbure de la trochlée, est situé immédiatement en arrière de la saillie de la petite apophyse : il est donc
médial et antérieur par rapport à la base du cône et par rapport à la
gorge de la trochlée. Si l'on suit la gorge de la trochlée d'avant en
arrière, on se porte d'abord en haut, en arrière et du côté tibial; puis,
arrivé à un point culminant, on redescend en arrière et du côté tibial.

Le corps de l'*astragale* oppose au calcanéum une surface irrégulièrement ovalaire (*facies articularis calcanea posterior BNA*), pourvue d'un
bec saillant à son pôle tibial, au-dessous du tubercule qui limite de ce
côté la gouttière du fléchisseur propre du gros orteil (fig. 231). Ce bec
est logé dans la gorge de la trochlée et correspond à son point culminant, sur un sujet debout.

Supposons l'astragale libre de ses mouvements sur la gorge calcanéenne. Il est étroitement enchaîné au calcanéum, au voisinage du
centre de courbure de la trochlée; il peut donc suivre la gorge de

celle-ci, par conséquent descendre en arrière et du côté tibial. Au cours
de ce mouvement la face de l'astragale en rapport avec la malléole
tibiale va s'incliner vers la terre ; les deux extrémités de l'os situées,
l'une en avant, l'autre en arrière de l'axe de rotation, vont évoluer en
sens inverse ; la tête va s'élever et se tourner latéralement, la queue
va s'abaisser et se porter média-
lement.

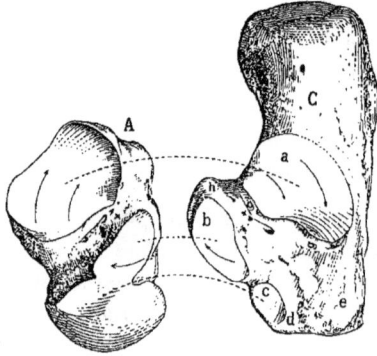

Quand le pied est ballant, c'est
le calcanéum mobile qui se déplace sous l'astragale fixé dans
la mortaise tibio-péronière ; la
partie descendante de la trochlée
glisse sous le bec astragalien.
Par suite, un mouvement inverse
du précédent se produit : le calcanéum incline vers la terre sa
face péronière ; la grande apophyse s'abaisse et se dirige vers
l'axe médian du corps, tandis
que l'extrémité postérieure s'é-
lève et s'écarte de l'axe médian
(fig. 233).

FIG. 231. — Pied gauche. Face inférieure
de l'astragale A. et face supérieure du
calcanéum C. (FARABEUF).

C, tiers postérieur du calcanéum.

a, trochlée conique (segment de pavillon de
trompe de chasse) qui joue sous l'astragale dans
le sens des flèches arquées autour du centre +.
— b, facette sustentaculaire principale (c est l'accessoire qui le plus souvent est réuni à la principale). La flèche arquée sur b indique le mouvement de cette partie du calcanéum sous la tête
astragalienne, autour du centre +.

d, place où s'insèrent les deux ligaments qui
divergent en y, le, calcanéo-cuboïdien sous le calcanéo-scaphoïdien. — e, insertion du pédieux et des
piliers des frondes du ligament annulaire. — f, ligne
ou série des rugosités d'implantation des trousseaux
fibreux qui forment la haie interosseuse antérieure.
— Une série analogue mais plus antérieure se voit
sous l'astragale. — gg, rugosités d'implantation des
trousseaux fibreux de la haie interosseuse postérieure plus faible que l'antérieure.

Les flèches tracées sur le dessous de l'astragale
indiquent comment cet os se déplacerait sur un
calcanéum fixe.

Bouvier a exprimé par une formule
pittoresque le déplacement du calcanéum sous l'astragale. Il compare le
calcanéum à un vaisseau dont la proue
s'abaisse, *tangue*, tandis qu'elle *vire*
en dedans (médialement) et que sa
face latérale *roule*.

Ce mouvement du calcanéum sous
l'astragale entraîne la *volutation* du
bord latéral du pied ; c'est un des
facteurs de l'attitude dite *varus*. En
effet, la tête de l'astragale, le scaphoïde, les 3 cunéiformes et les 3 métatarsiens correspondants forment un
système solidaire et constituent la
voûte plantaire médiale (interne).
D'autre part, la grande apophyse du
calcanéum unie au cuboïde et les 4e et 5e métatarsiens forment un bloc répondant
au bord latéral du pied. L'abaissement de la grande apophyse entraîne donc
celui de la voûte plantaire latérale par rapport à la voûte médiale ; le virage
de cette apophyse du côté médial projette la voûte plantaire latérale, abaissée, sous la
voûte médiale ; enfin, la face latérale du calcanéum s'inclinant vers la terre,
le bord latéral du pied, abaissé et projeté vers l'axe du corps, tend à s'enrouler
autour du bord médial resté fixe. La volutation s'accuse, extérieurement, par la
formation d'un pli longitudinal sous la plante du pied, pli très net, en particulier
dans les cas de pied bot varus.

2° L'articulation *astragalo-calcanéenne antérieure* a moins d'intérêt.

Le *calcanéum* offre sur sa *petite apophyse* une longue facette ovalaire inclinée en bas et en avant (*facies articularis media BNA*). L'axe de cette surface se dirige aussi latéralement (fig. 231). Un espace angulaire à sommet médial, correspondant au sinus du tarse, et à la face supérieure de la grande apophyse, sépare donc l'articulation antérieure de la postérieure.

À la facette sustentaculaire s'adjoint latéralement et en avant une petite facette horizontale, portée par la grande apophyse (*facies articularis anterior BNA*), et souvent en continuité avec la précédente.

L'*astragale* repose sur le calcanéum par deux facettes séparées ou fusionnées (*facies articularis calcanea anterior BNA*) ; l'une, étendue sous le *col*, répond à la facette sustentaculaire, l'autre se dessine sur la *tête*, au-dessous de facettes glénoïdienne et scaphoïdienne.

Moyens d'union. — 1° *Articulation astragalo-calcanéenne postérieure.* — Une capsule fibreuse unit le pourtour de la trochlée calcanéenne (fig. 234) à celui de la facette astragalienne. Elle est renforcée :

1° *latéralement* (*lig. talocalcaneum laterale BNA*), par un trousseau fibreux minime, sous-jacent et parallèle au ligament péronéo-calcanéen (fig. 225) ;

2° *en arrière* (*lig. talocalcaneum posterius BNA*), par quelques fibres descendant du tubercule latéral de la gouttière du fléchisseur propre vers la face supérieure du corps du calcanéum (fig. 226) ;

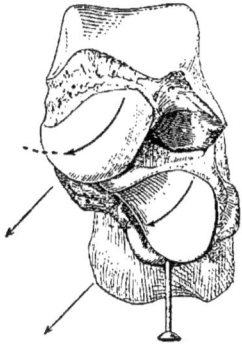

Fig. 232. — Pied gauche
(FARABEUF).

Calcaneum sous l'astragale. — Homme debout immobile. Les trajectoires des os tarsiens antérieurs, scaphoïde et cuboïde, sont parallèles.

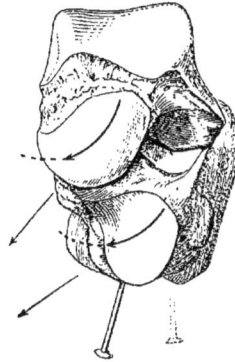

Fig. 233. — Pied gauche
(FARABEUF).

L'astragale restant immobile entre les malléoles, le calcaneum a *viré, roulé* et *tangué*. L'épingle a quitté la situation pointillée et n'est plus verticale ; la face latérale du calcanéum *inclinée* est devenue visible ; le bas de la grande facette sous-astragalienne s'est découvert dans sa partie latérale *avancée*. Enfin, la tête du calcanéum, la trochlée, dans laquelle le cuboïde suit la flexion oblique (flexion adduction), s'est portée en avant et *au côté tibial* sous le condyle astragalien et s'est inclinée davantage vers l'horizontale. Ainsi le bord latéral du pied, gouverné par le cuboïde, va subir une flexion oblique plus accentuée que celle du bord médial, il sera chassé sous celui-ci, d'où l'enroulement, la volutation. Les flèches et les trajectoires ont perdu leur parallélisme.

3° *médialement* (*ig. talocalcaneum mediale B.N.A*), par un fort et court trousseau longitudinal, unissant le tubercule médial de la gouttière du fléchisseur propre à la partie la plus reculée de la petite apophyse du calcanéum. Ce ligament astragalo-sustentaculaire est situé juste au-dessous du faisceau profond du lig. deltoïde, tibio-astragalien postérieur. Il contribue à centrer les mouvements du calcanéum sous l'astragale ;

4° par un système de *fibres obliques* qui s'élèvent du bord antérieur de la trochlée calcanéenne vers le fond de la gouttière qui, sur l'astragale, sépare la tête du corps (*sulcus tali B.N.A*). Ces fibres, courtes et verticales au fond du sinus du tarse, près du centre des mouvements, deviennent plus longues et plus obliques, à mesure qu'on se rapproche de l'ouverture du tunnel astragalo-calcanéen (fig. 234). On les décrit ordinairement comme *plan postérieur* d'un *ligament interosseux calcanéo-astragalien* (lig. *talocalcaneum interosseum BNA*).

La *synoviale* de cette articulation déborde l'interligne latéralement et en arrière (fig. 229). A ce niveau il lui

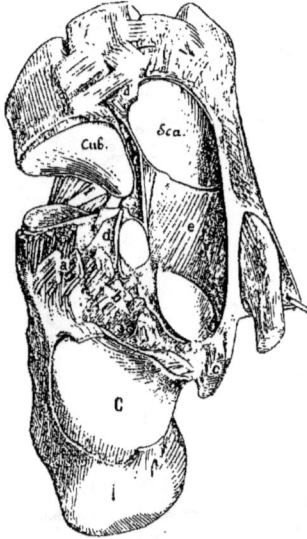

Fig. 234. — Pied gauche. — Tarse vu à pic après enlèvement de l'astragale et élongation *hypothétique*, des ligaments conservés entre le calcanéum C d'une part, le cuboïde Cub. et le scaphoïde Sca. d'autre part (FARABEUF).

a. Piliers du lig. annulaire et origines du muscle pédieux.
b. Lig. interosseux calcanéo-astragalien.
c. Lig. médial, astragalo-sustentaculaire.
d. Origine du lig. en Y.
d' sa portion superficielle calcanéo scaphoïdienne.
e. Lig. calcanéo-scaphoïdien plantaire.
f. Faisceaux courts et profonds du lig. calcanéo-cuboïdien plantaire.

arrive de communiquer avec la synoviale du cou-de-pied.

2° *Articulation astragalo-*

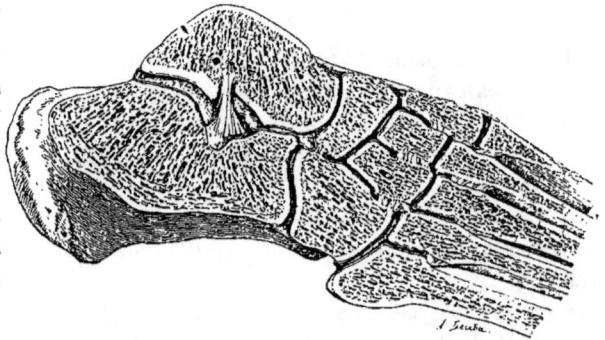

Fig. 235. — Interlignes et synoviales des articulations du pied.

calcanéenne antérieure. — Nous avons déjà fait remarquer qu'elle s'ouvrait dans la grande articulation astragalo-scaphoïdienne. Une partie de la capsule commune réunit le bord postérieur des facettes de la grande et de la petite apophyse du calcanéum d'une part (fig. 234) à la limite postérieure des surfaces astragaliennes correspondantes. Ce segment de la capsule est puissamment renforcé par des fibres, courtes et verticales médialement, au fond du sinus du tarse; longues et obliques latéralement, au niveau de l'entrée du tunnel. Elles forment le *plan antérieur du ligament interosseux calcanéo-astragalien*. Les deux plans de ce ligament sont séparés par de la graisse, les insertions du muscle pédieux et du ligament fundiforme, etc.

La partie profonde et courte des deux haies fibreuses interosseuses contribue à centrer les mouvements du calcanéum sur l'astragale; la partie superficielle, oblique et longue, permet le jeu des deux os et le limite en se redressant et en se tendant, quand la volutation se produit.

B. — *Articulation médio-tarsienne ou articulation de Chopart*
(art. tarsi transversa [Choparti] BNA).

Le *scaphoïde* s'articule avec la tête de l'astragale, le *cuboïde* avec la grande apophyse du calcanéum.

On désigne, sous le nom de médio-tarsienne ou articulation de Chopart, l'articulation du tarse antérieur avec le tarse postérieur envisagés en bloc. En effet le jeu des articulations scapho-astragalienne et cuboïdo-calcanéenne est rendu solidaire dans une grande mesure par l'union du scaphoïde au cuboïde. Farabeuf a fait aussi en 1895 une belle étude de ces articulations.

1° *Articulation astragalo-scaphoïdienne* (art. talonavicularis BNA).

Surfaces articulaires. — Physiologiquement parlant, la tête de l'astragale offre un condyle (fig. 232), le scaphoïde une glène (fig. 234), taillés et orientés de façon que le scaphoïde en se déplaçant sur le condyle astragalien suit une trajectoire spiroïde, oblique de haut en bas, d'avant en arrière, du côté péronier au côté tibial.

Anatomiquement, il y a lieu de considérer une *articulation de la tête astragalienne* avec une *cavité glénoïde complexe* (fig. 234), formée, en bas et en arrière, par les facettes calcanéennes décrites à propos de l'astragalo-calcanéenne antérieure; en haut et en avant, par la glène scaphoïdienne; dans l'intervalle angulaire limité par le bord antérieur des facettes calcanéennes et le bord postéro-inférieur de la glène scaphoïdienne, par un ligament fibro-cartilagineux dit *ligament glénoïdien* ou *calcanéo-scaphoïdien plantaire* (*lig. calcaneonaviculare plantare BNA*).

Le ligament calcanéo-scaphoïdien plantaire remarquable par sa force et son épaisseur s'attache en arrière à la petite apophyse du calcanéum, sur le bord antérieur des facettes calcanéennes. De là ses fibres irradient vers le bord inférieur de la glène et le tubercule (*tuberositas oss. navicularis BNA*) scaphoïdiens. Sur le bord médial du pied il est renforcé par les fibres du ligament deltoïdien de l'articulation du cou-de-pied et soutenu par le large tendon du jambier postérieur. A ce niveau se développe un noyau fibro-cartilagineux (*fibrocartilago navicularis BNA*).

On reconnaît aisément sur la *tête de l'astragale* trois champs correspondant à chacun des éléments de la vaste cavité qui la contient (fig. 231) : champ antérieur, supérieur et médial pour le scaphoïde; champ inférieur subdivisé en deux facettes pour le calcanéum; champ médial pour le ligament glénoïdien.

Moyens d'union. — La *capsule* s'attache au pourtour de la surface cartilagineuse de la *tête astragalienne* d'une part. D'autre part, elle s'insère au bord postérieur des facettes calcanéennes en *bas et en arrière* (fig. 234), au bord dorsal de la glène scaphoïdienne en *haut et en avant*; au pourtour de la grosse extrémité de la glène scaphoïdienne, *latéralement*; et elle se confond avec le ligament calcanéo-scaphoïdien inférieur, *médialement*.

Renforcements ligamenteux. — Abstraction faite du ligament glénoïdien qui représente à la fois une surface articulaire pour la tête de l'astragale et un ligament pour le scaphoïde, on décrit :

1° un ligament *astragalo-calcanéen postérieur*, déjà étudié à propos de l'articulation astragalo-calcanéenne antérieure. C'est le plan antérieur du ligament interosseux astragalo-calcanéen;

2° un ligament *astragalo-scaphoïdien dorsal* (*lig. talonaviculare dorsale BNA*), qui se prolonge obliquement vers le 1er cunéiforme;

3° un ligament *calcanéo-scaphoïdien latéral*, cloisonnant, intermédiaire au scaphoïde et au cuboïde (fig. 234), signalé par Farabeuf et qu'il ne faut pas confondre avec le ligament en Y. Placé de champ, né de la dépression sous-jacente à l'union des facettes portées par la petite et la grande apophyse, il rayonne vers la grosse extrémité du scaphoïde et reste séparé du ligament calcanéo-scaphoïdien inférieur et de la branche scaphoïdienne de l'Y;

4° la *branche* scaphoïdienne ou *superficielle* (*pars calcaneonavicularis BNA*) du *ligament en Y* (*lig. bifurcatum BNA*), lequel naît de la face supérieure de la grande apophyse, immédiatement au voisinage de la facette qu'elle offre à la tête de l'astragale (fig. 234). Ce faisceau va d'autre part s'attacher à la grosse extrémité du scaphoïde entre le ligament cloisonnant calcanéo scaphoïdien et le ligament astragalo-scaphoïdien dorsal.

La *synoviale* émet des bourgeons dans l'intervalle de ces divers ligaments, en particulier entre le ligament cloisonnant et le calcanéo-scaphoïdien inférieur.

2° *Articulation calcanéo-cuboïdienne* (art. *calcaneocuboidea BNA*).

Surfaces articulaires. — La *grande apophyse du calcanéum* offre en avant une trochlée spiroïde (*facies articularis cuboidea BNA*) dont la gorge se dirige en bas, en arrière et du côté tibial (fig. 232).

Le *cuboïde*, par sa face postérieure, présente une facette inversement conformée et terminée par un bec, saillant du côté plantaire (fig. 234).

Moyens d'union. — La *capsule* s'insère près des surfaces articulaires, du côté plantaire ; elle s'en éloigne de 3 à 4 mm. du côté dorsal. On décrit comme **renforcements** :

1° le *ligament dorsal*, composé d'un ou deux faisceaux longitudinaux (fig. 225) ;

2° la *branche profonde* ou *cuboïdienne* (*pars calcaneocuboidea BNA*) du lig. en Y (*lig. bifurcatum BNA*), qui se termine à la face dorsale du cuboïde au niveau de l'interligne scapho-cunéen (fig. 225, 234) ;

3° le ligament *calcanéo - cuboïdien plantaire* (*lig. calcaneocuboideum plantare BNA*) formé de 3 plans superposées.

α) La couche *profonde* du ligament calcanéo-cuboïdien plantaire, double la synoviale ; elle est formée généralement de deux courts ligaments. Ceux-ci naissent au-devant du tubercule antérieur du calcanéum et se portent au bec cuboïdien (fig. 234). Leur direction se rapproche de celle de l'interligne, de façon

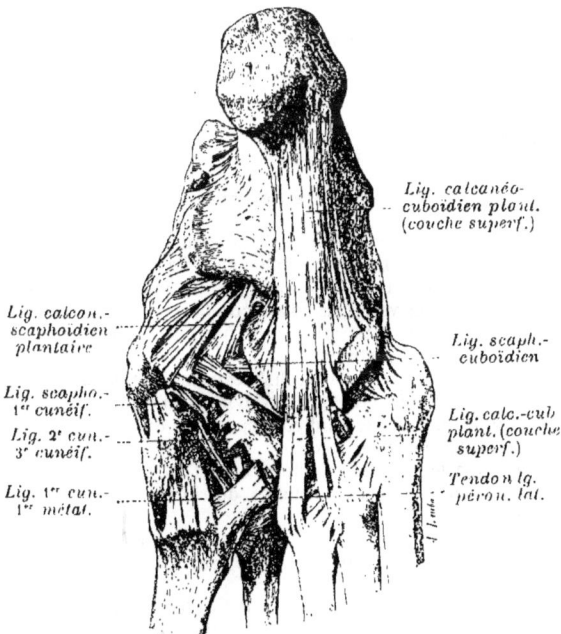

Lig. calcanéo-cuboïdien plant. (couche superf.)

Lig. scaph.-cuboïdien

Lig. calc.-cub. plant. (couche superf.)

Tendon lg. péron. lat.

Lig. calcan.-scaphoïdien plantaire

Lig. scapho.-1ᵉʳ cunéif.

Lig. 2ᵉ cun.-3ᵉ cunéif.

Lig. 1ᵉʳ cun.-1ᵉʳ métat.

Fig. 236. — Articulations tarsiennes et tarso-métatarsiennes, vues par leur face plantaire.

qu'ils permettent au cuboïde de remonter sur la trochlée calcanéenne, mais arrêtent le mouvement de descente.

β) La couche *moyenne* constitue un plan fibreux, irradié du tubercule antérieur du calcanéum vers la crête qui limite médialement la face plantaire du cuboïde (fig. 234, 236).

γ) La couche *superficielle* (fig. 236) vient de la tubérosité postéro-médiale du calcanéum (*processus me lialis tuberis calcanei B.NA*) et de la surface triangulaire située au devant. Ses fibres longues, presque longitudinales, croisent obliquement la couche moyenne et se fixent à la crête qui limite en arrière la gouttière du long péronier latéral. Un certain nombre s'étendent jusqu'à la base des métatarsiens.

La synoviale ne présente point de particularité digne d'être notée.

3ⁿ *Articulation scapho-cuboïdienne.*

Les deux os s'*articulent* par les faces juxtaposées au moyen d'une petite facette plane, dont le cartilage est continu d'un côté avec celui de la scapho-cunéenne, de l'autre avec celui de la cunéo-cuboïdienne.

Les *moyens d'union* sont constitués par des ligaments transversaux, *plantaire* (*lig. cuboidonaviculare plantare BNA*) (fig. 236), *dorsal* (*lig. cuboidonaviculare dorsale B.NA*) et *interosseux* (fig. 234). Ce dernier occupe toute la surface laissée libre par le cartilage. Il enchaîne très solidement les deux os.

Mouvements de l'articulation médio-tarsienne.

Le scaphoïde est susceptible de se déplacer sur la tête de l'astragale suivant une courbe oblique en bas et médialement (fig. 232). Dans un tel mouvement, le scaphoïde qui manœuvre les 3 premiers métatarsiens entraîne le bord correspondant du pied, *en bas* et vers l'*axe du corps*. Ce mouvement de *flexion-adduction* s'accuse extérieurement par un pli de la peau sur le bord médial du pied, en regard de l'interligne scapho-astragalien.

Le *cuboïde* glisse sur la trochlée calcanéenne, en décrivant une trajectoire oblique *en bas* et *médialement* (fig. 232). Comme il manœuvre les 2 derniers métatarsiens, il entraîne lui aussi le bord correspondant du pied en *flexion-adduction*.

Or il faut remarquer que :

1° lorsque le calcanéum affecte avec l'astragale les rapports qu'on observe dans la station debout, les trajectoires décrites par le scaphoïde et le cuboïde sont parallèles (fig. 232);

2° l'excursion que le cuboïde est capable d'effectuer, sur le calcanéum, est beaucoup moins étendue que celle que peut réaliser le scaphoïde, sur la tête astragalienne ;

3° le cuboïde et le scaphoïde sont étroitement enchaînés. Par conséquent, lorsque les deux os se déplacent ensemble, ils entraînent simultanément l'avant pied en flexion-adduction. Quand le cuboïde est arrivé au bout de sa course, il arrête le scaphoïde qui, lui, serait apte à en fournir une plus longue. Or, cette course, il la fournit dans la pratique, en entraînant avec le cuboïde bloqué contre le calcanéum, le calcanéum lui-même. Le bord médial du pied continue donc son mouvement régulier de flexion-adduction, mais il n'en est plus de même pour le bord latéral. Nous avons vu, en étudiant la calcanéo-astragalienne, que la grande apophyse du calcanéum pouvait se porter en bas et vers l'axe médian, mais qu'en pareil cas la face latérale du calcanéum s'inclinait vers le sol et obligeait le bord latéral du pied à s'enrouler, pour ainsi dire, au-dessous du bord médial (fig. 233).

Le jeu de l'articulation de Chopart n'est donc complet, dans ses deux éléments, que s'il se combine à celui de la calcanéo-astragalienne. Dans de telles conditions on observe l'attitude de varus type, caractérisée par la flexion, l'adduction, la volutation. Quand le pied est en varus, les ligaments dorsaux sont tendus, les ligaments plantaires relâchés.

C. *Articulations du tarse antérieur.*

1. *Articulation cunéo-scaphoïdienne* (*art. cuneonavicularis* BNA).

Surfaces articulaires. — La face antérieure du *scaphoïde* est tout entière articulaire. Deux crêtes mousses circonscrivent les champs triangulaires correspondant aux bases des *cunéiformes.*

Moyens d'union. — La *capsule* est *renforcée* :

1° du côté *dorsal* (fig. 237), par des ligaments longitudinaux scaphocunéens annexés à chacun des cunéiformes (*ligg. navicularicuneiformia dorsalia BNA*);

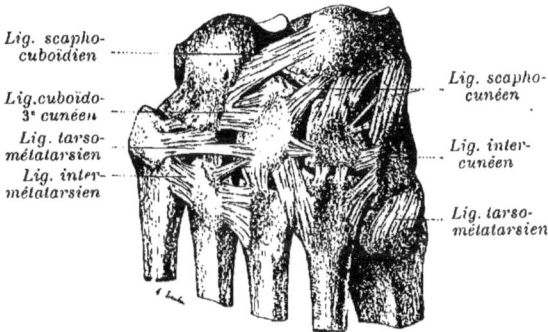

Fig. 237. — Articulations du tarse antérieur et tarso-métatarsiennes, vues par leur face dorsale.

2° du côté *plantaire* (fig. 236), par des ligaments analogues, obliques comme les expansions du jambier postérieur et plus ou moins confondus avec elles (*ligg. navicularicuneiformia plantaria*);

3° du côté *médial*, par un trousseau assez fort, qui unit le tubercule scaphoïdien à celui du 1er cunéiforme.

2. *Articulations intercunéennes et cunéo-cuboïdienne.*

Le 1er et le 2e cunéiforme *s'articulent* par une surface en forme d'équerre, longeant la base et le bord dorsal de l'interligne.

Le 2e et le 3e s'unissent par une facette parallèle à la base, et quelquefois par une seconde facette située à l'angle antéro-inférieur des faces en contact.

La face latérale du 3e cunéiforme s'articule avec le cuboïde par une facette répondant à l'angle postéro-inférieur.

Moyens d'union. — Les *capsules* fibreuses de ces articulations sont renforcées par des *ligaments* transversaux, *plantaires* (*ligg. intercuneiformia plantaria BNA*), *dorsaux* et *interosseux* (*ligg. intercuneiformia interossea BNA*). Ces derniers, très puissants, occupent sur les faces en regard tout l'espace laissé libre par le cartilage.

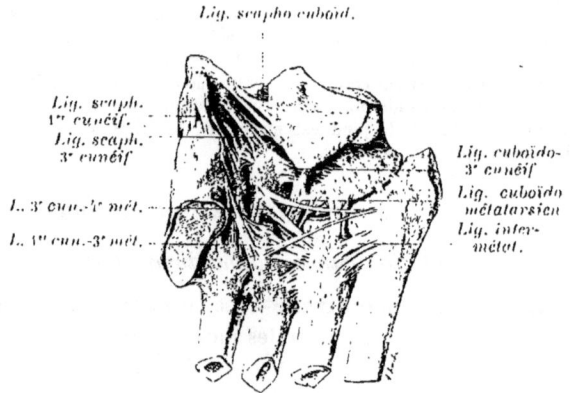

Fig. 238. — Articulations du tarse antérieur et tarso-métatarsienne, vue plantaire.

Synoviale du tarse antérieur. — La grande synoviale scapho-cunéenne, se poursuit dans les interlignes intercunéens, cunéo-cuboïdien, et scapho-cuboïdien. D'ordinaire elle communique avec la synoviale tarso-métatarsienne moyenne par le 1er espace intercunéen, et parfois aussi avec l'articulation du 1er métatarsien.

Mouvements. — Glissements peu étendus mais assurant la souplesse du pied.

II. *Articulation tarso-métatarsienne* (*art. tarsometatarsene BNA*).

Surfaces articulaires. — Les faces postérieures des bases des 5 métatarsiens, disposées en série transversale s'unissent : les 3 premières, légèrement concaves, aux faces légèrement convexes des 3 cunéiformes leur répondant respectivement ; les deux dernières, légèrement convexes, aux facettes homologues taillées sur le cuboïde. Mais la base du 5e métatarsien déborde nettement la surface cuboïdienne, par la saillie de sa *tubérosité* non articulaire.

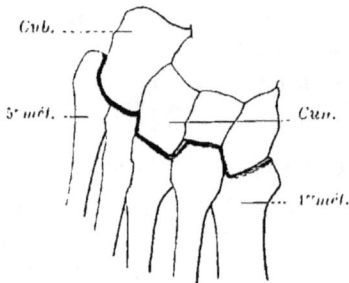

Fig. 239. — L'interligne de Lisfranc.

L'*interligne* dans son ensemble, dit *interligne de Lisfranc*, décrit une courbe à concavité postérieure (fig. 239). Il commence au milieu du bord du pied aussi bien d'un côté que de l'autre ; du côté latéral, il débute donc plus près du cou de pied (2 cm. env.) que du côté médial.

Il faut retenir que le 2ᵉ cunéiforme est profondément enclavé entre le 1ᵉʳ (8 mm. environ) et le 3ᵉ cunéiforme (4 mm. environ). Au contraire le 3ᵉ cunéiforme s'enclave entre le 2ᵉ (4 mm. environ) et le 4ᵉ métatarsien (2 mm. environ). Pour passer de l'interligne du 4ᵉ métatarsien sur le 5ᵉ, il faut après un léger ressaut vers le bout de l'orteil (1 mm.) rétrograder vers le milieu du bord du pied.

Moyens d'union. — Les *capsules fibreuses* sont renforcées par des *ligaments dorsaux, plantaires* et *interosseux.*

Les **ligaments dorsaux** (*ligg. tarsometatarsea dorsalia* B.N.A), courts et minces en général, sont au nombre de 7 (fig. 237). Le premier unit longitudinalement le 1ᵉʳ cunéiforme au 1ᵉʳ métatarsien ; les trois suivants rayonnent de la base enclavée du 2ᵉ métatarsien vers les trois cunéiformes qui l'entourent ; les derniers unissent le 3ᵉ cunéiforme et le cuboïde aux 3ᵉ, 4ᵉ et 5ᵉ métatarsiens.

Tous ces ligaments s'insèrent près des rebords cartilagineux des facettes en présence.

Ligaments plantaires (*ligg. tarsometatarsea plantaria* B.N.A). — Le 1ᵉʳ cunéiforme et le 1ᵉʳ métatarsien sont unis par un faisceau aplati, dont les fibres superficielles se continuent avec celles du ligament scapho-cunéen inférieur (fig. 238).

De la face latérale du 1ᵉʳ cunéiforme part un gros faisceau qui se dirige vers la base des 2ᵉ et 3ᵉ métatarsiens.

Le 2ᵉ cunéiforme s'unit profondément au 2ᵉ métatarsien.

Le 3ᵉ cunéiforme est relié, d'une part aux 2ᵉ et 3ᵉ métatarsiens, d'autre part aux 3ᵉ et 4ᵉ métatarsiens, par deux petites languettes fibreuses.

Le cuboïde et le 5ᵉ métatarsien sont rattachés par quelques faisceaux de renforcement capsulaire.

Il existe enfin quelques fibres transversales tendues entre le 5ᵉ métatarsien et le 3ᵉ cunéiforme ou le métatarsien correspondant.

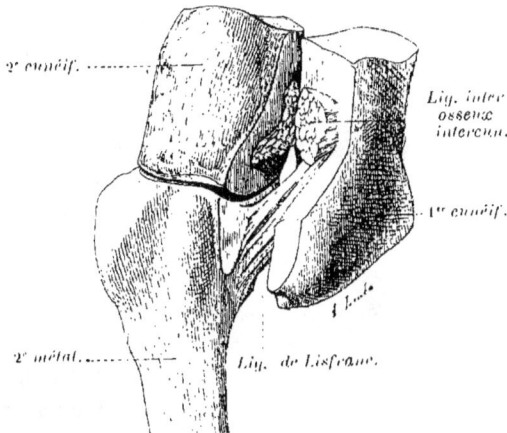

FIG. 240. — Ligament de Lisfranc, ou ligament interosseux allant du premier cunéiforme au deuxième métatarsien, vue dorsale.

Le ligament intercunéen a été sectionné pour permettre l'écartement des os.

Ligaments interosseux (*ligg. cuneometatarsea interossea BNA*). — Ils sont au nombre de 3.

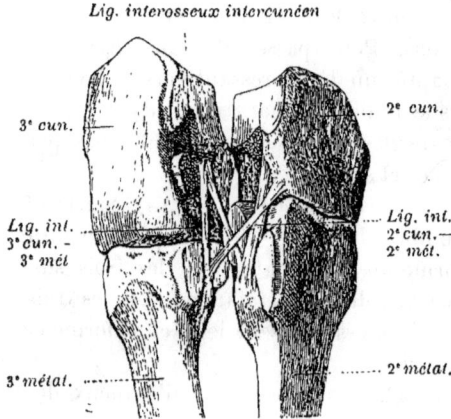

Lig. interosseux intercunéen

3° cun.

2° cun.

Lig. int.
3° cun. -
3° mét

Lig. int.
2° cun.—
2° mét.

3° métal.

2° métal.

FIG. 241. — Ligaments interosseux étendus entre les deux derniers cunéiformes et les deuxième et troisième métatarsiens, vue dorsale.

Le ligament interosseux intercunéen a été sectionné et l'interosseux métatarsien arraché pour permettre l'écartement des os.

a) *Ligament de Lisfranc* (fig. 240). — Épais de 5 mm., haut de plus de 1 cm. il s'étend obliquement du 1er cunéiforme (au-dessous de la facette articulaire pour le 2e cunéiforme et le 2e métatarsien, au 2e métatarsien (au-dessous de la facette articulaire de cet os avec le 1er cunéiforme). Ce ligament, ou clé de l'articulation de Lisfranc, confine en bas au ligament plantaire cunéo-1er et 2e métatarsien. Le tendon du long péronier latéral le croise en X;

b) *Ligaments interosseux étendus entre les 2e et 3e cunéiformes — et les 2e et 3e métatarsiens.* — Un ligament naît sur chacune des faces opposées des 2e et 3e cunéiformes et se porte au métatarsien correspondant, après avoir séparé les deux facettes cartilagineuses qui permettent aux 2e et 3e métatarsiens de s'articuler (fig. 241). A ces deux systèmes s'ajoutent généralement des fibres en X : 2e cunéiforme, 3e métatarsien — 3e cunéiforme, 2e métatarsien.

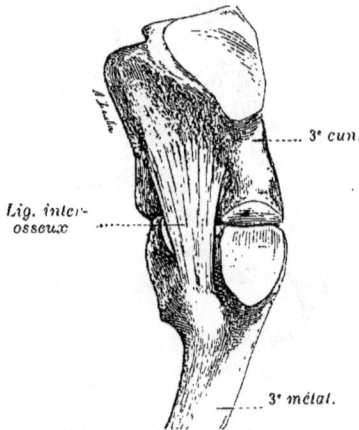

3° cun.

Lig. inter-
osseux

3° métal.

FIG. 242. — Ligament interosseux étendu entre le troisième cunéiforme et le troisième métatarsien, vu par sa face latérale.

c) *Ligament interosseux entre le 3e cunéiforme, le 3e et le 4e métatarsien ; ligament étendu du cuboïde au 4e métatarsien et accessoirement au 3e.* — Ils occupent longitudinalement les espaces laissés libres par les surfaces articulaires : 3e cunéiforme-cuboïde ; 3e-4e métatarsiens.

Synoviale. — A l'interligne de Lisfranc correspondent trois synoviales : l'une, entre le 1er *cunéiforme et le* 1er *métatarsien*, indépendante;

La seconde, entre les 2e *et* 3e *cunéiformes*, d'une part, les 2e *et* 3e *métatarsiens*, d'autre part, — communiquant avec la grande synoviale scapho-cunéenne par le 1er espace intercunéen;

La troisième, entre le *cuboïde* et les 4e *et* 5e *métatarsiens*, — indépendante, avec un prolongement intermétatarsien (4e-5e).

Mouvements. — Ils sont assez minimes, plus marqués pour les métatarsiens extrêmes que pour le 3e et surtout le 2e, profondément enclavés. Il s'agit de glissements, permettant un peu de flexion et de latéralité. Le long péronier latéral provoque un mouvement de flexion du 1er métatarsien facilement appréciable.

III. Connexions des métatarsiens entre eux.

Les métatarsiens s'articulent directement au niveau de leurs *bases* par de véritables arthrodies. Au niveau de leurs *têtes*, ils sont unis à distance par un *ligament transverse*.

A. *Articulations des extrémités tarsiennes* (*art. intermetatarseae BNA*).

Surfaces articulaires. — D'ordinaire le 1er métatarsien ne s'articule pas avec le second; le 2e et le 3e sont en contact par deux facettes ovalaires superposées, et séparés par les ligaments interosseux cunéo-métatarsiens correspondants. Le 3e et le 4e s'articulent par une large facette ovalaire, répondant à la partie dorsale des faces en présence; le 4e et le 5e par une surface triangulaire.

Moyens d'union. — On décrit des *ligaments* : dorsaux (*ligg. basium* [*oss. metatars.*] *dorsalia BNA*) transversaux, au nombre de trois; — *plantaires* (*ligg. bas. plantaria BNA*), semblables aux précédents comme nombre et disposition, mais beaucoup plus forts; — *interosseux* (*ligg. bas. interossea BNA*), unissant les faces juxtaposées, dans l'intervalle laissé libre par les surfaces cartilagineuses.

Synoviales. — Elles prolongent la synoviale moyenne tarso-métatarsienne et la synoviale cuboïdo-métatarsienne.

Mouvements. — Glissements minimes, mais suffisants pour assurer la souplesse du pied.

B. *Union des extrémités phalangiennes.* — *Ligament transverse intermétatarsien.*

Les têtes métatarsiennes sont unies par un ligament étendu du 1er au 5e métatarsien (*ligg. capitulorum* [*oss. metatars.*] *transversa BNA*), analogue au ligament transverse intermétacarpien. Le lecteur n'a donc qu'à se reporter à la description de ce dernier.

IV. *Articulations métatarso-phalangiennes.*

(*art. metatarsophalangeae B.N.A*).

Ces articulations sont conformées sur le même type que les méta-carpo-phalangiennes, et n'en diffèrent que par quelques détails. Les têtes métatarsiennes, en particulier, sont relativement moins larges, et la surface articulaire se prolonge davantage du côté dorsal, moins du côté plantaire. Ce fait est en rapport avec l'attitude normale des orteils.

Articulation métatarso-phalangienne du gros orteil. — La surface articulaire de la tête du 1er métatarsien présente, comme celle du 1er métacarpien un champ glénoïdien et un champ phalangien, mais ils se continuent régulièrement l'un avec l'autre. En outre, le champ glénoïdien est

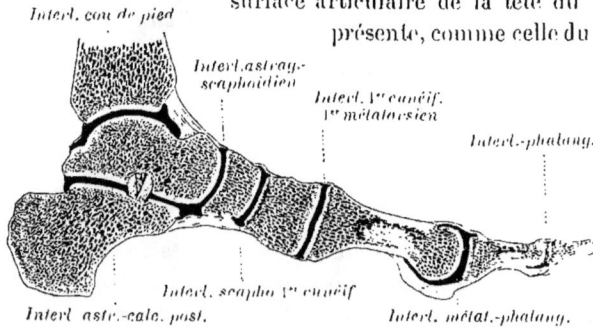

Fig. 243. — Coupe longitudinale du pied, passant par le gros orteil.

manifestement creusé de deux gorges dans lesquelles frottent deux sésamoïdes volumineux, constants, annexés au système glénoïdien. Les sésamoïdes, offrant extérieurement une saillie notable, limitent une gouttière profonde où se loge le tendon du long fléchisseur du gros orteil. Enfin le sésamoïde latéral déborde d'une façon sensible la tête du métatarsien.

V. *Articulations phalangiennes* (*art. digitorum pedis B.N.A*).

Ce sont des articulations trochléennes, analogues aux articulations phalangiennes des doigts. Elles n'en diffèrent que par l'étendue moindre des surfaces articulaires et des mouvements.

CHAPITRE TROISIÈME

ARTICULATIONS DU TRONC

Nous envisagerons successivement les articulations de la *colonne vertébrale* et celles du *thorax.*

ARTICLE PREMIER

ARTICULATIONS DE LA COLONNE VERTÉBRALE

Elles comprennent : 1° les articulations des *vertèbres entre elles*; 2° les articulations de la *colonne* avec les pièces squelettiques voisines, *occipital, côtes, os iliaques*. Nous avons déjà étudié les sacro-iliaques à propos du bassin; celles des côtes seront décrites avec les articulations du thorax.

§ I. ARTICULATION DES VERTÈBRES ENTRE ELLES

Nous laisserons de côté, pour le moment, l'articulation de l'atlas et de l'axis dont l'étude est inséparable de celle de l'articulation atlo-occipitale.

Les autres vertèbres s'articulent suivant un mode uniforme, mais avec quelques variantes, selon les régions : 1° *directement* par leurs *corps* et leurs *apophyses articulaires*; 2° à *distance* par leurs *lames* et leurs *apophyses transverses* et *épineuses*.

A. *Articulations des corps vertébraux.*

Ce sont des amphiarthroses.

Surfaces articulaires. — Les surfaces des corps, formées au centre de tissu spongieux, présentant à la périphérie un bourrelet compact, sont légèrement excavées. Une mince lame de cartilage hyalin revêt le centre, mais le tissu conjonctif interposé à deux corps étagés l'un au-dessus de l'autre, offre malgré cela la forme d'un ménisque (fig. 244).

Dans la région cervicale, pourvue de mouvements de flexion et d'extension notables, la face supérieure des corps est concave transversalement, et légèrement convexe dans le sens antéro-postérieur. La face inférieure des corps présente une disposition inverse; elle est emboîtée

latéralement par les apophyses semi-lunaires de la vertèbre sous-jacente ;
aussi aurons-nous à tenir compte d'une *articulation unco-vertébrale.*

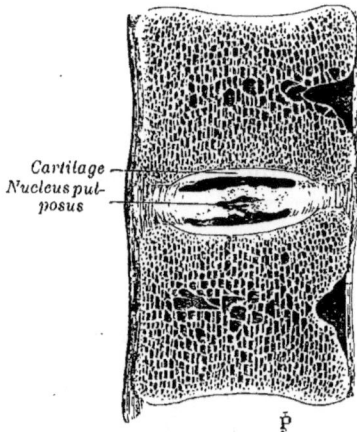

Cartilage —
Nucleus pul-
posus

Fig. 244. — Coupe sagittale de deux corps vertébraux de la région lombaire.

Moyens d'union. — Ils sont constitués : 1° par les *ménisques* ou *disques intervertébraux* ; 2° et 3° les *ligaments vertébraux communs antérieur* et *postérieur.*

1° Les *disques intervertébraux* (*fibrocartilagines intervertebrales BNA*) sont formés : au *centre*, d'une *substance molle* (*nucleus pulposus BNA*), qui contient des débris de la chorde dorsale ; à la *périphérie*, de *couches annulaires* (*annulus fibrosus BNA*), fibro-cartilagineuses, emboîtées les unes dans les autres (fig. 245).

Dans chaque couche annulaire, les fibres vont obliquement d'un corps vertébral au suivant, mais le sens de l'obliquité change d'une couche à l'autre. Aussi, en coupe

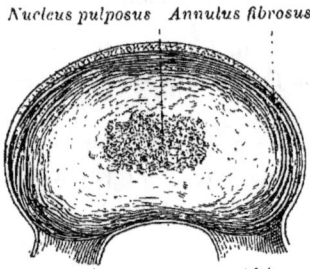

Nucleus pulposus   Annulus fibrosus

Fig. 245. — Coupe transversale d'un disque invertébral dorsal.

transversale, les couches juxtaposées tranchent-elles par leur couleur. Ces faisceaux fibro-cartilagineux sont mélangés de fibres élastiques, d'autant plus nombreuses qu'on se rapproche du noyau central. Au milieu du noyau est creusée une cavité irrégulière chez l'adulte. Très souvent, une fente apparaît en outre au contact du cartilage hyalin qui revêt les surfaces des corps (fig. 244). La masse molle contenue entre les corps adjacents et encerclée par les couches annulaires est en état de compression, prête à faire issue dès que la possibilité lui en est offerte.

Bien entendu, la forme des disques est exactement en rapport avec celle des corps vertébraux considérés. Leur hauteur est très variable, suivant les régions de la colonne. Égale au quart de la hauteur du corps vertébral au niveau du cou, au tiers dans la région dorsale, elle atteint la moitié environ aux lombes. D'ailleurs, les disques sont un peu plus hauts en avant qu'en arrière dans les régions cervicale et lombaire.

En additionnant la hauteur des disques on obtient une somme qui représente à peu près le quart de la longueur totale de la colonne.

2° **Ligament vertébral commun antérieur** (*lig. longitudinale anterius BNA*). — C'est une longue bande fibreuse, qui s'étend sur la partie moyenne de la face antérieure des corps vertébraux, du basi-occipital jusqu'au sacrum.

Elle naît du basi-occipital sous forme d'un cordon mince (fig. 259); quelques-unes de ses fibres profondes s'arrêtent au tubercule antérieur de l'atlas, quelques autres unissent le tubercule antérieur de l'atlas au corps de l'axis, puis le ligament s'élargit en descendant, jusqu'à la 7ᵉ cervicale, dans l'intervalle des muscles longs du cou.

A partir de la 2ᵉ ou 3ᵉ dorsale, la bandelette médiane est flanquée de deux bandelettes latérales (fig. 266). Dans la région lombaire, la bande médiane acquiert une largeur de 3 à 4 cm. Elle est bordée latéralement par les fibres du diaphragme; les bandelettes latérales disparaissent et sont remplacées par les arcades du psoas. Plus bas, le *grand surtout antérieur* franchit le promontoire pour se terminer vers la 2ᵉ vertèbre sacrée; il se prolonge quelquefois en s'effilant jusqu'au coccyx.

Le ligament vertébral commun antérieur comprend des *fibres longues* s'étendant sur le corps de 4 ou 5 vertèbres et des *fibres courtes* unissant les deux vertèbres voisines. Quand on décolle le ligament par traction, on arrache en même temps le périoste des corps vertébraux. L'adhérence est faible au niveau des disques.

L'épaisseur, minime au cou et aux lombes, atteint son maximum dans la région dorsale, particulièrement sur la ligne médiane.

3° **Ligament vertébral commun postérieur** (*lig. longitudinale posterius BNA*). — Il s'étend de la face endocrânienne du trou occipital jusqu'au sacrum, composé comme l'antérieur de *fibres courtes*, unissant les deux vertèbres voisines, et de *fibres longues*, sautant par-dessus 4 ou 5 vertèbres.

Dans la région cervicale, il est large et rectangulaire. Il se sépare

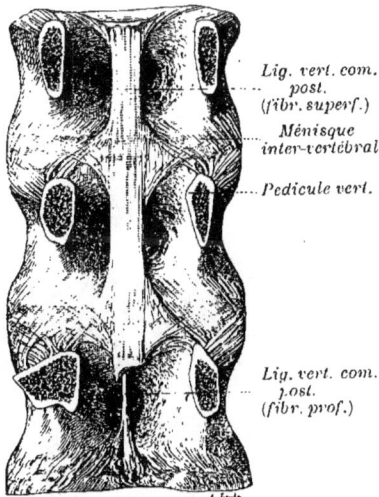

Lig. vert. com. post. (*fibr. superf.*)
Ménisque inter-vertébral
Pédicule vert.
Lig. vert. com. post. (*fibr. prof.*)

FIG. 246 — Face postérieure de trois corps vertébraux de la région lombaire.

de la dure-mère au niveau du trou occipital, descend en arrière du ligament occipito-axoïdien postérieur (fig. 259), puis adhère aux ménisques,

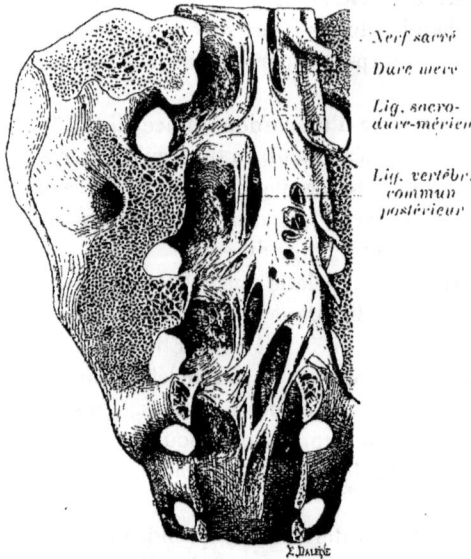

FIG. 247. — Ligament vertébral commun postérieur dans le canal sacré.

La paroi postérieure du canal a été réséquée, la cavité dure-mérienne a été rejetée à droite.

à la portion adjacente des corps et aussi aux corps sur la ligne médiane. Mais, de côté, il reste séparé de ceux-ci par des plexus veineux.

Dans les régions dorsale et lombaire, la bande ligamenteuse semble festonnée (fig. 246). Elle enjambe comme un pont étroit la fossette veineuse dont est creusée la face postérieure du corps vertébral et devient large et adhérente au niveau des disques.

Dans le canal sacré, le ligament devenu filiforme saute de vertèbre en vertèbre jusqu'à la base du coccyx. Il est renforcé à ce niveau par le ligament sacro-dure-mérien (fig. 247).

Articulations latérales des corps vertébraux de la région cervicale (fig. 248). — Indépendamment de l'amphiarthrose, qui unit les corps vertébraux, il existe des diarthroses entre les apophyses semi-lunaires et les échancrures de la face inférieure du corps susjacent. Ces articulations entrevues par Barkow, signalées par Krause, ont été bien étudiées par Luschka (1858), et plus

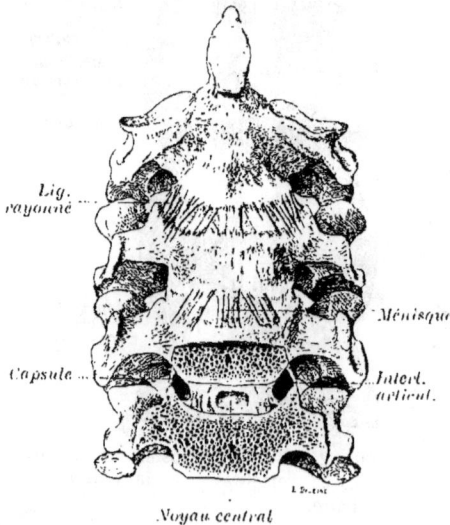

FIG. 248. — Articulations latérales des corps vertébraux de la région cervicale, vue antérieure.

récemment par Trolard (1892) sous le nom d'*unco-vertébrales*.

Surfaces articulaires. — Apophyses semi-lunaires et échancrures sont revêtues d'un cartilage d'encroûtement épais de 1 mm. 5.

Moyens d'union. — La capsule présente en avant un faisceau de renforcement, étendu du bord antérieur et supérieur du crochet au bord inférieur et antérieur de l'échancrure. Luschka a fait saisir l'homologie d'un tel organe avec les ligaments rayonnés costo-vertébraux. En effet l'apophyse semi-lunaire représente la tête d'une côte cervicale, fusionnée avec le corps et l'apophyse transverse de la vertèbre correspondante.

B. Articulations des apophyses articulaires.

Ce sont des arthrodies.

Surfaces articulaires. — Elles diffèrent sensiblement comme forme et disposition suivant les régions, c'est-à-dire suivant la

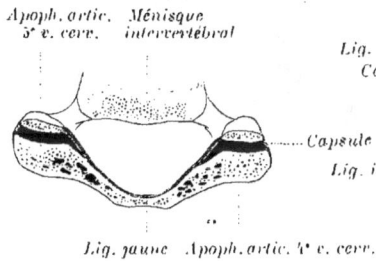

Fig. 249. — Segment inférieur d'une coupe transversale passant par le disque qui sépare la 4ᵉ de la 5ᵉ vertèbre cervicale.

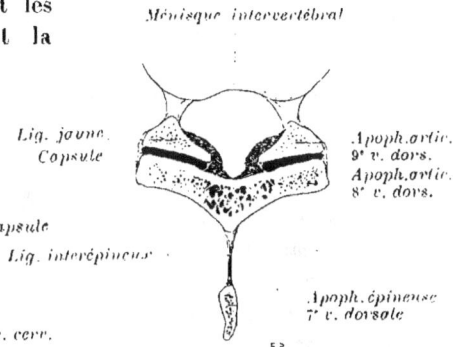

Fig. 250. — Segment inférieur d'une coupe transversale passant par le disque qui sépare la 8ᵉ de la 9ᵉ vertèbre dorsale.

mobilité du segment de la colonne à laquelle elles appartiennent.

Au cou, les apophyses articulaires supérieures (*processus articulares superiores BNA*) offrent des surfaces (*facies articulares superiores BNA*), ovalaires à grand axe transversal, très écartées l'une de l'autre (fig. 249), inclinées en bas et en arrière à 45° environ — les inférieures (*proc. et fac. art. inf. BNA*) sont inversement conformées.

Au dos. — Les facettes supérieures sont ovalaires, à grand axe longitudinal. Elles sont voisines l'une de l'autre et regardent un peu en dehors (fig. 250); leur surface appartient à une courbe dont le centre est sur le corps de la vertèbre.

Aux lombes, la surface articulaire portée par l'apophyse articulaire vraie se fusionne avec une surface taillée sur le flanc médial de l'apophyse transverse vraie, rejetée en arrière. La surface totale qui en résulte forme une gouttière longitudinale, excavée transversalement (fig. 251). Les articulaires inférieures de la vertèbre sus-jacente viennent s'y encastrer.

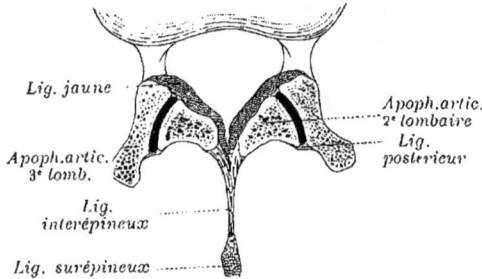

FIG. 251. — Segment inférieur d'une coupe transversale passant par le disque qui sépare la 2ᵉ de la 3ᵉ vertèbre lombaire.

Moyens d'union. — Il y a une *capsule*, lâche au niveau des vertèbres du cou, serrée à la région dorsale et aux lombes. Elle est doublée en avant et du côté médial par les *ligaments jaunes* (fig. 249 à 251), et cela d'autant plus fortement qu'il s'agit d'une vertèbre plus bas située dans la colonne.

Aux régions dorsale et lombaire, la capsule est renforcée en arrière, ce qui a fait décrire à ce niveau un *ligament postérieur* (fig. 251 et 252).

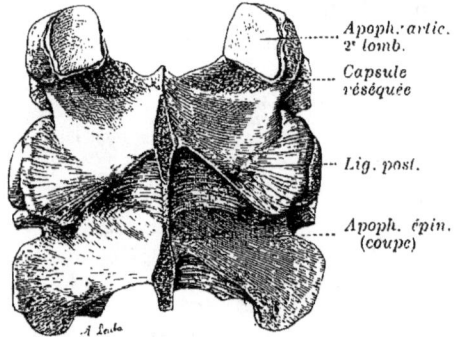

FIG. 252. — Articulation des apophyses articulaires, région lombaire, vue postérieure.

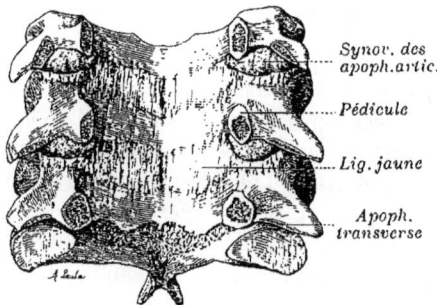

FIG. 253. — Ligaments jaunes, région cervicale, vue antérieure.

Les synoviales des apophyses articulaires ont été injectées pour montrer le bourrelet qu'elles forment sous le bord inférieur des pédicules.

C. Union des lames vertébrales.

Elle se fait par l'intermédiaire de bandes élastiques auxquelles leur couleur a valu le nom de *ligaments jaunes* (*ligg. flava* BNA). Chaque lame vertébrale donne attache, par sa face antérieure et son bord inférieur, à un ligament qui descend se fixer au bord supérieur et à la face postérieure de la lame sous-jacente. Il y a donc, dans chaque espace intervertébral deux ligaments jaunes séparés l'un de l'autre sur la ligne médiane, au niveau de la base de l'apophyse épineuse, par un intervalle minime. Dans leur ensemble, les deux ligaments décrivent par leur bord supérieur une concavité, par leur bord inférieur une convexité (fig. 253 et 254).

Latéralement ils se poursuivent jusqu'au niveau des articulations des apophyses articulaires et ils renforcent leur capsule en avant et médialement (fig. 249 à 251).

Les ligaments jaunes sont d'autant plus longs qu'on envisage un point plus bas de la colonne. Leur orientation est en rapport avec celle des lames; leur face antérieure répond à la dure-mère dont elle est séparée par un riche plexus veineux; leur face postérieure est en connexion avec les muscles des gouttières vertébrales.

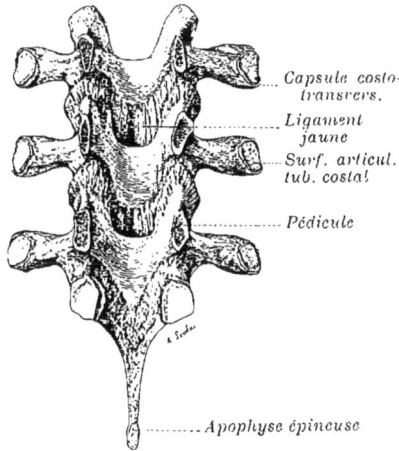

Fig. 254. — Ligaments jaunes, région dorsale, vue antérieure.

Capsule costo-transvers.
Ligament jaune
Surf. articul. tub. costal
Pédicule
Apophyse épineuse

D. Union des apophyses transverses.

Elle se fait par les *ligaments intertransversaires* (*ligg. intertransversalia* BNA) remplacés au niveau du *cou* par des muscles intertransversaires. Au *dos*, les ligaments intertransversaires constituent de petits faisceaux aplatis, unissant les sommets des apophyses; aux *lombes*, ils prennent de la force et s'étendent entre les *tubercules accessoires* (*processus accessorii* BNA) des apophyses transverses vraies.

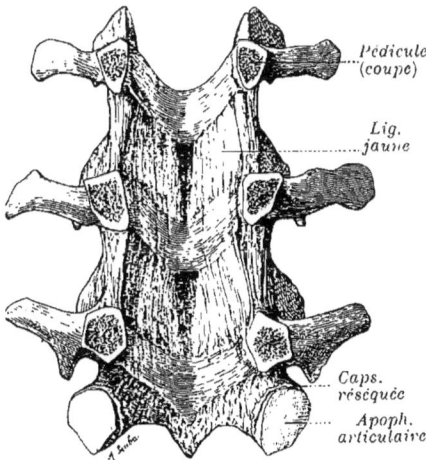

Pédicule (coupe)
Lig. jaune
Caps. réséquée
Apoph. articulaire

Fig. 255. — Ligaments jaunes, région lombaire, vue antérieure.

E. Union des apophyses épineuses.

Les apophyses épineuses sont unies : 1° par un *ligament surépineux*, reliant leurs sommets ; 2° par des *ligaments interépineux*, dans l'intervalle des bords.

Le ligament surépineux (lig. supraspinale BNA) n'est, au niveau des lombes, qu'un épaississement du bord postérieur des ligaments inter-épineux. Au *dos* il s'isole sous forme de cordon arrondi : c'est une sorte de raphé des muscles dorsaux.

Au *cou*, il prend l'aspect d'une cloison sagittale triangulaire (fig. 256), dite *ligament cervical postérieur (lig. nuchae BNA)* dont la base s'insère à la protubérance occipitale externe et à la crête qui la continue jusqu'au trou occipital ; dont le bord adhérent se fixe sur les apophyses épineuses des vertèbres cervicales (l'atlas excepté)

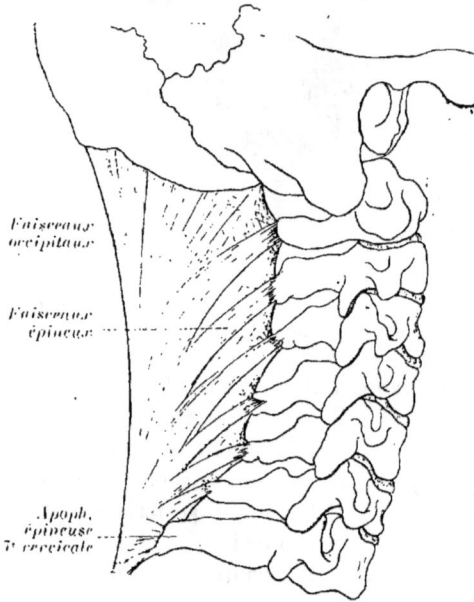

Faisceaux occipitaux

Faisceaux épineux

Apoph. épineuse 7° cervicale

Fig. 256. — Ligament cervical postérieur, vue latérale.

en se bifurquant ; dont le bord libre saute de la 6° ou 7° cervicale à la protubérance occipitale externe.

En réalité, le ligament cervical postérieur contient des fibres propres et un grand nombre de fibres d'emprunt, provenant des muscles de la nuque qui se réfléchissent vers la ligne médiane pour trouver attache aux épineuses, dans la profondeur. Chez les animaux qui vivent dans l'attitude quadrupède, ce ligament est particulièrement puissant.

Les *ligaments interépineux (ligg. interspinalia BNA)* sont des cloisons fibreuses, placées dans le plan sagittal, entre les bords voisins de deux apophyses épineuses. Leur bord antérieur répond à l'angle de réunion des ligaments jaunes ; leur bord postérieur touche au ligament surépineux.

Articulation sacro-vertébrale. -- Le sacrum résulte de la fusion de 5 vertèbres et des côtes correspondantes. La 1re vertèbre sacrée s'articule avec la 5e lombaire. Cette articulation ne diffère en rien de celle des vertèbres lombaires entre elles.

Articulation sacro-coccygienne (*symphysis sacrococcygea BNA*). — C'est une amphiarthrose. Mais elle disparaît souvent chez l'adulte, par suite des progrès de l'ossification.

Surfaces articulaires. — Le sommet du sacrum (*apex oss. sacri BNA*) présente une facette ovalaire à grand axe transversal, légèrement convexe. Elle est coiffée par une facette concave, de même forme, creusée à la base du coccyx.

Moyens d'union. — Les deux surfaces précédentes, qui répondent, l'une au corps de la 5e vertèbre sacrée, l'autre à celui de la 1re vertèbre coccygienne, sont unies par un ligament interosseux qui a la valeur d'un *disque intervertébral*. On décrit en outre des *ligaments antérieurs, postérieurs* et *latéraux*.

Le *ligament antérieur* (*lig. sacrococcygeum anterius BNA*) comprend : 1° des fibres superficielles qui vont de la 5e vertèbre sacrée à la pointe du coccyx, en s'entre-croisant au niveau de la 3e vertèbre coccygienne ; 2° des fibres profondes, latérales, allant de la 5e sacrée à la 3e coccygienne.

Le *ligament postérieur* est représenté par une lame épaisse qui ferme l'hiatus sacro-coccygien. Cette lame contient un certain nombre de fibres superficielles (*lig. sacrococcygeum posterius superficiale BNA*), les unes obliques appartenant au grand fessier, les autres longitudinales, reliquat des extenseurs de la queue ; des fibres profondes et longitudinales (*lig. sacrococcygeum posterius profundum BNA*) que Luschka considère comme la terminaison de la dure-mère spinale.

Les *ligaments latéraux* (*ligg. sacrococcygea lateralia BNA*), qui sont postérieurs aussi, comprennent chacun deux faisceaux. L'un va de la corne latérale du coccyx à la partie inférieure du bord latéral du sacrum, l'autre de la corne ascendante du coccyx à la corne descendante du sacrum.

Articulation médio-coccygienne. — C'est une amphiarthrose. Sa persistance chez l'adulte est plus fréquente que celle de la sacro-coccygienne, même chez la femme.

Physiologie des articulations de la colonne vertébrale. — Dans la station verticale, les **vertèbres** n'étant en contact que par l'intermédiaire des apophyses articulaires, les corps ont tendance à basculer et à se rapprocher. Les *disques intervertébraux* s'opposent à ce mouvement, mais la pression qui s'exerce sur eux comprime la substance molle contenue à leur centre : l'élasticité des gaines périphériques est mise en jeu et contre-balance dans une certaine mesure l'action de la pesanteur. Cette action est encore neutralisée par les *ligaments jaunes*, élastiques, en état de tension permanente, et qui tendent à rapprocher les lames en faisant osciller l'arc vertébral en arrière de son pivot. Cette disposition permet à la colonne vertébrale de supporter un poids notable tout en conservant de la mobilité entre ses éléments constitutifs. L'addition des mouvements partiels fournit un mouvement total dont l'amplitude est considérable.

La *colonne* présente des mouvements de *flexion* et d'*extension*, de *rotation* ou *torsion*, d'*inclinaison latérale* et des mouvements de *circumduction*, combinaison des précédents.

Dans la *flexion*, les corps vertébraux se rapprochent en avant et s'écartent en arrière. Les ménisques diminuent de hauteur en avant, et dessinent une saillie transversale; en arrière, leur hauteur augmente, ils paraissent étirés. Le grand surtout antérieur est plissé, le postérieur tendu.

L'inverse se produit dans l'*extension* et des phénomènes analogues dans l'inclinaison latérale.

Le noyau pulpeux du disque intervertébral est le centre autour duquel les mouvements peuvent s'effectuer dans toutes les directions. Les articulations des apophyses articulaires règlent le sens et l'étendue des mouvements dans chacune des régions de la colonne.

Au *cou*, tous les mouvements existent avec une grande étendue, surtout les mouvements d'inclinaison latérale et de torsion. L'extension a une amplitude plus grande que la flexion.

Au *dos*, la flexion et l'extension sont minimes, en raison de la faible hauteur des disques et de l'orientation des apophyses articulaires. La torsion, et surtout l'inclinaison latérale sont appréciables.

Aux *lombes*, les mouvements de flexion et d'extension sont considérables. En revanche, l'inclinaison latérale et la rotation sont entravées grâce à l'emboîtement des surfaces articulaires supérieures par les articulaires inférieures.

Les mouvements de la *sacro-vertébrale* sont analogues à ceux des articulations lombaires.

La mobilité de la *sacro-coccygienne* a un grand intérêt au point de vue de l'accouchement.

§ 2. UNION DE LA TÊTE AVEC LA COLONNE VERTÉBRALE

La tête est mobile sur l'atlas (articulation occipito-atloïdienne); l'atlas est mobile sur l'axis (articulation atlo-axoïdienne); enfin, l'occipital est solidement enchaîné à l'axis.

A. *Articulation occipito-atloïdienne* (art. *atlantooccipitalis BNA*).

Surfaces articulaires. — L'articulation occipito atloïdienne est le siège de mouvements de flexion et d'extension de la tête sur la colonne.

L'*occipital* porte deux *condyles*, saillant sur les côtés du trou occipital, en avant du diamètre transversal de cet orifice. Les condyles sont séparés en avant par un intervalle de 25 mm. environ. Chez les oiseaux, ils se confondent en un condyle unique. Leur forme est ellipsoïde à grand axe dirigé en avant et vers la ligne médiane; leur surface regarde en bas et en avant et latéralement.

Pour recevoir les condyles, l'*atlas* offre, sur ses masses latérales, deux *cavités glénoïdes* (*foveae articulares superiores B.NA*) inversement conformées et orientées.

Nous rappelons que chacune des glènes dérive de la fusion de deux surfaces répondant : l'antérieure, au point neural du corps de la 1re vertèbre cervicale ; la postérieure, à l'apophyse articulaire supérieure projetée par-dessus le canal de conjugaison et ayant perdu son pédicule postérieur. La complexité originelle de la glène s'accuse le plus souvent par la bilobation de la surface articulaire. Au niveau de l'étranglement, on trouve, du côté du canal rachidien, des rugosités et des saillies qui donnent attache au *ligament transverse atlo-atloïdien*.

Le cartilage d'encroûtement est moins épais sur l'occipital que sur l'atlas.

Moyens d'union. — L'occipital est uni à l'atlas : 1º par la *capsule* des deux articulations occipito-atloïdiennes ; 2º et 3º les *membranes occipito-atloïdiennes antérieure* et *postérieure* qui joignent les arcs au pourtour du trou occipital dans l'intervalle des condyles.

1º La capsule (*caps. artic. BNA*), fort lâche, s'insère à la limite des surfaces articulaires. Elle est faiblement renforcée en avant et sur les côtés, car la disposition des surfaces articulaires rend les déplacements latéraux impossibles, et la surextension est enrayée par le contact du bord postérieur des glènes atloïdiennes avec l'occipital, en arrière des surfaces condyliennes. Le contact, à ce niveau, est révélé par une dépression marquée sur l'occipital.

Mais il n'en est pas de même pour la flexion. Aussi la capsule présente-t-elle un renforcement postérieur, qu'on a décrit sous le nom de *ligament occipito - atloïdien latéral* et qui se continue avec la membrane occipito - atloïdienne postérieure (fig. 258).

La *synoviale*, lâche comme la capsule, envoie un prolongement du côté du canal rachidien, au niveau de l'étranglement de la glène atloïdienne.

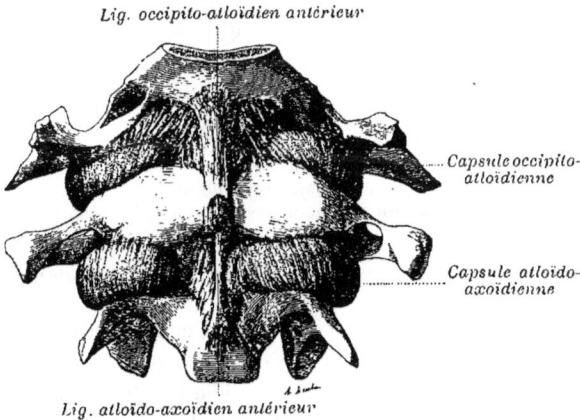

FIG. 257. — Ligaments occipito-atloïdiens et atloïdo-axoïdiens antérieurs.

2º La **membrane occipito-altoïdienne antérieure** (*membrana atlanto-occipitalis anterior BNA*) unit le bord libre de l'arc antérieur de l'atlas au bord du trou occipital, dans l'espace intercondylien. Elle est renforcée, sur la ligne médiane, par quelques fibres longitudinales appartenant au plan profond du grand surtout vertébral antérieur et par le cordon qui représente le plan superficiel de ce surtout, entre l'occipital et l'atlas (fig. 257).

3º La **membrane occipito-altoïdienne postérieure** (*membrana atlanto-occipitalis posterior BNA*), analogue, est plus mince que l'antérieure et dépourvue de renforcements (fig. 258).

Rapports. — *En avant*, les muscles *grand* et *petit droits antérieurs*; — *latéralement*, le muscle *petit droit latéral*; — *en arrière*, les muscles *petit et grand*

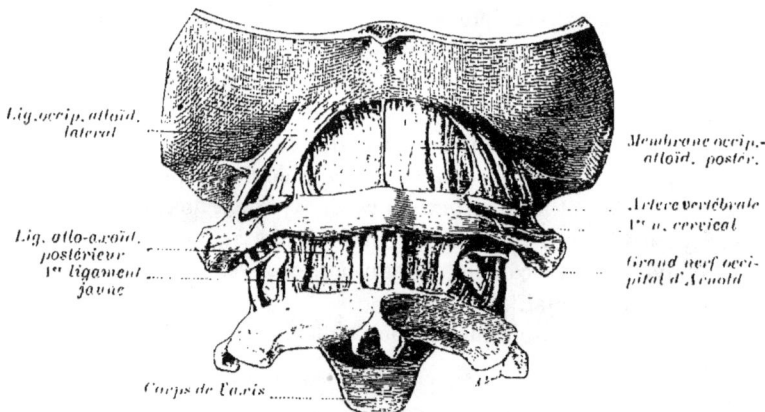

Fig. 258. — Ligaments occipito-atloïdiens et atloïdo-axoïdiens postérieurs.

droits postérieurs et, plus superficiellement et latéralement, le muscle *petit oblique*, l'artère *vertébrale* et le 1er *nerf cervical*.

La *face profonde* du ligament occipito-atloïdien antérieur est séparée par de la graisse d'avec le *ligament suspenseur* de la dent et la *capsule atlo-odontoïdienne*.

La face profonde du ligament postérieur confine à la *dure-mère* (fig. 259).

B. Articulation atlo-axoïdienne (*art. atlantoepistrophica BNA*).

Surfaces articulaires. — L'articulation atlo-axoïdienne est le siège de mouvements de rotation de la tête et de l'atlas sur la colonne. Pour ce faire, l'axis offre à l'atlas : 1º au milieu, un *pivot* qui centre les mouvements, 2º de part et d'autre du pivot, *deux surfaces d'appui et de roulement*.

1º Le *pivot* est constitué par l'*apophyse odontoïde* (*dens BNA*), point central du corps de la 1re vertèbre cervicale, soudé au centrum de la 2e cervicale. L'odontoïde a la forme d'un cylindre coiffé d'un cône. Elle frotte : en avant, sur la face postérieure de l'atlas (fig. 260), par une surface ovalaire (*fac. art. ant. B.N.A*), convexe transversalement ; en arrière, sur la face antérieure du ligament transverse atlo-atloïdien, par une facette ovalaire (*fac. art. post. B.N.A*) convexe transversalement, légèrement concave de haut en bas.

Le cartilage qui revêt les deux facettes odontoïdiennes est hyalin dans la profondeur, fibreux à la surface.

2° Les *surfaces d'appui*, dites *articulaires supérieures*, dérivent du point neural du corps de l'axis, fusionné avec l'articulaire supérieure vraie, déplacée en avant. La forme de chacune d'elles est celle d'un

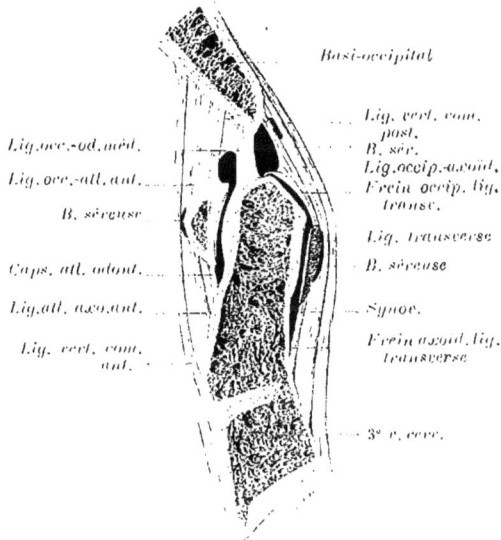

Basi-occipital

Lig.occ.-od.méd.
Lig. occ.-att. ant.
B. séreuse

Caps. att. odont.

Lig.att. axo.ant.

Lig. cert. com. ant.

Lig. cert. com. post.
B. sér.
Lig.occip.axoid.
Frein occip. lig. transv.

Lig. transverse
B. séreuse
Synov.
Frein axoid. lig. transverse

3° v. cerv.

Fig. 259. — Coupe sagittale des articulations de la tête avec la colonne vertébrale.

triangle à base courbe, dont le sommet touche le pied de l'odontoïde. Elles s'inclinent en bas et latéralement (fig. 261) ; aussi semblent-elles appartenir à la surface d'un cône dont l'axe se confondrait avec celui de l'odontoïde. Mais, en réalité, elles sont convexes d'avant en arrière, de sorte que, pour passer de leur bord antérieur à leur bord postérieur, en tournant autour de l'odontoïde, il faut s'élever jusqu'à un point culminant répondant au diamètre transversal de l'odontoïde, puis redescendre. C'est ce que font les surfaces articulaires de l'atlas et, par conséquent la tête, quand on la tourne à droite ou à gauche. La torsion entraîne donc un léger abaissement.

Les surfaces articulaires sont revêtues par une couche de cartilage dont l'épaisseur, plus considérable vers le centre, atteint 1 mm. 5 à 2 mm.

L'atlas reçoit l'odontoïde dans un *anneau ostéo-fibreux* et frotte sur l'axis par ses *apophyses articulaires inférieures*.

1° L'*anneau ostéo-fibreux*, plus large que la dent, est constitué en avant par l'arc antérieur de l'atlas ; en arrière, par la face antérieure d'un ligament atlo-atloïdien qui sépare nettement l'odontoïde du canal occupé par la moelle et le bulbe (fig. 260).

L'*arc antérieur de l'atlas* présente une facette arrondie (*fovea dentis BNA*), excavée dans tous les sens et surtout dans le sens transversal.

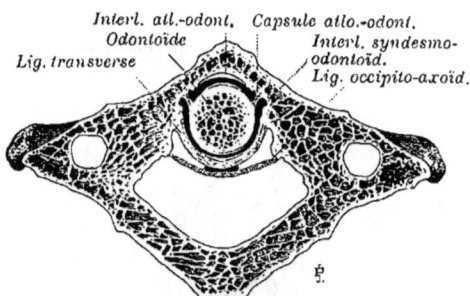

FIG. 260. — Coupe transversale des articulations atloïdo-odontoïdienne et syndesmo-odontoïdienne.

Le *ligament transverse atlo-atloïdien* (*lig. transversum atlantis BNA*) unit les tubercules des masses latérales qui saillent sur la face rachidienne, au-dessous des glènes. Arrondi au niveau de ses attaches (fig. 261), il s'aplatit près de la ligne médiane et frotte à ce niveau, par une surface fibro-cartilagineuse, sur la facette-gouttière de l'odontoïde.

Du bord supérieur du ligament transverse part un éventail fibreux qui monte s'attacher, en s'élargissant, sur la face endocrânienne de l'occipital (*frein occipital*), derrière le ligament suspenseur de la dent, devant le grand ligament vertébral commun postérieur (fig. 259 et 261).

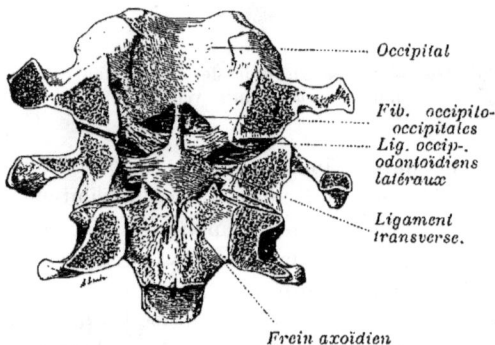

FIG. 261. — Ligament transverse, vue postérieure.

Du bord inférieur part aussi une lame fibreuse qui descend s'attacher à la face postérieure du corps de l'axis (*frein axoïdien*). — L'ensemble, formé par le ligament transverse et ses deux freins occipital et axoïdien, dessine une croix d'où le nom de ligament cruciforme qu'on donne quelquefois à cette formation (*lig. cruciatum atlantis BNA*).

Le ligament transverse n'offre pas seulement une surface articulaire à l'odontoïde. Il contribue à maintenir la dent dans ses rapports normaux, car celle-ci est généralement plus volumineuse au-dessus du ligament qu'à son niveau et ne peut être retirée sans effort de son anneau de réception.

2° Les *articulaires inférieures de l'atlas*, portées par les masses latérales, ont la même forme que les articulaires supérieures de l'axis et présentent une orientation inverse. Elles sont convexes dans le sens antéro-postérieur, ce qui leur permet de descendre sur le plan incliné axoïdien, soit en avant soit en arrière du point culminant.

Le cartilage d'encroûtement atteint son maximum d'épaisseur au centre.

Moyens d'union. — 1° *Articulation atlo-syndesmo-odontoï-dienne.* — *En avant*, les surfaces atlo-odontoïdiennes sont réunies par une capsule fibreuse lâche, qui se confond en haut avec le ligament suspenseur de la dent. La *synoviale* présente à ce niveau un diverticule (fig. 259).

En arrière, la capsule syndesmo-odontoïdienne offre l'aspect d'un vaste sac. La *synoviale* qui la tapisse se met latéralement en rapport avec les faces de l'odontoïde et arrive au contact immédiat de la capsule atlo-odontoïdienne (fig. 260). Rarement, elle communique avec la synoviale axo-odontoïdienne, mais assez fréquemment avec les articulations atlo-axoïdiennes.

2° *Articulations atlo-axoïdiennes latérales.* — Une capsule lâche unit les surfaces articulaires. Latéralement, elle dépasse les limites du cartilage et atteint la base des apophyses transverses.

En arrière et du côté médial, on lui décrit un renforcement (lig. latéral inférieur d'Arnold) qui appartient en réalité au système des fibres profondes du grand surtout ligamenteux postérieur.

La *synoviale* communique assez souvent avec la syndesmo-odontoïdienne.

3° *Ligaments atlo-axoïdiens antérieur et postérieur.* — Aux moyens d'union de l'atlas et de l'axis que nous venons de décrire, il convient d'ajouter deux plans fibreux, analogues aux membranes occipito-atloïdiennes antérieure et postérieure.

L'antérieur, compris entre l'arc antérieur de l'atlas et le corps de l'axis, est renforcé sur la ligne médiane par quelques fibres courtes, atlo-axoïdiennes, du grand ligament vertébral commun antérieur (fig. 257 et 259).

Le postérieur, étendu entre les arcs postérieurs des deux vertèbres, présente de chaque côté de la ligne médiane une bande élastique, jaunâtre, qui correspond au premier ligament jaune. Plus en dehors, il est perforé par le 2ᵉ nerf cervical ou grand nerf occipital d'Arnold (fig. 258).

Rapports. — *En avant* : les muscles *long du cou* et *grand droit antérieur* ; — *latéralement* : l'*intertransversaire* et l'*artère vertébrale* ; — *en arrière* : le *grand droit postérieur*, le *grand oblique* et, plus superficiellement, le *petit oblique*.

C. *Union de l'occipital et de l'axis.*

Sans avoir de contact articulaire, l'occipital et l'axis sont unis par de puissants liens fibreux, contenus dans le canal rachidien. Les uns vont au *corps* de l'axis (*occipito-axoïdiens*), les autres enchaînent l'occipital à l'apophyse *odontoïde* (*occipito-odontoïdiens*).

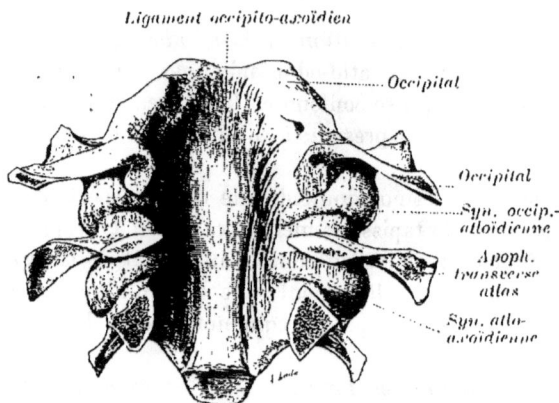

Fig. 262. — Ligament occipito-axoïdien.

Les arcs postérieurs ont été réséqués pour montrer la paroi antérieure du canal rachidien : les synoviales occipito-atloïdiennes et atloïdo-axoïdiennes ont été injectées.

1° **Ligament occipito - axoïdien.** — Ce large plan fibreux tapisse toute la paroi antérieure du canal rachidien, entre l'occipital et le bord inférieur du corps de l'axis (fig. 262). Il appartient en réalité à la couche profonde, de fibres courtes, du grand ligament vertébral commun postérieur.

Pour faciliter la description, on peut le considérer comme partant du corps de l'axis et rayonnant : au milieu, vers la gouttière basilaire ; sur les côtés, vers la face correspondante des condyles occipitaux et des masses latérales de l'atlas.

2° **Ligaments occipito-odontoïdiens.** — Ils comprennent : un faisceau médian, et deux faisceaux latéraux.

α. Le *ligament occipito-odontoïdien médian*, ou suspenseur de la dent (*lig. apicis dentis BNA*), unit le front de l'apophyse odontoïde au bord du trou occipital. Il siège en arrière des deux plans du grand ligament vertébral commun antérieur, et en avant du frein occipital du ligament transverse (fig. 259). Il est cylindrique, long de 10 à 12 mm., large de 2 à 5 mm.

En arrière de lui on trouve, 1 fois sur 10, un mince filament sans résistance, considéré comme un reliquat de la chorde dorsale.

β. Les *ligaments odontoïdiens latéraux* (*ligg. alaria BNA*) courts et puissants s'insèrent, d'une part, sur les facettes latérales du cône odontoïdien, d'autre part, à la face médiale des condyles occipitaux, sur une empreinte toujours nettement marquée. Leur direction est légèrement

obliquee en haut et latéralement, presque transversale (fig. 263).

Ils sont situés sur un plan antérieur au ligament transverse et à ses expansions cruciformes.

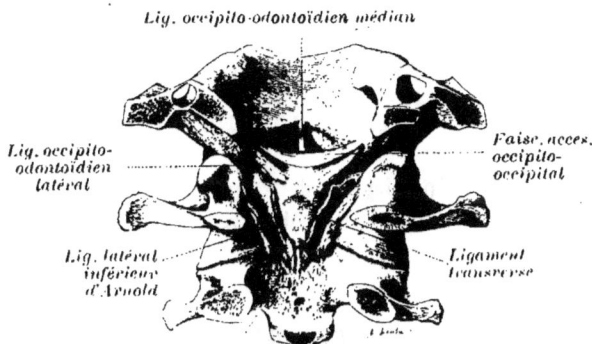

Fig. 263. — Ligaments occipito-odontoïdiens, vue postérieure.
Le ligament transverse a été réséqué en partie.

Mécanisme des articulations de la tête avec la colonne vertébrale. — Dans l'*occipito-atloïdienne*, ont lieu des mouvements de *flexion et d'extension*, beaucoup moins étendus qu'on pourrait le croire a priori. La flexion ne dépasse pas 20°, étant vite enrayée par les ligaments occipito-axoïdiens et occipito-odontoïdiens latéraux. L'extension atteint environ 30°. Les grands mouvements de la tête exigent donc le jeu de toutes les articulations cervicales.

En outre des mouvements de flexion et d'extension, qui se produisent autour d'un axe transversal, on peut observer des mouvements de *glissement latéral*, autour d'un axe sagittal.

L'*atlo-axoïdienne* est presque entièrement consacrée à la rotation. Dans ce mouvement, l'atlas, faisant corps avec la tête, tourne autour de l'apophyse odontoïde, comme axe. Nous avons vu, en étudiant les surfaces articulaires, que la rotation provoquait nécessairement un peu d'abaissement de la tête (fig. 264 et 265). Ce sont les ligaments odontoïdiens latéraux qui limitent les mouvements de rotation. Le droit limite la rotation de la tête à droite, le gauche, la rotation à gauche.

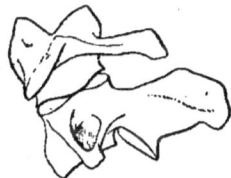

Fig. 264. — Vue latérale, le visage étant tourné directement en avant.

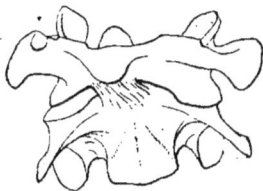

Fig. 265. — Vue antérieure, le visage étant tourné vers la droite.

La rotation produite dans l'atlo-axoïdienne ne dépasse pas 30° de chaque côté. Or, la tête est susceptible de décrire un arc de près de 180°. Pour cela, il faut donc qu'au jeu de l'articulation atlo-axoïdienne s'ajoute celui des autres articulations cervicales.

En résumé, les mouvements de flexion et d'extension de la tête, surtout le premier, se passent principalement dans la colonne cervicale; les mouvements d'inclinaison latérale, nuls dans l'articulation atlo-axoïdienne, minimes dans l'occipito-atloïdienne, sont presque exclusivement le fait de la colonne cervicale; la rotation se produit pour un tiers environ dans l'atlo-axoïdienne.

Équilibre de la tête sur la colonne vertébrale. — Les expériences des Weber, répétées par Humphry, ont montré que la tête est en équilibre sur les condyles et que les muscles de la nuque n'interviennent point pour la maintenir. Dans cette attitude d'équilibre, le regard est légèrement dévié en haut.

ARTICLE DEUXIÈME

ARTICULATIONS DU THORAX

Elles sont réparties en deux groupes : *groupe postérieur*, comprenant les articulations des côtes avec la colonne; *groupe antérieur* ou *sternal*.

§ 1. ARTICULATIONS DES COTES AVEC LA COLONNE VERTÉBRALE

(art. costovertebrales BNA)

Les côtes s'articulent : A. — *directement*, par leur *tête*, avec la partie latérale des corps des vertèbres dorsales, *articulations costo-vertébrales* proprement dites; B. — *directement*, par leur *tubérosité*, avec le sommet des apophyses transverses, *articulations costo-transversaires*; C. — *à distance*, par leur *col*, avec les apophyses transverses, les lames et les pédicules.

A. Articulations costo-vertébrales.

(art. capitulorum BNA)

Ce sont des diarthro-amphiarthroses.

Surfaces articulaires. — D'une façon générale, la *tête* (*capitulum BNA*) de chaque *côte* présente deux facettes articulaires superposées et séparées par une crête mousse (*crista capituli BNA*). Elles regardent l'une et l'autre la colonne; en outre, la supérieure est orientée vers le haut, l'inférieure vers le bas.

Le coin costal est reçu dans une cavité anguleuse formée aux dépens des **deux corps vertébraux** adjacents (*foveae costales, superior et inferior BNA*) et du **disque intermédiaire**, et située immédiatement au-devant du trou de conjugaison. Les facettes costales répondent aux facettes vertébrales. Les unes et les autres sont revêtues de cartilage hyalin dans la profondeur, de fibro-cartilage à la surface.

Moyens d'union. — Un *ligament interosseux*, fibro-cartilagineux, unit la crête mousse de la côte au disque intervertébral (*lig. capituli costae interarticulare BNA*) et sépare l'une de l'autre les articulations de la côte avec les deux vertèbres adjacentes (fig. 268). Le fibro-cartilage épais en avant, mince en arrière, est parfois perforé, ce qui permet alors de ne décrire qu'une cavité articulaire.

Un *manchon fibreux* (*caps. art. B.NA*) unit le pourtour du coin costal, à la périphérie de l'encoche vertébrale.

Il est renforcé en avant par le *ligament rayonné* (*lig. capituli costae radiatum B.NA*) composé de trois faisceaux : un *ascendant*, unissant la côte à la vertèbre sus-ja-
cente ; un
moyen, trans-
versalement
dirigé de la
côte vers le
disque inter-
vertébral ; un
descendant,
allant de la
côte à la ver-
tèbre sous -
jacente (fig.
266).

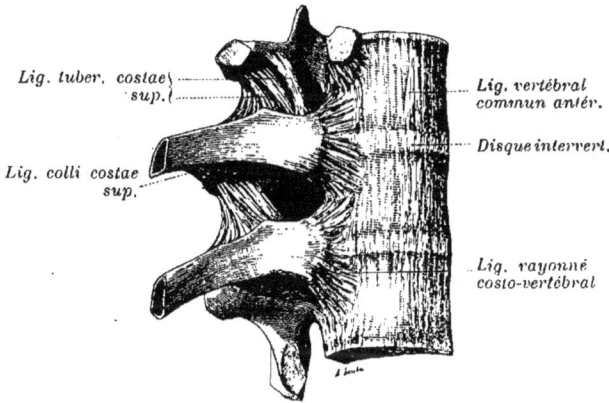

La *syno-*
viale est généralement double, parfois unique, lorsque le ligament interosseux manque en partie.

Fig. 266. — Articulations des corps vertébraux et articulations costo-vertébrales, vue antéro-latérale.

Lig. tuber. costae sup.

Lig. colli costae sup.

Lig. vertébral commun antér.

Disque intervert.

Lig. rayonné costo-vertébral

Caractères propres à quelques articulations vertébrales. — Les têtes des 1re, 11e et 12e côtes ne portent qu'une facette et s'articulent avec un seul corps vertébral.

B. Articulations costo-transversaires.

(art. costotransversaria BNA)

La tubérosité des côtes est unie à l'apophyse transverse de la vertèbre correspondante par une arthrodie.

Surfaces articulaires. — La facette *costale* (*facies artic. tuberculi costae BNA*), circulaire, légèrement convexe, regarde presque directe-ment en arrière sur les 5 premières côtes ; sur les inférieures elle regarde en arrière et en bas, se rapprochant d'autant plus du bord inférieur de la côte qu'il s'agit d'une pièce thoracique plus bas située.

Les facettes *transversaires* (*foveae costales transversales BNA*) répondent à l'extrémité des apophyses ; elles sont inversement conformées et orientées. Ces surfaces articulaires ont un mince revêtement fibro-carti-lagineux.

Moyens d'union. — Une *capsule fibreuse* (*caps. art. BNA*) unit les surfaces articulaires. Elle présente trois renforcements ligamenteux.

1° Le *ligament transverso-costal postérieur* (*lig. tuberculi costae BNA*),
vraiment puissant, va de
la partie postérieure du
sommet de l'apophyse à la
partie supérieure et latérale de la tubérosité costale (fig. 267). Sa direction
varie suivant le niveau :
transversale pour les premières côtes, elle est oblique en haut et latérale-
ment pour les inférieures.

2° A sa partie *supérieure*,
la capsule porte un second
épaississement qui se confond plus ou moins avec le
muscle surcostal corres-
pondant.

3° Enfin un *ligament
transverso - costal infé-
rieur* monte obliquement
du bord inférieur de la

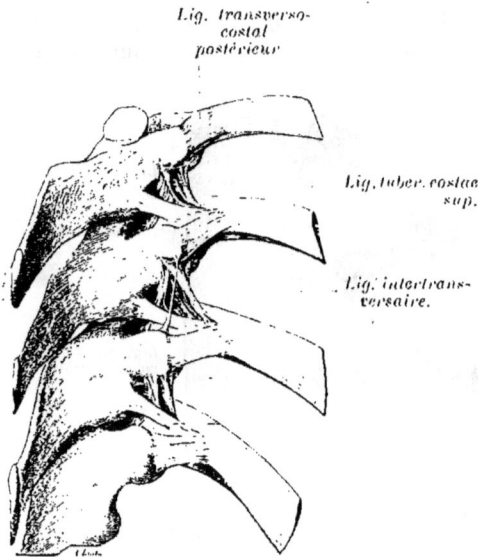

Lig. transverso-
costal
postérieur

Lig. tuber. costae
sup.

Lig. intertrans-
versaire.

Fig. 267. — Articulations costo-transversaires,
vue postérieure.

transverse, au bord inférieur de la côte.

Les deux et quelquefois les trois dernières côtes ne présentent pas
d'articulation costo-transversaire (côtes flottantes).

C. Ligaments unissant le col des côtes à la colonne vertébrale.

Le col des côtes s'unit :

1° A l'apophyse transverse correspondante ;

2° A l'apophyse transverse sus-jacente ;

3° A la lame vertébrale sus-jacente ;

4° Au disque intervertébral correspondant.

1° *Ligament unissant le col à la transverse correspondante*. —
Nous employons cette périphrase pour éviter toute confusion. Il s'agit
de courts faisceaux allant de la face antérieure de la transverse au col,
dans l'intervalle compris entre l'articulation de la tête et celle de la
tubérosité (fig. 268). Le ligament est dit *cervico-transversaire interosseux* ou *transverso-costal antérieur* par quelques auteurs. C'est le
lig. colli costae sup. de Henle.

2° *Ligament unissant le col à la transverse sus-jacente*. — Même

remarque que pour le ligament précédent, à propos de la termi-
nologie. Ce ligament losangique va obliquement en bas et latéralement, du bord inférieur et de la face postérieure d'une apophyse
transverse au bord supérieur du col sous-jacent. De là, les noms
de *transverso-costal supérieur* ou de *cervico-transversaire intercostal*. C'est le *lig. tuber. costae sup.* de Henle (fig. 266 et 268).

Il est épais et
presque toujours
dédoublé en deux
plans. Médialement
il présente un bord
libre. Face à lui,
le nerf rachidien
émerge du trou de
conjugaison et se
divise en branche
antérieure ou inter-
costale (qui passe
au-devant du liga-
ment), et en branche
postérieure (qui
passe derrière le li-
gament et que nous
allons retrouver
dans un instant).
Latéralement, le li-
gament est en con-

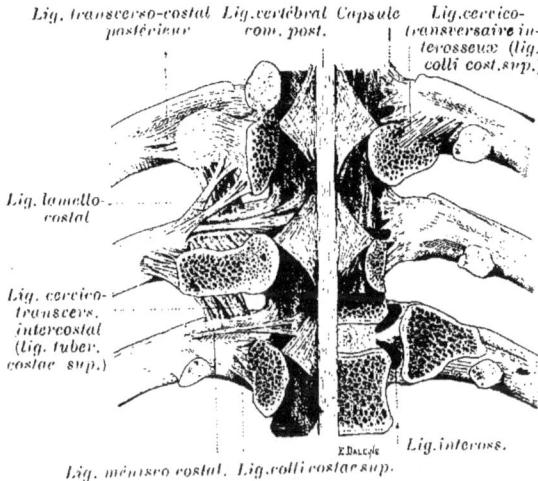

Fig. 268. — Articulations des côtes avec la colonne
vertébrale, vue postérieure.

La paroi postérieure du canal rachidien a été réséquée et des coupes
ont été pratiquées à différents niveaux pour bien montrer les ligaments
de ces articulations.

tinuité avec une aponévrose qui se perd entre les muscles intercostaux
interne et externe. (Trolard.)

3° **Ligament lamello-costal** (*lig. costotransversarium BNA*). — Peu
puissant, comparable à un Y dont les deux branches se fixent à la
lame et le pied, latéralement sur le col de la côte (fig. 268), il oblige
pour ainsi dire la branche postérieure du nerf rachidien à se trifurquer
à son contact et à s'engager entre ses trois éléments. L'un des rameaux
nerveux apparaît entre le ligament et la transverse sus-jacente ; le
second, entre le ligament et la transverse sous-jacente ; le troisième,
entre les deux branches fixées à la lame.

4° **Ligament ménisco-costal**. — Il part de la face postérieure du col
et se dirige transversalement vers la ligne médiane, pénètre par le trou
de conjugaison dans le canal rachidien et se fixe sur la face postérieure
du ménisque intervertébral (fig. 268). Il se continue parfois avec celui du
côté opposé, au-devant du grand ligament vertébral commun postérieur.

Physiologie des articulations des côtes avec la colonne vertébrale.

Chaque côte est fixée à la colonne, au niveau de sa tête, par une véritable charnière. L'axe des mouvements répond au ligament interosseux. La côte isolée jouit de mouvements étendus d'élévation et d'abaissement, lesquels entraînent un glissement de bas en haut dans l'articulation transverso-tubérositaire, quand la côte s'élève et inversement.

Sur le thorax entier, les mouvements des côtes sont assez vite limités. Nous rappelons que l'élévation des côtes répond à l'inspiration car, dans ce mouvement, tous les diamètres de la poitrine augmentent. Quand la côte s'élève, sa tête glisse légèrement en avant et tend à sortir de l'encoche vertébrale.

La 1re et la 2e côte sont moins mobiles que les suivantes; la 11e et la 12e, dites flottantes, sont les plus mobiles.

§ 2. ARTICULATIONS ANTERIEURES DU THORAX

Les articulations antérieures du thorax comprennent celles : A. — des pièces *sternales* entre elles; B. — du *sternum* avec les *cartilages costaux*; C. — des *cartilages costaux* entre eux.

A. Articulations sternales.

Le sternum de l'adulte est composé de trois pièces généralement articulées : la poignée ou manubrium, le corps, l'appendice xiphoïde.

1. *Articulation de la poignée et du corps.*

Les surfaces articulaires, planes, ovalaires, à grand axe transversal, revêtues de cartilage hyalin, sont unies par un fibro-cartilage qui se continue latéralement avec le ligament interosseux de la deuxième articulation chondro-sternale (fig. 269). Quand cette disposition persiste, on a une *amphiarthrose*. Mais il est assez fréquent de voir une fente se creuser dans le fibro-cartilage, et l'articulation devenir avec l'âge une *diarthro-amphiarthrose.*

Le périoste qui va d'une pièce du sternum à l'autre tient lieu de manchon fibreux à l'articulation.

Mouvements. — L'angle obtus à sommet antérieur, formé par les deux premières faces du sternum, peut s'ouvrir ou se fermer légèrement.

2. *Articulation du corps et de l'appendice xiphoïde.*

L'appendice xiphoïde, primitivement cartilagineux, s'ossifie assez tard. Chez l'adulte une mince lame cartilagineuse subsiste entre les deux pièces et crée une synchondrose.

B. Articulations chondro-sternales *(art. sternocostales BNA).*

Chaque côte osseuse se prolonge en avant par un cartilage costal. Celui-ci s'insère dans une fosse demi-ovoïde présentée par l'extrémité de la côte; la continuité du périoste et du périchondre rend l'union encore plus intime (*articulation chondro-costale*).

Surfaces articulaires. — Les *cartilages costaux* des 7 premières côtes s'articulent avec le sternum, comme les têtes costales avec les corps vertébraux.

D'une façon générale, chaque cartilage est taillé en *coin*, avec deux facettes superposées, orientées médialement, l'une en haut, l'autre en bas, et séparées par une crête mousse (fig. 269).

Les coins costaux sont reçus dans des *échancrures sternales* inversement conformées : la première répond à la poignée du sternum; la deuxième à l'union

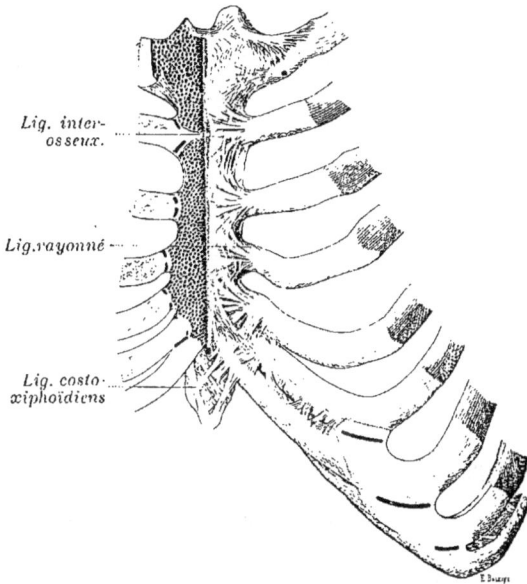

Lig. inter-osseux.

Lig. rayonné

Lig. costo-xiphoïdiens

Fig. 269. — Articulations antérieures du thorax.

de la poignée et du corps; les trois dernières sont rapprochées au point de devenir contiguës.

Un *ligament interosseux* complet ou incomplet (*lig. sternocostale interarticulare BNA*), unit l'arête des coins costaux au fond de l'échancrure sternale et sépare deux chambres articulaires. Les surfaces opposées sont recouvertes d'une mince couche de fibro-cartilage.

Moyens d'union. — Indépendamment du *ligament interosseux*, il existe une *capsule* (*caps. art. BNA*), formée par la continuité du périchondre costal et du périoste sternal. Cette capsule est renforcée en arrière, et surtout en avant, par un *ligament rayonné* (*lig. sternocostale radiatum BNA*), irradiant de la côte vers le sternum, en haut, transversalement et en bas.

Caractères propres à quelques articulations chondro-sternales. — La 1re articulation chondro-sternale est une synchondrose; les 5e, 6e et 7e n'offrent pas la forme anguleuse que l'on rencontre sur les articulations supérieures et leurs cavités articulaires disparaissent fréquemment. A la 7e, appartiennent quelques trousseaux fibreux qui vont de l'extrémité sternale du cartilage à la face antérieure de la xiphoïde et qu'on décrit comme *ligaments costo-xiphoïdiens*.

Mouvements. — Analogues à ceux des costo-vertébrales, mais moins étendus.

C. Articulations des cartilages costaux entre eux.

(art. interchondrales B.N.A)

Les cartilages des 7 premières côtes s'articulent avec le sternum.

Les deux dernières côtes restent flottantes, à distance du sternum.

Les 8e, 9e et 10 cartilages costaux se portent en haut et vers la ligne médiane; ils rejoignent par leur extrémité effilée le cartilage sus-jacent, et forment le rebord cartilagineux du thorax. En même temps qu'ils s'unissent ainsi par leurs extrémités au moyen d'un tissu fibreux, les cartilages s'articulent entre eux par leurs bords adjacents, et même le 7e cartilage costal en fait autant avec le 6e (fig. 269). Souvent l'articulation entre le 9e et le 10e manque.

Le périchondre passant d'un cartilage à l'autre forme une capsule à ces *articulations chondro-chondrales*.

Mouvements. — Glissements, au cours de l'inspiration et de l'expiration.

Mouvements d'ensemble du thorax. — La cage thoracique formée d'arcs ostéo-cartilagineux élastiques, unis en avant et en arrière avec deux colonnes osseuses, souples aussi, présente, entre ces différentes pièces, des mouvements dont le résultat principal est d'augmenter ou de diminuer la capacité thoracique. Ces mouvements, en rapport avec la respiration, s'effectuent d'ordinaire d'une façon rythmique et sans l'intervention de la volonté. La dilatation de la cage thoracique correspond à l'inspiration, le resserrement à l'expiration.

La colonne vertébrale fournit un point d'appui aux côtes, en arrière. Dans le plan sagittal, celles-ci formant avec la colonne un angle aigu à ouverture inférieure, leur extrémité antérieure est projetée en avant quand elles s'élèvent, et le diamètre de la poitrine augmenté dans le sens antéro-postérieur. En outre, les côtes tendant à devenir perpendiculaires à la colonne, l'espace qui les sépare s'accroît et, par suite, la poitrine est dilatée de haut en bas. Enfin, les côtes forment aussi un angle avec la colonne dans le plan frontal. Quand elles s'élèvent, elles s'écartent donc de la colonne, d'où accroissement du diamètre transversal du thorax.

Au cours du mouvement d'élévation des côtes, la courbure de l'arc qu'elles dessinent tend à se redresser. Ce phénomène est surtout manifeste au niveau des articulations chondro-costales.

L'inverse s'observe dans l'expiration qui correspond à l'abaissement des côtes.

CHAPITRE QUATRIÈME

ARTICULATIONS DE LA TÊTE

Les articulations des os du crâne et de la face sont étudiées en ostéologie. Au niveau des sutures *harmoniques*, *dentelées* ou *écailleuses*, les os restent séparés par une mince couche fibreuse.

Comme articulation proprement dite, il n'y a à envisager que la temporo-maxillaire.

Articulation temporo-maxillaire (*art. mandibularis B.NA*).

Anatomiquement, c'est une diarthrose avec ménisque entre les *condyles du maxillaire inférieur* et du *temporal*. Physiologiquement, il faut y voir deux articulations juxtaposées, l'une ménisco-temporale, l'autre maxillo-méniscale.

Surfaces articulaires. — 1° *Temporal*. — La partie de la *cavité glénoïde* située au-devant de la scissure de Glaser et la *racine transverse de l'apophyse zygomatique* s'articulent avec le ménisque.

La *glène articulaire (fossa mandibularis B.NA*) a son grand axe oblique en arrière et médialement. Elle est séparée de la scissure de Glaser par la saillie du *tubercule préauriculaire* (heurtoir de Farabeuf). Elle se continue en avant, sans démarcation, avec la racine transverse de l'apophyse zygomatique ou *condyle temporal (tuberculum articulare B.NA*).

Ce dernier, orienté comme la glène, offre en bas et en arrière une surface fortement convexe, légèrement concave suivant son grand axe, et se continuant sans interruption avec le plan sous-temporal en avant. Médialement, le condyle est borné par l'épine du sphénoïde; latéralement, par le tubercule zygomatique.

Le condyle seul possède un revêtement fibro-cartilagineux, le fond de la glène en est dépourvu.

2° *Maxillaire inférieur*. — Le *condyle maxillaire (capitulum [proc. condyl.] mandibulae B.NA*), éminence ellipsoïde portée par un col (*collum p. c. m. B.NA*), surmonte le bord postérieur de la branche montante.

Son grand axe est orienté comme ceux de la glène et du condyle temporal; il est légèrement convexe suivant ce grand axe. Coupé suivant la direction du petit axe, il dessine un angle émoussé. Le versant postérieur se continue avec le bord postérieur du maxillaire; le versant

antérieur, seul recouvert de fibro-cartilage, saille légèrement au-dessus
de la fossette du muscle ptérygoïdien externe. L'extrémité latérale
dépasse à peine le plan de la branche montante; l'extrémité médiale
proémine au contraire et porte à faux.

3° **Ménisque** (*discus articularis B.NA*). — Ce fibro-cartilage est de forme
ellipsoïdale.

Dans l'attitude de ce repos, il coiffe le condyle maxillaire, ou, plus
exactement, re-
pose sur son ver-
sant antérieur, fi-
bro-cartilagineux
(fig. 270).

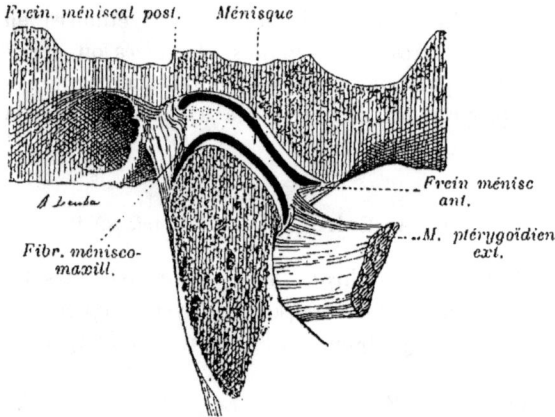

Un manchon
fibreux unit le
pourtour du mé-
nisque au maxil-
laire, de façon à
permettre à l'un
d'osciller sur l'au-
tre autour d'un
axe transversal.

Fig. 270. — Coupe sagittale de l'articulation temporo-
maxillaire, la bouche étant fermée.

Par son autre
face, le ménisque
se met en rapport
avec la glène et le condyle temporal. Nettement creusé d'avant en
arrière, il est légèrement convexe transversalement. Somme toute, il
est biconcave, avec un bord antérieur relativement mince et un bord
postérieur très épais. C'est ce bord qui est logé au fond de la glène
dans l'attitude de repos.

Le fibro-cartilage est uni au pourtour des surfaces temporales par des
liens qui lui permettent d'osciller sur elles, dans le sens antéro-postérieur autour d'un axe passant par le tubercule zygomatique.

Moyens d'union. — Une *capsule fibreuse* (*caps. articularis B.NA*)
ferme l'articulation temporo-méniscale; une seconde isole l'articulation
maxillo-méniscale. En fait, la capsule s'étend du temporal au maxillaire par ses fibres superficielles et s'interrompt au niveau du ménisque
sur lequel elle jette ses fibres profondes.

Du côté *temporal*, la ligne d'insertion longe la scissure de Glaser,
atteint l'épine du sphénoïde, suit le bord antérieur du condyle temporal,
et parvient au tubercule zygomatique.

Du côté *maxillaire*, la capsule s'attache en avant à la limite du cartilage; en arrière, elle descend à 3 mm. environ au-dessous du point culminant du condyle. Le fond de la glène et le versant postérieur du condyle maxillaire sont donc intra-articulaires quoique non revêtus de cartilage.

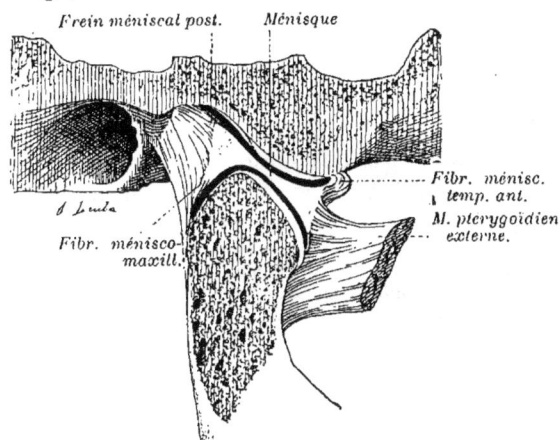

FIG. 271. — Coupe sagittale de l'articulation.
La coupe a été faite sur une tête dont la bouche avait été préalablement ouverte et fixée dans cette position.

Dans l'articulation ménisco-temporale, la partie postérieure de la capsule ou *frein crânien postérieur* du ménisque, très épaisse, très forte, élastique, est assez longue pour permettre au fibro-cartilage de glisser en avant sous le condyle temporal. La partie antérieure ou *frein crânien antérieur* est mince (fig. 270).

Sur les côtés, la capsule est renforcée. Le *ligament latéral* (latéral externe des auteurs français), puissant, naît du bord inférieur du tubercule et de

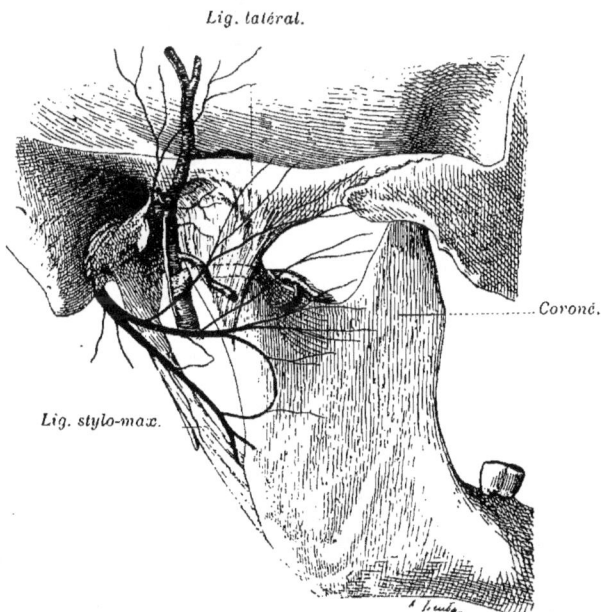

FIG. 272. — Articulation temporo-maxillaire, vue latérale.

l'apophyse zygomatiques. Ses fibres se dirigent en bas et en arrière,

21.

vers la partie latérale du col maxillaire, d'autant plus longues et plus obliques que leur origine est plus antérieure (fig. 272).

Le *ligament médial* (latéral interne des auteurs français), moins résistant que le précédent, va de l'épine du sphénoïde à la partie médiale du col maxillaire.

Synoviales. — Au nombre de deux, la supérieure est plus lâche et plus étendue que l'inférieure. Il est rare qu'elles communiquent entre elles, car la perforation du ménisque est exceptionnelle.

Ligaments accessoires extrinsèques. — On décrit sous ce nom 3 organes de signification très différente, susceptibles d'intervenir accessoirement dans le jeu de la temporo-maxillaire.

1° Le *ligament sphéno-maxillaire* (*lig. sphenomandibulare* B.NA), lame aponévrotique, irradie de l'épine du sphénoïde vers l'épine de Spix et le pourtour de

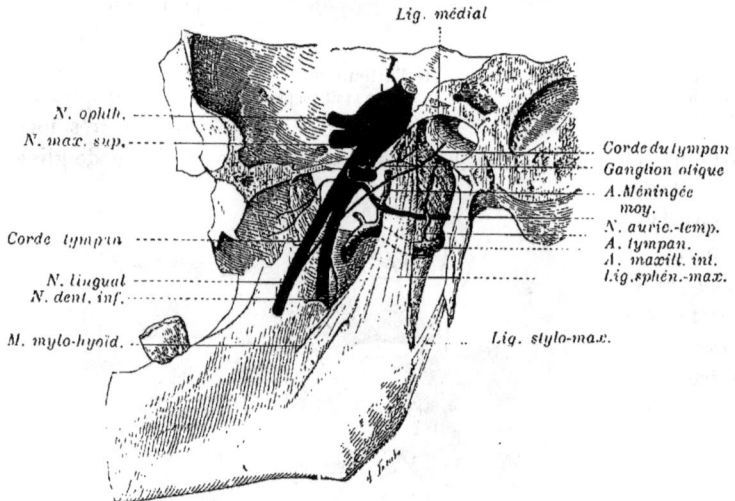

Fig. 273. — Articulation temporo-maxillaire, vue médiale.

l'orifice supérieur du canal dentaire (fig. 273). Ses limites antérieure et postérieure sont artificielles; il a la valeur d'une aponévrose interptérygoïdienne.

2° Le *ligament stylo-maxillaire* (*lig. mandibulare* B.VA), étendu de l'apophyse styloïde à l'angle de la mâchoire (fig. 272), représente les fibres d'insertion faciale du muscle stylo-glosse.

3° Le *ligament ptérygo-maxillaire*, étendu du crochet de l'aile médiale de l'apophyse ptérygoïde à l'extrémité postérieure de la ligne mylo-hyoïdienne, est une intersection aponévrotique entre le constricteur supérieur du pharynx et le buccinateur.

Ces pseudo-ligaments sont intéressants par leurs rapports. Le ligament sphéno-maxillaire en particulier limite, avec le maxillaire, l'espace où cheminent : transversalement, le nerf auriculo-temporal, l'artère maxillaire interne et le plexus ptérygoïdien; longitudinalement, le nerf dentaire inférieur et le nerf lingual.

Le ligament stylo-maxillaire sépare la loge parotidienne de la loge sous-maxillaire.

Rapports de l'articulation. — *En arrière*, la *paroi auditive externe*, la *parotide*, les *artères temporale superficielle* et *maxillaire interne*, les *nerfs auriculo-temporal* et *facial*; *en avant*, le *ptérygoïdien externe* qui s'insère en partie sur le ménisque et la capsule, les *vaisseaux et nerfs massétérins*; — *latéralement*, la peau; — *médialement*, le *nerf maxillaire inférieur* et ses branches.

Vaisseaux et nerfs. — *Les artères temporale superficielle, maxillaire interne, faciale, auriculaire postérieure* et *pharyngienne ascendante*, émettent des branches articulaires.

Le *nerf maxillaire inférieur* fournit la sensibilité par ses branches massétérine, auriculo-temporale et temporale profonde postérieure.

Mouvements. — La mâchoire inférieure peut *s'abaisser et s'élever*, se *porter en avant ou en arrière*, effectuer des mouvements de *latéralité*. Aucun de ces mouvements n'est simple, mais résulte de la combinaison de mouvements qui se passent *simultanément* dans l'articulation ménisco-temporale et dans l'articulation maxillo-méniscale.

L'*articulation ménisco-temporale* est une condylienne. Le ménisque se meut sur le condyle temporal, autour d'un axe transversal passant par le centre de courbure de ce condyle. Quand le mouvement se produit d'arrière en avant, le ménisque s'abaisse et sa face postéro-inférieure regarde directement en bas. La projection du ménisque est arrêtée par la tension du frein crânien postérieur (fig. 271).

L'*articulation maxillo-méniscale* est une condylienne. Le condyle maxillaire tourne sur le ménisque autour d'un axe passant par son centre de courbure, mouvement qui détermine l'ouverture ou la fermeture de la bouche. L'ouverture est limitée par la tension du frein maxillaire antérieur du ménisque (fig. 271).

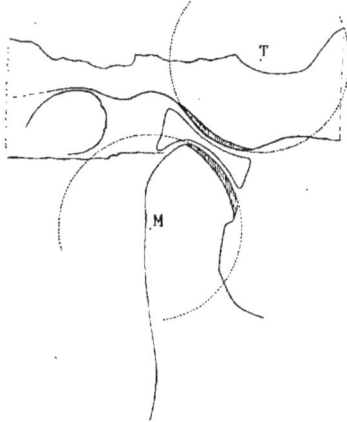

FIG. 274. — Schéma des deux articulations ménisco-condyliennes de l'articulation temporo-maxillaire.

Dans la pratique, la bouche ne peut s'ouvrir sans que le condyle maxillaire s'abaisse et se porte en avant, comme l'ont démontré Henke et plus récemment Luce (1889); autrement dit, les deux articulations jouent simultanément.

Les mouvements de *propulsion, de rétropulsion* simple ont lieu dans l'articulation ménisco-temporale, mais retentissent fatalement sur la ménisco-maxillaire.

Dans les mouvements de latéralité ou *diduction*, une des temporo-maxillaires sert de pivot, tandis que l'autre subit un mouvement de propulsion ou de rétropulsion.

L'existence des trois ordres de mouvement qu'on observe dans la mâchoire humaine, *ouverture et fermeture, propulsion et rétropulsion, diduction*, est liée à notre mode d'alimentation qui résume celui des carnassiers, des rongeurs et des ruminants.

Muscles moteurs. — *Élévateurs* : temporal, masséter, ptérygoïdien interne; *abaisseurs* : muscles sus-hyoïdiens; *propulseurs* : ptérygoïdien externe, accessoirement l'interne et le masséter; *rétracteurs* : temporal; *diducteurs* : ptérygoïdien interne.

21.

MYOLOGIE[1]

La myologie est l'étude du *système musculaire*. Celui-ci est formé par un grand nombre d'organes contractiles, *les muscles*, constitués eux-mêmes par l'assemblage des cellules musculaires.

CHAPITRE PREMIER

ANATOMIE GÉNÉRALE DU SYSTÈME MUSCULAIRE

Chez les métazoaires inférieurs, comme les spongiaires et les cœlentérés, par exemple, les cellules ectodermiques ou entodermiques fonctionnent non seulement comme éléments épithéliaux, mais comme éléments musculaires et produisent à cet effet des fibrilles contractiles dans leur segment basal. Chez les vertébrés supérieurs, les cellules musculaires constituent des productions indépendantes dont l'origine embryologique est d'ailleurs variable.

Les cellules musculaires se présentent sous deux aspects différents. Les unes, uninucléées, ont un protoplasma d'aspect uniforme au moins à un examen superficiel. Les autres, multinucléées, ont un protoplasma présentant une striation longitudinale et transversale évidente. Les premiers constituent les *fibres lisses*; les deuxièmes, les *fibres striées*.

Les fibres lisses, répandues dans toute l'étendue de l'organisme, sont annexées d'une façon générale aux appareils qui président à la nutrition, tandis que les fibres striées constituent les muscles moteurs du squelette. En outre, les premières ne sont pas soumises à l'influence de la volonté, alors que les fibres striées sont habituellement sous sa dépendance. De là, les dénominations de fibres de la vie animale, fibres à contraction volontaire, appliquées aux fibres striées, fibres de la vie végétative, fibres à contraction involontaire, appliquées aux fibres lisses. Les cellules du myocarde constituent une espèce intermédiaire au point de vue morphologique et fonctionnel entre les fibres lisses et les fibres striées.

1. Un grand nombre des figures illustrant ce chapitre sont dues au talent de M. le Dr Paul Richer. Dans le *Traité d'anatomie humaine*, le chapitre « Développement du système musculaire » a été rédigé par M. le Pr Prenant, et le chapitre « Histologie du système musculaire » par M. le Pr Nicolas.

§ 1. MUSCLES A FIBRES LISSES

Les muscles à fibres lisses sont essentiellement constitués par des fibres musculaires lisses, dont l'ordination est très variable.

Ces fibres musculaires dérivent *embryologiquement* des éléments de mésenchyme qui acquièrent sur place les caractères de la cellule musculaire.

Au point de vue histologique, les fibres lisses se présentent sous forme de fuseaux cylindroïdes ou légèrement aplatis, dont la longueur moyenne varie de 100 à 200 μ (Kölliker). Le noyau, presque toujours unique, affecte la forme d'un bâtonnet, occupant le milieu de la cellule. Le protoplasma, étudié avec les réactifs appropriés, se montre formé de fibrilles contractiles homogènes dans leur longueur, plongeant dans du protoplasma non différencié, le *sarcoplasme*.

Les fibres lisses sont tantôt éparpillées dans l'épaisseur des couches conjonctives, tantôt groupées en faisceaux, ou en lames. Elles sont alors unies par un ciment particulier.

Elles sont *innervées* par des fibres amyéliniques qui se terminent, au niveau de la partie moyenne de la cellule, par un petit renflement en forme de bouton.

Les fibres lisses sont disséminées dans tout l'organisme et forment une portion très importante de la paroi des vaissaux et des différents viscères creux. Leur disposition est surtout du ressort de l'histologie. Elle sera indiquée au demeurant lorsque nous étudierons les organes à la constitution desquels elles prennent part.

FIG. 275. — Cellule musculaire lisse de l'intestin du lapin, isolée après macération dans l'acide azotique (procédé de Kœlliker). (D'après Renaut, *Traité d'histologie vratique*, 1893.)

§ 2. MUSCLES A FIBRES STRIÉES

Abstraction faite du myocarde auquel son origine et sa structure donnent une place à part, les muscles à fibres striées constituent un système homogène dont les éléments constituants forment les appareils moteurs du squelette. Ces muscles à fibres striées, muscles de la vie de relation, muscles à contraction volontaire, sont encore parfois désignés sous le nom de *musculature somatique*, par opposition à la *musculature splanchnique* que constituent les muscles lisses.

Dans ces considérations générales sur les muscles à fibres striées, nous envisagerons successivement : 1º leur origine ; 2º leur structure ; 3º leurs caractères macroscopiques ; et nous terminerons par l'étude des formations fibro-séreuses qui leur sont annexées.

1. Développement.

— La musculature somatique a exclusivement pour origine les cellules de la partie dorsale, segmentée du mésoderme, du somite en un mot, qui devient ainsi un myotome.

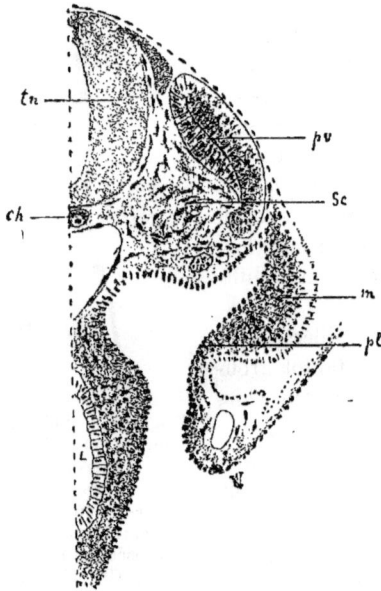

Fig. 276. — Coupe transversale d'un embryon humain (d'après Kollmann).

sc, sclérotome. — tn, moelle. — ch, corde dorsale. — pv, protovertèbre ou épimère. — pm, plaque moyenne ou mésomère. — pl, plaque latérale. — w, ébauche du canal de Wolff. — i, cavité intestinale. — m, crête de Wolff (ébauche des membres).

Chez l'homme, comme chez tous les vertébrés, le myotome se présente sous forme de masses épithéliales de forme générale cubique, symétriquement placées des deux côtés de la corde dorsale et du tube médullaire ; les myotomes sont légèrement aplatis, et on leur distingue une paroi externe cutanée et une paroi interne musculaire ; c'est en effet exclusivement aux dépens de cette dernière que se développent les fibres striées. La différenciation de celles-ci est d'ailleurs un phénomène assez tardif ; elle ne s'effectue que lorsque chaque myotome a donné naissance à un essaim de cellules mésenchymatiques, éléments constituants des sclérotomes. A partir de cet instant, on voit la paroi interne du myotome s'épaissir considérablement ; les cellules s'allongent dans le sens transversal et se disposent en feuillets empilés les uns sur les autres. Ces feuillets myogènes sont bientôt séparés les uns des autres par des prolongements conjonctifs du sclérotome ; chacun d'eux se découpe alors par une complication organogénique propre aux vertébrés supérieurs en plusieurs cellules cylindriques rondes sur la coupe transversale et allongées dans le sens sagittal. Chacune de ces cellules différencie à sa surface une zone de fibrilles musculaires.

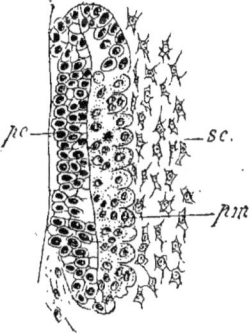

La paroi cutanée, du myotome ne donne naissance à aucun élément musculaire; elle prend part à la formation du derme cutané.

Lorsque le processus de différenciation est terminé, le système musculaire se présente sous un état de simplicité remarquable; il est en effet formé par une série de petits blocs de fibres sagittales, séparés par des septa conjonctifs; chacun de ces blocs représente un myotome.

Mais cette disposition originelle ne tarde pas à disparaître; les myotomes ne conservent point leur individualité; leurs éléments perdent en partie leur direction et leur situation primitive; ils abandonnent la région dorsale pour venir musculariser la partie antéro-latérale du tronc; de même, ils envahissent les bourgeons des membres, en s'insinuant au milieu des éléments mésenchymatiques qui, au début, constituent exclusivement les ébauches appendiculaires.

Les traînées musculaires se segmentent ensuite secondairement pour donner naissance aux muscles. Cette segmentation s'exécute sous l'influence des rapports que contractent les éléments musculaires avec le squelette; elle est fonction de la complexité des mouvements et n'a aucun rapport avec la segmentation primitive métamérique; en d'autres termes, un muscle donné peut dériver et dérive généralement en fait de plusieurs myotomes; il est juste de dire qu'il se forme

Fig. 277. — Coupe d'un myotome d'un embryon de lapin de 5 mm. 6 de long (d'après Maurer).

pm, plaque musculaire. — *pc*, plaque cutanée. — *sc*, sclérotome.

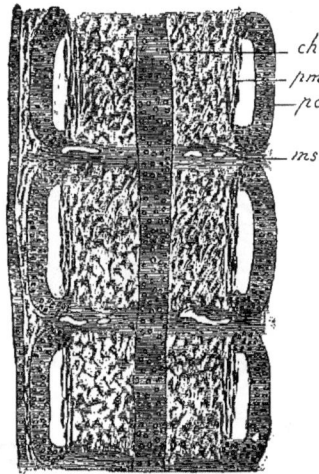

Fig. 278. — Coupe longitudinale et horizontale du tronc d'un embryon de vertébré.

pc, plaque cutanée du myotome. — *pm*, plaque musculaire formée de cellules longitudinales. — *ms*, myoseptes ou cloisons de tissu conjonctif avec vaisseaux intervertébraux. — *ch*, corde dorsale.

presque toujours aux dépens de myotomes adjacents. Cette origine polymérique des différents muscles est bien démontrée aujourd'hui et il a même été possible d'établir le numéro des myotomes dont dérive un muscle déterminé. La formation des plexus nerveux paraît être essentiellement déterminée par cette origine polymérique des corps musculaires.

La description que nous venons de donner s'applique aux muscles du tronc. Au niveau de l'extrémité céphalique, il existe certaines particularités, sur lesquelles il importe d'attirer l'attention. En effet, si les muscles de l'œil et de la langue dérivent des somites céphaliques, formations d'ailleurs rudimentaires et peu distinctes, chez les vertébrés supérieurs, il n'en est pas de même des autres muscles de la tête (m. masticateurs, m. du pharynx, du larynx, etc.). Ceux-ci naissent en effet de la portion ventrale du mésoderme, segmentée à ce niveau par les fentes branchiales. Cette musculature branchiale est propre à la région céphalique et n'a pas d'homologue au niveau du tronc. Aussi, alors qu'au niveau de ce dernier nous voyons les muscles être exclusivement innervés par les racines antérieures de la moelle, au niveau de l'extrémité céphalique, il apparaît un système spécial surajouté de nerfs moteurs, les nerfs moteurs dorsaux, qui émergent en même temps que les fibres dorsales sensitives et sont exclusivement destinés à la musculature branchiale (voyez nerfs crâniens).

2. **Structure**. — Les muscles striés sont essentiellement constitués par des éléments cellulaires, allongés, d'une longueur souvent considérable et pourvus de nombreux noyaux. Ce sont les *fibres musculaires striées*. Ces éléments, indépendants les uns des autres, sont unis par des travées conjonctives et se groupent en faisceaux de plus en plus volumineux pour constituer les muscles. A chacune des extrémités de celui-ci le tissu conjonctif acquiert une structure spéciale pour former les tendons par l'intermédiaire desquels les muscles se fixent sur le squelette.

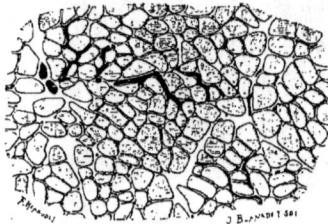

FIG. 279. — Coupe transversale d'un muscle adducteur du lapin pour montrer la forme prismatique des faisceaux primitifs ; les vaisseaux ont été injectés (d'après Renaut).

Fibre musculaire striée. — Les fibres musculaires que l'on obtient par dissociation se présentent sous forme de prismes allongés dont la longueur varie dans d'énormes proportions ; elles mesurent de 4 à 12 centimètres chez l'homme ; ce sont donc de véritables éléments géants. Leur largeur, il est vrai, est beaucoup moins considérable et oscille entre 100 et 20 μ seulement. Malgré ces dimensions, chacune de ces fibres est considérée comme

1. On sait que les cellules musculaires striées du myocarde ont des caractères absolument opposés ; ce sont en effet des éléments unis ou binucléés qui s'unissent entre eux de façon à former des réseaux.

représentant une seule cellule. La cellule musculaire est constituée :
1° par une enveloppe, le myolemme; 2° par
du protoplasma non différencié, le sarcoplasme
renfermant les noyaux et 3° par des élabora-
tions du protoplasma, les fibrilles, élément
caractéristique de la cellule musculaire.

Sarcolemme. — Le sarcolemme est une
membrane mince, homogène, élastique, remarquable par sa résistance à l'action des
acides et des alcalis.

Sarcoplasme et noyaux. — Le sarcoplasme
est une substance homogène, liquide ou semi-
liquide, dans laquelle sont répandues des granulations d'une nature spéciale (*sarcosomes*).
L'abondance et la distribution du sarcoplasme
sont en rapport étroit avec l'agencement des
faisceaux de fibrilles qu'il sépare les uns des
autres. Chez les mammifères, le sarcoplasme
forme d'abord une mince couche au-dessous
du sarcolemme, puis divise les faisceaux de
fibres en amas polygonaux sur les coupes
transversales où ils constituent les champs de
Cohnheim.

Les noyaux toujours multiples occupent une
situation variable suivant les espèces. Chez les
mammifères, ils sont placés tantôt à la surface
de la fibre musculaire au-dessous du sarcolemme, tantôt dans l'épaisseur même de la
fibre en même temps qu'à sa superficie.

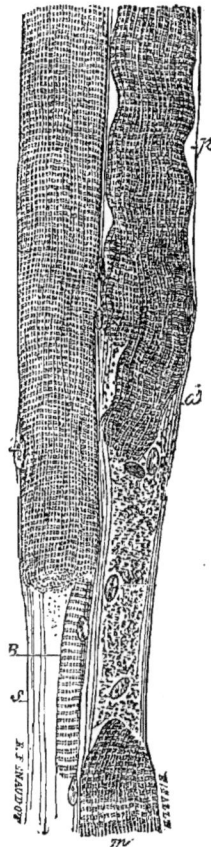

Fig. 280. — Deux faisceaux
musculaires du grand
adducteur du chien,
pris après la rigidité
cadavérique.

m, substance musculaire. —
n, noyau vu de profil. — *s*,
sarcolemme. — *p*, espace compris entre le sarcolemme et la
substance musculaire, rempli
du liquide additionnel. — *B*,
couche mince de substance
musculaire restée adhérente au
sarcolemme (d'après Ranvier).

Cette distinction dans la situation des noyaux présente une certaine importance. Elle constitue en effet
un critérium pour distinguer les uns des autres les
muscles rouges des muscles blancs. Dans ces derniers,
les noyaux sont toujours superficiels; dans les premiers,
ils sont les uns superficiels, les autres profonds.
D'après Ranvier ces deux catégories de muscles se
distingueraient non seulement par le caractère histologique que nous venons d'indiquer, mais encore par
les différences d'aspect dont ils ont tiré leur nom,
ainsi que par des différences physiologiques très importantes; les muscles rouges seraient caractérisés par
une contraction plus lente, les muscles blancs par
une contraction plus rapide. Cette différence physio-
logique ne paraît pas absolument constante. D'ailleurs, en ce qui concerne l'homme,
cette distinction entre les muscles blancs et rouges n'a qu'une importance relative,
car, chez lui, la plupart des muscles ont une constitution mixte.

Fibrilles. — Les parties contractiles de la fibre musculaire striée sont représentées par des *fibrilles*, distribuées en faisceaux, séparées par des traînées de sarcoplasme; ces faisceaux de fibrilles portent le nom de *faisceaux primitifs*.

Les fibrilles obtenues par dissociation se présentent sous forme de très minces filaments de 2 à 4 µ d'épaisseur; chacun de ces filaments est constitué par la superposition d'une série de segments qui diffèrent entre eux, par leurs propriétés optiques et par leurs réactions vis-à-vis des matières colorantes, ces éléments qui se succèdent régulièrement toujours dans le même ordre, les uns à la suite des autres. Le nombre, la netteté, les caractères de ces segments varient beaucoup suivant les espèces animales; mais leur disposition générale est toujours sensiblement la même.

Ce qui frappe d'abord le regard lorsqu'on examine une fibrille ou une fibre, ce qui revient au même, ce sont des bandes sombres, larges, séparées par des zones claires plus étroites. La bande sombre porte le nom de *disque épais*; la zone claire constitue la *bande claire*. Les disques épais présentent une affinité plus ou moins grande pour les réactifs colorants, l'hématoxyline par exemple; ils sont très réfringents et anisotropes. Les bandes claires sont peu ou pas colorables, peu réfringentes et isotropes. Un examen plus attentif montre que le disque épais est divisé en deux demi-disques par une strie généralement plus claire que l'ensemble du disque, la *strie de Hensen*; de même une fine ligne sombre, la *strie d'Amici*, disque intermédiaire ou disque mince partage en deux moitiés symétriques la bande claire.

Tels sont les segments constants de la fibrille striée. Leur nombre peut être beaucoup plus considérable, mais nous nous en tiendrons ici aux données sommaires que nous venons de fournir.

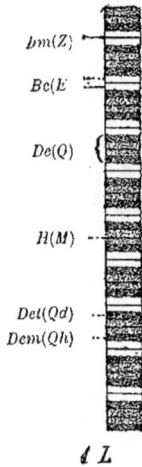

Fig. 281. — Fibre musculaire de l'homme, à l'état de repos.

Dm(Z), disque mince avec, de chaque côté, la bande claire *Bc(E)*. — *De(Q)*, disque épais, composé souvent d'un disque épais terminal, *Det(Qd)* (à chacune de ses extrémités) et de deux demi-disques épais moyens *Dem(Qh)*, séparés par la strie de Hensen *H (M)*.

Ces constatations histologiques, ainsi que l'action des réactifs sur les différents segments de la fibrille striée ont servi de point de départ à une série de théories sur la constitution et le fonctionnement de ces fibrilles (Krause, Engelmann, Merkel, Ranvier, etc.). Malheureusement ces tentatives de systématisation n'ont abouti qu'à des hypothèses plus ou moins soutenables sans réussir à élucider la constitution intime de la substance contractile[1]. Il paraît cependant acquis que dans la fibrille

1. Certains auteurs (Carnoy, Van Gehuchten, Ramon y Cajal) ont même été jusqu'à nier l'existence.

striée l'élément contractile est le disque épais. Les bandes claires et les disques minces jouent au contraire un rôle purement mécanique. Ce sont des pièces de charpente élastiques, destinées à relier les disques contractiles. La segmentation de la fibrille, c'est-à-dire sa division en une série de particules de nature différente et qui se succèdent dans un ordre déterminé, serait donc en rapport non pas avec la contraction elle-même, mais avec le mode de contraction rapide de la fibre striée. On conçoit en effet facilement que les changements d'état de la substance contractile se feront, pour une fibre donnée, plus rapidement si elle est fragmentée que si elle forme un tout homogène et compact. Il faut cependant avouer que bien des points demeurent obscurs. Il paraît en effet à peu près certain que les bandes claires isotropes disparaissent complètement pendant la contraction (Rollet, Retzius et Tourneux). On n'a pas encore donné jusqu'à présent une explication satisfaisante de cette disparition.

Groupement des fibres musculaires. — Les fibres musculaires, pour former les muscles, se groupent en faisceaux que l'on distingue un peu artificiellement en primitifs, secondaires et tertiaires. Ces faisceaux sont séparés par des cloisons de tissu conjonctif lâche, très riche en fibres élastiques. Ces cloisons constituent le périmysium interne qui se continue à la périphérie du muscle avec l'enveloppe conjonctive de celui-ci ou périmysium externe.

Tendons. — Les tendons sont essentiellement constitués par du tissu conjonctif dont les fibres sont ordonnées en faisceaux parallèles, cylindriques ou prismatiques, compacts et solidement unis les uns aux autres. Les faisceaux portent le nom de *faisceaux primitifs.*

A la surface des faisceaux tendineux primitifs, par conséquent dans les interstices étroits qu'ils interceptent, sont logées les *cellules tendineuses*, rangées bout à bout en longues chaînes rectilignes. Ces cellules affectent la forme de plaques rectangulaires se moulant sur la surface des faisceaux tendineux. Ceux-ci s'impriment sur le corps cellulaire, creusant à sa surface des gouttières séparées par des crêtes, dites *crêtes d'empreintes* (Ranvier), orientées dans le sens longitudinal comme les faisceaux eux-mêmes. On retrouve ces crêtes sur le noyau toujours unique des cellules tendineuses. Les *faisceaux primitifs* constituent l'élément fondamental de tout tendon. Mais leur mode de groupement varie suivant les cas.

Les *tendons cylindriques simples*, qui n'existent guère que chez les petits mammifères, sont constitués uniquement par un petit nombre de faisceaux primitifs. Ils sont ordinairement tapissés à leur périphérie par une couche endothéliale.

Les *tendons cylindriques composés* ont une constitution plus com-

à l'état normal des fibrilles telles que nous les avons décrites, et admettent qu'il existe dans toute l'étendue de la substance contractile un réseau continu. Dans cette manière de voir, la fibre striée serait identifiée à une cellule ordinaire : on y trouverait en effet une partie organisée ou reticulum et une substance de remplissage ou enchylème ; mais ici le reticulum s'est régularisé et l'enchylème s'est chargé de myosine. — Ajoutons que cette conception n'a rencontré, jusqu'à présent, qu'un petit nombre d'adeptes.

plexe. Pour les former, les faisceaux primitifs s'unissent entre eux et constituent des *faisceaux secondaires* qui forment eux-mêmes par leur réunion les *faisceaux tertiaires*, dont l'assemblage forme le tendon composé. Les faisceaux secondaires et tertiaires sont séparés par des lamelles de tissu conjonctif, riche en fibres élastiques. A la périphérie du tendon, ce tissu conjonctif se condense en une gaine, le *périténonium*.

Les tendons plats (aponévroses d'insertion et expansions tendineuses) ont une constitution légèrement différente. Dans les cas les plus simples, ces membranes tendineuses sont formées par deux systèmes de faisceaux superposés et orientés perpendiculairement l'un à l'autre. Dans d'autres cas, au lieu de deux plans, il en existe plusieurs qui s'entrecroisent dans plusieurs directions.

Union des muscles avec les tendons. — Pour tous les muscles munis de tendons, chaque faisceau musculaire primitif (cellule musculaire) se continue, tantôt par chacune de ses extrémités, tantôt par l'une d'elles seulement, avec un petit tendon auquel il adhère très solidement. La substance contractile se limite par un contour effilé ou renflé, lisse ou dentelé capricieusement, ce qui tient à ce que les cylindres primitifs ne se terminent pas tous au même niveau. Quant à l'extrémité du tendon, elle est creusée d'une cupule qui se moule exactement sur l'extrémité du faisceau musculaire. Le sarcolemme se prolonge sur l'extrémité de la fibre musculaire qu'il coiffe, séparant ainsi complètement la substance contractile de la substance tendineuse; il est solidement uni à la cupule. Quant au périmysium interne, il se continue avec les fibrilles du tendon.

Vaisseaux. — 1° *Vaisseaux sanguins.* — Chaque muscle reçoit une ou plusieurs *artères* de calibre variable. Parvenues dans l'intérieur du muscle, ces artères se ramifient en branches de plus en plus fines qui suivent les cloisons du périmysium interne. — Les artérioles terminales se résolvent en *capillaires*; ceux-ci ont des rapports très intimes avec les éléments contractiles, ils cheminent entre les fibres musculaires, au sarcolemme duquel ils confinent. Dans leur ensemble, ils constituent un réseau à mailles rectangulaires, c'est-à-dire un système de branches longitudinales, unies par des anastomoses transversales. Lorsque le muscle est au repos, le trajet des capillaires est rectiligne; lorsqu'il est contracté, il devient onduleux. De ce réseau émanent des *veinules*; il n'y a qu'une veinule par artériole; par contre, les artères plus volumineuses ont deux veines satellites. Les veinules d'origine présentent souvent des dilatations considérables. Tous ces vaisseaux veineux sont pourvus de nombreuses valvules.

L'ensemble des vaisseaux sanguins d'un muscle constitue un tout presque indépendant. De même, les branches principales d'une même artère musculaire sont relativement indépendantes l'une de l'autre.

2° Les *vaisseaux lymphatiques* des muscles, relativement peu abondants, occupent les cloisons du périmysium interne.

Vaisseaux des tendons. — Les tendons sont relativement très pauvres en vaisseaux sanguins. Ils paraissent, au contraire, relativement, riches en vaisseaux lymphatiques. Ceux-ci, nés dans les espaces interfasciculaires, se jettent dans un réseau placé à la surface du tendon.

Nerfs. — Les muscles reçoivent des nerfs moteurs et des nerfs sensitifs appartenant tous à la catégorie des nerfs à myéline. De plus, leurs vaisseaux sont accompagnés de filets sympathiques dont la disposition ne présente rien de particulier.

Nerfs moteurs. — Chaque muscle ne possède généralement qu'un seul nerf moteur qui l'aborde d'ordinaire au niveau de la partie moyenne du corps charnu. Ce nerf se divise en branches de plus en plus fines qui cheminent dans les cloisons du pérymisium. Les ramifications qui précèdent les filets terminaux s'anastomosent en un plexus à mailles allongées dans la direction des fibres musculaires.

Les fibres terminales émanées de ce plexus se divisent successivement en plusieurs branches qui se séparent au niveau des étranglements annulaires. Le nombre des fibres nerveuses est ainsi considérablement augmenté. Chaque fibre ne reçoit, du moins chez les mammifères, qu'une branche nerveuse.

Le mode de terminaison des fibres motrices varie suivant les espèces animales. Chez les mammifères, l'appareil terminal affecte le type de la *plaque terminale* ou *plaque motrice*.

Une plaque motrice est essentiellement constituée par un amas de substance granuleuse nucléée, au sein de laquelle est plongée une arborisation nerveuse. Au moment où la fibre nerveuse aborde la fibre musculaire, sa gaine de Henle se continue avec le sarcolemme : par contre, la gaine de Schwann se prolonge sur les branches de l'arborisation. Le cylindre axe, parvenu dans la substance granuleuse, se ramifie en donnant naissance à un plus ou moins grand nombre de branches ; cette arborisation se présente sous les aspects les plus divers. Elle est entièrement englobée par la substance granuleuse dans laquelle sont répandus de nombreux noyaux. On trouve donc au niveau de la plaque trois sortes de noyaux : les noyaux de la gaine de Henle, extérieurs à la plaque (*noyaux vaginaux*), les noyaux de la gaine de Schwann (*noyaux de l'arborisation*) et les noyaux de la substance granuleuse (*noyaux fondamentaux*).

Nerfs sensitifs. — Les muscles contiennent aussi de nombreux filets sensitifs qui se ramifient sur une très grande étendue et se terminent non pas dans des appareils spéciaux comme les nerfs moteurs, mais par des extrémités libres.

Nerfs des tendons. — Les tendons contiennent de nombreux filets sensitifs. Ceux-ci se terminent soit par des arborisations libres (*buissons terminaux de Rollet*) placées dans les interstices des faisceaux tendineux primitifs, soit dans des organes spéciaux (*corpuscules de Golgi*). Ces corpuscules sont situés à l'union du muscle et du tendon, de telle sorte que l'une de leurs extrémités se continue avec plusieurs faisceaux tendineux secondaires, l'autre avec un certain nombre de fibres musculaires. On a également signalé dans certains tendons des *corpuscules de Pacini*.

3. Étude macroscopique du muscle strié. — Nous connaissons maintenant la structure des muscles striés ; voyons quels sont les caractères qu'ils présentent au point de vue macroscopique.

Ce sont des masses rouges, plus ou moins volumineuses, se terminant le plus souvent par des parties blanches et nacrées qui constituent les tendons. En se basant sur la forme, on peut classer les muscles de la façon suivante.

1. *Muscles longs.* — Occupant d'ordinaire les membres ils comprennent eux-mêmes plusieurs variétés.

A. Les muscles simples, constitués par un corps charnu, le ventre ou corps du muscle, se continuent par chacune de ses deux extrémités par un tendon cylindrique ou aplati.

B. Les muscles composés, comprenant : les digastriques ou polygastriques dont le corps est divisé transversalement par un ou plusieurs tendons intermédiaires ; les biceps, triceps, quadriceps formés par l'union de deux, trois quatre corps musculaires ; les muscles bicaudés, multicaudés dont le corps primitivemnt unique se divise en deux ou plusieurs corps secondaires.

2. *Muscles larges.* — Plats, tantôt minces, tantôt épais, tantôt sous-cutanés (peauciers), tantôt profonds ils se présentent sous plusieurs aspects ; les uns sont allongés et rubannés, d'autres triangulaires, losangiques ou quadrilatères, d'autres acquièrent la forme d'un cylindre ou d'un demi-cylindre ; d'autres enfin celle d'un diaphragme.

3. *Muscles courts.* — Cubiques ou triangulaires, les muscles courts sont placés généralement à l'extrémité distale des membres.

4. *Muscles orbiculaires.* — Formés de faisceaux curvilignes, les muscles orbiculaires entourent les orifices à la façon d'anneaux ou plus exactement de demi-anneaux qui se combinent à deux pour former un cercle complet,

Quelle que soit la variété à laquelle un muscle appartient, ses sur-

faces d'attache sont de deux ordres : l'une est considérée comme le point
de départ des fibres musculaires; c'est l'*origine* du muscle; l'autre représente leur lieu d'arrivée, c'est la *terminaison*.

Ces attaches se font suivant des modalités multiples. Tantôt les fibres
charnues s'implantent directement, c'est le cas pour les muscles courts
et pour un certain nombre de muscles plats. Tantôt la fibre charnue
se fixe par l'intermédiaire de fibres tendineuses. Parfois espacées et
isolées les fibres tendineuses se condensent le plus souvent pour constituer les tendons. Ces derniers, généralement cylindriques pour les
muscles longs, sont d'ordinaire aplatis pour les muscles larges. Lorsque
leur étalement en surface est très marqué ils constituent les aponévroses
d'insertion ou tendons aponévrotiques.

Architecture. — Envisagés au point de vue de leur architecture et
plus particulièrement au point de vue des connexions que contractent
les fibres charnues avec les fibres tendineuses, les muscles peuvent être
classés en plusieurs groupes.

1. Dans quelques cas les fibres charnues continuent la direction des
fibres tendineuses, c'est là le type le plus simple.

2. Le plus souvent les fibres charnues s'implantent obliquement sur
les fibres tendineuses de telle sorte qu'une seule fibre tendineuse peut
recevoir un nombre plus ou moins considérable de fibres charnues.
Les muscles qui présentent cette disposition sont appelés penniformes
ou semi-penniformes, Ils sont extrêmement nombreux dans l'économie.

Ajoutons d'ailleurs qu'en pratique les différents types de corps
charnus s'associent assez souvent pour constituer un muscle donné.
Certains d'entre eux, comme le deltoïde, par exemple, arrivent à acqué-
rir ainsi une architecture des plus complexes (Voir fig. 282, p. 343).

Il existe d'intéressantes relations entre le type architectural d'un muscle et la
force qu'il peut développer. Lesshaft a étudié avec minutie ce point particulier de
la mécanique musculaire et a essayé d'en fixer les lois dans des formules peut-
être trop rigoureuses. En fait, l'action d'un muscle donné est avant tout déterminée par ses relations avec les leviers osseux, et par le mode d'agencement de ces
leviers entre eux ou, en d'autres termes, par la configuration des surfaces articulaires. Il faut également faire entrer en ligne de compte l'action des muscles
antagonistes, qui interviennent fréquemment pour modérer, et quelquefois modifier
le mouvement produit par la contraction d'un muscle donné.

Annexes des muscles. — Les muscles et les tendons sont primitivement entourés par du tissu conjonctif lâche. Mais celui-ci ne tarde
pas à se modifier dans deux sens principaux. Tantôt il se condense et
forme aux muscles des gaines plus ou moins résistantes : *aponévroses* et
gaines tendineuses; tantôt il devient de plus en plus lâche, ses aréoles
s'agrandissent et peu à peu il se transforme en un appareil de glisse-

ment dont la dernière étape est représentée par des *bourses séreuses*, et les *gaines séreuses* des tendons.

Aponévroses. — On divise généralement les aponévroses en *aponévroses d'enveloppe* et *aponévroses d'insertion*. Ces dernières constituent de simples tendons étalés et il conviendrait en bonne logique de réserver le nom d'aponévrose aux aponévroses d'enveloppe ou fascias. Il est vrai que la distinction est plus théorique que pratique et que nombre d'aponévroses d'insertion servent en même temps d'agents de contention ; telles sont par exemple les aponévroses d'insertion des obliques et des transverses de l'abdomen qui constituent une gaine aux muscles grands droits. Au point de vue histologique, la distinction est encore plus mal tranchée, et nombre d'aponévroses d'enveloppe, comme le fascia lata par exemple, ont nettement la structure d'un tendon.

Au point de vue anatomique pur, les aponévroses d'enveloppe peuvent être divisées en deux groupes : les aponévroses superficielles qui entourent les membres à la façon d'un manchon et séparent les masses musculaires des téguments et du tissu conjonctif sous-cutané ; les aponévroses profondes, encore appelées cloisons intermusculaires qui s'interposent entre les différents groupes musculaires.

Certaines formations aponévrotiques paraissent avoir une signification spéciale et doivent être regardées comme représentant des muscles disparus (ex. : feuillet intermédiaire au grand fessier et au tenseur du fascia lata, aponévrose axillaire, arcade de Struthers).

Gaines fibreuses des tendons. — Ces gaines peuvent être distinguées en gaines simples et composées.

Les gaines simples sont ordinairement représentées par des fibres arciformes venant s'insérer sur les deux bords de la gouttière osseuse, dans laquelle glissent les tendons. Elles transforment ainsi ces gouttières en tunnels ostéo-fibreux (ex. : gaines rétro-malléolaires, gaines digitales des fléchisseurs des doigts).

Les gaines composées, communes à plusieurs tendons se présentent sous des aspects différents. Parfois elles constituent comme les précédentes des bandelettes dont les deux extrémités se fixent sur le squelette (ex. : ligament annulaire antérieur du carpe) ; le canal qu'elles limitent ainsi est tantôt indivis, tantôt divisé en une série de loges secondaires. Dans d'autres cas ce sont des conduits exclusivement fibreux dont les attaches au squelette n'ont qu'une importance secondaire (ex. : gaines des aponévroses palmaire et plantaire, ligament frondiforme, etc.).

Organes séreux annexés aux tendons et aux muscles. — Lorsque deux muscles voisins jouissent de mouvements parfaitement indépendants, le tissu cellulaire qui les sépare devient lâche, ses aréoles s'agrandissent; mais il reste toujours à l'état de tissu cellulaire. Mais au niveau des tendons, le frottement de ceux-ci sur les parties voisines détermine une modification plus profonde du tissu conjonctif dont les aréoles, progressivement aggrandies par la répétition incessante des mouvements, se fondent en espaces ou cavités plus grandes, simples ou cloisonnées. Ces organes de glissement portent le nom d'organes séreux.

Velpeau pensait que le processus qui leur donne naissance, s'accomplissait au cours du développement de l'individu, et était littéralement créé par les muscles du fait de leur contraction répétée. Mais Heinecke, Retterer, Chemin ont montré que cette théorie est inexacte, et que les séreuses tendineuses sont déjà formées à une époque où les muscles sont encore incapables de produire l'acte mécanique suffisant pour les engendrer. La répétition du frottement des tendons sur les parties voisines est donc phylogénétiquement la cause du développement des organes séreux; mais ceux-ci sont maintenant fixés à l'état d'organes normaux, héréditairement transmis, si bien que nous voyons, chez le fœtus, le tendon et sa synoviale de glissement apparaître simultanément. Les mouvements ne font que perfectionner et agrandir la cavité séreuse dont ils déterminent parfois la communication avec une cavité adjacente.

On divise ces organes séreux en *bourses* et en *gaines*, suivant la forme qu'ils affectent.

Bourses séreuses. — Les *bourses séreuses*, bourses synoviales, ou bourses *muqueuses* sont de petites cavité closes, intermédiaires à un tendon et à la surface dure sur laquelle glisse celui-ci, ou avec laquelle il présente un contact intermittent.

Le *frottement* est l'agent de production habituel, et le mieux connu de ces bourses séreuses. Elles se montrent soit entre le tendon et un os, soit entre le tendon et un autre organe fibreux, soit entre deux tendons.

Le *contact intermittent* détermine des organes séreux d'une disposition un peu particulière. Lorsque le tendon se contracte il s'écarte de l'os. Ainsi se crée un espace angulaire que vient combler un peloton adipeux qui s'insinue entre l'os et le tendon. La bourse séreuse permet le glissement facile de cet organe adipeux dont le jeu incessant, joint à la pression du tendon sur la surface osseuse, aboutit à la formation de l'organe de glissement.

Les bourses séreuses sont plus particulièrement nombreuses au voisinage des articulations, avec la synoviale desquelles elles tendent à communiquer.

Gaines synoviales tendineuses. — Les gaines synoviales sont annexées aux tendons qui se meuvent dans des coulisses fibreuses, ou dans des canaux ostéofibreux. Ces organes séreux affectent la forme d'un cylindre à double paroi ou d'un manchon, dont un des feuillets, direct, tapisse la face interne du canal ostéofibreux (feuillet pariétal), tandis que l'autre, réfléchi, revêt la face externe du tendon) feuillet viscéral).

A ses deux extrémités, la gaine synoviale est fermée par le cul-de-sac circulaire, que forme la réflexion du feuillet pariétal se portant sur le tendon où il devient feuillet viscéral.

A ce niveau la séreuse forme, pour ainsi dire toujours, en s'adossant à elle-même, un repli circulaire, le repli préputial. Les deux feuillets de ce repli peuvent se séparer l'un de l'autre, ce qui permet ainsi au tendon de se déplacer sans exercer de tractions sur l'extrémité de sa gaine.

Les deux feuillets sont encore rattachés l'un à l'autre par des replis plus ou moins développés, qui constituent au tendon un méso plus ou moins complexe. Ces replis portent le nom de méso-tendons ou *vincula tendinum*.

CHAPITRE DEUXIÈME

DISPOSITION GÉNÉRALE DE LA MUSCULATURE SOMATIQUE

Lorsque nous avons décrit le développement de la musculature somatique, nous avons vu que celle-ci affectait au début une disposition nettement métamérique. Chez l'homme, comme d'ailleurs chez tous les vertébrés supérieurs, cette disposition initiale disparaît très vite au cours du développement. Les changements profonds que subit le squelette du tronc, la prépondérance de plus en plus considérable que prend la musculature des membres, et son empiétement sur la musculature du tronc, l'apparition d'un système spécial, système des muscles peauciers, au niveau de la tête et du cou, tels sont les principaux facteurs qui interviennent pour modifier la disposition originelle.

Malgré les modifications qu'elle subit, cette disposition primitive peut cependant servir de base à une classification des muscles. En se basant sur elle on peut avec Gegenbaur, répartir ces dernier en deux grands groupes :

1) Muscles de l'axe du corps, dérivés directs des myomères primordiaux ;

2) Muscles des membres, formations secondaires surajoutées aux précédents.

Les premiers, les plus anciens aux points de vue ontogénique et phylogénique, existent seuls chez les vertébrés inférieurs. D'autant moins développés que les muscles des membres prennent plus d'importance, ils semblent en voie de régression chez l'homme. Originairement employés à faire progresser le tronc, supplantés ensuite dans cette fonction par les muscles des membres, ils ont pour rôle principal de circonscrire les cavités splanchniques et d'en renforcer les parois. Ils se disposent d'ordinaire en deux couches : l'une externe, longitudinale, répartie en muscles antérieurs et postérieurs à direction verticale, l'autre interne, circulaire à direction transversale.

Les muscles des membres, sauf ceux qui irradient du tronc vers les ceintures scapulaire et pelvienne, se disposent de façon à former un véritable cylindre autour du squelette et des articulations. Ce cylindre musculaire est généralement décomposable en deux moitiés, dont l'une repond au côté de la flexion, l'autre au côté de l'extension. La direction générale de tous les muscles est parallèle à l'axe du membre; quelques-uns cependant sont nettement transversaux.

Cette distinction très intéressante au point de vue théorique, ne peut cependant servir de base à une étude descriptive du système musculaire. L'anatomiste est, en effet, obligé de tenir compte avant tout de la topographie des groupes musculaires. Cette description basée sur la distribution en régions est d'ailleurs universellement acceptée, et c'est elle que nous adopterons ici.

Il est assez difficile d'évaluer le nombre des muscles; certains corps musculaires sont, en effet, plus ou moins fusionnés avec les voisins au niveau de leur origine ou de leur terminaison, et sont alors regardés par certains anatomistes comme des chefs d'un même muscle, alors que d'autres les considèrent comme des formations indépendantes. Krause évalue le nombre des muscles à 323, Theile le porta à 346; avec Chaussier, il s'éleva à 368, pour monter avec Sappey à 455.

Quel que soit d'ailleurs le nombre exact des muscles, leur multiplicité oblige à donner à chacun d'eux un nom particulier. Ce nom est emprunté à la fonction (adducteur, crémaster), à la forme (deltoïde, pyramidale), à la constitution (biceps, triceps), à la direction (droits, obliques), au volume (grand, moyen, petit adducteur), à la situation (radiaux, péroniers), aux attaches (coraco-huméral, mylo-hyoïdien).

Ce manque d'unité dans la nomenclature n'est pas sans inconvénient. Il s'aggrave d'une nombreuse synonymie. Nous nous garderons

bien d'indiquer celle-ci et nous désignerons exclusivement chaque
muscle par le nom en usage dans la nomenclature française; nous
ajouterons seulement à cette désignation le nom latin adopté pour la
nomenclature anatomique dans la réunion du congrès de Bâle (1895).

Anomalies musculaires. — La disposition de la musculature étant
le résultat de la transformation d'un état primordial, il en résulte que
l'on rencontre fréquemment des degrés divers de cette transformation;
ce sont là des *anomalies*, intéressantes, en ce qu'elles nous montrent la
voie que suit le muscle dans son évolution vers la disposition que nous
considérons comme normale, parce que c'est elle que nous constatons
chez le plus grand nombre des sujets.

On a souvent essayé d'expliquer toutes les anomalies, en les considé-
rant comme la reproduction d'une disposition ancestrale. Il y a là une
exagération manifeste. En réalité, il faut distinguer avec Ledouble trois
catégories d'anomalies :

1° Anomalies réversives qui reproduisent une disposition constante
dans la série animale; ce sont les plus fréquentes;

2° Anomalies évolutives ou progressives par l'adaptation d'un
muscle à de nouvelles fonctions;

3° Anomalies, monstruosités, que l'on ne peut expliquer ni par la
réversion, ni par l'adaptation.

L'étude des anomalies musculaires présente un intérêt considérable
au point de vue de l'anatomie philosophique; par contre, son importance pratique est assez restreinte. Aussi, dans cet ouvrage élémentaire, avons-nous réduit leur étude dans la plus large mesure possible.
Nous nous bornerons à signaler les dispositions qui, par leur fréquence
ou par les conséquences chirurgicales qu'elles comportent, méritent
une attention toute spéciale.

Dissection. — La dissection des régions musculaires constitue le début des
études pratiques d'anatomie. Dans ces conditions, il importe de donner à la préparation son maximum de simplicité. Nous conseillons donc au débutant de ne conserver que les muscles sans s'inquiéter des vaisseaux et des nerfs, dont il se bor-
nera à relever les rapports avec les masses musculaires, au cours de la dissection
de celles-ci.

L'incision des téguments devra, autant que possible, être parallèle à la direction
des fibres des muscles superficiels. Cette règle prend une importance toute particulière au niveau de certains muscles, dont la face cutanée est particulièrement
difficile à disséquer. Sauf dans certains cas spéciaux, l'incision doit arriver au
contact des fibres charnues, celles-ci seront dégagées par de longs coups de scalpel, courant parallèlement à leur direction, sans les entamer. Cependant, lorsque
le muscle prend des insertions sur l'aponévrose superficielle (muscles de l'avant-
bras, muscles de la région antéro-externe de la jambe), il est indispensable de conserver celle-ci au niveau des points sur lesquels se fixent les muscles.

L'élève se contente trop souvent de disséquer le corps charnu sans pousser à
fond le dégagement des insertions. Il est indispensable de découvrir avec soin ces
dernières, tout en se gardant cependant de sacrifier les insertions accessoires à

l'insertion principale. Les élèves plus exercés devront en principe chercher à conserver les filets nerveux qui se distribuent aux muscles qu'ils ont à préparer.

CHAPITRE TROISIÈME

MUSCLES DU MEMBRE THORACIQUE

§ 1. MUSCLES DE L'ÉPAULE

Les muscles de l'épaule vont de la ceinture thoracique à la partie supérieure de l'humérus. Ils sont disposés en deux couches, une couche *superficielle*, à fibres verticales, formée par le deltoïde, une *couche profonde* à fibres horizontales constituée par le sus-épineux, le sous-épineux, le grand rond, le petit rond et le sous-scapulaire.

Deltoïde (*M. deltoideus* BNA). — Le deltoïde est un muscle triangulaire, à base scapulo-claviculaire, à sommet huméral, dont la masse épaisse donne à l'épaule sa convexité.

Il naît : 1° du bord antérieur et un peu de la face supérieure du tiers externe de la clavicule (encoche deltoïdienne), par de courtes fibres aponévrotiques entre lesquelles s'implantent directement des fibres charnues ; 2° du sommet et de l'épais bord externe de l'acromion par des trousseaux tendineux et, entre eux, par des faisceaux charnus ; 3° du versant inférieur de l'épine de

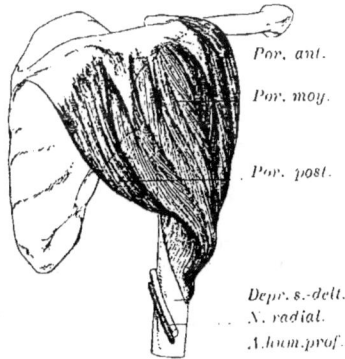

Por. ant.
Por. moy.
Por. post.
Depr. s.-delt.
N. radial.
A. hum. prof.

Fig. 282. — Le deltoïde.

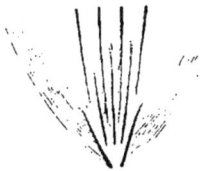

Fig. 283. — Schéma du deltoïde.

l'omoplate par une large lame aponévrotique.

Ses fibres se groupent en trois portions, claviculaire, acromiale, épineuse qui convergent inférieurement vers le V deltoïdien. Les portions antérieure et postérieure se terminent sur des lames aponévrotiques qui s'insèrent sur les branches correspondantes, antérieure et postérieure du V. La portion acromiale finit par un tendon, qui s'insère sur le sommet du V en recouvrant les portions précédentes. Le tendon de cette portion moyenne est formé par l'union de fortes lamelles aponévrotiques qui se détachent de l'acromion et qui donnent par leurs deux faces implantation à des fibres charnues; aussi le chef acromial du deltoïde a-t-il une constitution penniforme (Voy. fig. 283).

Rapports. — La face convexe du deltoïde est recouverte par la peau de l'épaule sous laquelle on rencontre les filets sus-acromiaux et sus-claviculaires du plexus cervical superficiel et le rameau cutané du circonflexe. Le muscle lui-même est recouvert d'un feuillet celluleux en continuité avec les cloisons qui donnent au muscle son aspect fasciculé. — La face concave est séparée de l'articulation de l'épaule par la bourse séreuse sous-deltoïdienne, dont le feuillet profond recouvre l'articulation entourée du cône tendineux formé par les rotateurs. Au-dessous des tubérosités, les vaisseaux et le nerf circonflexe encerclent le col chirurgical. — Le bord antérieur forme la lèvre externe du sillon delto-pectoral dans lequel cheminent une branche de l'artère acromio-thoracique, la veine céphalique et des lymphatiques. — Le bord postérieur répond, de haut en bas, au trapèze, au sous-épineux, à la longue portion et au vaste externe du triceps brachial.

Action. — Il est avant tout élévateur ou mieux abducteur du bras qu'il porte jusqu'à l'horizontale, sans que bascule l'omoplate fixée par le grand dentelé. Ce mouvement résulte de la contraction totale du muscle dont les portions antérieure et postérieure en se contractant seules porteraient le bras l'une en avant, l'autre en arrière. Le bras étant élevé et fixé, le deltoïde élève l'épaule et par elle le thorax. — La tonicité du deltoïde aide au contact scapulo-huméral.

Innervation. — Le deltoïde est innervé par des filets du circonflexe qui abordent le muscle par sa face profonde.

Sus-épineux (*M. supraspinatus* BNA). — Le sus-épineux est un muscle épais, triangulaire, logé dans la fosse sus-épineuse, fermée par l'aponévrose sus-épineuse.

Il naît : 1° des deux tiers internes de la fosse osseuse, par des fibres charnues au centre, aponévrotiques sur les bords; 2° de la face profonde du tiers interne de l'aponévrose sus-épineuse.

Le corps charnu glisse au-dessus de l'épine de l'omoplate et aboutit à un large tendon qui passe lui-même au-dessus de l'articulation de l'épaule pour s'insérer sur la plus élevée des facettes de la grosse tubérosité humérale.

Rapports. — Le corps musculaire est séparé du trapèze qui le recouvre, par du tissu cellulo-graisseux. Sous la face osseuse du muscle rampent des branches de l'artère sus-scapulaire; plus en dehors, le tendon adhère à la capsule scapulo-humérale.

Action. — Il élève l'humérus en dehors et en avant, et le fait tourner, de dedans en dehors autour de son grand axe.

Sous-épineux (*M. infraspinatus BNA*). — Large et triangulaire, ce muscle occupe la fosse sous-épineuse où le recouvre l'aponévrose du même nom.

Ses origines se font : 1° sur les trois quarts internes de la fosse sous-épineuse osseuse ; 2° sur la face profonde de l'aponévrose sous-épineuse, le long des bords spinal et axillaire de l'omoplate. Toutes ces fibres convergent en haut et en dehors ; un tendon large et épais les reçoit au niveau de l'angle glénoïdien, et vient se fixer sur la facette moyenne de la grosse tubérosité de l'humérus.

Rapports. — Le sous-épineux est sous-cutané, là où ne le recouvrent pas le deltoïde, le trapèze et le grand dorsal. Entre le muscle et la fosse

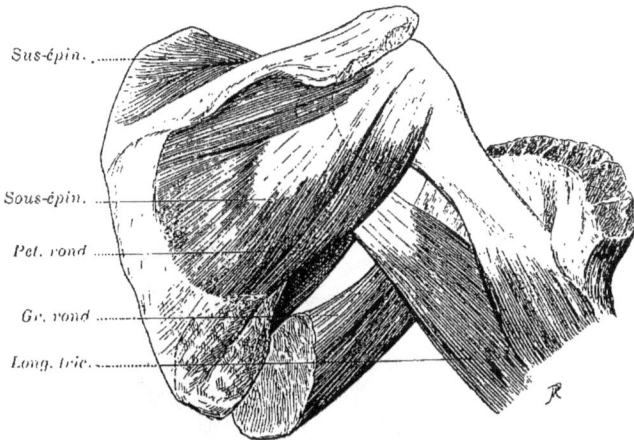

Fig. 284. — Muscles de l'épaule.

osseuse cheminent des rameaux artériels des scapulaires ; une bourse séreuse sépare son tendon de la partie postéro-supérieure de la capsule articulaire.

Action. — Il est rotateur de l'humérus de dedans en dehors.

Innervation. — Sus et sous-épineux sont innervés par la branche sus-scapulaire du plexus brachial, qui pénètre par l'échancrure coracoïdienne dans la fosse sus-épineuse d'où, en contournant le bord libre de l'épine, elle passe dans la fosse sous-épineuse.

Petit rond (*M. teres minor BNA*). — Aplati et allongé, il peut être considéré comme un faisceau détaché du sous-épineux.

Il naît : 1° de la face postérieure de l'omoplate, sur une longue facette qui suit le bord axillaire de cet os et que traverse l'artère scapulaire inférieure; 2° des cloisons qui le séparent du grand rond et du sous-épineux.

Le corps musculaire se porte en haut et en dehors et se termine par un tendon sur la facette inférieure de la grosse tubérosité humérale.

Rapports. — Caché sous le deltoïde, le petit rond matelasse en arrière le bord axillaire de l'omoplate. Son bord inférieur est séparé du grand rond par un espace angulaire que subdivise la longue portion du triceps (Voy. Grand Rond). Une bourse séreuse sépare quelquefois son tendon de la face postérieure de la capsule articulaire.

Action. — Il est rotateur de l'humérus de dedans en dehors.

Innervation. — Il reçoit un rameau du circonflexe au moment où ce nerf passe entre le col huméral et la longue portion du triceps.

Grand rond (*M. teres major BNA*). — Étendu de l'angle inférieur de l'omoplate à l'humérus, il naît : 1° de la face postérieure de l'angle inférieur de l'omoplate, au niveau d'une surface losangique sous-jacente à celle du petit rond; 2° des cloisons qui le séparent du petit rond et du sous-épineux.

Le corps musculaire, d'abord arrondi, se tord sur lui-même en

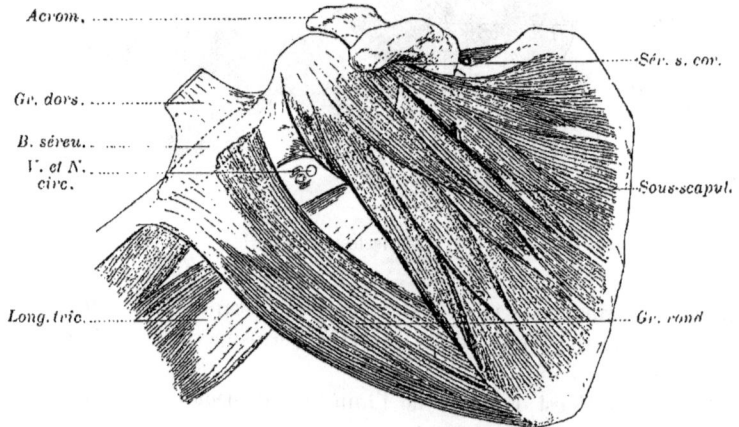

Fig. 285. — Muscles de l'épaule.

doublant le bord externe de l'omoplate d'arrière en avant, pour finir sur un large tendon qui s'insère, sur une hauteur de 5 à 6 cm., à la lèvre interne de la coulisse bicipitale.

Rapports. — Le grand rond est contourné par le grand dorsal qui s'applique sur sa face antérieure et l'accompagne jusqu'à la coulisse bicipitale, où une bourse séreuse sépare les tendons des deux muscles.

La face postérieure du grand rond est croisée par la longue portion du triceps qui divise l'espace triangulaire séparant le bord supérieur du grand rond du petit rond, en deux espaces secondaires, l'un interne de forme triangulaire, pour l'artère sous-scapulaire, l'autre externe de forme quadrilatère, pour les vaisseaux et le nerf circonflexes.

Action. — Il tend à rapprocher l'omoplate et l'humérus en élevant l'une et en portant l'autre en bas et en arrière : suivant son point fixe il peut donc être élévateur de l'épaule ou abaisseur du bras.

Innervation. — Son nerf lui vient le plus souvent du tronc postérieur du plexus brachial, quelquefois du circonflexe.

Sous-scapulaire (*M. subscapularis BNA*). — Triangulaire et épais, il remplit la fosse sous-scapulaire, naissant 1° dans la fosse elle-même par des cloisons fibreuses fixées aux crêtes osseuses qui traversent la fosse et entre ces cloisons, par des fibres charnues ; 2° sur le bord externe de l'omoplate par des fibres aponévrotiques.

Les fibres musculaires convergent vers l'angle externe de l'omoplate où elles se jettent sur un tendon formé par la fusion de plusieurs lames aponévrotiques. Ce tendon se termine sur la petite tubérosité de l'humérus au-dessous de laquelle une crête reçoit quelques fibres charnues du muscle, venues de la partie la plus élevée du bord axillaire.

Rapports. — La face antérieure du sous-scapulaire répond au grand dentelé dont elle s'écarte progressivement pour prendre part à la constitution de la paroi postérieure de l'aisselle. — Sa face postérieure répond à la fosse sous-scapulaire, puis à la capsule largement perforée à ce niveau pour donner passage à un diverticule de la synoviale qui tapisse la face profonde du tendon (bourse séreuse du sous-scapulaire).

Action. — Il est rotateur de l'humérus de dehors en dedans, c.-à-d. antagoniste des sous-épineux et petit rond.

Innervation. — Deux groupes de filets nerveux lui viennent du plexus brachial, l'un du tronc postérieur de ce plexus, l'autre du nerf du grand rond ou du grand dorsal.

§ 2. MUSCLES DU BRAS

Les muscles du bras sont divisés en deux groupes par les cloisons intermusculaires interne et externe : le groupe antérieur, fléchisseur, comprend un muscle scapulo-radial, long, superficiel, le biceps, et un muscle court, profond, huméro-cubital, le brachial antérieur. Le groupe postérieur est formé par la longue portion du triceps, superficielle et scapulo-cubitale, et par les deux vastes interne et externe du même muscle, profonds et huméro-cubitaux.

Le coraco-brachial doit être considéré comme formant un système interne très réduit, homologue du groupe des adducteurs de la cuisse.

Coraco-brachial (*M. coraco brachialis BNA*). — Etendu de la coracoïde à la face interne de l'humérus ; il naît : 1° du versant interne du sommet coracoïdien par des fibres aponévrotiques et de la face interne du tendon coracoïdien de la courte portion du biceps, par des fibres charnues ; 2° de la face inférieure de la coracoïde.

De ces origines partent deux faisceaux, le premier antérieur, le second postérieur, entre lesquels passe le musculo-cutané. Ces deux faisceaux, isolables presque jusqu'à leur extrémité inférieure, se terminent sur l'humérus : 1° par un tendon qui s'attache sur une facette rugueuse occupant le tiers moyen de la face interne de cet os ; 2° par des fibres charnues appartenant au faisceau postérieur qui aboutissent à l'arcade fibreuse de Struthers ; celle-ci va du tendon précédent à la petite tubérosité, en laissant passer sous elle les tendons du grand dorsal et du grand rond ainsi que les vaisseaux circonflexes antérieurs.

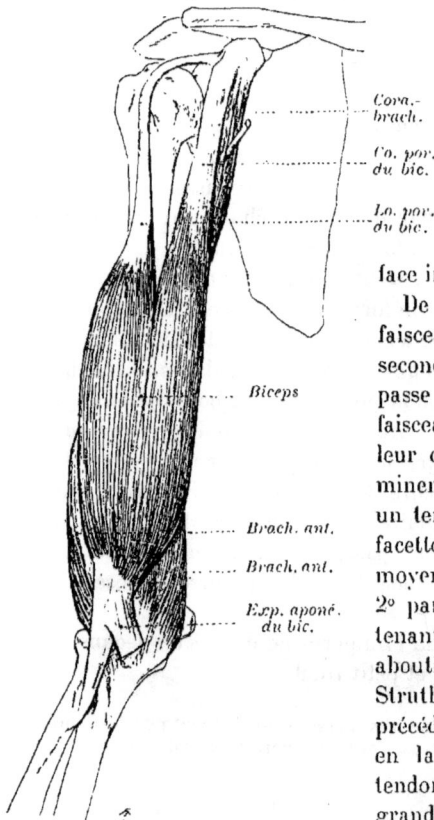

Cora.-brach.
Co. por. du bic.
Lo. por. du bic.
Biceps
Brach. ant.
Brach. ant.
Exp. aponé. du bic.

Fig. 286. — Biceps et coraco-brachial.

Rapports. — En avant, sous le deltoïde, le coraco-brachial est croisé par le grand pectoral, avant d'être recouvert par la courte portion du biceps. En arrière, il repose sur les

tendons du grand dorsal, du grand rond et du sous-scapulaire dont le
sépare parfois une bourse séreuse.

Élément constituant de la paroi externe de l'aisselle, il a sous son
bord interne le paquet vasculo-nerveux.

Action. — Il porte l'humérus en avant et en dedans et lui imprime
un mouvement de rotation en dedans, en cas de rotation externe préalable. Agissant sur l'omoplate, il la fait basculer.

Innervation. — Un rameau lui vient du musculo-cutané.

Biceps brachial (*M. biceps brachii B.NA*). — Le biceps s'insère à l'omoplate par deux chefs qui se réunissent au bras pour finir par un tendon

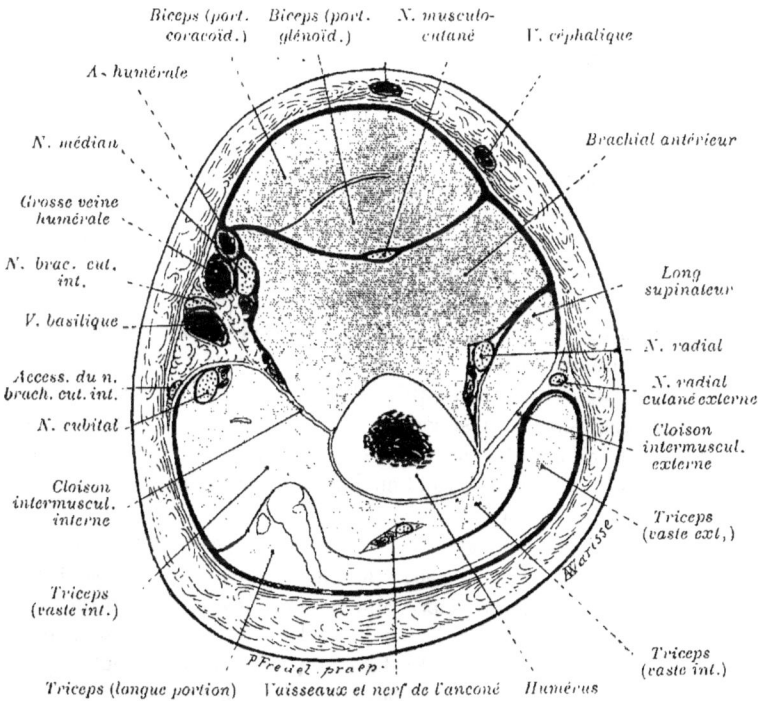

Fig 287. — Coupe passant au-dessous du milieu du bras droit. Sujet fixé
par la congélation. Segment distal de la coupe. (P. Fredet.)

commun sur la tubérosité bicipitale du radius et, par une expansion
fibreuse, dans l'aponévrose anti-brachiale.

La courte portion du biceps naît du sommet de la coracoïde, par un
tendon qui donne insertion sur sa face interne à des fibres du coraco-
brachial, tandis que de sa face externe naît le corps charnu du biceps.

La longue portion du biceps se détache du pôle supérieur de la cavité glénoïde et du bourrelet glénoïdien par un tendon aplati, bientôt cylindrique, qui pénètre dans l'articulation de l'épaule, contourne la tête humérale et descend dans la coulisse bicipitale, à la partie inférieure de laquelle il s'étale en une lame aponévrotique donnant insertion par sa face postérieure aux fibres charnues.

Les deux portions fusionnées constituent, au tiers moyen du bras, un corps fusiforme, épais, dans lequel une lame aponévrotique, sagittale, intermédiaire aux deux portions, reçoit sur ses faces latérales les fibres charnues ; cette lame s'épaissit ensuite en un large tendon frontal qui se tord pour plonger dans la profondeur du pli du coude entre les muscles épitrochléens et épicondyliens, et s'insère sur la moitié postérieure de la tubérosité bicipitale. Une bourse séreuse constante sépare le tendon de la moitié antérieure de la tubérosité.

De la face antérieure et du bord interne de ce tendon principal, part une expansion aponévrotique dirigée en bas et en dedans. Les fibres de cette expansion fournissent à l'aponévrose antibrachiale la plupart de ses fibres circulaires, et peuvent, pour quelques-unes, être suivies jusqu'au bord postérieur du cubitus, d'où la conception de Krause d'un biceps à insertion radiale et cubitale.

Rapports. — *A l'épaule*, la courte portion est en dehors, puis en avant du coraco-brachial qui la sépare du paquet vasculo-nerveux. Le tendon de la longue portion n'est séparé que par le feuillet synovial de la cavité articulaire, tandis qu'il glisse sous les ligaments coracohuméral et gléno-huméral supérieur pour gagner la coulisse, il descend dans celle-ci, encadré des insertions du grand pectoral en dehors, du grand dorsal et du grand rond en dedans, et accompagné d'un prolongement constant de la synoviale.

Au bras, le biceps, contracté, fait saillie sous la peau ; le long de son bord interne, monte la veine basilique, séparée par l'aponévrose brachiale du paquet vasculo-nerveux. Celui-ci se révèle sous le bord interne du muscle par la corde que forme le médian ou par les battements de l'artère humérale. Le long du bord externe, la veine céphalique gagne le sillon delto-pectoral. La face profonde du biceps est séparée de la face antérieure du brachial antérieur par le musculo-cutané anastomosé avec le médian.

Au pli du coude, l'expansion laisse au-dessus d'elle la veine médiane basilique et les filets nerveux superficiels. Au-dessous d'elle, dans le sillon qui sépare le biceps soulevé par le brachial antérieur des muscles épitrochléens, passent l'artère et les veines humérales que le médian a quittées pour traverser le rond pronateur. Dans la gouttière bicipitale externe monte la récurrente radiale antérieure au-dessous de laquelle descend la branche antérieure du nerf radial.

Action. — Fléchisseur de l'avant-bras sur le bras, il est d'abord supinateur si la main est en pronation. Par son expansion, il tend l'aponévrose antibrachiale.

Innervation. — Le biceps est innervé par deux filets que lui donne le musculocutané.

Anomalies. — Le biceps présente de très nombreuses anomalies. La plus fréquente est la présence d'un chef surnuméraire se détachant de l'humérus (chef huméral du biceps).

Brachial antérieur (*M. brachialis B.NA*). — Engainant l'extrémité inférieure de la diaphyse humérale, il naît : 1° de la moitié inférieure des faces interne et externe et des trois bords de l'humérus ; 2° des deux cloisons intermusculaires du bras. Ces insertions se font par implantation directe de fibres charnues, dont les inférieures s'attachent immédiatement au-dessus de l'insertion capsulaire du coude. Au corps charnu fait suite un tendon qui, se portant en arrière, se fixe sur la partie interne de la face inférieure de l'apophyse coronoïde.

Rapports. — La face antérieure du brachial antérieur est recouverte par le biceps qu'elle déborde pour se mettre en rapport, en dedans, avec le paquet vasculo-nerveux du bras, en dehors avec la branche antérieure du nerf radial et la récurrente radiale antérieure, que cachent le long supinateur, adhérent au brachial antérieur, et le premier radial.

Sa face postérieure concave recouvre l'humérus et les cloisons aponévrotiques qui la séparent du triceps, et plus bas la capsule articulaire du coude, à laquelle elle est unie par un tissu cellulaire très dense et parfois par quelques fibres charnues.

Action. — Il fléchit l'avant-bras sans gêner les mouvements de pronation et de supination. Plus puissant que le biceps, il commence la flexion que continue celui-ci.

Innervation. — Le brachial antérieur reçoit un rameau du musculo-cutané, et généralement aussi un ou deux filets du radial.

Triceps brachial (*M. triceps brachii B.NA*). — Occupant la partie postérieure du bras le triceps brachial est formé en haut par trois chefs : un chef supérieur ou longue portion, un chef externe ou vaste externe, un chef interne ou vaste interne.

La *longue portion* naît : principalement, d'une facette triangulaire située à la partie supérieure du bord axillaire de l'omoplate, au-dessous de la cavité glénoïde ; accessoirement, du bourrelet glénoïdien et de l'aponévrose du grand dorsal, par une petite arcade fibreuse qui passe au-dessous du grand rond.

L'origine principale se fait par un tendon divisé en deux lames, l'une antérieure très longue, l'autre postérieure très courte ; ces deux lames, réunies par leurs bords, figurent une sorte de cône creux de la face interne duquel naissent les fibres musculaires. Les fibres musculaires nées de ce cône tendineux forment un volumineux corps charnu, dont les éléments se terminent sur la face postérieure d'un tendon aplati.

Le bord externe de ce tendon vient s'accoler au tendon du vaste externe, les fibres les plus externes de la longue portion venant même s'insérer directement sur le tendon du vaste.

Le *vaste externe* naît par de courtes fibres tendineuses de la partie externe de la face postérieure de l'humérus, le long d'une ligne qui se prolonge en haut sur la partie inférieure du col chirurgical et enjambe en bas la gouttière radiale pour empiéter d'un demi-centimètre sur le tiers inférieur de la face postérieure de l'humérus. Les fibres musculaires vont se terminer : les supérieures, verticales, sur le tendon de la longue portion, les inférieures, obliques, sur le tendon commun à ces deux chefs du triceps.

Le *vaste interne* naît de toute la partie de la face postérieure de l'humérus sous-jacente à la gouttière radiale, jusqu'à un travers de doigt au-dessus de la fosse olécrânienne. Il naît aussi, par quelques fibres, de la cloison intermusculaire externe, et, par des fibres très importantes et très nombreuses, de la cloison intermusculaire interne. Toutes ces insertions se font par implantation directe des fibres charnues. Dans le corps musculaire qu'elles forment, les fibres moyennes descendent verticalement, les fibres externes et internes d'autant plus obliquement qu'elles sont plus inférieures ; toutes viennent se terminer à la face antérieure du tendon commun à la longue portion et au vaste externe, les fibres moyennes, les plus longues, par l'inter-

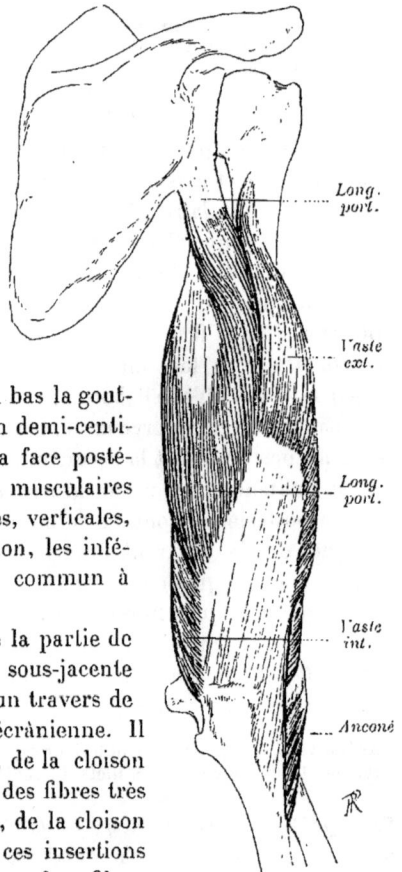

Fig. 288. — Triceps brachial. Torsion de la longue portion.

Labels in figure: Long. port. / Vaste ext. / Long. port. / Vaste int. / Anconé

médiaire d'un court tendon spécial. Quelques-unes des fibres des groupes externe et interne prennent une insertion osseuse directe sur la face supérieure de l'olécrâne.

Le tendon, qui résume l'insertion inférieure des trois chefs du triceps, se dirige vers l'olécrâne, et s'insère sur la face supérieure et sur les bords de cette apophyse par deux expansions latérales[1].

Rapports. — Par sa face postérieure le triceps répond à l'aponévrose et à la peau. Sa face antérieure est en rapport avec la face postérieure de l'humérus et de l'articulation du coude, ainsi qu'avec les cloisons intermusculaires externe et interne ; entre celle-ci et le triceps se trouve le nerf cubital. Le radial et l'humérale profonde descendent dans la loge du triceps au fond de la gouttière radiale. Ils sont recouverts par le vaste externe et longent la partie supérieure de la surface d'origine du vaste interne.

Action. — Le triceps est extenseur de l'avant-bras sur le bras.

Innervation. — Le triceps brachial est innervé par le radial.

§ 3. MUSCLES DE L'AVANT-BRAS

La plupart des muscles de l'avant-bras sont allongés suivant l'axe du membre. On les divise en trois groupes : *muscles antérieurs*, fléchisseurs ; *muscles postérieurs*, extenseurs ; *muscles externes*

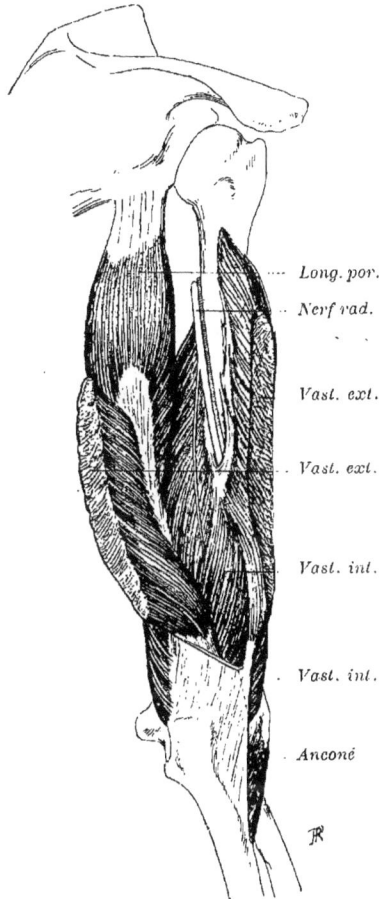

Fig. 289. — Triceps brachial. Le vaste externe a été incisé pour montrer le vaste interne et le nerf radial.

Labels: Long. por. — Nerf rad. — Vast. ext. — Vast. ext. — Vast. int. — Vast. int. — Anconé

---

1. A ces trois chefs du triceps brachial, il convient d'ajouter le petit muscle *sous-anconé* de Theile, formé de deux faisceaux qui, nés au-dessus de la fosse olécrânienne, près des bords externe et interne de l'humérus, convergent l'un vers l'autre, et vont s'attacher à la portion de la capsule articulaire du coude, qui répond au cul-de-sac sous-tricipital.

Abrégé d'Anat. — I.   23

comprenant un fléchisseur, deux extenseurs et un supinateur. Les régions antérieure et postérieure sont séparées par la crête cubitale; deux cloisons aponévrotiques isolent la région externe.

Dans chaque région les muscles les plus superficiels prennent leur origine sur l'extrémité inférieure de l'humérus, tandis que les muscles profonds naissent du squelette anti-brachial. De plus, les muscles super-ficiels, unis entre eux ainsi qu'à l'aponévrose superficielle et à l'appa-reil ligamenteux du coude, forment une masse commune à leur origine.

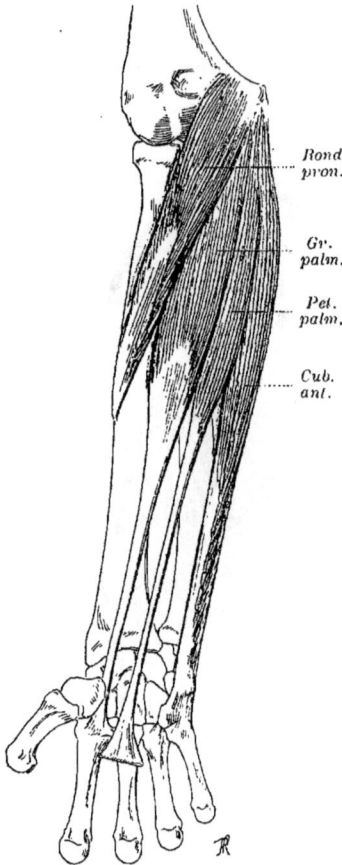

Rond pron.

Gr. palm.

Pet. palm.

Cub. ant.

FIG. 290. — Région antérieure de l'avant-bras.

RÉGION ANTÉRIEURE

Les muscles de la région antérieure, au nombre de huit, sont disposés en quatre couches :

La couche superficielle comprend le rond pronateur, le grand palmaire, le petit palmaire et le cubital anté-rieur, qui naissent par un tendon commun sur une ligne descendant de l'épitrochlée au bord antérieur du cubitus. Cette origine est souvent divisée par le nerf médian en deux parties : l'une superficielle, humé-rale, l'autre profonde, cubitale.

La deuxième couche est formée par un seul muscle, le fléchisseur superficiel, qui, en plus de ses origines sur le tendon des muscles précédents, reçoit des faisceaux nés du radius.

Les muscles de la troisième couche naissent du squelette anti-brachial.

Le fléchisseur commun profond répond à la partie cubitale de celui-ci, le fléchisseur propre à sa partie radiale.

La quatrième couche comprend un seul muscle, à fibres transver-sales, le carré pronateur.

Rond pronateur (*M. pronator teres BNA*). — Aplati transversalement, ce muscle dessine sa saillie parallèlement à la branche interne du V du pli du coude.

Il naît par deux chefs : 1° un chef *huméral*, volumineux, qui prend son origine sur la moitié supérieure de la face antérieure de l'épitrochlée et accessoirement, sur la cloison intermusculaire interne,

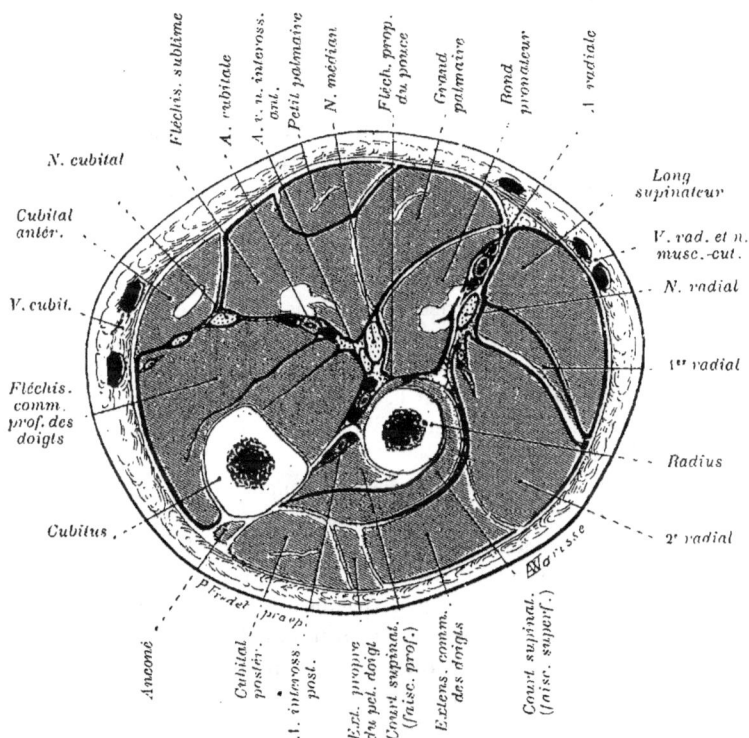

Fig. 291. — Coupe passant au-dessous du tiers supérieur de l'avant-bras. Sujet congelé; avant-bras droit; segment distal de la coupe. (P. Fredet.)

sur l'intersection fibreuse qui le sépare du grand palmaire et sur la face profonde de l'aponévrose antibrachiale ; — 2° Un chef *cubital* qui s'attache à la partie interne de l'apophyse coronoïde du cubitus, contractant d'intimes adhérences avec le tendon du brachial antérieur. Entre les deux chefs passe le nerf médian.

Oblique en bas et en dehors, le corps musculaire se termine par un tendon qui va s'insérer au tiers moyen de la face externe du radius, après avoir contourné le bord antérieur de cet os.

Rapports. — Superficiel et sous-aponévrotique à son origine, il s'engage plus bas sous les vaisseaux et nerfs radiaux, sous le long supinateur et les deux radiaux externes.

Action. — Pronateur avant tout, il devient légèrement fléchisseur lorsque son action pronatrice est achevée. Au contraire, s'il y a contraction synergique d'un supinateur, il devient un fléchisseur actif de l'avant-bras sur le bras.

Innervation. — Le rond pronateur est innervé par deux filets du médian.

Grand palmaire (*M. palmaris longus* BNA). — Fusiforme, ce muscle s'étend de l'épitrochlée au deuxième métacarpien. Il naît : 1° de l'épitrochlée ; 2° des deux lames aponévrotiques qui le séparent du rond pronateur en dehors, du fléchisseur superficiel en dedans. — Les fibres musculaires convergent vers un tendon, qui descend sur la face antérieure de l'avant-bras, s'engage au niveau du poignet dans l'épaisseur du ligament annulaire antérieur, en dedans du tubercule du trapèze. Ce tendon se termine en s'épanouissant sur la base du deuxième métacarpien ; — une expansion se détache de son bord interne pour se porter à angle presque droit sur la base du troisième métacarpien ; — son bord externe donne également une languette inconstante allant au tubercule du trapèze.

Rapports. — Superficiel dans toute la longueur de son trajet antibrachial, le grand palmaire ne devient profond qu'au niveau du canal carpien. Là son tendon chemine dans la gouttière du trapèze ; plus bas il est croisé par le tendon du long fléchisseur du pouce et recouvert, à son insertion, par les attaches carpiennes de l'adducteur du pouce. Une courte synoviale entoure le segment terminal du tendon.

Action. — On admet généralement : 1° qu'il fléchit la main sur l'avant-bras ; 2° la place en pronation ; 3° l'entraîne dans l'abduction. Cette dernière action est absolument niée par Duchenne.

Innervation. — Un filet lui vient du médian par un tronc commun avec le nerf du petit palmaire.

Petit palmaire (*M. palmaris brevis* BNA). — Inconstant, c'est un fuseau musculaire très grêle, situé entre le grand palmaire et le fléchisseur superficiel sur lequel il repose. Il naît de l'épitrochlée par de longues fibres tendineuses, et, par quelques fibres, des cloisons aponévrotiques qui le séparent des muscles adjacents. Son tendon grêle descend parallèlement à celui du grand palmaire, et s'étale au niveau du carpe pour se perdre latéralement sur les éminences thénar et hypothénar, et se continuer sur la ligne médiane avec l'aponévrose palmaire moyenne.

Action. — Il fléchit directement la main et accessoirement l'avant-bras.

Cubital antérieur (*M. ulnaris flexorcarpi B.N.A*). — Aplati et incurvé
en gouttière appliquée sur le cu-
bitus doublé du Fl. co.-profond,
il longe le bord interne de l'avant-
bras, de l'épitrochlée au pisiforme.
Il naît par deux chefs : l'un, *huméral*, se fixe au sommet et à
la partie inférieure de l'épitrochlée, l'autre, *cubital*, naît du
bord interne de l'olécrâne, du tubercule cubital et des deux tiers
supérieurs du bord postérieur du
cubitus. — Les deux chefs sont
réunis par une arcade fibreuse
étendue de l'olécrâne à l'épitrochlée, sous laquelle passent le nerf
cubital et la récurrente cubitale
postérieure. Le tendon qui fait
suite au corps charnu vient se
fixer sur le pisiforme. Accessoirement, quelques fibres externes vont
à l'aponévrose palmaire, et à l'os
crochu avec le ligament pisi-
unciformien : d'autres, internes,
se continuent avec le court abducteur du petit doigt, ou gagnent
avec le ligament pisi-métacarpien les têtes des 5ᵉ et 4ᵉ métacarpiens.

Rapports. — Le cubital antérieur est un muscle superficiel.
Dans ses deux tiers inférieurs il
est satellite des vaisseaux et nerfs
cubitaux, qui suivent son bord
externe.

Action — Il détermine la flexion

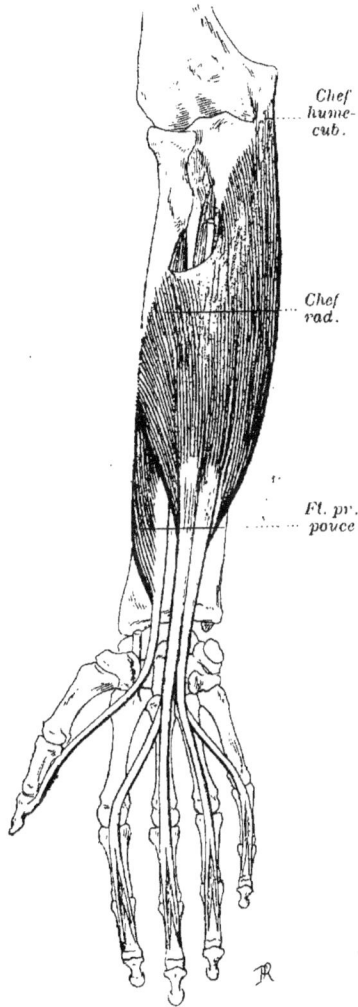

Fig. 292. — Fléchisseur superficiel ;
couche superficielle.

de la main. Au maximum de sa
contraction, il entraîne la main de telle sorte qu'elle semble vouloir
regarder en dehors.

Innervation. — Il reçoit deux et parfois trois rameaux du nerf cubital.

Fléchisseur commun superficiel des doigts (*M. flexor digitorum sublimis BNA*). — Ce muscle, large et très épais, naît par deux chefs :

1° le chef *principal, cubital*, se détache par de forts faisceaux tendineux : *a*) de la face antérieure de l'épitrochlée ; *b*) du ligament latéral interne de l'articulation du coude et du tubercule cubital ; *c*) du bord interne de l'apophyse coronoïde, en dedans du brachial antérieur et du rond pronateur ; *d*) de l'extrémité inférieure du tendon du brachial antérieur ; *e*) des cloisons fibreuses le séparant du rond pronateur et des deux palmaires. 2° Le chef *accessoire, radial*, naît de la moitié supérieure du bord antérieur du radius, là où ce bord s'infléchit vers la tubérosité radiale. — La réunion des deux chefs limite un orifice, dans lequel passent l'artère cubitale et le nerf médian.

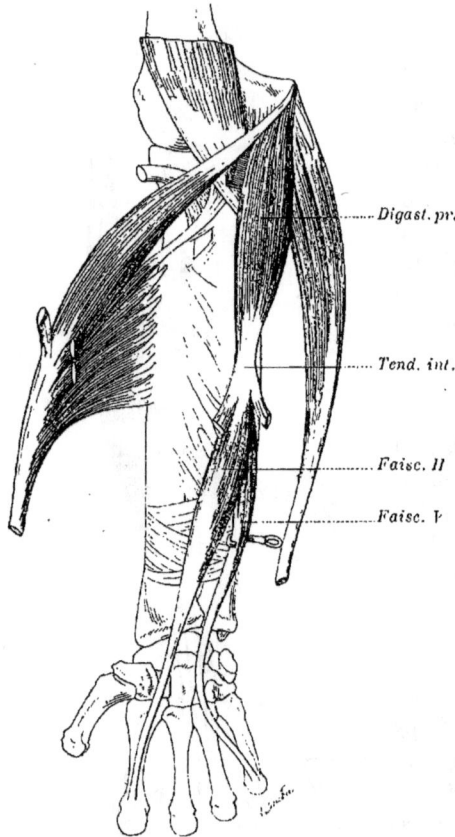

FIG. 293. — Fléchisseur superficiel ;
couche profonde.

Le muscle fléchisseur commun superficiel se divise dès son origine en deux couches, superficielle et profonde. La superficielle se divise à son tour en deux muscles penniformes, dont les tendons se rendent aux III⁰ et IV⁰ doigts cette couche s'anastomose par son bord externe avec le fléchisseur propre du I⁰ʳ. — La profonde est formée par un muscle digastrique dont le ventre supérieur, confondu en haut avec la masse commune, se dégage vers le tiers supérieur de l'avant-bras et dont le ventre inférieur se divise en deux chefs qui se rendent aux II⁰ et V⁰ doigts.

Étagés sur deux plans, les quatre tendons s'engagent dans le canal

carpien et passent à la paume, où ils s'étalent sur un plan unique pour
cheminer en avant des tendons
fléchisseurs profonds correspondants. Immédiatement au-dessous
de l'articulation métacarpo-phalangienne, ils pénètrent dans un
canal ostéofibreux qui sera décrit
plus loin. Dans ce canal, le tendon
fléchisseur superficiel se moule, par
sa face postérieure, devenue concave,
sur le tendon profond, puis se divise
en deux languettes vers le milieu
de la première phalange. Divergentes, ces languettes entourent le
tendon profond, passent à sa face
dorsale, reviennent au contact l'une
de l'autre au niveau de l'articulation
phalango-phalanginienne, et vont
s'insérer à la partie moyenne des
bords rugueux qui limitent la face
palmaire excavée de la deuxième phalange. Dans ce trajet en
spirale, les bords internes des languettes deviennent externes, et il y
a échange de quelques fibres d'un
bord interne à l'autre, au niveau

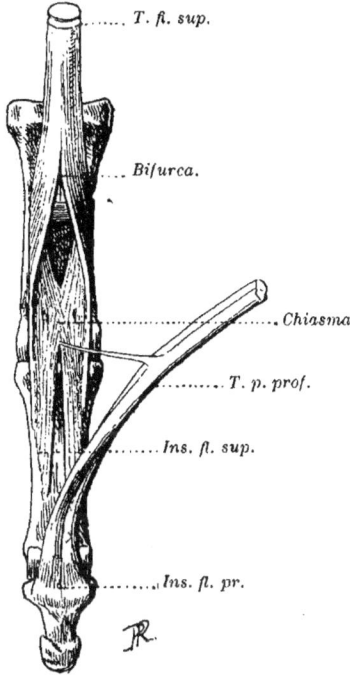

Fig. 294. — Les tendons fléchisseurs
des doigts et leurs insertions.

de l'articulation phalangienne (*chiasma tendinosum Camperi*).

Rapports. — A l'avant-bras, le fléchisseur commun superficiel est
recouvert par les quatre muscles de la couche superficielle. Au poignet,
ses tendons passent sous le ligament annulaire antérieur, ils deviennent superficiels au niveau de la main, où ils ne sont recouverts que
par l'aponévrose palmaire, l'arcade palmaire superficielle, et les
rameaux digitaux du médian et du cubital.

Action. — (Voy. p. 361).

Innervation. — Le fléchisseur commun superficiel reçoit quatre à six filets du
médian.

Fléchisseur commun profond des doigts (*M. flexor digitorum pro-
fundus BNA*). — Enroulé autour des faces antérieure et interne du
cubitus, ce muscle, sous-jacent au fléchisseur superficiel, se divise en
quatre tendons pour les doigts II, III, IV et V. Il naît par des fibres
charnues : 1° des deux tiers supérieurs du bord antérieur et de la face

interne du cubitus, remontant sur cette face le long de l'apophyse coronoïde jusqu'à l'olécrâne; 2° de la partie correspondante du ligament interosseux; 3° d'une partie de l'aponé-
vrose antibrachiale répondant aux
insertions du cubital antérieur; 4° du
bord interosseux du radius, au voisinage de la tubérosité. L'artère interosseuse passe sous l'arcade réunissant
le chef cubital au chef radial.

Le corps musculaire descend verticalement, parfois divisé en quatre
corps charnus penniformes, division
qui le plus souvent n'a lieu que dans
la portion tendineuse.

Sous-jacents aux tendons fléchisseurs superficiels, les quatre tendons
franchissent la gouttière carpienne,
donnent naissance aux muscles lombricaux et se rendent à leurs doigts
respectifs.

Ils s'engagent dans la gaine ostéo-fibreuse
des doigts, avec les tendons fléchisseurs superficiels correspondants, qui les engainent,
comme il a été dit précédemment, et se
fixent en éventail à la base de la phalange
unguéale.

Innervation. — La partie interne de ce muscle
est innervée par le cubital, la partie externe par le
médian (rameau interosseux). La partie moyenne
est innervée par ces deux nerfs associés.

Lombricaux (*M. lombricales BNA*). — Grêles et allongés, ils se présentent sous l'aspect de petites languettes charnues, allant
des tendons du fléchisseur profond aux expansions tendineuses des interosseux, et par
celles-ci au côté radial des tendons extenseurs de chaque doigt. Au nombre de quatre,
ils prennent leur origine sur la face antérieure et le bord radial des tendons du
fléchisseur profond. Généralement, les lombricaux III et IV naissent
des deux tendons voisins, ce qui leur donne une structure penniforme.

Suivant les tendons fléchisseurs, ils gagnent le côté radial de l'articu-

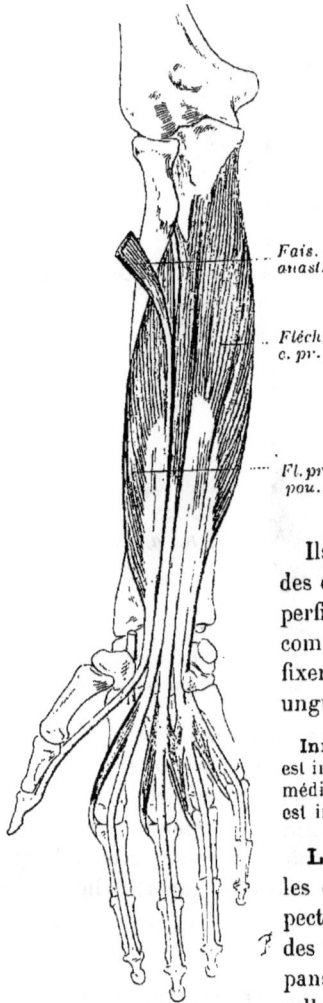

Fig. 295. — Fléchisseur profond des doigts et fléchisseur propre du pouce.

Fais. anast.

Fléch. c. pr.

Fl. pr. pou.

lation métacarpo-phalangienne des doigts. Là, ils s'engagent dans une logette, formée par l'aponévrose palmaire superficielle, le ligament intermétacarpien palmaire et les fibres perforantes qui relient ces couches fibreuses l'une à l'autre. Avec les vaisseaux et nerfs interosseux les lombricaux traversent ces logettes, et leurs fibres musculaires se continuent par une languette tendineuse, appliquée contre la face radiale de l'articulation métacarpo-phalangienne. Cette languette se fusionne avec l'expansion tendineuse de l'interosseux correspondant et gagne avec celle-ci le bord radial du tendon extenseur.

Action. — Comme les interosseux, les lombricaux fléchissent la première phalange et étendent les deux dernières.

Innervation. — Les lombricaux I, II, III sont innervés par les collatéraux palmaires venant du médian, le lombrical IV par la branche profonde du cubital. Souvent les deux nerfs se partagent également l'innervation.

Long fléchisseur du pouce (*M. flexor pollicis longus BNA*). — Situé sur le même plan, et en dehors du fléchisseur commun profond, il naît de la face antérieure du radius. Commençant en pointe au niveau de la tubérosité bicipitale, cette insertion s'élargit, en suivant la ligne oblique d'insertion du fléchisseur superficiel, se rétrécit à un travers de doigt du carré pronateur, et finit en pointe sur le bord externe du radius vers la partie moyenne de ce muscle. Souvent quelques fibres se détachent de la coronoïde, par une languette commune avec le fléchisseur superficiel. Accessoirement quelques fibres lui viennent du fléchisseur superficiel. Dirigé en bas et en dedans, le corps musculaire se continue par un tendon qui pénètre dans la gouttière carpienne sur le même plan que le fléchisseur profond, croise la portion profonde du court fléchisseur, passe entre les deux portions de ce muscle, puis dans la gouttière des sésamoïdes du pouce ; là il pénètre dans la gaine ostéofibreuse et, suivant la première phalange, va s'insérer en s'épanouissant sur la base de la phalange unguéale.

Innervation. — Il reçoit un rameau de la branche profonde du médian.

Action des muscles fléchisseurs. — Le fléchisseur commun superficiel fléchit la seconde phalange sur la première. — Le fléchisseur commun profond fléchit les deux dernières phalanges sur la première. Ils n'agissent avec toute leur énergie que si les premières phalanges sont étendues sur les métacarpiens, et la main sur l'avant-bras. La flexion de la première phalange est produite par les interosseux. L'action du fléchisseur propre du pouce est la même que celle du fléchisseur commun.

Gaines ostéo-fibreuses digitales des tendons fléchisseurs. — Au niveau de l'articulation métacarpo-phalangienne, chaque paire de tendons fléchisseurs pénètre dans une gaine ostéo-fibreuse spéciale, qui accompagne ces tendons jusqu'à la phalange unguéale.

Aux bords de la gouttière que présente la face antérieure des phalanges, s'attache un demi-cylindre fibreux, renforcé par des anneaux hauts de 2 centimètres sur la Ire phalange, moins hauts sur la IIe. Au niveau des articulations, du fait même de leur jeu, la gaine est moins épaisse et moins serrée.

Vincula tendinum. — Dans cette gaine, les tendons reçoivent des vaisseaux par l'intermédiaire de véritables mésos (*vincula tendinum* de Weitbrecht), divisés en vincula sera et vincula accessoria s. vasculosa. Au niveau de la première phalange, ils sont le plus souvent représentés par une lame quadrangulaire allant de la phalange au tendon. Cette disposition n'existe que chez les jeunes sujets, ne laissant comme trace chez l'adulte que quelques minces tractus celluleux. Au niveau du tiers inférieur de la première phalange et de son articulation avec la deuxième, se détache une lame triangulaire sagittale à bord supérieur concave libre, à bord tendineux adhérant aux languettes du fléchisseur superficiel. Un de ces mésos triangulaires existe également au-dessus de l'insertion du fléchisseur profond.

Gaines synoviales. — (Voy. p. 386.)

Carré pronateur (*M. pronator quadratus BNA*). — Quadrilatère, aplati, il occupe l'extrémité inférieure du squelette antibrachial. Ses fibres, transversalement dirigées, naissent du quart inférieur de la face antérieure du cubitus, et vont se fixer au quart inférieur de la face antérieure du radius. Mince dans sa partie supérieure, ce muscle est très épais dans sa partie inférieure ; ses fibres profondes s'enroulent autour de la tête cubitale pour gagner la partie inférieure du ligament interosseux.

Action. — Il place la main en pronation.

Innervation. — Il est innervé par le nerf interosseux, branche du médian.

RÉGION POSTÉRIEURE

Région de l'extension, elle comprend huit muscles disposés en deux couches. Quatre muscles sont superficiels : *l'extenseur commun, l'extenseur propre du Ve, le cubital postérieur et l'anconé.* Quatre sont profonds : *le long abducteur du Ier, le long extenseur du Ier, le court extenseur du Ier et l'extenseur propre du IIe.* Ces derniers sont si obliques sur le bord radial de l'avant-bras qu'ils empiètent par leur partie inférieure sur la région externe.

Tous les muscles de la région postérieure sont innervés par la branche profonde du nerf radial.

Extenseur commun des doigts (*M. extensor digitorum communis B.NA*). — Il naît de la face postérieure de l'épicondyle, par un tendon commun avec le deuxième radial en avant, avec l'extenseur propre du Vᵉ et le cubital postérieur en arrière. Ce tendon, d'après Cruveilhier, a la forme d'une pyramide à quatre faces, de l'intérieur de laquelle naissent les fibres charnues.

Le corps musculaire qui en résulte se divise bientôt en quatre faisceaux, dont les moyens sont recouverts par les extrêmes jusque vers le tiers moyen de l'avant-bras. Ces faisceaux se continuent par des tendons, qui se dégagent complètement vers le tiers inférieur de l'avant-bras, et s'engagent sur un même plan, dans le canal formé par le ligament dorsal et la grande coulisse radiale. Ces tendons divergent ensuite, pour aller à leurs doigts respectifs II, III, IV et V.

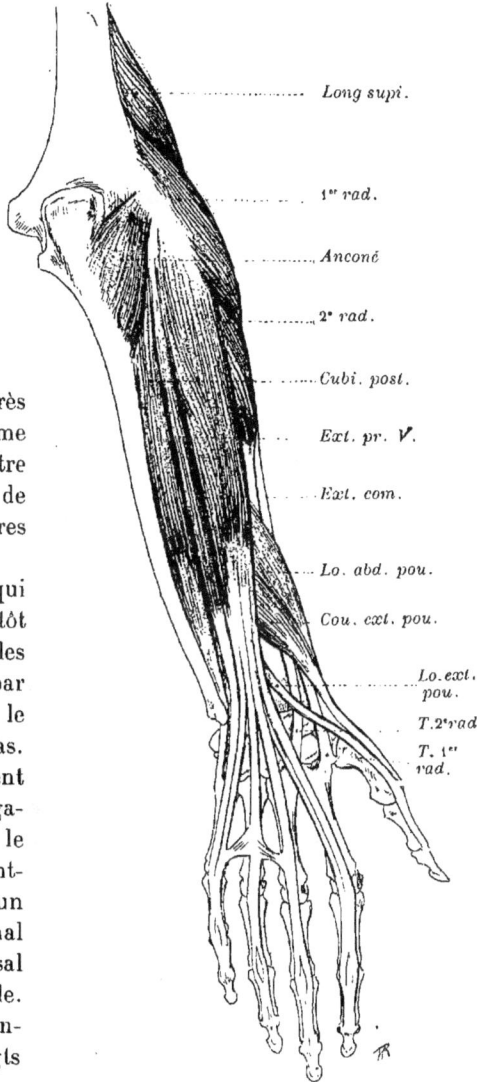

Fig. 296. — Muscles de la région postérieure; couche superficielle.

Labels: Long supi. / 1ᵉʳ rad. / Anconé / 2ᵉ rad. / Cubi. post. / Ext. pr. V. / Ext. com. / Lo. abd. pou. / Cou. ext. pou. / Lo. ext. pou. / T. 2ᵉ rad / T. 1ᵉʳ rad.

Extenseur propre du petit doigt (*M. extensor digiti quinti proprius B.NA*). — Interposé à l'extenseur commun et au cubital postérieur, il naît surtout de la cloison qui le sépare du premier dont il paraît un appendice. Grêle, fusi-

forme, il descend entre ces deux muscles, et se continue par un
tendon qui occupe surtout le côté cubital du corps charnu. Celui-ci,
au niveau du poignet, s'engage dans un canal particulier répondant
à l'interstice du radius et du cubitus, et formé par les fibres superficielles et profondes du ligament carpien dorsal ; puis il dévie vers
le Ve métacarpien.

Tendons extenseurs des doigts. — Placés sur un même plan, à la
face dorsale de la main, les tendons moyens III et IV suivent la face
dorsale de leur métacarpien,
tandis que les extrêmes II et V
se dirigent obliquement, en croisant l'espace interosseux, vers la
tête du métacarpien correspondant. Au niveau de l'articulation
métacarpo-phalangienne, de la
face profonde de chaque tendon,
se détache une expansion fibreuse,
qui s'applique sur la capsule
articulaire et va s'insérer à la
base de la première phalange.

De plus, au niveau de l'interligne articulaire métacarpo-phalangien, les tendons extenseurs
s'unissent par deux larges expansions latérales aux fibres perforantes de l'aponévrose palmaire ;
ces expansions, qui contournent

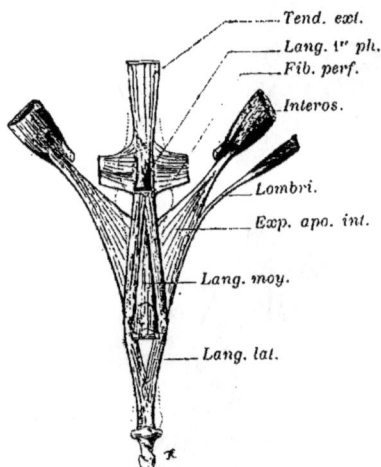

Fig. 297. — Tendons de l'extenseur
commun : connexions (face profonde).

les parties latérales de l'articulation, doivent être distinguées de celles
venues des interosseux et des lombricaux, que le tendon extenseur
reçoit après avoir franchi l'article.

Une fois sur la première phalange, le tendon se divise en trois languettes : une médiane, mince et large, qui va s'insérer à la base de la
IIe phalange, et deux latérales qui, descendant sur les côtés de l'articulation phalango-phalanginienne, se rapprochent sur la face dorsale
de la deuxième phalange, et vont s'insérer à la base de la phalange
unguéale.

Au pouce, les deux tendons extenseurs se placent côte, à côte, et
reçoivent les expansions de l'aponévrose palmaire et des interosseux,
représentés ici par le court abducteur du 1er et le premier inter)
osseux.

Sur la face dorsale de la main, les tendons extenseurs sont parfois

divisés en deux ou trois languettes, et presque constamment anastomosés les uns avec les autres. Ces anastomoses se présentent, soit
comme de vraies expansions tendineuses se détachant d'un tendon,
pour gagner le bord du voisin (IV et V), soit sous forme de ponts fibro-
aponévrotiques se détachant transversalement de la face superficielle
d'un tendon, pour gagner le bord du voisin (III et IV, II et III). Ce
sont de simples renforcements de la lame fibreuse qui unit les tendons,
dans leur portion métacarpienne.

Action des extenseurs des doigts. — Ils étendent les dernières
phalanges sur les premières, les premières sur la main, la main sur
l'avant-bras. L'action sur les deux dernières phalanges est très limitée, par
le fait de l'existence d'anastomoses avec l'aponévrose palmaire et de la
bandelette que le tendon envoie à la base de la première phalange.
L'extension de ces phalanges est surtout produite par les interosseux
et les lombricaux. — De plus, les extenseurs produisent certains mouvements de latéralité, entraînant l'index vers le pouce, l'annulaire et
l'auriculaire vers le bord cubital de la main.

Les anastomoses décrites empêchent l'extension isolée d'un doigt,
sauf celle du Ve, que son extenseur propre étend isolément.

Cubital postérieur (*M. extensor carpi ulnaris BNA*). — Il naît : 1° de
la partie postérieure de l'épicondyle, par un trousseau aponévrotique
sous-jacent au tendon d'origine des extenseurs ; 2° des trois quarts
supérieurs de la crête du cubitus ; 3° de l'aponévrose antibrachiale.

Ainsi constitué, le muscle descend dans une loge ostéo-fibreuse formée
par le cubitus, par l'aponévrose anti-brachiale, et par un feuillet aponévrotique recouvrant l'origine cubitale des muscles du pouce. Il se
termine par un tendon, qui se dégage vers le tiers moyen, pénètre dans
le canal formé par le ligament carpien et la gouttière cubitale, et descend
ainsi jusqu'à l'extrémité supérieure du cinquième métacarpien, sur le
tubercule postéro-interne duquel il s'insère.

Action. — Extenseur et adducteur de la main, il produit l'extension
directe de celle-ci, en se contractant synergiquement avec le 1er radial,
abducteur extenseur.

Anconé (*M. anconæus BNA*). — Pyramidal et triangulaire, il naît, par
un court tendon, de la partie postéro-inférieure de l'épitrochlée, et va se
fixer sur cette large excavation, limitée par une ligne rugueuse, qui
occupe le tiers supérieur de la face postérieure du cubitus. — Ses fibres
sont d'autant plus obliques qu'elles sont plus inférieures. Aucune séparation n'existe entre la terminaison du vaste interne du triceps et
l'origine de l'anconé ; les deux muscles ayant en outre une action et

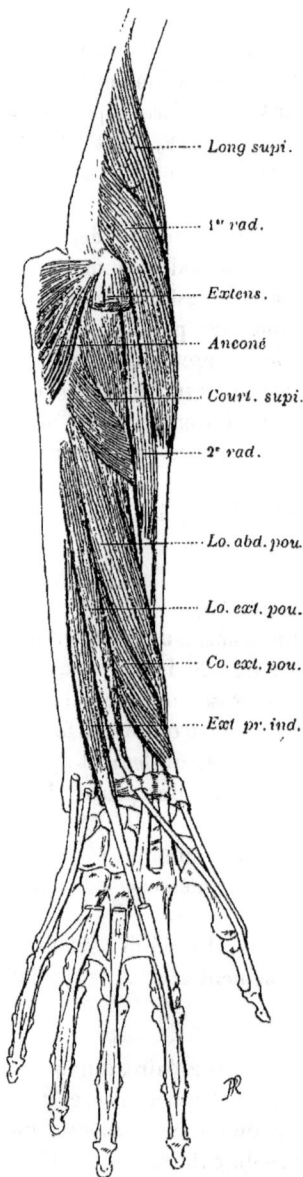

Long supi.

1" rad.

Extens.

Anconé

Court. supi.

2" rad.

Lo. abd. pou.

Lo. ext. pou.

Co. ext. pou.

Ext pr. ind.

FIG. 298. — Muscles de la région postérieure de l'avant-bras; — couche profonde.

une innervation commune, certains auteurs, non sans raison, les réunissent dans une même description.

Rapports. — Par sa face antérieure, le muscle répond à l'articulation du coude et à l'angle postéro-supérieur du court supinateur. Il est recouvert par l'aponévrose anti-brachiale. Une bourse séreuse existe entre ce muscle et la tête radiale.

Action. — Outre son rôle d'extenseur de l'avant-bras, il produit certains mouvements de latéralité du cubitus, fort utiles dans la pronation et la supination.

Long abducteur du pouce (*M. abductor pollicis longus BNA*). — Le plus fort, le plus élevé et le plus externe des muscles de la couche profonde, il naît : 1° du versant externe de la face postérieure du cubitus ; 2° du ligament interosseux ; 3° de la partie interne de la face postérieure du radius, immédiatement au-dessous du court supinateur.

De ces origines, les fibres convergent vers un tendon, qui contourne le bord postérieur du radius vers le quart inférieur de l'avant-bras, et apparaît à la région externe. Continuant son trajet, ce tendon passe dans le canal ostéo-fibreux formé par le ligament carpien et la styloïde radiale, glisse sur la face externe du trapèze et l'articulation trapézo-métacarpienne, et va s'insérer au tubercule radial de la base du premier métacarpien. Une languette constante, venue de ce tendon, sert d'origine aux fibres du court abducteur.

Une bourse séreuse sépare les deux tendons réunis, long abducteur et court extenseur, des tendons radiaux et du long supinateur qui passent au-dessous d'eux. Une deuxième bourse séreuse, communiquant avec l'articulation trapézo-métacarpienne, existe au niveau de l'insertion du tendon.

Action. — Classiquement, il porterait le premier métacarpien en dehors et en arrière. Pour Duchenne, il l'opposerait au deuxième, en le portant en dehors et en avant. De plus, il fléchit la main en l'inclinant en dehors.

Court extenseur du pouce (*M. extensor pollicis brevis BNA*). — Il naît au-dessous du précédent, sur une étroite bande de la face postérieure du radius, et sur le ligament interosseux voisin. Il s'accole au long abducteur, traverse le même canal ostéo-fibreux, et par un mince tendon qui longe la face dorsale du premier métacarpien, va s'insérer à la base de la première phalange du pouce.

Action. — Il étend la première phalange du pouce sur le métacarpien, et porte ce métacarpien dans l'abduction directe.

Long extenseur du pouce (*M. extensor pollicis longus BNA*). — Il naît : 1° du tiers moyen de la face postérieure du cubitus; 2° de la partie attenante du ligament interosseux; 3° de la cloison aponévrotique qui le sépare du cubital postérieur. Les fibres musculaires se jettent sur un tendon qu'elles accompagnent jusqu'au niveau du poignet. Une fois dégagé, ce tendon s'engage dans le canal ostéo-fibreux, intermédiaire à celui des extenseurs et des radiaux. Sorti de cette gouttière, il se porte obliquement sur la face dorsale du carpe, croisant les tendons radiaux, longe le bord cubital de la face dorsale du premier métacarpien et de la première phalange, pour aller s'insérer à la base de la deuxième phalange. Il forme le bord cubital de la tabatière anatomique.

Action. — Il étend la seconde phalange sur la première, et celle-ci sur le métacarpien. De plus, il porte le métacarpien en arrière et en dedans.

Extenseur propre de l'index (*M. extensor indicis proprius BNA*). — Longeant le bord cubital du précédent, il naît : 1° de la face postérieure du cubitus, au-dessous du long extenseur du pouce; 2° de la partie voisine du ligament interosseux, et de l'aponévrose qui le sépare du long extenseur. Descendant presque verticalement, il s'engage dans la gouttière de l'extenseur commun, au côté cubital duquel il se place. Situé d'abord au-dessous, puis en dehors du tendon indicateur de l'extenseur commun, il traverse obliquement le deuxième espace interosseux et se confond avec l'autre tendon extenseur, dont il partage les insertions et l'action.

RÉGION EXTERNE

Elle comprend quatre muscles occupant le bord radial de l'avant-bras et disposés en deux couches ; trois sont superficiels : le *long supinateur*, les *deux radiaux* ; un est profond : le *court supinateur*. Ils sont tous innervés par le radial.

Long supinateur ou huméro-stylo-radial (*M. brachio radialis BNA*). — C'est un muscle long, qui naît de la moitié inférieure du bord externe de l'humérus et, par quelques fibres, de la cloison qui le sépare du vaste externe, le long d'une arcade à fibres verticales.

Aplati de dehors en dedans à son origine, et profondément situé entre le brachial antérieur et le vaste externe, il émerge sur le bord externe du coude. Là, il s'avance plus ou moins sur le côté radial de la face antérieure de l'avant-bras. Ses bords ont changé de direction et sont maintenant externe et interne ; le muscle a donc subi une sorte de torsion.

Les fibres se jettent sur un tendon qui occupe la face profonde du muscle et se dégage vers le milieu de l'avant-bras. D'abord aplati d'avant en arrière, ce tendon se déjette sur le bord antérieur du radius et vient se fixer à la base de la styloïde radiale.

C'est le muscle satellite de l'artère radiale ; celle-ci, recouverte d'abord par le bord interne du muscle, s'en dégage dans la moitié inférieure de l'avant-bras.

Action. — Fléchisseur de l'avant-bras sur le bras, il maintient la main dans une situation intermédiaire à la pronation et à la supination.

Innervation. — Il reçoit au niveau du coude 2 ou 3 filets du radial.

Premier ou long radial (*M. ext. nsor carpi radialis longus BNA*). — Répondant au bord externe du coude et de l'avant-bras, il naît au-dessous du précédent, d'une empreinte triangulaire, à base épicondylienne, qu'il frappe sur le bord externe élargi de l'humérus. D'autres fibres naissent de la cloison intermusculaire externe, du tendon d'origine du court radial et du tendon commun des extenseurs.

Très court, le corps musculaire se continue, à l'union du tiers supérieur et des deux tiers inférieurs de l'avant-bras, par un tendon très large qui descend sur son bord externe. Ce tendon s'engage dans la gouttière radiale qui lui est commune avec le 2e radial, et à partir du point où il est croisé par le tendon du long extenseur du pouce, dévie en arrière, gagne la face dorsale du poignet et s'insère à la base du tubercule externe de l'extrémité proximale du deuxième métacarpien.

Action. — Il est extenseur et abducteur de la main.

Innervation. — Il reçoit 2 ou 3 rameaux de la branche antérieure du radial.

Deuxième ou court radial (*M. extensor carpi radialis brevis BNA*). — Situé au-dessous du précédent, il naît : 1° de la face antérieure de l'épicondyle, par un fort trousseau fibreux qui s'insinue entre l'origine de l'extenseur commun et celle du court supinateur ; 2° sur une longueur de 6 à 8 centimètres, d'une cloison aponévrotique qui le sépare de l'extenseur commun. Creusé en gouttière, il s'applique sur le radius déjà recouvert par le court supinateur, et plus bas par le rond pronateur.

Issues de ces deux origines, les fibres convergent à angle très aigu vers un tendon qui ne se dégage que vers le tiers inférieur de l'avant-bras. Accolé au premier radial, le tendon s'engage dans le canal ostéo-fibreux des radiaux, et s'insère à la base de l'apophyse styloïde du troisième métacarpien.

Action. — Classiquement il aurait la même action que le premier radial. Pour Duchenne, sa contraction isolée produit l'extension directe de la main.

Innervation. — Il est innervé par la branche antérieure du radial.

Court supinateur (*M. supinator BNA*). — Court, épais, large, losangique, incurvé sur lui-même autour du radius, il naît : 1° de la partie inférieure de l'épicondyle, par un tendon qui adhère intimement au ligament latéral externe du coude ; 2° du cubitus, par un gros trousseau charnu naissant de l'excavation sous-sigmoïdale, et, par de minces fibres aponévrotiques, de la crête qui limite l'excavation en arrière. De ces origines, les fibres contournent en spirale de haut en bas et de dehors en dedans, le tiers supérieur du radius. Les fibres supérieures contournent la moitié antérieure de la capsule radiale, en suivant le faisceau antérieur du ligament latéral externe, et s'arrêtent sur la face antérieure du radius, au-dessus

Fig. 299. — Court supinateur.

de la grosse tubérosité. Les moyennes, verticales, gagnent le contour externe de la tubérosité et la ligne oblique du radius. Les inférieures nées de l'excavation sous-sigmoïdale, sont plus courtes ; elles vont transversalement s'insérer à la face externe et postérieure du radius.

En somme l'insertion du court supinateur occupe tout le pourtour du radius, sauf la tubérosité bicipitale.

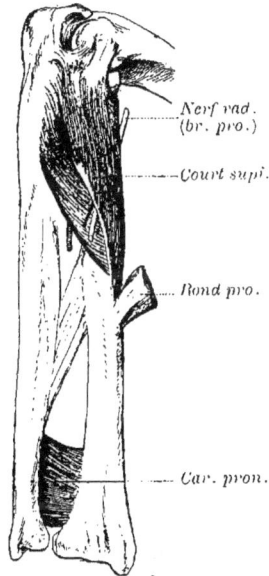

Rapports. — Profondément situé au-dessous des autres muscles de la région externe et des muscles superficiels de la région postérieure.

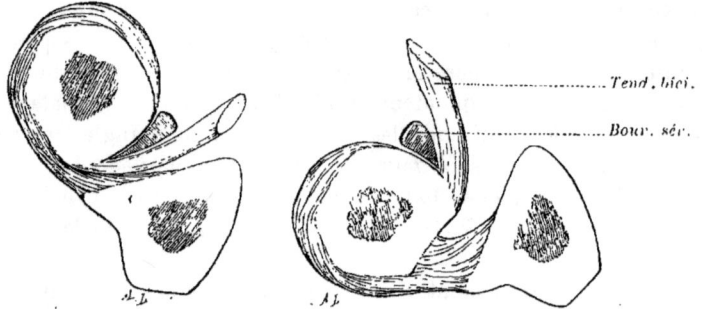

Fig. 300. — Court supinateur : schéma de son enroulement dans la pronation.

le court supinateur est obliquement traversé par la branche profonde du radial qui le clive en deux couches.

Action. — Supinateur énergique, il partage cette action avec le biceps.

Innervation. — La branche postérieure du radial lui abandonne 2 ou 3 filets au moment où elle le traverse.

§ 4. MUSCLES DE LA MAIN

La musculature de la main, ou de son équivalent dans la série des mammifères, est représentée originairement par un système de petits muscles interposés aux tiges métacarpiennes, et ayant la valeur morphologique de nos interosseux. Chez les animaux dont les doigts extrêmes acquièrent une mobilité plus marquée, on voit apparaître à leur niveau des muscles nouveaux, qui peuvent être regardés comme un produit plus ou moins direct des interosseux annexés à ces doigts. C'est ce qui se produit chez les anthropoïdes et chez l'homme. Chez ce dernier les muscles de la main peuvent être répartis en trois groupes : un groupe *externe*, annexé au pouce et formé par les muscles de l'*éminence thénar*; un groupe *interne*, annexé au petit doigt et formé par les muscles de l'*éminence hypothénar*; enfin un troisième groupe, *moyen* ou *profond* constitué par les *interosseux*.

MUSCLES DE L'ÉMINENCE THÉNAR

Les muscles de l'éminence thénar sont au nombre de quatre, étagés sur trois plans. En allant de la superficie vers la profondeur, on trouve sur un premier plan, le *court abducteur du pouce*; sur un deuxième, l'*opposant* et le *court fléchisseur*; sur un troisième, l'*adducteur du pouce*, qui appartient à la région palmaire moyenne par ses deux tiers internes.

M. court abducteur du pouce (*M. abductor pollicis brevis BNA*).
— Ce muscle naît : 1° de la face antérieure et du bord inférieur du ligament annulaire antérieur du carpe, par des faisceaux d'autant plus obliques qu'ils se rapprochent davantage de l'axe de la main, les plus internes pouvant être suivis jusqu'au pisiforme; 2° du scaphoïde; 3° du tendon du long abducteur du pouce qui lui envoie un fascicule assez grêle.

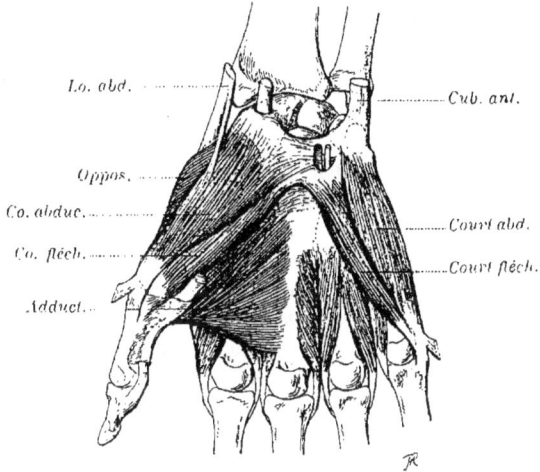

Fig. 301. — Muscles de la main.

Petit, mince, aplati, triangulaire, à sommet inférieur, ce muscle se dirige en dehors et en bas, et se termine par un tendon divisé en deux couches : une profonde, qui s'insère au tubercule de la première phalange; une superficielle, lamelliforme, qui passe sur la face dorsale de la première phalange, au-dessus du tendon extenseur, pour se continuer avec une expansion analogue de l'adducteur du pouce.

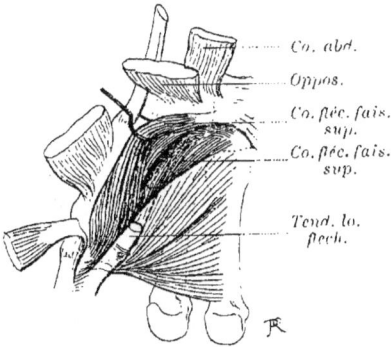

Fig. 302. — Court fléchisseur du pouce.

M. court fléchisseur du pouce *M. flexor pollicis brevis BNA*). — Triangulaire, incurvé en gouttière dans sa moitié supérieure, le court fléchisseur se détache du carpe par deux faisceaux :

un faisceau superficiel qui naît du trapèze, de la partie attenante du ligament annulaire, et, plus profondément, de la gaine fibreuse du grand palmaire ; — un faisceau profond qui naît du trapézoïde et du grand os.

Les deux faisceaux se réunissent inférieurement, pour s'insérer par un tendon unique au sésamoïde externe et au tubercule externe de la première phalange du pouce. Dans sa gouttière supérieure, le court fléchisseur loge le tendon du long fléchisseur propre ; en bas, il est tout entier en dehors de ce tendon, au-dessous duquel a passé son faisceau profond.

M. opposant du pouce (*M. opponens pollicis BNA*). — Muscle triangulaire, assez épais, l'opposant du pouce naît : 1° de la partie antérieure du ligament annulaire antérieur, ses fibres les plus internes se prolongeant, arciformes, le long du bord inférieur du ligament, jusqu'à l'apophyse unciforme de l'os crochu ; — 2° de tout le versant externe de la crête du trapèze.

Divisé en deux couches, une superficielle, assez étroite, et une profonde, débordant la première en haut et en bas, il va se terminer sur le versant externe de la face antérieure du premier métacarpien et sur la base de cet os.

M. adducteur du pouce (*M. adductor pollicis BNA*). — Ce muscle se présente sous l'aspect d'un large triangle, dont la base, verticale, suit le troisième métacarpien, et dont le sommet répond au sésamoïde interne du pouce.

Il naît : 1° des ligaments profonds et du grand os ; 2° de la base et de la crête du deuxième métacarpien ; 3° de la base et de la crête du troisième ; 4° de l'aponévrose palmaire profonde au niveau du 3e et même du 4e espace interosseux ; 5° de la capsule articulaire des 2e, 3e et 4e articulations métacarpo-phalangiennes. Les fibres issues de ces diverses origines se réunissent en deux faisceaux principaux : le faisceau supérieur, oblique, est constitué par les fibres d'origine carpienne ; le faisceau inférieur, transversal, est formé par les fibres venues des métacarpiens. Ces deux faisceaux sont séparés l'un de l'autre par un intervalle celluleux au niveau duquel pénètre l'arcade palmaire profonde. Toutes ces fibres se rendent sur les deux faces du tendon d'insertion qui se fixe au sésamoïde interne et à la tubérosité interne et supérieure de la première phalange du pouce[1].

---

1. Généralement on rattache à l'adducteur un petit faisceau naissant d'une arcade qui va du tubercule inférieur de la face antérieure du trapèze à la face dorsale du premier métacarpien et à la base du deuxième. Avec Henle nous le décrirons comme premier interosseux palmaire.

Action des muscles de l'éminence thénar. — L'action des muscles de l'éminence thénar est très analogue à celle des muscles interosseux. La seule différence provient de l'étendue des mouvements et de la possibilité de mouvements de rotation de la première phalange autour de son axe.

D'après Duchenne, la faradisation du court abducteur et du court fléchisseur : 1° place le premier métacarpien dans la flexion et l'adduction ; 2° fléchit la première phalange, l'incline sur son côté externe et lui fait exécuter un mouvement de rotation tel que sa face antérieure s'oppose à la face palmaire des autres doigts ; 3° étend la deuxième phalange.

La faradisation de l'opposant porte le premier métacarpien en avant et en dedans, en lui faisant exécuter un mouvement de rotation, qui porte sa face antérieure en dedans. Ce muscle n'a pas d'action sur les phalanges.

Lorsque le pouce est dans sa position moyenne, l'adducteur attire fortement en dedans le premier métacarpien. En même temps il y a flexion de la première phalange et extension de la deuxième.

En dernière analyse, les muscles de l'éminence thénar agissent sur les trois segments osseux qui constituent le pouce. Tous sont adducteurs du premier métacarpien. Le court abducteur et le court fléchisseur le fléchissent légèrement, l'opposant lui imprime un léger mouvement de rotation en dedans. Sauf l'opposant, tous sont fléchisseurs de la première phalange. Mais tandis que l'adducteur l'incline en dedans, le court abducteur et le court fléchisseur l'inclinent en dehors. Tous trois d'ailleurs lui font subir un mouvement de rotation, qui oppose sa face palmaire à celle des autres doigts. Enfin l'adducteur, le court fléchisseur et le court abducteur étendent la deuxième phalange.

De la combinaison de ces divers mouvements élémentaires, résultent les mouvements si complexes que peut exécuter le pouce, dont le plus important, auquel concourent tous les muscles thénariens, est l'opposition.

Innervation des muscles de l'éminence thénar. — Le médian, le cubital et le radial concourent à cette innervation. Le médian fournit des rameaux au court fléchisseur et à l'opposant. Le cubital, par sa branche profonde, innerve l'abducteur. Enfin le radial, par sa branche antérieure, donne quelques filets au court abducteur, qui a ainsi une innervation double, médiane et radiale.

M. DE L'ÉMINENCE HYPOTHÉNAR.

Les muscles de l'éminence hypothénar sont au nombre de quatre : le *palmaire cutané*, l'*abducteur du petit doigt*, son *court fléchisseur* et son *opposant* qui se recouvrent successivement.

M. palmaire cutané. — Bien que ce soit un muscle peaucier, on le décrit avec les muscles hypothénariens à cause de sa situation.

Formé d'une série de petits faisceaux transversaux et parallèles, ce muscle naît par des fibres aponévrotiques tissées avec la partie antérieure et interne de l'aponévrose palmaire ; ces fibres peuvent parfois être suivies jusqu'au scaphoïde et jusqu'à la crête du trapèze. Il se termine par de fins et grêles tendons qui viennent se fixer à la face profonde du derme, au niveau du bord cubital de l'éminence hypothénar, suivant une ligne verticale.

Action. — Le palmaire cutané déprime la peau de la région en un gros pli vertical, et protège l'artère cubitale immédiatement sous-jacente quand le poing fermé serre violemment un objet.

M. abducteur du petit doigt (*M. adductor digiti quinti BNA*). —

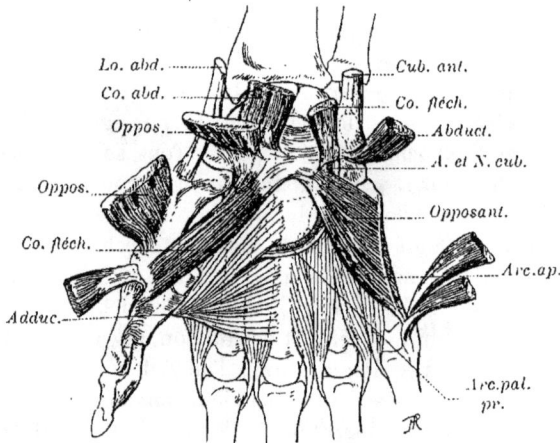

Allongé, fusiforme, il naît par des fibres charnues et tendineuses : 1° du pisiforme (face antérieure et contour inférieur) ; 2° des ligaments qui unissent cet os à l'os crochu ; 3° quelquefois des parties attenantes du ligament annulaire. Presque toujours, quelques-unes de ses fibres font suite à un gros faisceau venu du cubital antérieur et passant au-devant du pisiforme. — Descendant verticalement, le corps charnu se divise bientôt en deux chefs s'insérant séparément : 1° au bord cubital de la première phalange du petit doigt et à l'os sésamoïde que l'on rencontre souvent dans le ligament glénoïdien correspondant ; 2° par une expansion dorsale au tendon de l'extenseur, vis-à-vis duquel il se comporte comme l'abducteur du pouce et les interosseux.

Action. — Il porte le petit doigt dans l'abduction par rapport à l'axe de la main, fléchit la première phalange et étend les deux dernières.

Fig. 303. — Muscles des éminences thénar et hypothénar ; couche profonde.

M. court fléchisseur du petit doigt (*M. flexor digiti quinti brevis BNA*). — Situé en dedans du précédent, le court fléchisseur, allongé, étroit et aplati, naît de la face cubitale du crochet de l'unciforme et des parties voisines du ligament ann. ant. du carpe. Son origine et celle de l'abducteur sont souvent unies par une arcade fibreuse d'où naissent des fibres charnues, sous lesquelles s'engagent la branche profonde de l'artère cubitale et celle du nerf cubital.

De cette origine, le muscle descend vers l'articulation métacarpo-phalangienne où son insertion se confond avec celle du tendon phalangien du court abducteur.

Action. — Il fléchit la première phalange et étend les deux autres.

M. opposant du petit doigt (*M. opponens digiti quinti BNA*). — Triangulaire, ce muscle naît de la partie inférieure de la face cubitale du crochet de l'unciforme et de la partie attenante du ligament annulaire antérieur du carpe, par des fibres qui suivent le bord inférieur du ligament et s'entre-croisent avec les fibres d'origine du faisceau superficiel du court fléchisseur du pouce.

Les fibres charnues, d'autant plus obliques qu'elles sont plus inférieures, vont s'insérer au bord interne du cinquième métacarpien et à tout le versant cubital de la face antérieure de cet os. — Très épais, ce muscle est parfois clivé par le passage du rameau profond du cubital, qui d'ordinaire traverse ses insertions supérieures.

Action. — Il rapproche le cinquième métacarpien de l'axe de la main, en lui faisant exécuter un léger mouvement de rotation en dedans.

Innervation des muscles de l'éminence hypothénar. — Tous ces muscles sont innervés par le nerf cubital : le palmaire cutané par la branche superficielle, les trois autres par la branche profonde.

M. INTEROSSEUX

Les muscles interosseux remplissent les espaces intermétacarpiens. Au nombre de deux pour chaque espace, ils se distinguent en interosseux dorsaux et palmaires.

M. interosseux dorsaux (*M. interossei dorsales BNA*). — Au nombre de quatre, allongés, penniformes, ils *naissent* des faces latérales des métacarpiens qui circonscrivent l'espace interosseux dans lequel ils sont logés. Mais alors qu'ils recouvrent complètement de leurs insertions les trois quarts de la face la plus rapprochée de l'axe de la main, ils ne naissent que sur la moitié dorsale de la face opposée, laquelle est en partie occupée par l'origine des interosseux palmaires. Les fibres

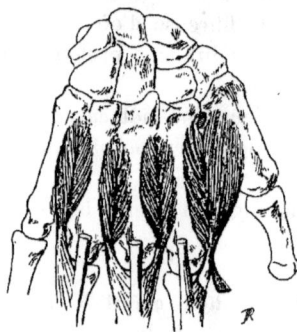

charnues, nées ainsi des parois de l'espace, convergent vers un tendon qui se dégage au niveau de l'interligne métacarpo-phalangien et se fixe : 1° au tubercule de la première phalange, sur le côté qui répond au métacarpien sur lequel le muscle a pris ses insertions les plus étendues ; 2° par une large expansion sur le tendon de l'extenseur correspondant. — Cette expansion s'élargit en éventail ; ses fibres supérieures, transversales et curvilignes à concavité supérieure, vont aux bords latéraux du tendon extenseur, et passent par-dessus ce

Fig. 304. — M. interosseux dorsaux.

tendon pour se continuer avec les fibres semblables de l'interosseux de l'autre côté ; les fibres moyennes, obliques, suivent les parties latérales du tendon pour descendre vers l'extrémité supérieure de la deuxième phalange ; les fibres inférieures verticales, avec lesquelles se confond le tendon des lombricaux, se prolongent jusqu'à la troisième phalange.

Le premier interosseux dorsal donne souvent un faisceau à l'os sésamoïde si fréquent dans le ligament glénoïdien de l'articulation métacarpo-phalangienne de l'index.

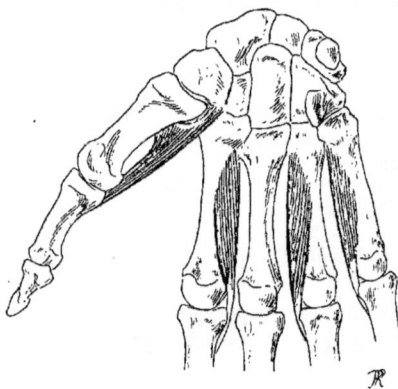

M. interosseux palmaires (*M. interossei volares BNA*). — Classiquement on décrit seulement trois interosseux palmaires et l'on admet que l'adducteur du pouce représente l'interosseux du premier espace. Nous avons déjà dit que seule une petite portion de ce muscle présen-

Fig. 305. — M. interosseux palmaires.

tait tous les caractères des interosseux.

Les interosseux des trois derniers espaces présentent des caractères communs. Allongés, semi-penniformes, ils ne s'attachent qu'à un seul métacarpien. Dans chaque espace ils naissent du métacarpien le plus éloigné de l'axe de la main, sur les trois quarts supérieurs de la moitié antérieure de la face latérale de cet os, dont la moitié postérieure appartient à l'interosseux dorsal. Les fibres charnues se jettent sur les deux faces d'une lame tendineuse ; cette lame se divise bientôt en un tendon qui va se fixer sur le tubercule de la phalange répondant au métacarpien duquel vient le corps charnu, et en une expansion tendineuse de tous points semblable à celle des interosseux dorsaux, et se comportant comme elle vis-à-vis du tendon extenseur.

Le premier interosseux palmaire présente des particularités assez marquées pour être décrit à part. Il se détache par un chef constant de la moitié supérieure du premier métacarpien. Deux autres chefs viennent souvent s'ajouter à celui-ci ; l'un se détache de l'arcade fibreuse déjà décrite à propos de l'abducteur du pouce (p. 372), l'autre s'attache sur la base ou sur la partie la plus élevée du bord externe du corps du deuxième métacarpien. Inférieurement, cet interosseux contourne la première phalange du pouce, et va se

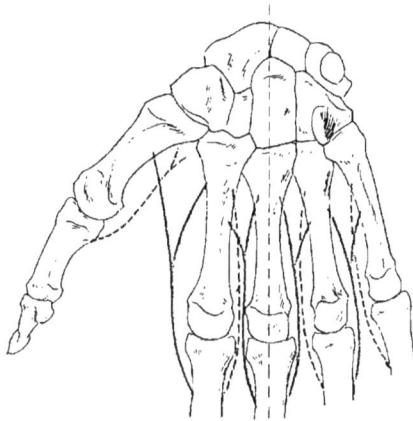

Fig. 306. — Schéma des M. interosseux.

terminer par une expansion analogue à celle des autres interosseux.

Action des interosseux. — Les interosseux ont une triple action : 1° ils impriment aux doigts des mouvements de latéralité par rapport à l'axe de la main. Il résulte de leur disposition anatomique que les interosseux palmaires sont adducteurs, et les interosseux dorsaux abducteurs ; 2° ils fléchissent énergiquement la première phalange ; 3° ils étendent la deuxième et la troisième. Leur paralysie amène la production d'une griffe caractéristique par hyperextension des premières phalanges (extenseurs commun et propre des doigts), et flexion exagérée des deuxième et troisième (fléchisseurs communs). Ils peuvent être suppléés, mais imparfaitement, par les lombricaux.

Innervation des interosseux. — Les interosseux sont innervés par la branche profonde du cubital.

Anomalies. — Les anomalies des muscles de la main sont fréquentes. Cette fréquence n'a rien qui doive étonner quand on songe que les muscles de la main sont des formations récentes au point de vue phylogénique, qu'ils évoluent encore et que, comme les organes en voie de perfectionnement, ils doivent présenter des variations individuelles qui sont comme les étapes d'une évolution qui s'accomplit.

Ces anomalies portent plus particulièrement sur les muscles de l'éminence thénar, et parmi ces muscles, le plus sujet à varier est le court fléchisseur. Aussi rien de plus variable que les descriptions que donnent de ce muscle les différents traités. Nous jugeons inutile de rappeler ici les discussions auxquelles a donné lieu ce point d'anatomie, mais nous tenions à attirer l'attention sur la fréquence des dispositions anormales.

Citons, parmi les variétés les plus intéressantes, la disposition des faisceaux métacarpiens de l'adducteur du pouce, qui reproduit la disposition normale du muscle homologue du gros orteil, et la présence possible, sur la face dorsale de la main, d'un court extenseur des doigts, c'est-à-dire d'un *manieux*, comparable au pédieux, mais ne possédant qu'exceptionnellement les quatre chefs de son homologue du membre abdominal.

§ 5. APONÉVROSES DU MEMBRE THORACIQUE

L'aponévrose du membre supérieur affecte, dans son ensemble, la forme d'une gaine ouverte supérieurement au niveau de ses attaches à la ceinture thoracique. De la face profonde de cette gaine se détachent des cloisons aponévrotiques, qui séparent les différents groupes musculaires. Nous étudierons la disposition de cette aponévrose au niveau de chacun des segments du membre.

Épaule. — Au niveau de l'épaule, l'étui aponévrotique peut être considéré comme formé de deux parties : l'aponévrose deltoïdienne et l'aponévrose axillaire.

Aponévrose deltoïdienne. — L'aponévrose deltoïdienne se fixe en haut sur la clavicule, l'acromion et l'épine de l'omoplate, en bas sur le V deltoïdien, et se continue en avant avec l'aponévrose du grand pectoral, en arrière avec les aponévroses du sus-épineux et du sous-épineux. Mince et celluleuse, elle est formée de deux feuillets qui tapissent l'un la face superficielle, l'autre la face profonde du deltoïde, entre les faisceaux duquel ils envoient des cloisons.

Aponévrose axillaire. — On décrit généralement au niveau de l'aisselle trois systèmes aponévrotiques différents : 1° une aponévrose superficielle tendue d'avant en arrière entre les bords inférieurs du grand pectoral et du grand dorsal ; 2° des aponévroses profondes tapissant les différents muscles qui forment les parois du creux axillaire ; 3° un feuillet spécial, l'aponévrose clavi-coraco-axillaire qui, venu de la clavicule, formerait au sous-clavier et au petit pectoral deux gaines superposées puis viendrait s'insérer à la peau de l'aisselle en formant le ligament suspenseur de Gerdy.

Cette description ne nous paraît point répondre entièrement à la réalité, au moins en ce qui concerne le ligament suspenseur et l'aponévrose dite superficielle.

Le ligament suspenseur de l'aisselle nous semble devoir être regardé comme une formation indépendante de l'aponévrose clavi-coraco-axillaire. Il représente le reliquat fibreux de la portion humérale du petit pectoral de certains mammifères. Ainsi compris, le ligament suspenseur constitue un éventail fibreux placé dans un plan frontal ; son som-

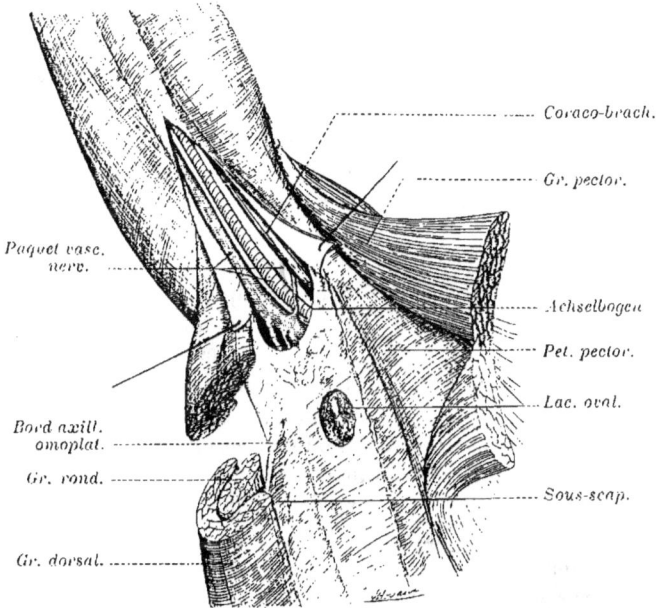

Fig. 307. — Aponévrose axillaire.

met s'insère sur l'apophyse coracoïde, sa base se fixe sur la partie antérieure de la peau de l'aisselle, immédiatement en arrière du bord saillant du grand pectoral ; ses bords interne et externe répondent respectivement au petit pectoral et au coraco-brachial.

L'aponévrose superficielle, telle que la décrivaient nos classiques, n'existe pas. Mais on trouve à la base de l'aisselle une formation fibreuse, signalée depuis longtemps par Langer et qui, en dépit de la situation sous-cutanée de sa partie moyenne, ne saurait en aucune façon être regardée comme une aponévrose superficielle. Ce feuillet fibreux, qui regarde en bas, en avant et en dehors, affecte la forme d'un quadrilatère irrégulier à bords très inégaux. Son bord antérieur (ou supérieur) se continue avec le bord inférieur du ligament de Gerdy. Son bord postérieur (ou inférieur), arrondi et peu distinct, s'étend de l'angle inféro-externe du petit pectoral à l'angle inférieur de l'omoplate. Son bord interne répond au bord externe du petit pectoral. Son bord externe se fixe sur le bord axillaire de l'omoplate. Cette dernière insertion se fait sur toute l'étendue du bord osseux; cependant, un peu au-dessous de la cavité glénoïde, le bord aponévrotique se détache de l'os, passe en arcade en avant du paquet vasculo-nerveux et vient se perdre sur l'aponévrose du coraco-brachial (fig. 307), C'est à cette arcade, qu'il faut réserver le nom d'*achselbogen*.

Sauf au niveau de cette arcade fibreuse qui offre un aspect nettement aponévrotique, l'aponévrose axillaire ne présente qu'une épaisseur médiocre; elle est même souvent perforée en plusieurs points, ce qui lui donne un aspect crebriforme; dans

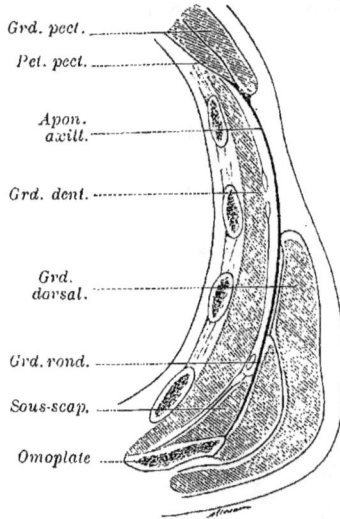

Fig. 308. — Coupe transversale de l'aisselle.

Grd. pect.
Pet. pect.
Apon. axill.
Grd. dent.
Grd. dorsal.
Grd. rond.
Sous-scap.
Omoplate

nombre de cas, ces lacunes se fusionnent en une seule que l'on peut désigner sous le nom de fosse ovale de l'aisselle[1].

L'aponévrose axillaire n'est superficielle que par sa partie moyenne. Comme le montre bien la coupe de la figure 308, ses segments antérieur et postérieur sont cachés, le premier par le grand pectoral, le deuxième par le grand rond et le grand dorsal; les aponévroses de ces différents muscles sont d'ailleurs intimement unies à l'aponévrose axillaire. Ajoutons enfin que l'aponévrose brachiale vient encore cacher la région de l'achselbogen, en se fixant sur l'aponévrose axillaire au voisinage de la grande lacune aponévrotique.

Nous avons vu que le bord antérieur de l'aponévrose axillaire répondait à la base du ligament suspenseur. Lorsqu'on a disséqué ces deux

1. Cette lacune aponévrotique est limitée par deux croissants fibreux opposés par leur concavité. Dans la deuxième édition du *Traité d'anatomie*, nous avions désigné ces deux croissants sous les noms d'Arm et d'Achselbogen. Nous voulions ainsi homologuer notre description à celle de Langer, qui a le premier décrit avec exactitude, mais non sans quelque obscurité, l'aponévrose axillaire. Des recherches ultérieures de l'un de nous nous ont montré que, pour être d'accord avec Langer, il fallait réserver le nom d'Achselbogen à l'arcade *profonde* qui s'insère sur le bord axillaire. Par contre, nous avouons rester dans le doute en ce qui concerne l'Armbogen de l'anatomiste allemand. A-t-il voulu désigner ainsi le bord supérieur de la cloison intermusculaire interne du bras? Son texte est trop obscur pour qu'il soit possible d'être fixé sur ce point (voyez CHARPY et SOULIÉ, l'Aponévrose axillaire. *Journal de l'Anatomie*, 1905, n° 3).

formations fibreuses et ainsi détruit leurs connexions avec les téguments, il semble que l'aponévrose axillaire représente la continuation
du ligament suspenseur. En réalité, cette continuité n'est qu'apparente.
Ces deux aponévroses sont situées dans des plans différents et leur
signification morphologique est tout à fait différente. Nous avons vu
que le ligament suspenseur représentait le reliquat fibreux de la portion humérale du petit pectoral. Il est vraisemblable, encore que non

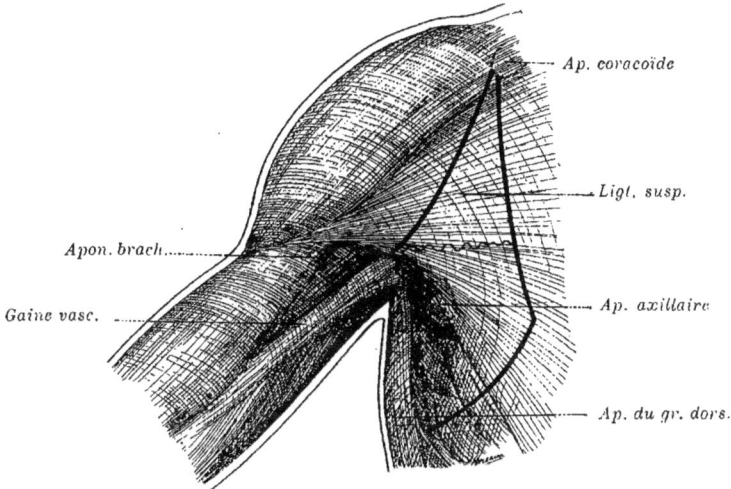

FIG. 309. — Schéma de l'aponévrose axillaire.

rigoureusement démontré, que l'aponévrose axillaire est le reste atrophié du pannicule charnu de l'aisselle (Charpy et Soulié).

Bras. — Plus épaisse du côté de l'extension que du côté de la
flexion, l'aponévrose brachiale est surtout composée de fibres circulaires, auxquelles viennent se mêler des fibres verticales dont quelques-
unes viennent de la gaine aponévrotique des tendons du grand pectoral, du grand dorsal et du deltoïde. Ce manchon aponévrotique est
assez lâchement uni aux muscles sous-jacents. Il présente de nombreux
orifices par lesquels pénètrent ou sortent des vaisseaux ou des nerfs
(veine basilique, brachial cutané interne, musculo-cutané).
    La face profonde de l'aponévrose est reliée aux bords externe et
interne de l'humérus par des cloisons celluleuses, dites intermusculaires,
dont l'épaisseur augmente progressivement de haut en bas. Elles sont
formées par des fibres circulaires réfléchies du manchon aponévrotique,
auxquelles viennent s'adjoindre des fibres longitudinales provenant
des muscles qu'elles séparent. La cloison interne, large et forte,

affecte la forme d'un triangle dont la base répond au bord supérieur de l'épitrochlée et dont la pointe s'effile vers le tiers supérieur de l'humérus. En dehors, elle se fixe sur le bord interne de l'humérus, en dedans ; son bord tranchant est facile à sentir sous les téguments dans la moitié inférieure du bras. La cloison externe est moins large et moins épaisse.

Ces cloisons divisent la loge aponévrotique du bras en deux loges secondaires. La loge antérieure contient le biceps, le brachial antérieur, et plus bas, l'origine du long supinateur et du premier radial en dehors, du rond pronateur en dedans. Dans cette loge cheminent encore : le musculo-cutané, placé entre le biceps et le brachial antérieur ; l'artère humérale, ses veines et le nerf médian, satellites du bord interne du biceps. La loge postérieure contient le triceps et le nerf cubital, placé immédiatement en arrière de la cloison intermusculaire interne. Le nerf radial, primitivement contenu dans la loge postérieure, contourne à sa partie moyenne le bord externe de l'humérus pour pénétrer dans la loge antérieure.

Avant-bras. — L'aponévrose antibrachiale se continue en haut avec la membrane aponévrotique du bras, tant sur les masses musculaires qu'au niveau des points fixes : épitrochlée, épicondyle et olécrâne ; inférieurement, elle se perd en avant du ligament annulaire antérieur et se continue en arrière avec le ligament annulaire dorsal. Essentiellement formée de fibres transversales, elle est renforcée au-dessous du coude par l'expansion aponévrotique du biceps et par quelques faisceaux du triceps. Dans sa partie supérieure, elle donne attache par sa face profonde aux muscles des couches superficielles, s'unit intimement aux cloisons aponévrotiques qui séparent ces muscles, et forme avec elles des pyramides aponévrotiques desquelles naissent les fibres charnues.

Poignet. — Au niveau du poignet il existe deux formations aponévrotiques particulières, les ligaments annulaires du carpe, antérieur et postérieur.

Le ligament annulaire antérieur se présente sous forme d'une lame quadrangulaire à direction transversale. En dehors, il paraît se détacher des tubercules du scaphoïde et du trapèze pour se terminer en dedans sur le pisiforme et l'apophyse unciforme de l'os crochu. Il limite, avec la face antérieure concave du canal carpien, un tunnel ostéofibreux dans lequel passent les tendons fléchisseurs des doigts et le médian. Le tendon du petit palmaire, l'artère radiale, les vaisseaux et nerfs cubitaux passent en avant de sa face superficielle, dont les parties latérales sont recouvertes par les origines des muscles des éminences thénar et hypothénar.

Ce ligament est indépendant de l'aponévrose antibrachiale qui se perd en avant de lui, et de l'aponévrose palmaire superficielle à laquelle il se borne à envoyer deux faisceaux de renforcement. Il est formé en réalité de deux plans de fibres : des *fibres superficielles*, appartenant aux origines des muscles thénariens et hypothénariens qui se croisent en X, les fibres des premiers allant jusqu'au pisiforme et à l'os crochu, les fibres des seconds gagnant le trapèze et le scaphoïde ; — des *fibres profondes*, véritables fibres intrinsèques, qui réunissent les deux bords du canal carpien. Le tendon du grand palmaire chemine entre ces deux plans de fibres dans la partie externe du ligament.

Le ligament annulaire dorsal a une signification toute différente ; il représente un simple épaississement aponévrotique, variable en résistance et en dimensions, que l'on isole pour les besoins de la description.

C'est un véritable bracelet fibreux incomplet, qui part de l'apophyse styloïde du radius, couvre en écharpe la face dorsale du poignet, contourne son bord cubital et vient se terminer sur sa face palmaire, sans atteindre son point de terminaison.

Il naît de la face externe de l'apophyse styloïde sur les deux crêtes qui limitent la gouttière du long abducteur et du court extenseur. De là, il se porte en bas et en dedans, sur la face dorsale du poignet, renforcé, chemin faisant, sur sa face profonde par des fibres nées des différentes crêtes de l'extrémité inférieure du radius. Après avoir contourné le bord interne du poignet, ses fibres se terminent de haut en bas sur la face antérieure du ligament annulaire antérieur, sur le pisiforme, le crochet de l'unciforme et le cinquième métacarpien. Les fibres supérieures, à insertion sus-pisiformienne, forment un trousseau bien distinct qui recouvre les vaisseaux cubitaux. Ce trousseau est limité inférieurement par un bord très net au niveau duquel émergent un peloton adipeux et les vaisseaux cubitaux qui deviennent superficiels.

Main. — Nous étudierons successivement les aponévroses palmaires et les aponévroses dorsales.

Aponévroses palmaires. — Les aponévroses palmaires sont au nombre de deux : l'aponévrose superficielle et l'aponévrose profonde.

Aponévrose superficielle. — L'aponévrose superficielle est formée de trois parties distinctes : l'une centrale (aponévrose palmaire moyenne), les deux autres latérales (aponévroses thénar et hypothénar).

Aponévrose palmaire moyenne. — Résistante et nacrée, d'aspect tendineux, l'aponévrose palmaire moyenne affecte la forme d'un triangle. Son sommet se continue avec le tendon du petit palmaire ou, lorsque celui-ci fait défaut, se perd à une hauteur variable sur l'aponévrose antibrachiale. Sa base irrégulière et festonnée s'étend de la tête du 2ᵉ métacarpien à celle du 5ᵉ; ses bords radiaux et cubitaux se continuent avec les aponévroses des éminences thénar et hypothénar. Sa face antérieure répond aux téguments auxquels elle est unie par de nombreuses fibres sur lesquelles nous allons revenir; sa face profonde limite en avant la loge palmaire moyenne.

L'aponévrose palmaire est constituée par des fibres longitudinales et des fibres transversales.

A. Les *fibres longitudinales* reconnaissent une double origine. Les plus nombreuses et les plus superficielles font suite au tendon du petit palmaire. D'autres, plus profondes, se détachent du ligament annulaire et viennent renforcer les précédentes. Quelle que soit leur origine, les fibres longitudinales descendent en divergeant et forment une nappe à peu près continue, mais que l'on peut considérer comme formée d'une série de languettes juxtaposées, que l'on distingue en *prétendineuses* et *intertendineuses*, suivant les rapports qu'elles affectent

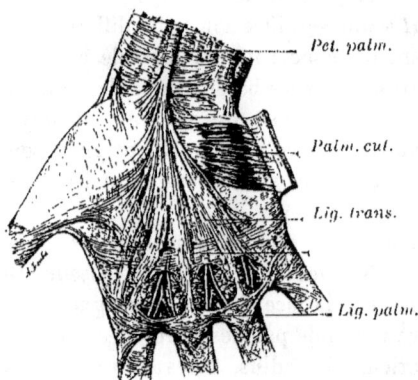

Fig. 310. — Aponévrose palmaire.

avec les tendons fléchisseurs sous-jacents. Les languettes *intertendineuses*, plus minces, ont une insertion inférieure exclusivement cutanée; elles se terminent à la face profonde du derme sur toute la longueur de la paume. Les plus internes de ces fibres se perdent sur l'aponévrose hypothénar; les plus externes constituent une bandelette élargie qui va se terminer dans le repli cutané unissant le pouce à l'index. Les languettes *prétendineuses* ont une terminaison beaucoup plus complexe; à ce point de vue, leurs fibres peuvent être divisées en trois groupes; les fibres du premier groupe vont se fixer à la face profonde de la peau, principalement en avant des articulations métacarpo-phalangiennes; quelques-unes arrivent cependant jusqu'à la face palmaire de la première phalange; les fibres du second groupe vont à l'aponévrose profonde en contournant les faces latérales des tendons; les fibres du troisième groupe, fibres perforantes, n'existent qu'au niveau des têtes métacarpiennes; elles traversent successivement le ligament transverse superficiel et le ligament transverse profond, puis contournent les têtes des métacarpiens, pour se continuer, autour des tendons extenseurs, avec les fibres homologues du côté opposé. Souvent ces cercles fibreux péri-articulaires s'envoient à travers l'espace intermétacarpien un faisceau anastomotique oblique qui divise cet espace en deux espaces secondaires : l'un dorsal, l'autre palmaire, par lequel passe chacun des interosseux correspondants.

B. Les *fibres transversales*, sous-jacentes aux fibres longitudinales, n'existent guère qu'à la partie inférieure de l'aponévrose. Elles constituent là, au-devant des têtes métacarpiennes, un véritable ligament (lig. transverse superficiel), dont le bord inférieur seul est nettement limité. Ce ligament est formé de fibres longues, allant du tubercule externe du 2e métacarpien au tubercule interne du 5e, et de fibres courtes allant se fixer d'un espace intertendineux à l'autre, sur le ligament transverse profond.

On peut rattacher à l'aponévrose palmaire moyenne le *ligament palmant interdigital*. Ce ligament affecte la forme d'une bandelette transversale étendue du bord interne de la première phalange du pouce au bord interne de la première phalange du petit doigt. Son bord supérieur transversal est séparé du ligament transverse superficiel par une distance d'environ un centimètre ; son bord inférieur est contourné en festons, dont la convexité s'avance sur la face palmaire des phalanges, tandis que la concavité soulève la peau des commissures interdigitales.

Aponévroses palmaires latérales. — Ce sont de minces toiles celluleuses, beaucoup moins importantes que l'aponévrose palmaire moyenne.

L'*aponévrose palmaire externe* recouvre les quatre muscles de l'éminence thénar. Elle va du bord externe du 1er métacarpien au bord antérieur du 3e. Superficielle dans sa partie externe qui recouvre l'opposant, le court abducteur et le chef externe du court fléchisseur, elle devient profonde dans sa partie interne, appliquée sur le chef interne du court fléchisseur et sur l'adducteur.

L'*aponévrose palmaire interne*, analogue à la précédente, part du bord cubital du 5e métacarpien, et revient se terminer sur le bord radial de cet os, après avoir enveloppé les muscles de l'éminence hypothénar.

Aponévrose palmaire profonde. — L'aponévrose palmaire profonde tapisse la face palmaire des muscles interosseux. Mince dans ses trois quarts supérieurs, elle s'épaissit au niveau des articulations métacarpo-phalangiennes pour former le ligament transverse profond ou intermétacarpien. Au niveau des têtes métacarpiennes, ce ligament répond en avant aux tendons des fléchisseurs, en arrière à l'appareil glénoïdien, auquel il est intimement uni.

Dans les espaces intermétacarpiens, il sépare les lombricaux, les vaisseaux et les nerfs qui passent en avant de lui, des interosseux qui croisent sa face dorsale.

Loges de la paume de la main. — De cette description il résulte, qu'abstraction faite de la loge interosseuse, la région palmaire est divisée par les feuillets aponévrotiques que nous venons de décrire en trois loges : une loge *externe*, contenant les muscles de l'éminence thénar et le tendon du long fléchisseur propre du pouce ; — une loge *interne*, contenant les muscles de l'éminence hypothénar et les tendons fléchisseurs du petit doigt ; — une loge *moyenne*, contenant les tendons fléchisseurs communs, leurs gaines séreuses, les vaisseaux et nerfs palmaires superficiels et profonds.

Aponévroses dorsales. — Elles sont au nombre de deux, l'une superficielle, l'autre profonde.

L'*aponévrose dorsale superficielle*, mince toile celluleuse, fait suite supérieurement au ligament annulaire dorsal ; en bas, elle se continue au niveau des doigts avec les gaines fibreuses des tendons extenseurs, et au niveau des espaces interdigitaux avec l'aponévrose dorsale profonde. En dehors et en dedans, elle se fixe sur le 1er et le 5e métacarpiens.

L'*aponévrose dorsale profonde* tapisse la face postérieure des interosseux dorsaux. — Entre ces deux feuillets sont situés les tendons extenseurs avec la partie inférieure de leurs gaines synoviales et les branches de la portion dorsale de la radiale.

Organes séreux annexés aux tendons de la main et des doigts.

Face dorsale. — Nous avons vu que les tendons extenseurs glissaient sur la face postérieure du poignet dans des canaux ostéo-fibreux, qui les maintenaient à la façon de bracelets, et leur constituaient ainsi de véritables poulies de réflexion, au niveau desquelles ils changeaient de direction. Ces canaux sont tapissés de gaines synoviales ; celles-ci sont au nombre de six.

La *gaine du tendon cubital postérieur*, longue de 4 à 5 cm., commence au-dessus du ligament annulaire dorsal, et descend jusqu'à l'insertion du tendon. Celui-ci est uni au feuillet pariétal par un long méso qui se fixe sur son bord radial.

La *gaine du tendon extenseur du 5e doigt*, longue de 6 à 7 cm., commence au même niveau que la précédente, mais descend jusque vers le tiers moyen du 4e espace interosseux.

La *gaine des tendons extens. communs et ext. pr. du deuxième* est moins longue, mais beaucoup plus large que la précédente. Elle commence au niveau du bord supérieur du ligament annulaire, et se termine par trois culs-de-sacs étagés de haut en bas, des tendons de l'index vers celui de l'annulaire. La cavité séreuse s'étend plus bas sur la face osseuse des tendons que sur leur face superficielle.

La *gaine synoviale du long extenseur du pouce*, longue de 6 à 7 cm., commence no-

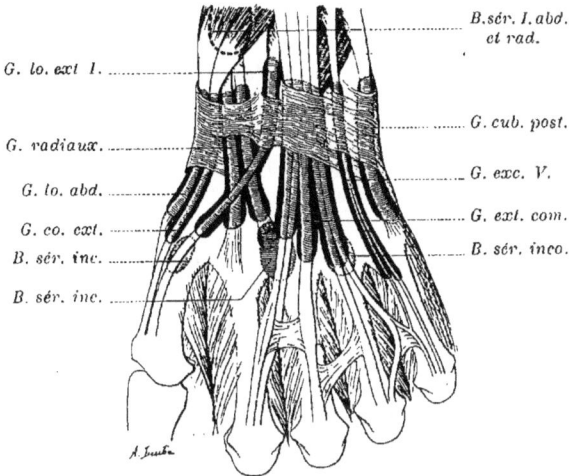

G. lo. ext 1.
G. radiaux.
G. lo. abd.
G. co. ext.
B. sér. inc.
B. sér. inc.

B.sér. I. abd. et rad.
G. cub. post.
G. exc. V.
G. ext. com.
B. sér. inco.

Fig. 311. — Gaines synoviales tendineuses de la face dorsale du poignet et de la main.

tablement au-dessus du ligament annulaire, revêtant la partie inférieure du corps charnu; elle descend jusqu'au bord supérieur du trapèze et communique presque toujours avec la gaine des radiaux par un large orifice ovalaire.

L'appareil de glissement du long extenseur est complété par une *bourse séreuse* développée entre la face profonde du tendon et l'extrémité supérieure du premier métacarpien.

La *gaine des tendons radiaux* est en réalité primitivement formée de deux gaines encore séparées chez le nouveau-né; chez l'adulte elles communiquent largement l'une avec l'autre à la face postérieure des tendons, tandis qu'à la face antérieure de ceux-ci, elles sont encore séparées par une mince cloison. Elles commencent par un cul-de-sac au-dessous du point où le court extenseur croise les radiaux, et se terminent à 1 cm. au-dessus de l'insertion de ceux-ci. Nous avons vu que la gaine des radiaux communiquait avec celle du long extenseur du pouce.

La *gaine du court extens. du pouce* commence un peu au-dessous du point où le muscle croise les radiaux, et descend un peu au-dessus et souvent même jusqu'au niveau de l'articulation trapézo-métacarpienne; elle communique généralement avec la gaine du long abducteur du pouce.

25.

La *gaine du long abducteur du pouce* commence un peu au-dessus du point où le tendon croise les radiaux, et s'étend jusqu'à 1 cm. de l'insertion du tendon.

L'appareil de glissement du long abducteur se complète de la présence d'une *bourse séreuse*, interposée entre la face profonde du tendon, et la face postérieure du trapèze et de l'articulation trapézo-métacarpienne. Cette bourse séreuse manque lorsque le long abducteur s'insère sur la face antérieure du trapèze (3 fois sur 20). Elle communique souvent avec la synoviale de l'articulation trapézo-métacarpienne.

Face palmaire. — Abstraction faite des gaines du grand palmaire et du cubital antérieur, que nous avons décrites en même temps que ces muscles, les séreuses palmaires sont annexées aux fléchisseurs des doigts.

Les gaines séreuses palmaires comprennent deux variétés. Les unes entourent les tendons fléchisseurs dans le canal ostéo-fibreux des doigts. Ce sont les *séreuses digitales*, au nombre de cinq ; les autres répondent à la portion palmaire et carpienne des tendons ; ce sont les *séreuses palmaires*, au nombre de deux. Il y aurait donc sept gaines séreuses à décrire si les gaines digitales du pouce et du petit doigt ne communiquaient avec les deux séreuses palmaires externe et interne, constituant ainsi des gaines *digito-palmaires*, et s'il n'existait encore deux *gaines palmaires moyennes* dont l'une au moins est pour ainsi dire normale.

Séreuses digitales. — Elles sont primitivement au nombre de cinq ; lorsque celles du pouce et du petit doigt communiquent avec les séreuses palmaires, ce nombre se réduit à trois.

Construites sur le type habituel, formées par conséquent d'un feuillet pariétal et d'un feuillet viscéral, elles commencent à 10 ou 15 millimètres au-dessus de l'interligne métacarpo-phalangien et se terminent à la base de la phalangette.

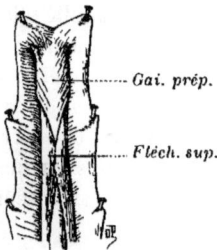

Gai. prép.

Fléch. sup.

Fig. 312. — Gaine préputiale ; face antérieure.

Au niveau de l'extrémité distale de la gaine, la réflexion du feuillet pariétal dans le feuillet viscéral se fait par un simple cul-de-sac annulaire. A l'extrémité proximale la disposition est plus compliquée. Avant de se jeter sur le tendon, le feuillet pariétal s'adosse à lui-même, formant ainsi un repli circulaire qui entoure les tendons ; il limite avec ceux-ci un cul-de-sac annulaire péri-tendineux qui, très profond au niveau de la face postérieure des tendons, disparaît au niveau de leur face antérieure, car en ce point, les deux feuillets qui constituent le repli péri-tendineux viennent se fixer sur le tendon, en formant à ce niveau un véritable frein, comparable au frein du prépuce. Cette assimilation est d'autant plus exacte que dans les mouvements de flexion des doigts le repli péritendineux, véritable *repli préputial*, s'efface ou s'exagère tour à tour, comme le fait le prépuce pendant les mouvements de projection ou de rétraction du gland.

Les séreuses digitales sont partiellement cloisonnées par les mésotendons (vincula tendinum)

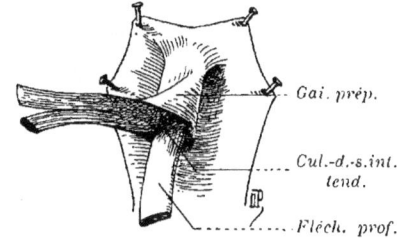

Fig. 313. — Gaine préputiale entr'ouverte par l'écartement des tendons pour montrer le cul-de-sac inter-tendineux.

qui se détachent de la portion phalangienne du feuillet viscéral pour entourer les vaisseaux qui se rendent aux tendons.

Séreuses digito-palmaires. — a) **Synoviale digito-palmaire radiale.** — Étudiée chez l'adulte, la grande séreuse radiale se présente, dans la plupart des cas, sous la forme d'une séreuse vaginale entourant le long fléchisseur propre du pouce, depuis son insertion à la phalange unguéale jusqu'au-dessus du bord supérieur du ligament annulaire antérieur. Sa longueur totale est de 12 à 14 centimètres.

Dans sa portion digitale, la gaine radiale, bridée par la gaine ostéo fibreuse, affecte une forme cylindrique. Au cours de son trajet à travers les muscles de l'éminence thénar elle se dilate légèrement, se rétrécit de nouveau à son passage dans le canal carpien, pour présenter enfin une nouvelle dilata-

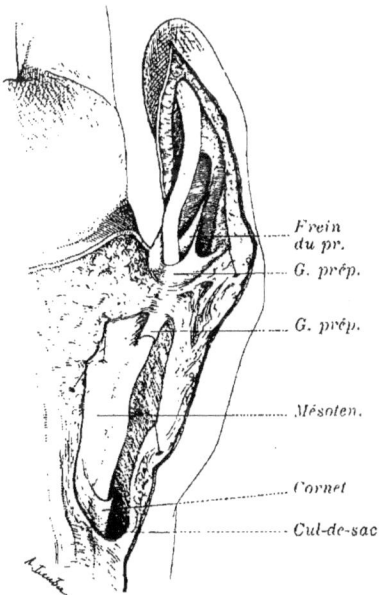

Fig. 314. — Synoviale palmaire radiale.

Cette figure reproduit un cas exceptionnel dans lequel la synoviale palmaire ne communiquait pas avec la séreuse digitale.

tion dans son segment terminal sus-jacent au ligament annulaire. A ce niveau elle est accolée à la gaine cubitale, dont elle est séparée par le tronc du médian.

Originellement cette longue séreuse est toujours divisée en deux séreuses distinctes : la *séreuse digitale* et la *séreuse palmaire* radiale,

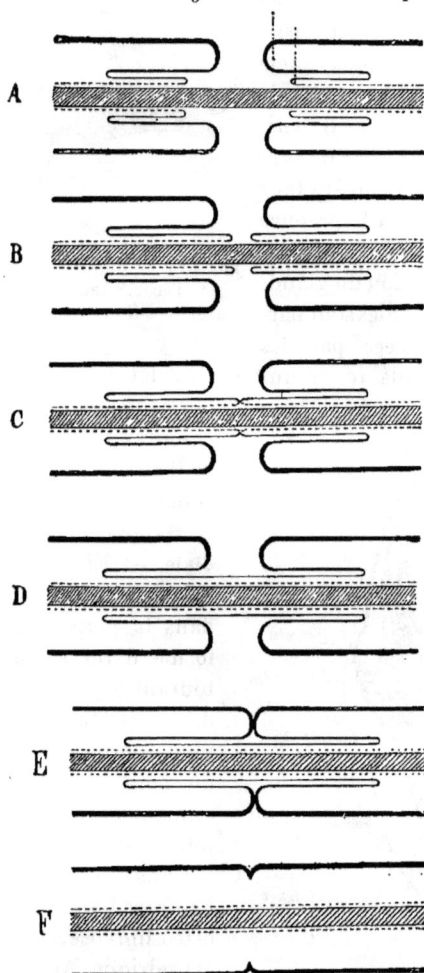

Fɪɢ. 315. — Schémas figurant la séparation et les degrés divers conduisant à la communication de deux séreuses vaginales.

A. Les grands culs-de-sac et les culs-de-sac péritendineux sont à distance. — B. Les culs-de-sac péritendineux se sont rapprochés. — C. Ils sont adossés. — D. *Ils se communiquent.* — E. Les grands culs-de-sac rapprochés forment diaphragme. — F. Les gaines préputiales ont disparu, la communication se fait à plein canal.

entre lesquelles la communication s'établit de très bonne heure, puisque chez le nouveau-né on la constate 8 fois sur 10. Chez l'adulte la séparation persiste 1 fois sur 20 seulement.

A la jonction des deux séreuses, il existe souvent des formations
d'aspect variable dont les schémas de la fig. 315 expliquent bien la genèse.
Comme on le voit, les deux gaines s'accolent d'abord par le fond de
leurs culs-de-sac péri-tendineux, limités par leurs replis préputiaux.
C'est au niveau de cet accolement que s'établit d'abord la communication. Les deux replis préputiaux accolés forment autour du tendon une
sorte de coulant, fixé au feuillet pariétal par un diaphragme annulaire,
constitué par l'accolement des culs-de-sac intra-préputiaux. Cet appareil séreux peut ensuite subir une régression plus ou moins complète et
ainsi se constitue la communication à plein canal.

. *b)* **Synoviale digito-palmaire cubitale.** — Cette synoviale entoure la
portion digitale des fléchisseurs du 5ᵉ doigt et les tendons les plus
externes des deux fléchisseurs dans leurs portions carpienne et palmaire.

Dans sa portion digitale, cette gaine est cylindrique. Dans sa partie

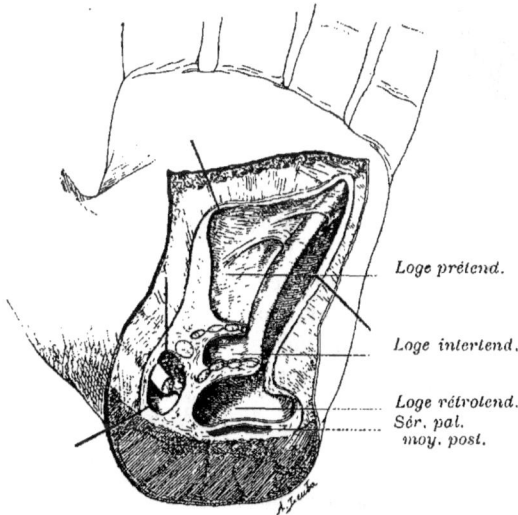

Loge prétend.

Loge intertend.

Loge rétrotend.
Sér. pal.
moy. post.

Fig. 316. — Les trois loges de la synoviale palmaire cubitale.

carpo-métacarpienne, elle affecte la forme d'un sablier avec une partie
moyenne rétrécie, qui répond au ligament annulaire, et deux portions
dilatées dont la supérieure répond à la partie inférieure de l'avant-bras
et l'inférieure à la paume.

Répondant aux mouvements d'un plus grand nombre de tendons, la
gaine cubitale est beaucoup plus étendue que la séreuse radiale. De plus,
comme les tendons auxquels elle répond sont répartis en deux plans, la
séreuse qui revêt partiellement la face antérieure et la face postérieure

25..

de ce paquet tendineux envoie un prolongement entre les deux plans qui constituent celui-ci. Il en résulte que, simple sur son bord cubital, elle présente sur son bord radial trois prolongements qui ont reçu les noms de loge prétendineuse, loge intertendineuse, loge rétrotendineuse. Cette dernière est la plus profonde; son fond s'avance jusqu'au niveau du flé-chisseur profond de l'index. La loge interten-dineuse n'atteint généralement que les ten-dons de l'auriculaire; la prétendineuse arrive jusqu'à ceux du médius.

L'extrémité supérieure antibrachiale de la séreuse présente deux cornets semi-lunaires qui entourent, l'un les tendons superficiels, l'autre les tendons profonds des 4e et 5e doigts. L'extrémité inférieure répond à la partie su-périeure de la phalangette de l'auriculaire.

La communication entre la partie digitale et la partie palmaire est intéressante à étudier. Cette com-munication existe dans les deux tiers des cas seu-lement, con-trairement aux asser-tions clini-ques qui la regardent comme une

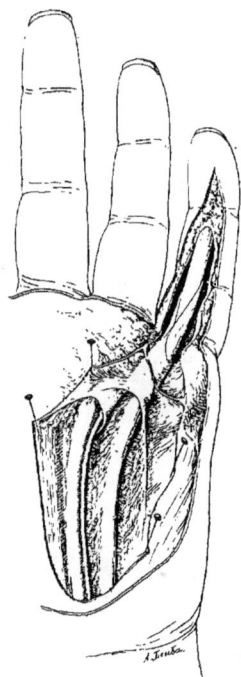

FIG. 317. — Partie distale de la synoviale palmaire cubitale; le cornet et l'en-tonnoir du cul-de-sac in-férieur.

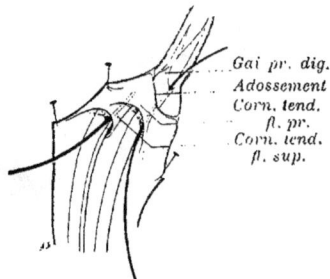

Gai pr. dig.
Adossement
Corn. tend.
fl. pr.
Corn. tend.
fl. sup.

FIG. 318. — Schéma de la figure précédente.

Une bougie introduite dans le cornet sé-reux du tendon fléch. sup. s'arrête au fond de ce cornet; une bougie introduite dans le cor-net. devenu entonnoir, du tendon fléch. prof. ressort dans la séreuse digitale.

règle presque sans exception. A la jonction des deux portions, on ren-contre normalement deux replis semi-lunaires ou cornets séreux, bien représentés dans la fig. 317. Le cornet superficiel qui entoure le tendon superficiel est borgne; le cornet profond, qui s'enroule autour des tendons profonds, circonscrit le passage qui conduit dans la portion digitale. Ces cornets doivent être regardés comme des appareils prépu-tiaux à disposition un peu atypique..

La gaine cubitale communique avec la gaine radiale dans 50 pour 100 des cas. Cette communication se fait généralement par l'intermédiaire de la gaine palmaire moyenne postérieure.

c) **Synoviales palmaires moyennes.** — A côté des deux grandes gaines digito-palmaires que nous venons de décrire, il faut signaler la présence des *synoviales palmaires moyennes*. Elles sont au nombre de deux ; l'une, la séreuse palmaire moyenne postérieure, est à peu près constante ; l'autre, la séreuse palmaire antérieure, ne se rencontre guère que dans la moitié des cas.

La *séreuse palmaire moyenne postérieure* se rencontre dans 8 sur 10 des cas ; elle tapisse la face postérieure du tendon du fléchisseur profond de l'index, depuis l'interligne radio-carpien jusqu'à la partie moyenne de la paume. Nous avons vu que c'était généralement par son intermédiaire que s'établissait la communication entre la gaine radiale et la gaine cubitale.

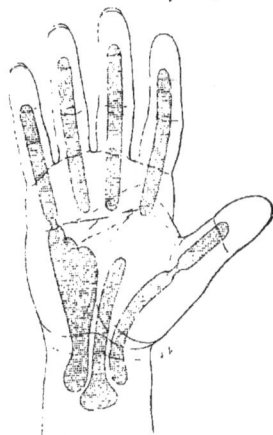

Fɪɢ. 319. — Synoviales palmaires, type normal de l'adulte.

Quant à la *séreuse palmaire moyenne antérieure*, plus petite, elle est placée entre le tendon superficiel et le tendon profond de l'index.

CHAPITRE QUATRIÈME

MUSCLES DU MEMBRE ABDOMINAL

Répartis autour des quatre segments du membre abdominal, ces muscles peuvent être divisés en : muscles du bassin, muscles de la cuisse, muscles de la jambe, muscles du pied.

MUSCLES DU BASSIN

Ils prennent leur origine sur les élements osseux de la ceinture pelvienne (sacrum, os iliaque), et vont s'insérer pour la plupart au grand trochanter ; un seul se fixe au petit trochanter : ce sont donc des pelvi-trochantériens. Ils sont tous placés en arrière de l'articulation de la hanche, sauf le psoas-iliaque qui croise la partie antérieure de celle-ci. — Les muscles postérieurs sont superposés en deux couches : *couche superficielle*, muscles fessiers, et *couche profonde*, muscles pelvi-trochantériens proprement dits.

MUSCLES FESSIERS

Grand Fessier (*Glutœus maximus BNA*). — Le grand fessier le plus volumineux des muscles du corps, est rhomboïdal, large, aplati, fort épais (3 à 4 cm.), formé comme le deltoïde, dont il est partiellement homologue, de gros faisceaux obliques. C'est le plus superficiel et le plus volumineux des muscles fessiers.

Il naît par des fibres charnues mélangées de courtes fibres aponévro-tiques : 1° du cinquième postérieur de la crête ilia-que et d'une petite surface triangulaire située sur la face externe de l'os iliaque en arrière de la ligne de-mi-circulaire postérieure ; 2° de la face externe de l'aponévrose lombo-dor-sale et, par l'intermédiaire de celle-ci, de la crête du sacrum ; 3· des tubercules sacrés postéro-externes, des bords latéraux des der-nières vertèbres sacrées et des vertèbres coccygiennes ; 4° de la face postérieure du ligament sacro-iliaque, du grand ligament sacro-sciatique et du ligament sacro-coccygien ; 5° par des faisceaux d'im-portance variable, de l'aponévrose du moyen fessier.

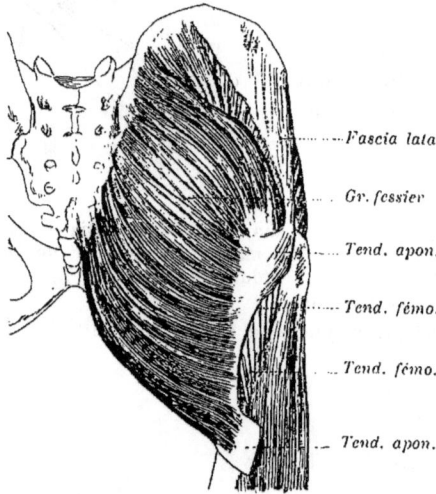

Fascia lata
Gr. fessier
Tend. apon.
Tend. fémo.
Tend. fémo.
Tend. apon.

Fig. 320. — Grand fessier.

Les fibres charnues s'ordonnent en faisceaux séparés par des cloi-sons aponévrotiques, et se dirigent à peu près parallèlement en bas et en dehors pour se terminer : 1° par des faisceaux *superficiels*, nés de la crête iliaque et de la crête sacrée, dans l'aponévrose ou fascia lata, suivant une ligne qui, encadrant les bords supérieur et postérieur du grand trochanter, se prolonge sur tout le tiers supérieur de la cuisse ; 2° par des faisceaux *profonds* sur un tendon aplati, mais épais et fasciculé, qui, s'insinuant entre le biceps et le vaste externe va se fixer sur la branche externe de trifurcation de la ligne âpre.

Rapports. — Le G. F. est en rapport : 1° par sa face super-ficielle, avec le pannicule graisseux si épais de la région fessière ; 2° par sa face profonde, avec les muscles moyen fessier, pyramidal, jumeaux encadrant le tendon de l'obturateur interne, carré crural ;

avec la grande échancrure sciatique et les vaisseaux et nerfs qui en
émergent (v. et n. fessiers, ischiatiques et honteux internes, grand et
petit nerfs sciatiques); avec les attaches supérieures du biceps et du
demi-membraneux et la partie supérieure du grand adducteur. Le tendon
de la portion superficielle terminée dans le fascia lata glisse sur la face
externe du trochanter par l'intermédiaire d'une large bourse séreuse.
Le bord inférieur, oblique, du G. F. est croisé dans son tiers moyen par
le pli fessier, transversal. Ce pli est en effet dù, non à la saillie du bord
inférieur du muscle, mais à des adhérences du derme à l'ischion.

Action. — Le G. F. est avant tout un extenseur très énergique de
la cuisse sur le bassin. Il produit sans force la rotation en dehors. Duchenne a nié absolument son rôle d'abducteur. Lorsque le muscle prend
son point d'appui sur la cuisse, il devient un puissant extenseur du
bassin et du tronc. Enfin, par ses faisceaux superficiels insérés sur le
fascia lata, il agit comme tenseur de cette aponévrose.

Il faut ajouter que, contrairement à d'anciennes idées classiques, le
G. F. est absolument inactif dans la station debout, où l'équilibre du
corps est assuré par le ligament de Bertin. Il en est de même dans la
marche sur un terrain plat.

Innervation. — Le muscle reçoit ses nerfs du *petit sciatique* ou fessier inférieur.

Tenseur du fascia lata (*M. tensor fasciæ latæ B.NA*). — Allongé,
épais, quadrilatère et tordu sur son axe longitudinal, ce muscle répond
à l'union de la face externe de la fesse avec la face antérieure de la
cuisse. Il *naît* : 1° par une lame tendineuse mélangée de fibres charnues, de la partie externe de l'épine iliaque antéro-supérieure, et, dans
une étendue variable, de l'échancrure qui succède à cette épine sur le
bord antérieur de l'os iliaque; cette lame sagittale s'enfonce entre le
psoas et le moyen fessier; 2° par de nombreuses fibres, de la partie antérieure du moyen fessier, avec lequel il est intimement uni.

Fasciculé comme le G. F., le corps charnu, prismatique et triangulaire, répond par sa face interne au muscle iliaque et au tendon du
droit antérieur, par sa face postérieure au moyen fessier, et par sa face
externe à l'aponévrose superficielle. Il est engainé dans un dédoublement du fascia lata. Les faisceaux charnus se dirigent obliquement en
bas et en arrière et se terminent par de longues fibres aponévrotiques.
Celles-ci vont se mélanger aux fibres verticales de l'*aponévrose fémorale*
à l'union du tiers supérieur avec le tiers moyen de la cuisse. Toutefois,
on peut en suivre un grand nombre jusqu'au *tubercule de la tubérosité
externe du tibia* où elles s'insèrent. Ces fibres se confondent avec celles
de la partie externe, épaissie, du fascia lata, qui, née de la partie moyenne.
saillante, de la crête illiaque, porte le nom de *bandelette de Maissiat,*

Action. — Le T. du fascia lata tend la partie externe de l'aponévrose fémorale, et produit la rotation de la cuisse de dehors en dedans. Le rôle de tenseur est secondaire.

Moyen fessier (*M. glutœus medius BNA*). — Aplati, épais, disposé en éventail dont les fibres convergent de la fosse iliaque vers le grand tro-

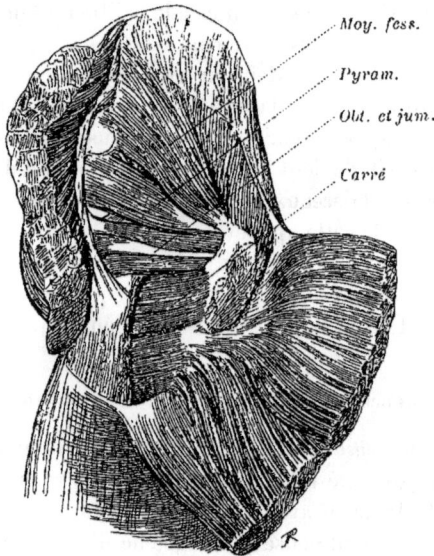

Fig. 321. — Muscle de la fesse; couche profonde.

chanter, recouvert par le grand fessier à sa partie postérieure, le M. F. répond, par sa plus grande étendue de sa face superficielle, à l'épaisse aponévrose inter-médiaire au grand fessier et au tenseur du f. lata.

Le M. F. naît : des trois quarts antérieurs de la lèvre externe de la crête iliaque et de toute la partie de la fosse iliaque externe com-prise entre les lignes demi-circulaires antérieure et postérieure. A ces origines osseuses, qui se font par des fibres charnues, il faut ajouter les nombreux fais-ceaux qui se détachent : 1° de l'aponévrose qui re-couvre le muscle; 2° du feuillet aponévrotique commun avec le tenseur du f. lata et le petit fessier; 3° d'une arcade fibreuse, allant de l'os iliaque au sacrum, et sous laquelle passent les vaisseaux fessiers supérieurs.

Les fibres convergent de là vers le grand trochanter, les antérieures obliques en arrière, les postérieures en avant pour se jeter sur les deux faces d'un tendon large et plat, recevant des fibres charnues jus-qu'au voisinage de sa terminaison. Ce tendon s'insère à l'angle postéro-supérieur et à la face externe du grand trochanter, frappant une large empreinte en forme de virgule à base supérieure. A son insertion trochantérienne, le tendon est uni souvent par des adhérences aux ten-dons du pyramidal et du petit fessier, mais il en est parfois séparé par des petites bourses séreuses.

Action. — La contraction totale du muscle détermine avec force l'abduction directe de la cuisse. La contraction isolée des fibres antérieures produit la rotation interne avec abduction et flexion légères, celle des fibres postérieures la rotation externe avec abduction et extension. Seule la portion moyenne est directement abductrice.

Petit fessier (*M. glutœus minimus B.NA*). — Triangulaire, aplati, rayonné en éventail à demi déployé, recouvert par le moyen fessier, recouvrant la partie inférieure de la fosse iliaque externe, le petit fessier naît par des fibres charnues, de toute la partie de cette fosse située entre la ligne demi-circulaire antérieure, et les attaches supérieures de la capsule coxo-fémorale, jusqu'à la partie antérieure de la grande échancrure sciatique.

De cette large surface d'origine les fibres convergent vers le bord antérieur du grand trochanter, les antérieures verticalement, les postérieures presque horizontalement en avant.

Ces fibres se fixent sur la face profonde d'un tendon, qui vient s'insérer sur le bord antérieur mousse du grand trochanter.

La face profonde du muscle

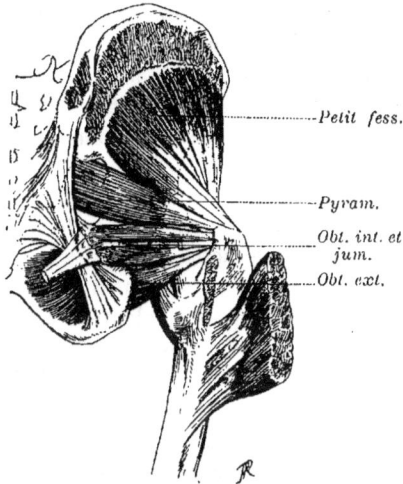

FIG. 322. — Muscles de la fesse; couche profonde.

contracte d'intimes adhérences avec la capsule fémorale, qui enferme dans un dédoublement le tendon réfléchi du droit antérieur. En avant, les attaches iliaques du petit fessier sont souvent confondues avec celles du moyen fessier, ces deux muscles naissant alors par un tendon commun qui parfois descend jusqu'au grand trochanter.

Action. — Ce muscle a une action analogue à celle du moyen fessier. Tous deux, prenant leur point fixe sur le fémur, jouent un rôle important dans la fixation du bassin, notamment lorsque le corps repose sur un seul des deux membres abdominaux (station hanchée, deuxième temps de la marche).

Innervation des muscles moyen et petit fessiers et du tenseur du fascia lata. — Leurs nerfs viennent du fessier supérieur. Celui-ci, né de la partie postérieure du plexus sacré, sort de la grande échancrure au-dessus du pyramidal. Il se divise en deux rameaux, l'un descendant, l'autre supérieur et horizontal. C'est de celui-ci que naît le nerf du tenseur du *fascia lata*.

MUSCLES PELVI-TROCHANTERIENS

Les muscles pelvi-trochantériens proprement dits vont des parois osseuses du bassin au grand trochanter ou à son voisinage. Ceux qui naissent de la face interne des parois pelviennes, pyramidal et obturateur interne, sortent par les échancrures sciatiques ; ils rencontrent sur la face postérieure de l'articulation coxo-fémorale les muscles nés de la face externe du bassin, obturateur externe, carré crural et jumeaux.

C'est sur ces muscles que descendent vers la face postérieure de la cuisse, et vers le périnée les vaisseaux et les nerfs sortis du bassin par la grande échancrure sciatique. Ces muscles sont le résultat de la différenciation d'une masse musculaire indivise, comme en témoignent les cas de fusion partielle assez fréquents chez l'homme.

Pyramidal (*M. pyramidalis BNA*). — Le pyramidal a la forme d'un éventail à base sacrée.

Il naît sur la face antérieure du sacrum, par trois digitations musculo-aponévrotiques implantées au pourtour des 2e et 3e trous sacrés et sur les gouttières qui prolongent ces trous en dehors. Un tubercule marque souvent l'insertion qui se fait entre les deux trous sacrés.

Ainsi constitué, le pyramidal reçoit encore quelques fibres de l'os iliaque et du grand ligament sacro-iliaque. Dès sa sortie du bassin il se rétrécit et vient par un tendon arrondi, adhérent à celui du jumeau supérieur, se fixer au bord supérieur du grand trochanter.

Rapports. — A son origine, étalé sur le sacrum il répond au plexus sacré et au sympathique sacré, ainsi qu'aux branches de l'hypogastrique se ramifiant dans l'atmosphère celluleuse de l'espace pelvi-rectal supérieur.

Le corps charnu, oblique en dehors et un peu en bas, traverse la grande échancrure sciatique : au-dessus de lui sortent les vaisseaux et nerfs fessiers, au-dessous, le grand et petit sciatique, les artères ischiatique et honteuse interne, celle-ci accompagnée de son nerf.

Innervation. — Le nerf du pyramidal vient du plexus-sacré et aborde la face antérieure du muscle.

Obturateur interne (*M. obturator internus BNA*). — L'obturateur interne a la forme d'un éventail à sommet trochantérien, brisé au niveau de sa réflexion sur la petite échancrure sciatique. Il s'insère : 1° sur tout le pourtour osseux du trou sous-pubien ; 2° sur la membrane obturatrice interne ; 3° sur la lame aponévrotique qui le recouvre.

Les fibres musculaires convergent vers la petite échancrure sciatique, en formant un corps charnu de plus en plus épais et étroit. A la face profonde de ce corps charnu apparaissent plusieurs languettes tendineuses qui glissent sur le bord postérieur de l'os iliaque, dont les sépare une bourse séreuse cloisonnée. Ces languettes se fusionnent ensuite en un seul tendon qui va se fixer sur la face interne du grand trochanter, au voisinage de son angle antéro-supérieur.

Rapports. — Dans le bassin, l'obturateur interne est recouvert d'une lame aponévrotique appartenant à l'aponévrose pelvienne supérieure. Au-dessous du releveur, il contribue à former la paroi externe du creux ischio-rectal, sur laquelle cheminent les v. et n. honteux internes. Derrière l'articulation coxo-fémorale, il est au-dessous du pyramidal, entre les jumeaux.

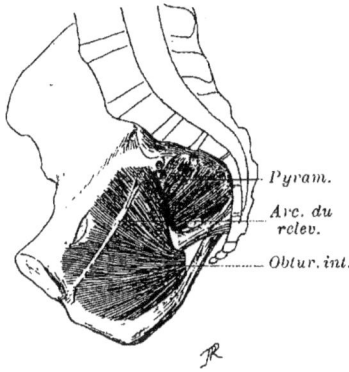

Fig. 323. — Obturateur interne et pyramidal.

Innervation. — Son filet venu du plexus sacré l'aborde par sa face postérieure

Jumeaux (*M. gemelli BNA*). — Ce sont deux petits faisceaux charnus qui encadrent la portion extra-pelvienne de l'obturateur interne.

Le jumeau supérieur s'insère sur la partie supérieure de la petite échancrure. — *Le jumeau inférieur* naît de la partie inférieure de la même échancrure. Il peut y avoir continuité entre les fibres de ces muscles, et celles des ligaments ou des muscles voisins.

Cheminant au-dessus et au-dessous de l'obturateur interne, les jumeaux se terminent par des fibres tendineuses qui, pour le supérieur, finissent sur le tendon de l'obturateur, mais, pour l'inférieur, vont jusqu'à l'insertion trochantérienne de ce même tendon.

Obturateur externe (*M. obturator externus BNA*). — L'obturateur externe a la forme d'un éventail dont la base, charnue, naît des trois quarts antérieurs de la face externe du cadre qui limite le trou sous-pubien. Le corps musculaire, composé de trois faisceaux, finit par un tendon qui, glissant entre la cavité cotyloïde et l'ischion, apparaît sur la face postérieure de l'articulation coxo-fémorale, au-dessous de l'obturateur interne et des jumeaux, et vient s'insérer au fond de la cavité digitale du grand trochanter.

Rapports. — Il recouvre la membrane obturatrice et est recouvert par les adducteurs ; son tendon glisse sur l'os et la capsule articulaire par l'intermédiaire d'une bourse séreuse.

Innervation. — Un filet lui vient du nerf obturateur dans le canal sous-pubien.

Carré crural (*M. quadratus femoris BNA*). — Court, quadrilatère, il s'étend transversalement de l'ischion au fémur. Il naît, sur une surface verticale, de la face externe de l'ischion, entre l'obturateur externe et les tendons des muscles de la région postérieure de la cuisse. Il se termine sur une ligne rugueuse qui, continuant l'interstice de la ligne âpre du fémur, va aboutir au tubercule de l'angle postéro-inférieur du grand trochanter.

Rapports. — Placé sous le grand fessier, derrière la capsule coxofémorale, il chemine au-dessous du jumeau inférieur, au-dessus du bord supérieur du grand adducteur.

Innervation. — Le nerf du carré crural venu du plexus sacré innerve également les jumeaux. Cette disposition est d'ailleurs variable.

Action des pelvitrochantériens. — Ces muscles sont des rotateurs de la cuisse en dehors.

Psoas-iliaque (*M. ilio-psoas BNA*). — Le psoas iliaque est formé par la réunion de deux muscles, le psoas et l'iliaque qui, par un tendon commun, se fixent inférieurement sur le petit trochanter.

Le grand psoas est un muscle long, fusiforme, descendant de la colonne vertébrale. Il s'insère : 1° par des arcades aponévrotiques à convexité externe sur les parties latérales du corps de la douzième dorsale et des quatre premières vertèbres lombaires, et sur les disques intervertébraux correspondants ; 2° par cinq languettes charnues, de la face antérieure et du bord inférieur des apophyses costiformes des vertèbres lombaires. Le nombre de ces languettes peut varier.

Obliques en bas et en dehors, les fibres charnues aboutissent à un tendon large et plat sur lequel se jettent les fibres de l'iliaque.

L'iliaque naît par des fibres charnues : 1° de la lèvre interne de la crête iliaque et du ligament ilio-lombaire; 2° de la fosse iliaque interne, en empiétant sur la symphyse sacro-iliaque et le sacrum.

Toutes ces fibres convergent vers le tendon du psoas, et finissent sur ses faces antérieure, interne et externe. Cette portion iliaque peut parfois avoir un tendon propre [1].

1. On décrit sous le nom de *petit iliaque* un faisceau charnu naissant du bord antérieur de l'os iliaque entre les deux épines iliaques antérieures et se terminant à la fossette sous-trochantinienne.

Le tendon du psoas iliaque glisse sur le bord antérieur de l'os iliaque et sur la face antérieure de l'articulation coxo-fémorale par une bourse séreuse généralement cloisonnée, qui communique souvent avec l'articulation. Le tendon s'insère sur la face postérieure du petit trochanter, séparé de la face antérieure par une bourse séreuse.

Rapports. — *La portion lombaire* fait partie de la paroi abdominale postérieure. Recouverte par une aponévrose résistante, elle répond antérieurement aux viscères et en particulier au rein et à l'uretère. Cette portion est traversée par les branches du plexus lombaire; le nerf crural apparaît sur son bord externe. Les deux psoas encadrent la colonne vertébrale et les gros vaisseaux.

La portion iliaque forme le plancher de la fosse iliaque interne et répond au cæcum et à l'appendice à droite, au côlon iliaque à gauche. Le long du détroit supérieur du bassin, descendent les vaisseaux iliaques externes, séparés du nerf crural par le psoas de plus en plus étroit.

La portion crurale constitue la partie externe du plancher du triangle de Scarpa. La bandelette iliopectinée sépare le nerf crural, inclus dans la loge du muscle, de l'entonnoir fémorali-vasculaire plus interne et renfermant l'artère et la veine fémorales.

Action. — Agissant sur le levier fémoral, le psoas iliaque : 1° fléchit

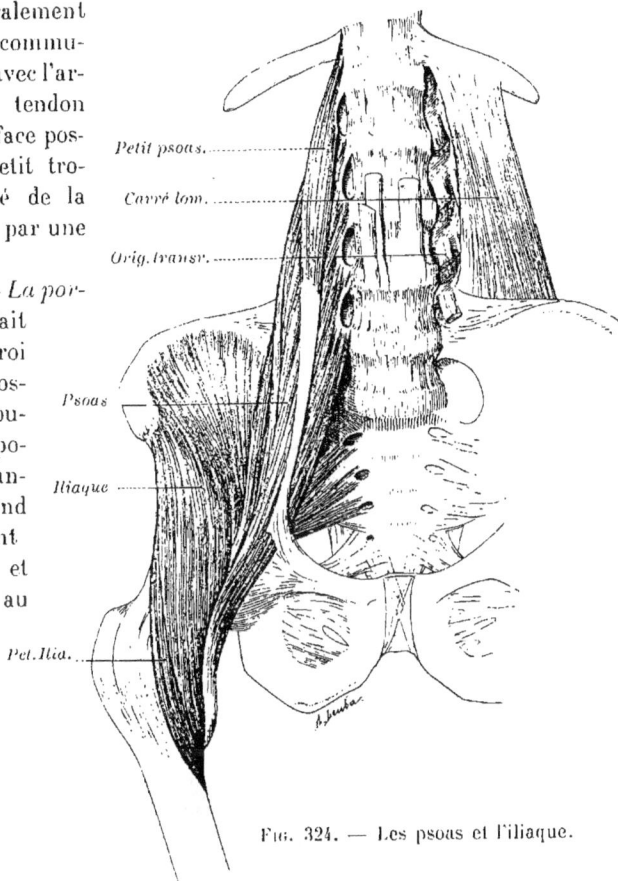

FIG. 324. — Les psoas et l'iliaque.

la cuisse sur le bassin ; 2° détermine sa rotation de dedans en dehors. Il est surtout fléchisseur, et sa réflexion sur la tête fémorale augmente sa puissance.

Agissant sur la colonne vertébrale et le bassin, il incline la première par sa portion lombaire, et par sa portion iliaque fait tourner le second du côté opposé.

Innervation. — Il reçoit des rameaux de la portion intra-abdominale du crural.

Petit psoas (*M. psoas minor BNA*). — Vestige atrophié d'un muscle constant chez nombre de mammifères, le petit psoas est couché au-devant de la portion lombaire du grand psoas. Son origine se fait sur la douzième vertèbre dorsale, le ligament intervertébral qui la sépare de la première lombaire et la partie supérieure de celle-ci. Aplati, puis fusiforme, il descend sur le côté interne du grand psoas et se termine sur un tendon large et resplendissant qui s'insère sur la ligne innominée, un peu en arrière de l'éminence ilio-pectinée, intimement confondu avec le fascia iliaca. Ce muscle fait souvent défaut.

Fascia iliaca ou aponévrose lombo-iliaque. — Cette aponévrose enveloppe toute la portion abdominale du psoas iliaque. Elle se termine supérieurement par une arcade (arcade du psoas) qui donne insertion à des fibres du diaphragme. Elle se fixe en dedans sur les vertèbres, et plus bas sur la ligne innominée. En dehors, elle s'attache sur la gaine du carré des lombes et sur la crête iliaque. En bas, elle se fixe sur l'arcade crurale. Au niveau de l'anneau crural, sa partie interne s'épaissit pour former la bandelette ilio-pectinée.

MUSCLES DE LA CUISSE

Les muscles de la cuisse forment trois groupes distincts : un groupe antérieur, muscles extenseurs ; un groupe postérieur, muscles fléchisseurs ; et un groupe interne, muscles adducteurs. Leur disposition présente de grandes analogies avec celle décrite au niveau du bras, seul diffère le grand développement pris par les adducteurs.

RÉGION ANTÉRIEURE

Le groupe antérieur est constitué par deux couches. La couche superficielle est formée par un muscle allant du bassin à la jambe, le droit antérieur. Elle comprend en outre le tenseur du fascia lata, qui se rattache évidemment au système des fessiers, et le couturier que l'on doit joindre au groupe des tenseurs de l'aponévrose fémorale. La couche profonde est constituée par trois muscles, les deux vastes et le carré crural étendus du fémur à la rotule et au tibia. Ils forment avec le droit antérieur le quadriceps crural.

M. couturier (*M. sartorius BNA*). — Le plus long des muscles du corps, le couturier, traverse obliquement la face antéro-interne de la cuisse. Il s'étend de l'épine iliaque antéro-supérieure à l'extrémité supérieure du tibia. Il naît par des fibres aponévrotiques de l'épine iliaque antéro-supérieure et de l'échancrure sous-jacente. Des fibres charnues font suite aux fibres aponévrotiques et constituent un corps musculaire aplati, qui se dirige en bas, en arrière et en dedans, orienté d'abord dans un plan frontal, puis dans un plan sagittal. Ces fibres, étalées par l'aponévrose qui les contient, se jettent sur un tendon terminal qui décrit une courbe longeant la partie postérieure de la face cutanée du condyle interne. Ce tendon abandonne par son bord antérieur des fibres à l'aponévrose crurale et par son bord postérieur, des fibres à l'aponévrose jambière. Un peu au-dessous de l'articulation du genou il s'épanouit en une large aponévrose dont les fibres vont s'attacher à la crête du tibia, au-dessous de la tubérosité antérieure de cet os, formant le plan superficiel de la patte d'oie.

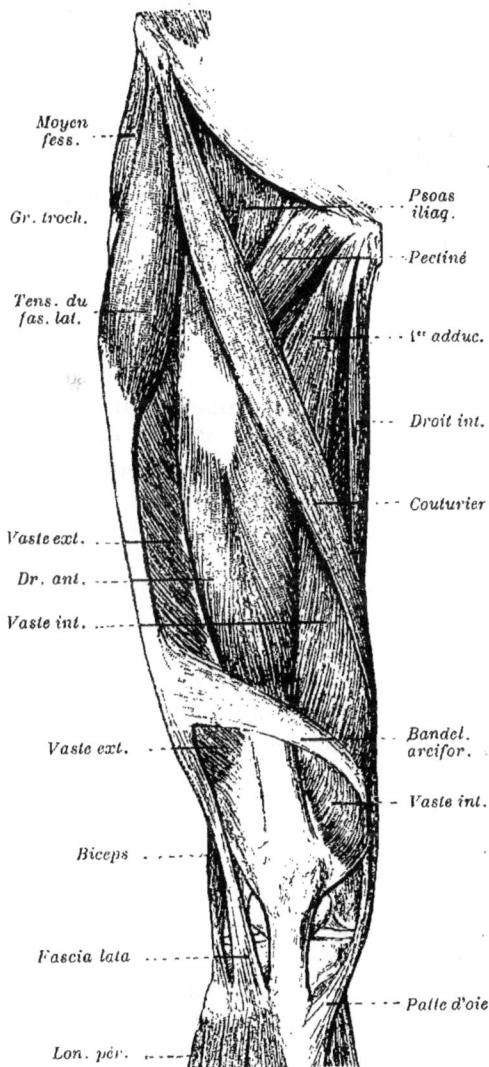

Fig. 325. — Muscles de la cuisse; face antérieure.

Rapports. — Sa face antérieure répond au fascia superficialis et à la peau. La veine saphène interne la croise. — Sa face profonde répond successivement au droit antérieur, au psoas, au paquet vasculo-nerveux, aux moyen et grand adducteurs, à la face interne du genou. — Situé en haut, en dehors de l'artère fémorale, le couturier la croise en X et se trouve en dedans d'elle à sa partie inférieure.

Action. — Le couturier : 1° fléchit la jambe sur la cuisse; 2° fléchit la cuisse sur le bassin; 3° imprime à la cuisse un mouvement de rotation en dehors; 4° tend la partie antéro-interne de l'aponévrose fémorale. Il agit surtout au deuxième temps de la marche, fléchissant les deux segments du membre inférieur et permettant son oscillation.

Innervation. — Le couturier est innervé par le musculo-cutané externe, branche du crural.

M. quadriceps crural (*M. quadriceps femoris BNA*). — Le quadriceps comprend le droit antérieur, le vaste externe, le vaste interne et le crural. Les insertions supérieures sont particulières à chacun des muscles, mais tous se terminent sur un tendon commun.

M. droit antérieur (*M. rectus femoris BNA*). — Fusiforme, aplati d'avant en arrière, le droit antérieur naît de l'os iliaque par deux forts tendons : l'un gros, arrondi, continuant la direction du muscle, se fixe solidement à l'épine iliaque antérieure et inférieure et à la surface rugueuse qui est au-dessous de cette épine; l'autre aplati, se séparant du précédent à 2 centimètres au-dessous de l'épine iliaque, gagne et parcourt, par un trajet curviligne, la gouttière qui surmonte le quart supérieur du pourtour de la cavité cotyloïde, pour aller s'insérer à l'extrémité postérieure de cette gouttière, et en partie aussi sur la capsule fibreuse de l'articulation coxo-fémorale. Le premier de ces tendons a reçu le nom de *tendon direct*, le second celui de *tendon réfléchi*.

Ces deux tendons forment une lame aponévrotique et un raphé fibreux d'où naissent les fibres charnues. Toutes se portent en bas et en arrière, décrivant une demi-spirale, les internes de dehors en dedans, les externes de dedans en dehors, et se jettent sur l'aponévrose terminale. Celle-ci descend au-devant des tendons réunis des deux vastes, recevant par ses bords les fibres les plus superficielles de ces deux muscles et va s'insérer au bord antérieur de la base de la rotule et à la moitié supérieure de la face antérieure de cet os.

Triceps fémoral. — Unique inférieurement, ce muscle présente en haut trois parties distinctes facilement isolables. Aussi le considère-t-on généralement comme formé de trois muscles : le vaste externe, le vaste interne et le crural.

M. vaste externe (*M. vastus lateralis BNA*). — Ce muscle, dont les fibres descendent à peu près en ligne droite au côté externe de la

cuisse, naît : 1° de la crête rugueuse horizontale qui limite inférieurement la face externe du grand trochanter ; 2° de la crête rugueuse verticale qui embrasse en dedans l'insertion du petit fessier sur le bord
antérieur de la même éminence ; 3° de la branche externe de trifurcation supérieure de la ligne àpre, en dedans du tendon du grand fes-

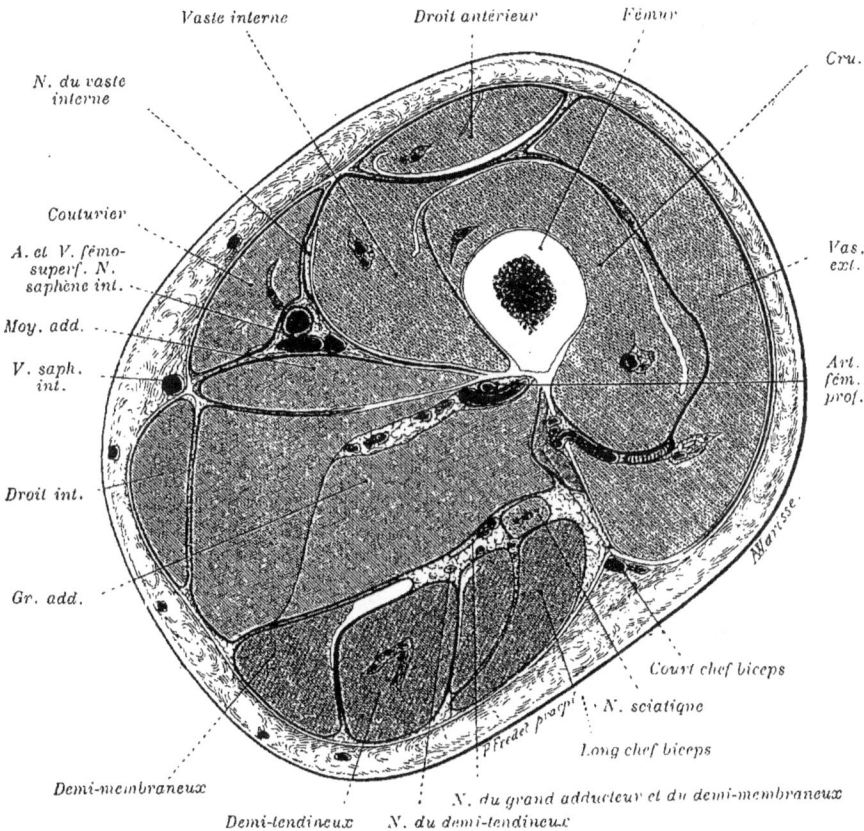

Fig. 326. — Coupe de la cuisse vers la pointe du triangle de Scarpa. — Sujet fixé
par la formaline chromique. Côté droit, segment distal de la coupe (P. Fredet).

sier ; 4° de la moitié supérieure de la lèvre externe de la ligne àpre ;
5° de la cloison intermusculaire externe. Ces origines se font par une
large aponévrose au-dessous de laquelle des fibres charnues s'insèrent
directement sur la partie la plus élevée de la face externe du fémur
et de sa face antérieure. Ces fibres aboutissent à une lame tendineuse
qui va s'insérer à la base et au côté externe de la rotule.

M. vaste interne (*M. vastus medialis BNA*). — Bien que paraissant confondus avec le crural, ces deux muscles sont en réalité séparés par toute la face interne du fémur, libre de toute insertion musculaire sur toute sa hauteur et presque sur toute sa largeur.

Le corps charnu du vaste interne est formé de fibres qui contournent le fémur, en se dirigeant obliquement en bas et en avant. Il naît de toute l'étendue de la lèvre interne de la ligne âpre, prolongée en haut par la ligne spirale jusqu'au tubercule qui donne insertion au faisceau vertical du ligament de Bertin. Parfois, quelques faisceaux naissent du tendon du troisième adducteur et de la cloison intermusculaire interne. Ces origines se font par une forte lame aponévrotique qui donne naissance aux fibres charnues par sa face profonde.

Ces fibres vont se jeter sur une lame aponévrotique qui paraît confondue avec le tendon terminal du crural; en réalité, on peut toujours la séparer de celui-ci et voir qu'elle échange ses fibres externes avec le vaste externe, tandis que ses fibres internes vont se fixer à la base et au côté interne de la rotule.

M. crural (*M. vastus intermedius BNA*). — En écartant les deux vastes, on dégage le crural qui apparaît recouvrant

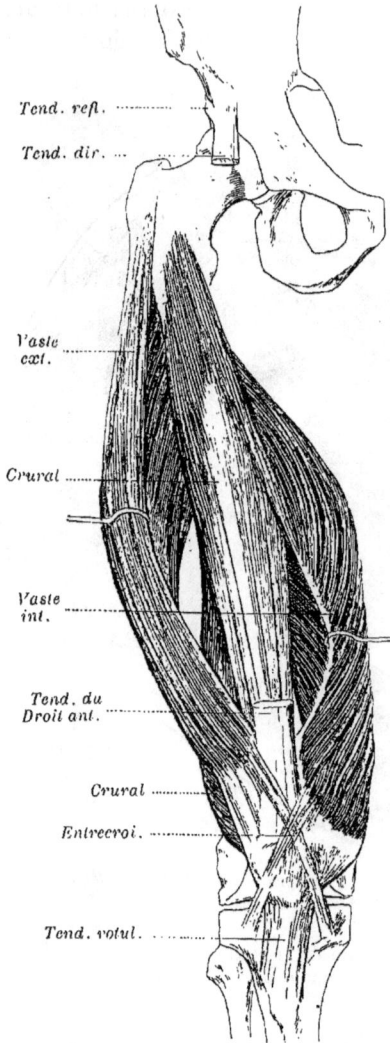

Tend. refl.
Tend. dir.
Vaste ext.
Crural
Vaste int.
Tend. du Droit ant.
Crural
Entrecroi.
Tend. rotul.

Fig. 327. — Le triceps fémoral. Le droit antérieur a été réséqué pour mieux montrer les vastes et le crural.

les faces antérieure et externe du fémur. Il naît par des fibres charnues de la face antérieure, de la face externe et des bords internes et externe du fémur. Le vaste externe ne s'insérant qu'à la partie supérieure de la lèvre externe de la ligne âpre, la partie inférieure de cette ligne sert d'origine à cette portion du crural qui se dégage au-dessous du bord inférieur du vaste externe, en paraissant continuer la masse de celui-ci : un interstice, parfois graisseux, sépare toujours les deux muscles.

De ces origines, les fibres du crural descendent vers un tendon qui continue l'aponévrose antérieure du muscle. Ce tendon, mince et large, s'unit aux tendons du vaste externe et du vaste interne.

Le muscle crural est composé de lames superposées concentriquement à la diaphyse fémorale. La plus inférieure de ces lames est isolée et constitue le *muscle sous-crural*. Ce muscle est le plus souvent formé de faisceaux charnus épars dans un tissu cellulo-graisseux. Il n'y aurait pas lieu de le séparer du crural s'il ne s'en distinguait par ses insertions inférieures. En effet, les fibres ne se rendent point au tendon plat qui reçoit les autres fibres du crural, elles se terminent en s'éparpillant sur la partie supérieure de la capsule articulaire.

Insertion rotulienne du qua-driceps crural. — La fusion des quatre chefs du crural en un tendon commun, le *tendon rotulien*, n'est qu'apparente : les tendons des quatre muscles sont accolés plutôt que soudés et une dissection attentive les sépare facilement. En réalité, ce tendon

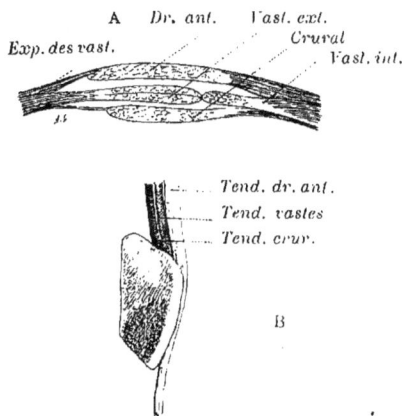

Fig. 328. — Tendon du quadriceps et son insertion rotulienne. — A. Coupe horizontale au-dessus de la rotule. — B. Coupe verticale comprenant la rotule.

est constitué par trois couches : une couche superficielle, formée par le tendon du droit antérieur ; une moyenne, formée par les tendons réunis des deux vastes ; enfin, une profonde, formée par le tendon du crural. Assez intimement unies sur leurs bords par intrication de leurs fibres, ces couches ne sont maintenues adhérentes que par un tissu cellulaire assez lâche, transformé parfois en véritables bourses séreuses. Cette séparation facile permet de noter l'insertion particulière de chacun des chefs :

1° *Le droit antérieur* s'insère au bord antérieur de la base de la rotule et au tiers supérieur de la face antérieure de cet os. Ses fibres superficielles se continuent avec celles du tendon rotulien et vont se fixer à la tubérosité du tibia.

2° Le *vaste interne* et le *vaste externe* unissent leurs tendons, formant un large feuillet fibreux qui va s'insérer à la base de la rotule, immédiatement en arrière du précédent. Toutes les fibres musculaires ne vont pas à ce tendon : les plus superficielles s'insèrent aux bords du tendon du droit antérieur, les inférieures vont s'insérer par de courtes fibres tendineuses à la moitié supérieure des bords de la rotule.

3° Le tendon du crural va s'insérer à la base de la rotule en arrière du précédent.

Au-dessous de la rotule, le tendon rotulien continue le tendon du quadriceps et va s'insérer à la tubérosité antérieure du tibia. La rotule apparaît ainsi comme un os sésamoïde développé dans l'épaisseur du tendon du quadriceps.

Action. — Prenant son point fixe sur le fémur et le bassin, le quadriceps étend la jambe sur la cuisse et la cuisse sur le bassin. La contraction isolée de l'un des vastes imprime à la rotule des mouvements de latéralité qu'annihile la contraction de l'autre. Le quadriceps n'intervient pas dans la station debout. Pendant la marche, il se contracte du côté du membre fixé aux stades du pas postérieur et de la verticale, et ne se contracte du côté du membre oscillant que lors du pas antérieur.

Innervation. — Le nerf crural donne naissance au nerf du quadriceps, qui se divise bientôt en quatre branches pour chacun des chefs du muscle.

RÉGION INTERNE

Le groupe interne, groupe des adducteurs, peut être schématiquement considéré comme une masse unique, dont le sommet répond au pubis et à l'ischion, et dont la base mesure toute la hauteur de la diaphyse fémorale. Cette masse musculaire est formée de segments qui s'étagent dans le sens vertical et se superposent dans le sens antéropostérieur. Sur un premier plan, nous trouvons le pectiné et le moyen adducteur; sur un deuxième, le petit adducteur; sur un troisième, le grand adducteur, En dedans de ces muscles, le droit interne unit la branche ischio-pubienne à l'extrémité supérieure du tibia.

M. pectiné (*M. pectineus B.NA*). — Quadrilatère, ce muscle naît par deux plans plus ou moins distincts. Le plan *superficiel* s'attache : 1° sur la crête pectinéale, depuis l'éminence iléo-pectinée jusqu'à l'épine du pubis; 2° sur la face pubienne du ligament de Cooper; 3° sur la face profonde de l'aponévrose d'enveloppe. Le plan *profond* décrit par Henle se détache de la lèvre antérieure de la gouttière sous-pubienne et par quelques fibres du ligament pubo-fémoral. En dedans, ces deux zones d'origine se confondent au niveau de l'épine du pubis ; en dehors, elles sont séparées par la surface pectinéale, libre d'insertion. De là les fibres charnues se portent en bas, en dehors et en arrière, formant un corps musculaire, présentant d'abord une face antérieure et une face postérieure, puis, par suite d'un mouvement de torsion, une face externe et une face interne ; celui-ci *se termine* par un tendon aplati sur la branche de trifurcation moyenne de la ligne âpre, sur une étendue de 3 centimètres.

Rapports. — Sa face antérieure forme la partie interne de l'aire du triangle de Scarpa et la paroi postérieure et interne du canal crural. Elle répond au ligament de Gimbernat et aux vaisseaux fémoraux. Sa face postérieure recouvre l'articulation coxo-fémorale, l'obturateur externe et les vaisseaux obturateurs.

Action. — Le pectiné : 1° porte la cuisse dans l'adduction ; 2° la fléchit sur le bassin ; 3° lui imprime un mouvement de rotation en dehors.

Innervation. — Le pectiné est innervé par le musculo-cutané interne, branche du crural, et par l'obturateur.

M. adducteur moyen (*M. adductor brevis BNA*). — Muscle allongé, aplati, de forme triangulaire, il naît de la surface

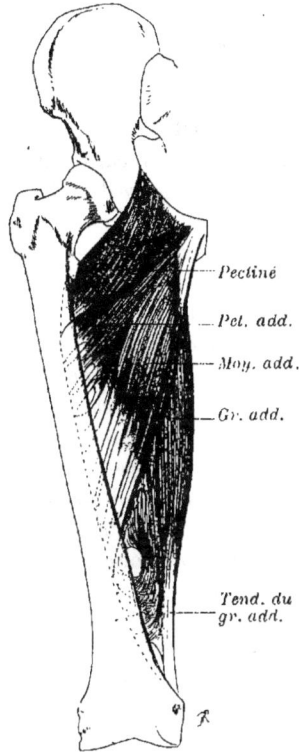

Fig. 329. — Les adducteurs.

angulaire du pubis, sur une petite facette, de forme quadrilatère, située au-dessous de l'origine du pyramidal, au-dessus de celle du petit adducteur. Cette origine se fait par un tendon, donnant naissance aux fibres charnues par sa face profonde.

Ces fibres forment un plan musculaire peu épais qui se termine par deux lames aponévrotiques très minces, l'une antérieure, l'autre postérieure, formant une sorte de V très aigu dans l'intérieur duquel se jettent les fibres charnues. La lame unique qui résulte de la fusion des deux précédentes va se fixer à la partie moyenne de la lèvre interne de la ligne âpre, sur une longueur de 9 centimètres.

Rapports. — Sa face antérieure répond à l'aponévrose et à la peau ; plus bas, cette face forme la paroi postérieure du canal de Hunter.

La face postérieure est séparée des petit et grand adducteurs par la partie terminale de la fémorale profonde. Le bord interne est saillant sous la peau.

Action. — V. petit adducteur.

Innervation. — Le moyen adducteur reçoit deux filets, l'un de l'obturateur, l'autre du musculo-cutané interne, branche du crural.

M. petit adducteur (*M. adductor minimus BNA*). — Ce muscle a une origine linéaire, située sur la surface angulaire du pubis et la partie antérieure de la branche ischio-pubienne, en dehors de l'attache du droit interne, en dedans de celle de l'obturateur externe, en arrière de celle du moyen adducteur, en avant de celle du grand adducteur. Cette origine se fait par un tendon aplati, souvent adhérent au tendon d'origine du droit interne. Les fibres charnues qui lui font suite s'étalent et se divisent le plus souvent en deux faisceaux. Le faisceau supérieur va s'insérer par de courtes fibres aponévrotiques sur la branche interne de trifurcation de la ligne âpre. Le faisceau inférieur, souvent séparé du précédent par un interstice très apparent, se termine sur la partie supérieure de la lèvre interne de la ligne âpre.

Rapports. — Recouvert par le pectiné, il repose sur le grand adducteur. La perforante supérieure passe entre ses deux chefs, et la circonflexe interne croise son bord supérieur.

Action. — Le moyen et le petit adducteurs : 1° portent la cuisse dans l'adduction ; 2° la fléchissent sur le bassin ; 3° lui impriment un mouvement de rotation en dehors. Comme le pectiné, lorsqu'ils prennent leur point fixe sur le fémur, ils fléchissent le bassin sur la cuisse.

Innervation. — Le muscle petit adducteur est innervé par l'obturateur.

M. grand adducteur (*M. adductor magnus BNA*). — Le grand adducteur, sous-jacent aux précédents, affecte la forme d'un large triangle. Au premier abord, il semble formé d'une masse indivise, mais en réalité il est constitué par trois faisceaux superposés dans le sens vertical et légèrement imbriqués dans le sens antéro-postérieur.

Le premier de ces faisceaux naît du tiers moyen de la branche ischio-pubienne ; son origine répond en dedans à celle du droit interne, en dehors à celle de l'obturateur externe, en avant à celle du petit adducteur, en arrière à celle des deux autres faisceaux du grand adducteur. Les fibres charnues qui le constituent s'étalent en un triangle et vont se terminer : 1° sur la branche de trifurcation externe de la ligne âpre ; 2° sur la lèvre externe de cette ligne dans son quart supérieur.

Les faisceaux moyen et inférieur sont confondus à leur origine.
Ils naissent : 1° du quart postérieur de la branche ischio-pubienne, en
dedans du précédent; 2° du bord inférieur de
la face externe de la tubérosité ischiatique;
3° de la partie inférieure de la face postérieure
de cette tubérosité, en dedans des muscles fléchisseurs de la jambe. L'origine des faisceaux
postérieurs se fait par l'intermédiaire d'un fort
tendon. Inférieurement, les deux faisceaux se
séparent. Le faisceau moyen, dont les fibres
sont d'autant plus rapprochées de la verticale
qu'elles sont plus inférieures, va s'insérer sur
les trois quarts inférieurs de la lèvre externe de
la ligne âpre. Cette insertion se fait par l'intermédiaire d'une lame aponévrotique qui forme le
long du fémur une série d'arcades, délimitant
avec l'os autant d'orifices livrant passage aux
vaisseaux perforants; le plus important et le
plus volumineux de ces orifices, situé au niveau
de la bifurcation de la ligne âpre, est traversé
par les vaisseaux fémoraux.

Le faisceau inférieur, situé d'abord en dedans
du précédent, descend en croisant obliquement
sa face postéro-interne. Ses fibres vont se jeter,
au niveau du tiers inférieur de la cuisse, dans
la concavité d'un demi-anneau tendineux qui se
condense en un tendon, lequel va s'attacher au
tubercule du condyle interne du fémur.

Fig. 330. — Le grand
adducteur; vue anté-
rieure.

Examiné lorsqu'il est tendu, le grand adducteur présente une torsion des plus nettes. Cette
torsion est due d'abord à l'entre-croisement des divers chefs de ce
muscle. Elle est due aussi à la torsion particulière que présente chacun
d'eux. Elle tient à ce que, au moins pour les chefs moyen et supérieur,
les fibres dont l'origine est la plus interne ont l'insertion la plus élevée.

Rapports. — Sa face antérieure est recouverte de haut en bas par le
pectiné, le petit et le moyen adducteurs. Plus bas, elle intervient dans
la constitution de la paroi postérieure du canal de Hunter. Au-dessous,
elle répond en dehors au vaste interne, en dedans, à l'aponévrose et à
la peau. Sa face postérieure répond aux muscles de la région postérieure.
Près de son insertion fémorale, il est traversé par les perforantes, l'inférieure le perforant un peu au-dessus du grand anneau qui livre passage à l'artère et à la veine fémorales.

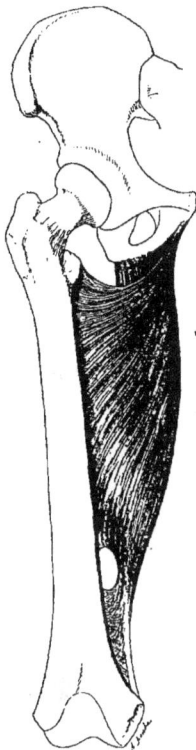

412 MYOLOGIE.

Action. — Le grand adducteur : 1° porte énergiquement et directement la cuisse dans l'adduction ; 2° lui imprime par son chef supérieur et son chef moyen un mouvement de rotation en dedans, lorsqu'elle est au préalable placée en rotation externe.

Innervation. — Le grand adducteur est innervé par l'obturateur et par le grand sciatique.

M. droit interne (*M. gracilis BNA*). — Muscle grêle et allongé, le droit interne naît : 1° de la moitié inférieure de la face antérieure de la surface angulaire du pubis, tout près de la symphyse, en dedans du moyen et du petit adducteur ; 2° sur le tiers antérieur de la lèvre externe du bord inférieur de la branche ischio-pubienne, en dedans du petit et du grand adducteur. Cette origine se fait par un tendon plat, orienté sagittalement, d'abord

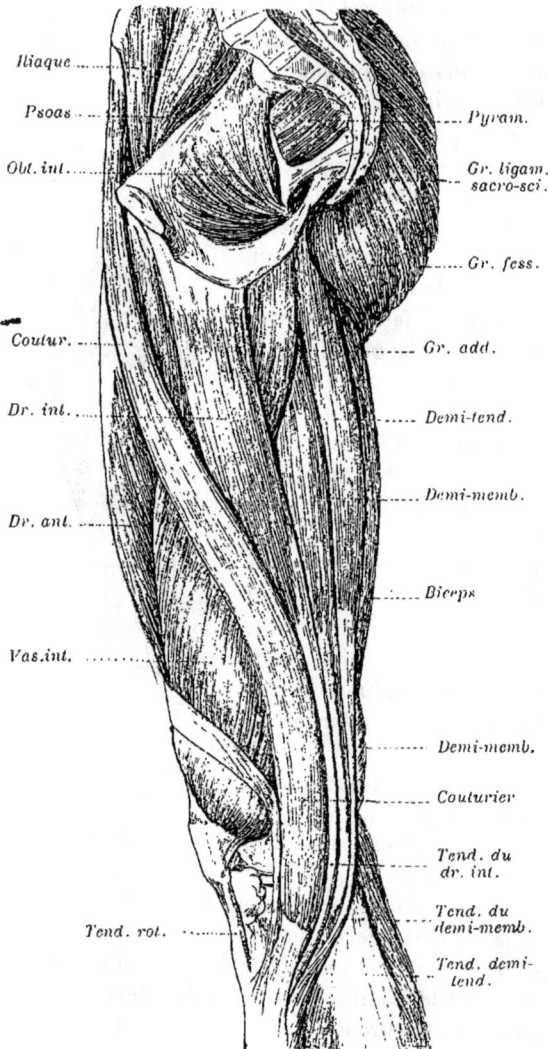

Fig. 331. — Muscles de la cuisse; face interne.

unique, puis divisé en deux lames donnant naissance aux fibres charnues. Ces dernières descendent verticalement à la face interne de la cuisse, et se jettent sur un tendon qui contourne le condyle interne du fémur et la tubérosité correspondante du tibia, et s'insère à la partie supérieure de la face interne de cet os.

Rapports. — Sa face interne répond à l'aponévrose et à la peau, sa face externe s'applique sur le bord interne des trois adducteurs. Son tendon, uni à celui du demi-tendineux, forme le plan profond de la patte d'oie qu'une bourse séreuse sépare du plan superficiel.

Action. — Le droit interne : 1° porte la cuisse dans l'adduction; 2° fléchit la jambe sur la cuisse; 3° la jambe étant fléchie, imprime à la cuisse un mouvement de rotation en dedans.

Innervation. — Le droit interne reçoit son nerf de l'obturateur.

RÉGION POSTÉRIEURE

Le groupe postérieur est essentiellement formé par des muscles reliant l'ischion au tibia (demi-tendineux et demi-membraneux) et au péroné (longue portion du biceps).

M. biceps fémoral (*M. biceps femoris BNA*). — Allongé et volumineux, le biceps est constitué supérieurement par deux chefs; l'un long, d'origine pelvienne; l'autre court, d'origine fémorale.

La longue portion naît de la tubérosité de l'ischion, par un tendon qui lui est commun avec le demi-tendineux. Ce tendon s'attache immédiatement en dehors et au-dessous de l'insertion du grand ligament sacro-sciatique, en arrière et en dehors de l'insertion du demi-membraneux, au-dessus du grand adducteur. Ce tendon d'origine s'évase en cône de l'intérieur duquel naissent les fibres charnues du biceps, tandis que celles du demi-tendineux tirent leur origine de sa partie externe. Celles du biceps se rendent à une aponévrose qui apparaît, dès le milieu de la cuisse, sur la face postérieure du muscle. Cette aponévrose se condense en un large tendon d'insertion qui descend vers la tête du péroné et la tubérosité externe du tibia.

La courte portion naît par de courtes fibres tendineuses de la lèvre externe de la ligne âpre du fémur, dans le tiers moyen de celle-ci et de l'aponévrose intermusculaire externe. Obliques en bas, en arrière et en dehors, ces fibres viennent successivement se terminer sur la face antérieure du tendon de la portion ischiatique.

Ce tendon passe sur le condyle externe et va s'insérer : 1° par sa portion principale à l'extrémité supérieure de la tête du péroné, sur une facette en croissant entourant l'insertion du ligament latéral externe de l'articulation du genou; 2° à la tubérosité externe du tibia par ses faisceaux supérieurs rassemblés en un fort trousseau qui englobe le ligament latéral externe; 3° à l'aponévrose jambière par un faisceau inférieur.

Rapports. — Recouvrant le grand adducteur, le demi-membraneux et le vaste externe, le biceps s'écarte inférieurement des demi-tendineux et demi-membraneux, auxquels il répond en dedans, pour former le triangle supérieur du losange poplité. Vertical, le sciatique le croise très obliquement en passant en avant de lui.

M. demi-tendineux (*M. semi-tendinosus B.NA*). — Allongé en cône, le demi-tendineux naît de la tubérosité de l'ischion : 1° par un tendon qui lui est commun avec le biceps; 2° par quelques fibres charnues, au-dessous de la facette bicipitale, au-dessus de l'insertion du grand adducteur.

Le corps musculaire se porte en bas et en dedans, et se continue

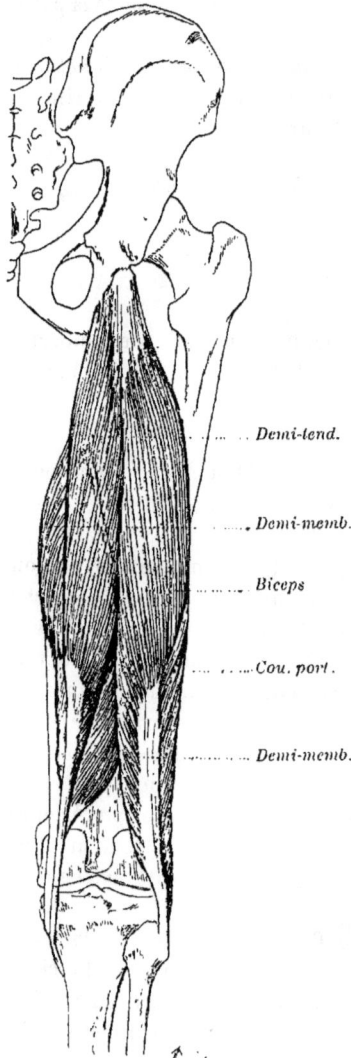

Fig. 332. — Les trois muscles de la région postérieure de la cuisse.

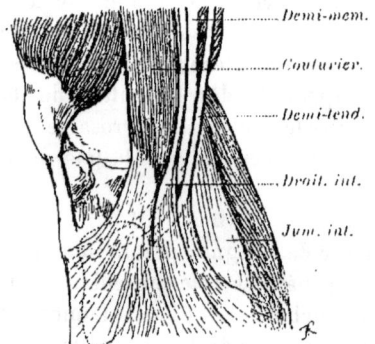

Fig. 333. — Les tendons de la patte d'oie.

au-dessus du condyle interne par un tendon, qui descend en arrière de celui-ci et s'épanouit en un triangle aponévrotique. La partie supérieure de cette expansion, véritable tendon de terminaison du muscle, contourne d'arrière en avant la tubérosité interne du tibia et va s'insérer immédiatement en dedans de la crête du tibia, sur la face interne de cet os. La partie inférieure se poursuit dans l'aponévrose jambière.

Rapports. — A la cuisse, le demi-tendineux répond au grand fessier, puis à la peau par sa face postérieure; au grand adducteur et au demi-membraneux par sa face antérieure. Au niveau du condyle, il chemine entre le tendon du demi-membraneux et l'origine du jumeau interne. Plus bas, il forme le plan profond de la patte d'oie.

M. demi-membraneux (M. semi-membranosus BNA). — Il naît par un tendon large et fort de la face postérieure et de la partie externe de la tubérosité ischiatique, entre le tendon commun au biceps et au demi-tendineux, qui est en dedans, et le carré crural, qui est en dehors. Il se termine par un tendon qui descend verticalement en arrière du condyle interne, et se divise au niveau de l'interligne articulaire du genou en plusieurs trousseaux qui prennent des directions différentes. Les uns, moyens, continuant la direction verticale du muscle, se fixent à la partie postérieure de la tubérosité interne du tibia; ils constituent le *tendon direct*. D'autres, externes, se portent en dehors, en arrière et en haut, remontant vers le condyle externe, sur la partie postérieure de l'articulation du genou : ils forment le *tendon récurrent* (*ligamentum obliquum*) des auteurs qui décrivent un ligament postérieur à l'articulation du genou. D'autres, internes, rassemblés en une forte lame, se portent horizontalement en dedans, contournent la tubérosité interne du tibia, creusant la margo infra-glenoïdalis d'une gouttière à

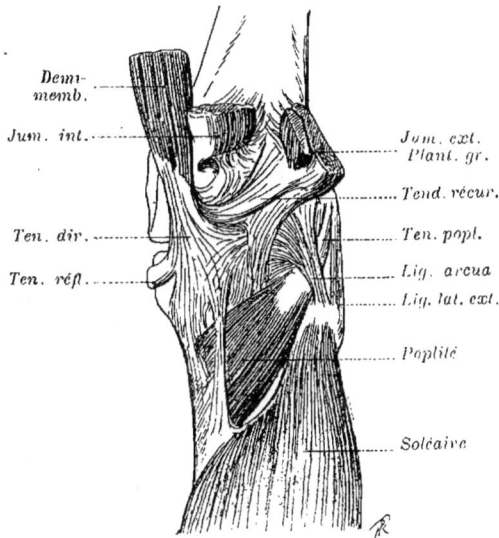

Fig. 334. — Muscle poplité; tendons de la région poplitée.

l'extrémité antérieure de laquelle ils s'insèrent : ils constituent le *tendon réfléchi*.

Rapports. — Recouvert de haut en bas par le grand fessier, le biceps, le demi-tendineux et l'aponévrose de la cuisse, il recouvre le carré crural, le grand adducteur et l'articulation du genou.

Action des muscles de la région postérieure. — Le demi-tendineux, le demi-membraneux et le biceps : 1° fléchissent la jambe sur la cuisse; 2° étendent la cuisse sur le bassin. Le demi-tendineux produit la rotation de la cuisse de dehors en dedans; le demi-membraneux de dedans en dehors, lorsque la jambe est fléchie.

Innervation des muscles de la région postérieure. — Tous rameaux collatéraux du nerf grand sciatique, les nerfs des muscles de la région postérieure sont au nombre de quatre. Trois naissent généralement d'un même tronc; ce sont les filets du demi-membraneux, du demi-tendineux et de la longue portion du biceps. Le dernier, allant à la courte portion du biceps, naît un peu au-dessous des autres.

MUSCLES DE LA JAMBE

La musculature de la jambe présente des analogies avec celle de l'avant-bras, mais en diffère par son adaptation à la marche, par l'absence de mouvements de supination et de pronation, et par la migration d'un certain nombre de muscles moteurs des orteils qui perdent leurs insertions tibiales et péronière, et font alors partie de la musculature intrinsèque du pied. Par contre, les muscles moteurs du pied sur la jambe ont pris un développement considérable.

Ces muscles sont disposés en trois groupes. Le *groupe antérieur*, groupe des fléchisseurs, est composé de quatre muscles : le jambier antérieur, les deux extenseurs des orteils et le péronier antérieur. Le *groupe externe* ne comprend que deux muscles, les muscles péroniers. Le *groupe postérieur*, groupe des extenseurs, présente sur un premier plan le triceps sural, constitué par une portion superficielle, les jumeaux, et une portion profonde, le soléaire; entre ces deux couches chemine le plantaire grêle, homologue du petit palmaire. Sur un deuxième plan nous trouvons le poplité, le fléchisseur commun des orteils, le long fléchisseur propre du gros orteil et le jambier postérieur.

RÉGION ANTÉRIEURE

M. jambier antérieur (*M. tibialis anterior* B.NA). — Le jambier antérieur, le plus interne des muscles de la région antéro-externe, s'étend de la tubérosité externe du tibia au grand cunéiforme et au premier métatarsien.

Il naît supérieurement : 1° de la ligne rugueuse qui part de la tubérosité antérieure du tibia et se porte en haut et en dehors, limitant inférieurement la tubérosité externe du tibia, et de la partie inférieure du *tubercule de Gerdy*, improprement appelé tubercule du jambier antérieur, car il est soulevé par l'insertion de la bandelette de Maissiat ; 2° de la partie externe de la tubérosité antérieure ; 3° du tiers supérieur de la face externe du tibia ; 4° du tiers supérieur de la moitié interne du ligament interosseux ; 5° de la face profonde de la partie supérieure de l'aponévrose jambière ; 6° d'une cloison aponévrotique, haute de 4 à 5 centimètres, qui le sépare de l'extenseur commun des orteils.

La réunion des fibres charnues forme un corps musculaire prismatique et quadrangulaire, auquel fait suite un tendon plat et fort qui continue à recevoir des fibres charnues par sa face postérieure. Ce tendon s'engage dans le ligament annulaire antérieur, dévie ensuite vers le bord interne du pied, en exécutant un mouvement de torsion. Il se termine en s'épanouissant : 1° sur la face interne du premier cunéiforme ; 2° sur la partie inféro-interne de la base du premier métatarsien.

Rapports. — Dans sa portion jambière il répond : en avant à l'aponévrose, en arrière au ligament interosseux, en dedans à la face interne du tibia, en dehors au long extens. com. des orteils. — Dans sa portion tarsienne, recouvert par l'aponévrose dorsale du pied, il passe sur la tête de l'astragale, le scaphoïde et le premier cunéiforme.

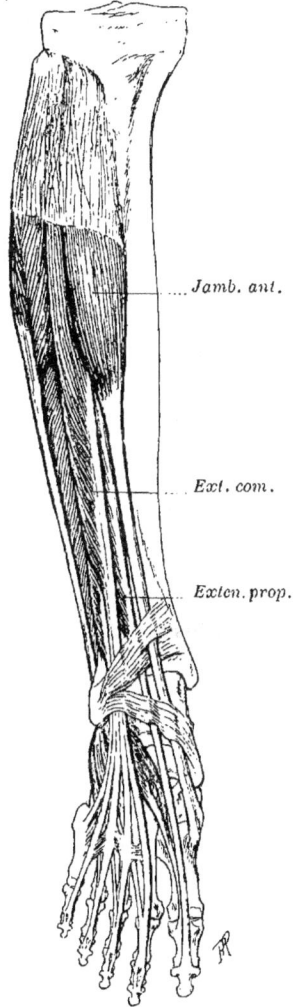

.... *Jamb. ant.*

... *Ext. com.*

... *Exten. prop.*

Fɪɢ. 335. — Muscles de la jambe ; région antérieure.

Action. — Le jambier antérieur : 1° fléchit énergiquement le pied ; 2° le tord légèrement en dedans ; 3° porte l'extrémité du premier métatarsien en haut et en dedans.

Innervation. — Le jambier antérieur est innervé par le tibial antérieur, branche du sciatique poplité externe.

M. extenseur propre du gros orteil (*M. extensor hallucis longus BNA*).

— L'extenseur propre s'étend de la partie moyenne du péroné à la seconde phalange du gros orteil. Son origine supérieure, linéaire, se fait : 1° sur les deux quarts moyens de la face interne du péroné, tout près du bord antérieur de l'os ; 2° sur le quart inférieur du ligament interosseux.

Les fibres charnues se portent en avant vers le bord postérieur du tendon terminal. Ce tendon s'engage sous le ligament annulaire, se réfléchit sur sa face profonde, glisse ensuite sur la face dorsale du pied et se fixe sur la partie supérieure de la base de la deuxième phalange.

Rapports. — A la jambe, d'abord profondément situé entre le jambier antérieur et l'extenseur commun, il n'émerge que vers le tiers inférieur. Artère et nerfs tibiaux, d'abord situés en dedans de ce muscle, croisent ensuite sa face postérieure et se placent en dehors de lui au niveau du cou-de-pied. — Sur la face dorsale du pied, l'extenseur propre glisse sur la tête de l'astragale, la tête du premier cunéiforme, le premier métatarsien et la première phalange du gros orteil.

Action. — L'extenseur propre du gros orteil étend puissamment la première phalange et faiblement la deuxième. Il agit comme extenseur-adducteur du pied, en collaboration avec le jambier antérieur.

Innervation. — Le long fléchisseur propre est innervé par le nerf tibial antérieur.

M. extenseur commun des orteils (*M. extensor digitorum longus BNA*).

— Situé en dehors du précédent, l'extenseur commun naît : 1° de la tubérosité externe du tibia, entre les insertions du jambier antérieur et celles du long péronier latéral ; 2° du bord antérieur du péroné ; 3° de la cloison qui le sépare du jambier antérieur ; 4° de la partie externe du ligament interosseux ; 5° d'une cloison qui le sépare du long péronier latéral ; 6° de la face profonde de la partie supérieure de l'aponévrose jambière.

Nées de ces différents points, les fibres charnues constituent un corps musculaire appartenant au type semi-penniforme et aplati dans le sens transversal. Elles se terminent sur un tendon qui se divise en quatre tendons secondaires, pour chacun des quatre derniers orteils. Chacun de ces tendons, arrivé sur la face dorsale des phalanges, se divise en trois faisceaux : un médian, qui s'attache sur la partie supérieure et postérieure de la seconde phalange, et deux latéraux, qui convergent pour s'insérer sur la partie supérieure et postérieure de la troisième. On retrouve, comme à la main, des expansions latérales, formées par des fibres perforantes de l'aponévrose plantaire, qui contournent les têtes métacarpiennes et viennent se fixer sur les bords du tendon extenseur.

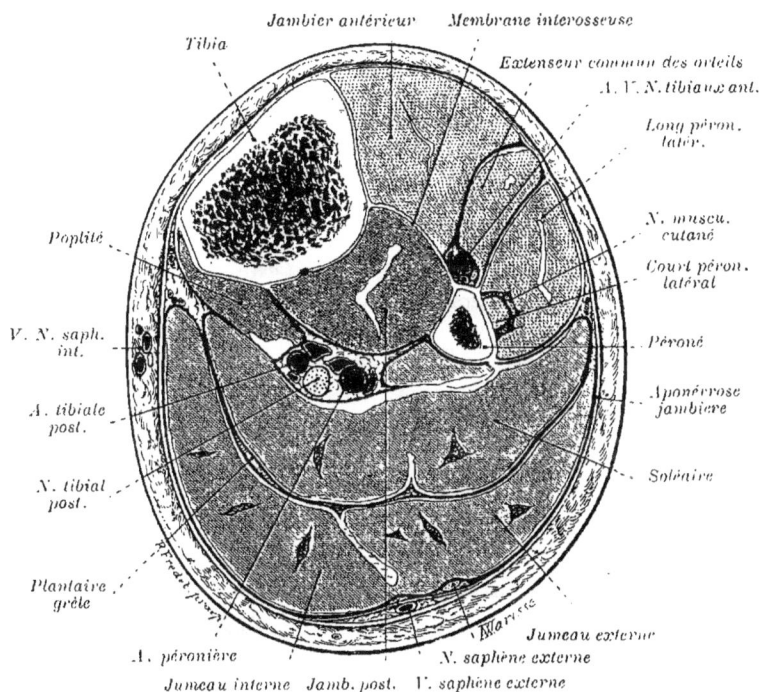

Fig. 336. — Coupe passant par le tiers supérieur de la jambe. — Sujet fixé par la formaline chromique. Jambe droite, segment distal de la coupe (P. Fredet).

De plus, on voit se détacher des bords latéraux du corps des premières phalanges des fibres qui fixent le tendon de l'extenseur à ces os.

Rapports. — A la jambe ce muscle répond, en avant à l'aponévrose, en dedans au tibial antérieur, puis à l'extenseur propre, en dehors au long péronier latéral dont le sépare la cloison intermusculaire externe, en arrière au ligament interosseux. Le paquet vasculo-nerveux longe le côté interne du muscle. Au niveau des orteils les tendons s'appliquent sur les phalanges et leurs articulations.

Action. — L'extenseur commun étend puissamment les premières phalanges, il est sans action sur les deuxième et troisième, dont les extenseurs sont ici, comme à la main, les interosseux et les lombricaux. De plus, ce muscle détermine la flexion du pied sur la jambe. En même temps il tord légèrement le pied en dehors.

Innervation. — L'extenseur commun reçoit du tibial antérieur plusieurs filets.

M. péronier antérieur (*M. peroneus tertius BNA*). — Grêle et allongé, le péronier antérieur est constitué par un corps charnu semi-penniforme se détachant du péroné pour aller s'attacher par un tendon sur le cinquième métatarsien. Il naît : 1° du tiers inférieur de la face interne du péroné ; 2° de la cloison intermusculaire externe ; 3° de la partie la plus externe du ligament interosseux.

Ses fibres se dirigent obliquement en bas et en avant, et viennent s'attacher sur le bord postérieur d'un tendon cylindrique. Ce dernier s'engage sous le ligament annulaire antérieur, glisse ensuite sur la partie externe de la face dorsale du pied et va se terminer sur la face supérieure de la base du cinquième métatarsien, et souvent aussi sur la base du quatrième.

Action. — Le péronier antérieur est avant tout fléchisseur du pied. Accessoirement, il le tord légèrement en dehors.

Innervation. — Le péronier antérieur, comme les deux péroniers latéraux, est innervé par le musculo-cutané.

RÉGION EXTERNE

M. long péronier latéral (*M. peroneus longus BNA*). — Le long péronier latéral s'étend de la partie supérieure du péroné à l'extrémité postérieure du premier métatarsien.

Il naît supérieurement : 1° des parties antérieure et externe de la tête du péroné ; 2° du tiers supérieur de la face externe et des bords antérieur et externe de cet os ; 3° du ligament antérieur de l'articulation péronéo-tibiale supérieure ; 4° de la tubérosité externe du tibia ; 5° de la face profonde de l'aponévrose jambière ; 6° des cloisons intermusculaires qui séparent le long péronier de l'extenseur commun des orteils en avant, du soléaire et du long fléchisseur propre du gros orteil en arrière[1].

1. Les insertions péronières présentent quelques particularités intéressantes. Les insertions de la tête sont séparées de celles du corps par une gouttière oblique en bas et en avant, délimitant avec les fibres musculaires sus-jacentes un tunnel, dont l'entrée et la sortie sont limitées par de petites arcades aponévrotiques. Sur ce conduit vient s'en brancher un autre, qui répond à une bande osseuse séparant la zone d'insertion diaphysaire en deux champs secondaires, l'un antérieur, l'autre postérieur. Cette disposition est due au passage et au dédoublement du sciatique poplité externe en ses deux branches, le tibial antérieur et le musculo-cutané.

Les fibres charnues, en se fusionnant, constituent un corps musculaire qui affecte la forme d'un prisme quadrangulaire assez irrégulier.
Elles vont toutes se jeter sur une lame
aponévrotique sagittale qui se dégage
du muscle sous forme d'un tendon, à
l'union du quart inférieur et des trois
quarts supérieurs du péroné. Ce tendon
se contourne, comme la face externe
de l'os dont il suit la direction, devient
postérieur comme cette face, glisse dans
la gouttière rétro-malléolaire, se coude
à angle obtus au sommet de la malléole
et passe sur la face externe du calcanéum. Arrivé à la plante, il s'engage
dans la gouttière oblique du cuboïde,
croise au sortir de cette dernière les
deuxième et troisième articulations cu-
néo-métatarsiennes et se termine au
niveau du premier métatarsien sur le
tubercule externe de l'extrémité postérieure de cet os. Dans son ensemble, le
long péronier latéral décrit donc une
courbe dont la concavité regarde en
avant, en dedans et en haut. Constamment il existe, au niveau du point où le
tendon pénètre dans la gouttière du
cuboïde, un renflement fibro-cartilagineux, parfois même un sésamoïde.

Rapports. — A la jambe, il répond
en dehors à l'aponévrose superficielle,
en dedans, au péroné et au court péronier latéral, en avant, à la paroi antérieure de la loge aponévrotique externe,
en arrière, à la paroi postérieure de
cette même loge.

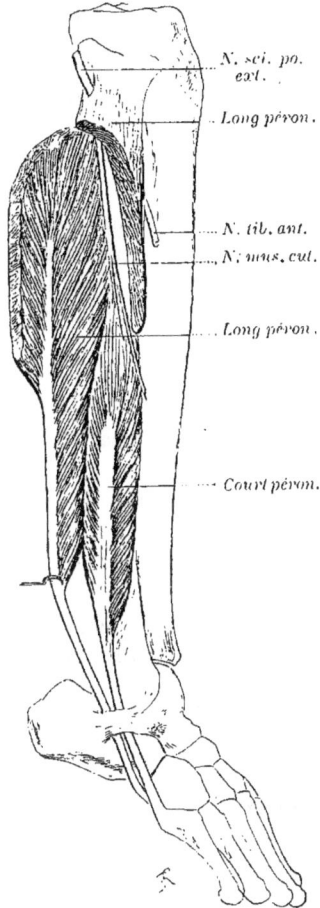

Fig. 337. — Les muscles péroniers

A la plante, très profondément situé, il repose sur le cuboïde et les
articulations tarso-métatarsiennes.

Action. — Le long péronier latéral remplit un triple rôle : 1° il étend
le pied sur la jambe, mouvement peu énergique se passant dans l'articulation tibio-tarsienne ; 2° il produit la torsion du pied en dehors ; ce
mouvement se passe dans les trois articulations de la torsion et est
en sens inverse de celui produit par le triceps sural ; 3° il maintient

la concavité de la voûte plantaire, en portant le bord interne du pied en bas et en dehors.

Innervation. — Le long péronier latéral est innervé par le sciatique poplité externe.

Court péronier latéral (*M. peronœus brevis BNA*). — Sous-jacent au précédent, ce muscle s'étend de la partie moyenne du péroné à l'extrémité postérieure du cinquième métatarsien. Il naît : 1º du tiers moyen de la face externe du péroné ; 2º des cloisons qui le séparent des muscles de la région antérieure et de la région postérieure de la jambe. Les origines péronières ont la forme d'un losange dont l'angle supérieur s'insinue entre les deux chefs du long péronier.

Les fibres se dirigent en bas et en avant, et se jettent sur un tendon qui glisse dans la gouttière rétro-malléolaire péronière, se réfléchit sur le sommet de la malléole, ou plutôt sur le ligament péronéo-calcanéen, et va s'insérer au sommet de l'apophyse du cinquième métatarsien. Une expansion va parfois au tendon que le long extenseur envoie au petit orteil.

Rapports. — Sous-jacent au précédent, il recouvre le péroné, le ligament péronéo-calcanéen et la face externe du calcanéum. Sous la malléole, son tendon est croisé par celui du long péronier, qui lui devient inférieur.

Action. — Le court péronier tord le pied en dehors, c'est-à-dire élève son bord externe et amène la plante à regarder en dehors, mouvement se passant dans les trois articulations de la torsion. Il imprime, en outre, un mouvement de bas en haut au cinquième métatarsien.

Innervation. — Le court péronier est innervé par le musculo-cutané ou le filet du long péronier.

RÉGION POSTÉRIEURE

Triceps sural (*M. Triceps suræ BNA*). — Le triceps sural constitue une masse musculaire considérable, qui détermine la saillie du mollet. Il est formé par trois muscles : deux superficiels, les *jumeaux*, un troisième, profond, le *soléaire*. Tous trois aboutissent à un tendon commun, le *tendon d'Achille*.

Jumeaux (*Gemelli BNA*). — Bien que présentant beaucoup de caractères communs, les jumeaux ne sont pas identiques.

Jumeau interne. — Ses faisceaux d'origine forment trois groupes :
les *faisceaux internes*, tendineux, se
détachent d'une facette lisse, oblique en
haut et en arrière, frappée sur la partie
postéro-supérieure de la face cutanée du
condyle interne ; les *faisceaux moyens*
s'attachent sur le tubercule sus-condylien ; les *faisceaux externes* se détachent d'une 'igne qui descend du tubercule sus-condylien vers l'échancrure
inter-condylienne. L'ensemble de ces
attaches osseuses forme une sorte de
capuchon qui coiffe la saillie condylienne, et au centre duquel se trouve
une petite bourse séreuse. (Bourse sus-
condylienne interne.)

Jumeau externe. — Ce muscle naît
du pourtour de la fossette sus-condylienne externe par trois faisceaux à peu
près analogues à ceux du jumeau interne. Quelques fibres, cependant, s'insèrent directement sur la coque condylienne.

Pour chacun des deux muscles, les
origines sur la facette sus-condylienne
se font par un tendon aplati, très résistant, qui constitue l'origine principale
du muscle. Dans l'épaisseur du tendon
du jumeau externe existe un os sésamoïde. Ce tendon s'épanouit en demi-
cône sur le bord externe (par rapport à
l'axe de la jambe) ou la face postérieure
de chacun des jumeaux, et donne attache aux fibres charnues par sa concavité qui regarde en avant et en dedans.
L'ensemble des fibres charnues constitue

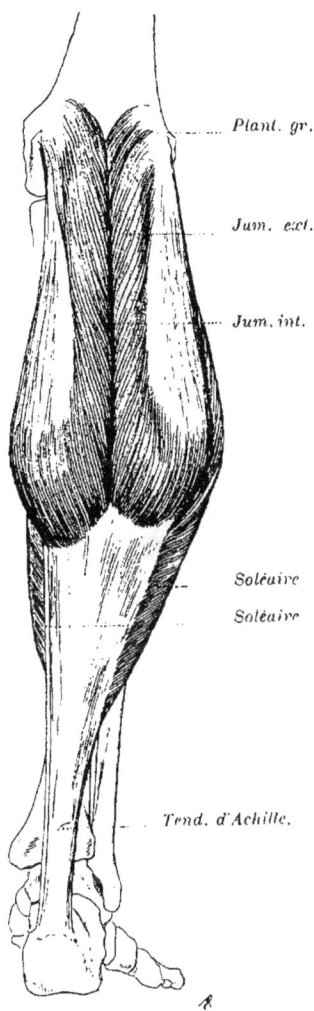

Fig. 338. — Le triceps sural.

deux corps musculaires de forme ovalaire, limités inférieurement par
deux courbes, dont l'interne descend plus bas que l'externe. Sur la
face antérieure de chaque corps charnu apparaît le tendon terminal
qui, d'abord aplati, s'épaissit et se fusionne avec son voisin. Plus bas,
le tendon commun des deux jumeaux reçoit le soléaire, suivant une
ligne d'adhérence oblique en bas et en dedans.

Rapports. — En arrière, les jumeaux répondent à l'aponévrose; dans leur interstice cheminent la veine et le nerf homonyme saphène externe. En avant, ils recouvrent en haut les coques condyliennes, et plus bas le soléaire.

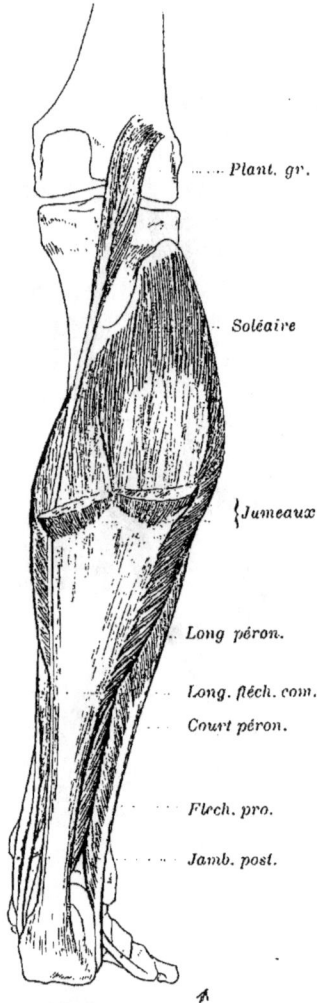

Fig. 339. — Soléaire et plantaire grêle.

Soléaire (*Gastrocnemius internus BNA*). — Sous-jacent aux jumeaux, le soléaire naît des deux os de la jambe par deux chefs distincts.

Le *chef péronier* naît : 1° de la partie postérieure de la tête du péroné; 2° du tiers supérieur du bord externe de cet os; 3° du quart supérieur de sa face postérieure ; 4° de la cloison qui sépare le soléaire du long péronier latéral et plus spécialement d'une petite arcade qui dépend de cette cloison et sous laquelle s'engage le sciatique poplité externe.

Le *chef tibial* s'attache : 1° sur la lèvre inférieure de la ligne oblique du tibia; 2° sur le tiers moyen du bord externe de cet os.

Cette origine se fait ainsi que l'origine péronière par l'intermédiaire d'une aponévrose. Ces deux aponévroses ne tardent pas à se fusionner en une lame unique dont les bords se recourbent en arrière sur les parties latérales du corps musculaire. En convergeant l'une vers l'autre, ces deux lames forment une arcade aponévrotique, l'*arcade du soléaire*, renforcée par quelques fibres propres unissant la tête du péroné à l'extrémité supérieure de la ligne oblique du tibia. Plus bas, cette aponévrose se bifurque en deux languettes qui n'occupent plus que les parties latérales de la face antérieure du muscle.

Les fibres charnues naissent des deux faces de cette aponévrose d'origine. Les fibres issues de la face postérieure constituent la masse

principale du muscle. Elles se dirigent en bas et en arrière et viennent se fixer sur l'aponévrose prin-
cipale de terminaison. Cette aponévrose, visible à la face postérieure du muscle, large et mince à son origine, s'épaissit et se rétrécit bientôt pour se joindre au tendon de terminaison des jumeaux.

Les fibres nées de la face antérieure de l'aponévrose d'origine constituent un véritable petit muscle bipenné, indépendant, formé de deux portions

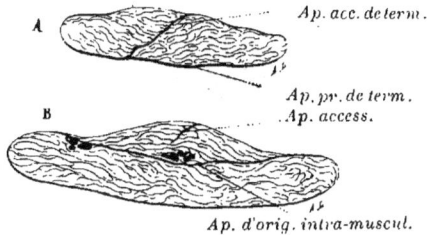

Ap. acc. determ.

Ap. pr. de term.
.Ap. access.

Ap. d'orig. intra-muscul.

FIG. 340. — Coupes du soléaire : A, au tiers inférieur; B, au tiers supérieur.

On voit l'aponévrose d'origine dans l'épaisseur du muscle B, tandis que l'aponévrose de terminaison est visible sur sa face postérieure, A et B.

nettement séparées, qui se jettent sur un petit tendon. Celui-ci, d'abord placé en avant de l'aponévrose d'origine passe ensuite au-dessous de celle-ci pour venir se jeter sur la face antérieure de l'aponévrose principale de terminaison.

Tendon d'Achille. — Formé par la fusion des aponévroses terminales des jumeaux et du soléaire, le tendon d'Achille se rétrécit et s'épaissit peu à peu. Il atteint son minimum de largeur un peu au-dessus de la face postérieure du calcanéum, puis il s'étale de nouveau pour aller s'insérer sur la moitié inférieure de cette face.

Deux organes séreux sont annexés au tendon d'Achille : une bourse séreuse rétro-calcanéenne, prismatique triangulaire, comprise entre le calcanéum et le tendon, — et une bourse séreuse sus-calcanéenne superficielle qui n'est autre chose qu'une cellule agrandie de l'atmosphère celluleuse dans laquelle se meut le tendon d'Achille.

Rapports. — Le soléaire répond en arrière aux jumeaux; en avant il recouvre les muscles de la couche profonde, dont le séparent le tronc tibio-péronier et ses branches et le n. tibial postérieur.

Action. — La contraction du triceps produit : 1° l'extension du pied, très forte pour l'arrière-pied et la partie externe de l'avant-pied, beaucoup moins forte pour la partie interne de celui-ci ; 2° l'adduction du pied et sa rotation en dedans. — En un mot, il place le pied en varus équin.

Innervation. — Les trois chefs du triceps sont innervés par trois filets du sciatique poplité interne.

M. plantaire grêle (*M. Plantaris BNA*). — Situé entre les jumeaux et le soléaire, le plantaire grêle naît supérieurement, tantôt de la coque condylienne et du tendon d'origine du jumeau externe, tantôt de a partie externe de la bifurcation inférieure de la ligne âpre du fémur. Le corps charnu résultant de ces origines est pyriforme, très court et s'effile inférieurement en un tendon plat et grêle, qui se termine sur la partie externe de la face postérieure du calcanéum.

Action. — Chez certains animaux, le plantaire grêle est tenseur de l'aponévrose plantaire. Chez l'homme il ne joue aucun rôle.

Innervation. — Le rameau du plantaire grêle vient du sciatique poplité interne.

M. poplité (*M. Popliteus B.NA*). — Muscle triangulaire, épais, le poplité naît par un tendon très fort : 1° d'une fossette ovoïde située sur la face cutanée du condyle externe, immédiatement au-dessous de l'origine du ligament latéral externe ; 2° de la coque fibreuse condylienne par de courtes fibres aponévrotiques. L'origine osseuse se fait par un tendon qui glisse sur la face externe du condyle fémoral, en cheminant dans l'intérieur même de l'articulation, puis descend dans une large gouttière située en arrière de l'articulation péronéo-tibiale supérieure. De ces origines naît un corps musculaire triangulaire, qui va s'insérer sur la lèvre supérieure de la ligne oblique du tibia et sur toute l'étendue de l'os située au-dessus de cette ligne.

Rapports. — En arrière, le plantaire grêle, les vaisseaux poplités et le nerf sciatique poplité interne le séparent du jumeau interne. En avant, il répond au condyle fémoral, à la face postérieure de l'articulation du genou et de l'articulation péronéo-tibiale supérieure dont le sépare une importante bourse séreuse.

Action. — Le muscle poplité : 1° fléchit la jambe sur la cuisse ; 2° imprime à la jambe un mouvement de rotation de dehors en dedans.

Innervation. — Le nerf du poplité, né du sciatique poplité interne, prend quelquefois son origine par un tronc commun avec le nerf du soléaire.

M. jambier postérieur (*M. Tibialis posterior B.NA*). — Situé entre le fléchisseur commun superficiel et le long fléchisseur du gros orteil, le jambier postérieur naît : 1° du tibia, sur la lèvre inférieure de la moitié externe de la ligne oblique, et sur le tiers moyen de la face postérieure ; 2° du péroné, sur la face interne de la tête de cet os et sur la partie de la face interne du corps qui est en arrière du ligament interosseux ; 3° du ligament interosseux ; des cloisons qui le séparent des deux muscles voisins. Les fibres charnues émanées de ces origines forment deux groupes, l'un oblique en bas et en dedans, l'autre oblique en bas et en dehors, qui convergent pour aller s'attacher sur les bords latéraux de l'aponévrose de terminaison, en se disposant de façon à donner au muscle un aspect nettement bipenné. L'aponévrose de terminaison, se condense en un tendon, qui passe au-dessous du tendon du long fléchisseur commun, gagne la face postérieure de la malléole, contourne son sommet, croise obliquement le ligament latéral interne et arrive,

après avoir cheminé par l'intermédiaire de ce ligament, sur le col de l'astragale, au niveau du bord interne du pied. Là, le tendon se renfle à cause de la présence d'un sésamoïde, puis s'épanouit en un véritable bouquet tendineux.

Les fibres *antérieures* se dirigent directement en avant pour s'insérer : 1° sur le tubercule du scaphoïde; 2° sur la capsule de la première articulation scapho-cunéenne; 3° sur la face inférieure du premier cunéiforme. Les fibres *moyennes* vont s'attacher : 1° sur la face inférieure du cuboïde, au niveau de l'extrémité interne de la crête de cet os; 2° sur le bord inférieur du premier et du deuxième cunéiforme; 3° sur l'extrémité postérieure des deuxième, troisième, quatrième métatarsiens. — Les fibres *postérieures* se portent en

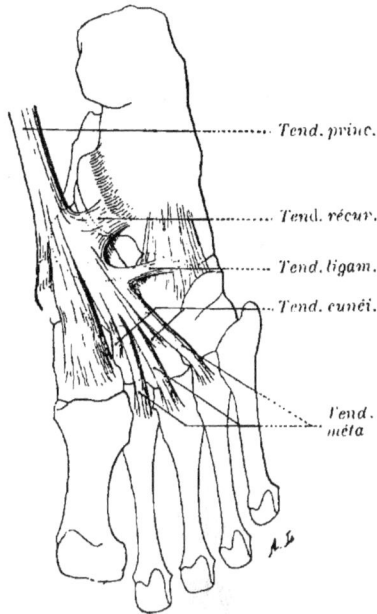

Fig. 341. — Insertions du jambier postérieur.

arrière et en dehors par un trajet presque récurrent et vont s'attacher sur le sommet de la petite apophyse du calcanéum.

Rapports. — A la jambe, il est recouvert par le soléaire et les deux fléchisseurs. Il recouvre l'aponévrose interosseuse.

Action. — Le jambier postérieur est adducteur et rotateur du pied en dedans.

Innervation. — Le jambier postérieur est innervé par une branche du tibial postérieur.

M. long fléchisseur commun des orteils (*M. flexor digitorum longus BNA*). — Le plus interne des muscles de la région postérieure de la jambe, le fléchisseur commun naît : 1° de la ligne oblique du tibia au-dessous du soléaire; 2° du tiers moyen de la face postérieure de cet os; 3° d'une cloison fibreuse qui le sépare du jambier postérieur. Il naît en outre d'une arcade tendineuse qui, lorsqu'elle est peu développée, s'insère sur la partie moyenne de la face postérieure du tibia, pour aller se terminer sur la partie inférieure de cette même face, tout près de l'articulation péronéo-tibiale inférieure. Lorsque cette arcade est bien développée, on voit son extrémité supérieure s'épanouir pour aller s'attacher sur le bord postérieur du péroné, sur la ligne oblique du tibia et même sur l'aponévrose du poplité ; au-dessous d'elle passe le jambier postérieur. — Les fibres, nées de ces diverses origines, convergent vers une lame tendineuse contenue dans l'épaisseur du muscle. Cette lame donne naissance à un tendon qui contourne la face postérieure de la malléole interne, en arrière du tendon jambier postérieur, croise obliquement les fibres du ligament latéral interne, passe immédiatement au-dessus du sommet de la petite apophyse du calcanéum, et descend ensuite dans le canal calcanéen. Ce tendon coupe alors à angle aigu celui du long fléchisseur propre et débouche dans la région plantaire. A ce niveau, il s'étale et se divise, un peu en arrière de l'interstice calcanéo-cuboïdien, en quatre tendons secondaires qui se portent vers les quatre derniers orteils, d'autant plus obliques qu'ils sont plus externes. Arrivé au niveau des articulations métatarso-phalangiennes, les tendons pénètrent dans les coulisses fibreuses situées sous la face inférieure des orteils. Dans ces gaines, ils se comportent vis-à-vis du court fléchisseur plantaire comme les tendons du fléchisseur profond des doigts ou perforant se comportent à l'égard du fléchisseur superficiel ou perforé. Chacun d'eux va se fixer à la base de la première phalange de l'orteil correspondant.

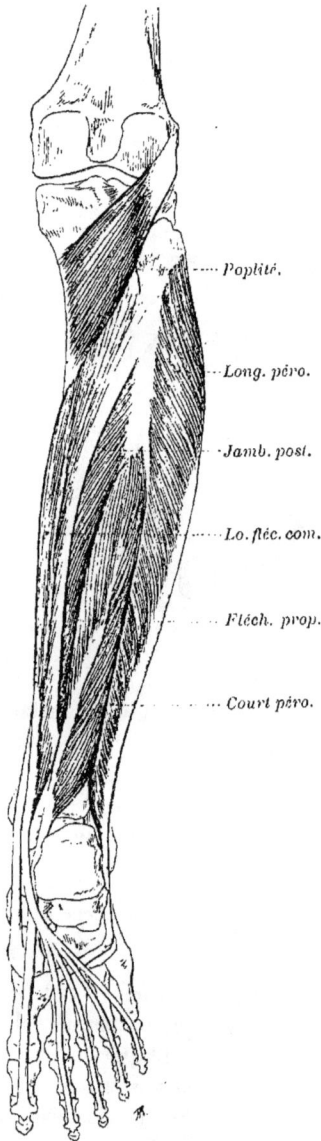

Fig. 342. — Muscles de la jambe, région postérieure, couche profonde.

Rapports. — A la jambe, le L. F. C. est recouvert par le soléaire et les vaisseaux tibiaux postérieurs. Il recouvre le tibia et le jambier postérieur. Au cou-de-pied, il est en arrière du jambier postérieur, en avant des v. et n. tibiaux postérieurs. A la plante, il chemine entre la couche superficielle et la couche profonde des muscles plantaires internes.

Action. — Le L. F. C. : 1° fléchit énergiquement les troisièmes phalanges sur les deuxièmes et les deuxièmes sur les premières ; 2° au maximum de sa contraction, il fléchit, mais sans force, les premières phalanges sur les métatarsiens ; 3° il imprime aux orteils, surtout au quatrième et au cinquième, un mouvement de torsion sur leur axe, de telle sorte que leurs extrémités regardent en dedans.

Innervation. — Le long fléchisseur commun reçoit un filet du nerf tibial postérieur.

Lombricaux. — Les lombricaux du pied rappellent en tous points ceux de la main. Ce sont quatre petits corps musculaires, étendus des tendons du long fléchisseur commun aux phalanges des orteils correspondants. Ils naissent dans l'angle de division des tendons fléchisseurs, à l'exception du premier qui prend naissance uniquement sur le bord tibial du tendon du deuxième orteil. Ils se jettent sur un tendon grêle, au niveau de la première articulation digitale. Ce tendon passe au côté tibial de la phalange, s'y insère et envoie une expansion au tendon extenseur correspondant.

Action. — Comme les lombricaux de la main, les lombricaux du pied étendent les deux dernières phalanges des orteils et fléchissent la première.

Innervation. — Les deux premiers lombricaux sont innervés par le plantaire interne, les deux derniers par le plantaire externe.

M. long fléchisseur propre du gros orteil (*M. Flexor hallucis longus BNA*). — Le plus externe des muscles de la région postérieure et profonde de la jambe, le long fléchisseur propre, naît : 1° des deux tiers inférieurs de la face postérieure du péroné ; 2° du bord postérieur et du bord interne de cet os ; 3° de la cloison qui le sépare du jambier postérieur et de l'aponévrose qui recouvre la partie supérieure de ce muscle ; 4° de la petite arcade aponévrotique sous laquelle passent les vaisseaux péroniers.

Les fibres charnues forment deux groupes, externe et interne, dont les fibres vont aboutir à une aponévrose contenue dans l'épaisseur du muscle. A cette aponévrose fait suite un tendon, qui se dégage au

niveau de l'interligne tibio-tarsien où il croise le bord postérieur de la
mortaise tibiale, glisse dans la gouttière de la face postérieure de l'astragale, se réfléchit sur celle-ci et court dans la gouttière de la face interne du calcanéum pour gagner la loge plantaire moyenne. A son
entrée dans cette dernière il croise, au niveau du troisième cunéiforme,
le tendon du long fléchisseur commun, passant au-dessus de lui et lui
envoyant une expansion qui sera étudiée plus loin. De là il gagne directement le gros orteil, s'engage dans la coulisse ostéo-fibreuse de celui-ci,
et s'attache à la partie inférieure de la base de sa deuxième phalange.

Rapports. — A la jambe, le L. F. P. est recouvert par le soléaire,
puis par le tendon d'Achille. Il recouvre le péroné, le jambier postérieur, la partie inférieure de l'aponévrose interosseuse et le tibia. Il est
traversé par l'artère péronière. A la plante, il passe dans un sillon
limité par les deux chefs du court fléchisseur.

Action. — Le long fléchisseur du gros orteil fléchit énergiquement
la deuxième phalange sur la première, et faiblement la première sur le
premier métatarsien,

Innervation. — Son nerf vient du tibial postérieur.

MUSCLES DU PIED

Si nous faisons abstraction du pédieux et du court fléchisseur plantaire, muscles à origine primitive tibio-péronière, et de la chair carrée
de Sylvius, muscle surnuméraire, nous voyons que les muscles du pied
rappellent ceux de la main. Comme eux, ils dérivent des interosseux et
sont répartis en quatre régions : région dorsale, régions plantaires
externe, interne et moyenne.

RÉGION DORSALE

Elle ne comprend qu'un seul muscle : le pédieux.

M. pédieux (*M. extensor digitorum brevis pedis B.NA*). — Muscle court
et aplati, le pédieux naît : 1° de la partie antérieure de la face supérieure du calcanéum, à l'entrée du creux astragalo-calcanéen ; 2° de
l'origine des deux piliers du ligament annulaire antérieur.

Le corps charnu, fort épais et ramassé sur lui-même, a son origine
dans le creux astragalo-calcanéen et s'étale bientôt sur le dos du pied.
Il se divise en quatre faisceaux d'autant moins épais qu'ils sont plus
externes. Chacun de ces faisceaux se termine par un tendon, suivant
le mode penniforme. Le tendon qui se rend au gros orteil croise la
face profonde du tendon du long extenseur propre et vient se terminer

sur la base de la première phalange du gros orteil. Les trois tendons
externes viennent s'accoler
au bord externe du tendon
correspondant de l'exten-
seur commun, se fusion-
nent avec lui et partagent
sa terminaison[1].

Action. — Le pédieux,
comme les deux extenseurs
des orteils, étend énergiquement les premières phalanges et n'exerce qu'une
action très limitée sur les
deuxièmes et les troisièmes.
De plus, il les incline latéralement vers le petit doigt.

Innervation. — Le nerf du
pédieux vient du nerf tibial
antérieur.

RÉGION PLANTAIRE MOYENNE

La région plantaire
moyenne est constituée par
le court fléchisseur, l'accessoire du long fléchisseur
et les interosseux.

**M. court fléchisseur
plantaire** (*M. flexor digitorum brevis B.NA*).—Muscle

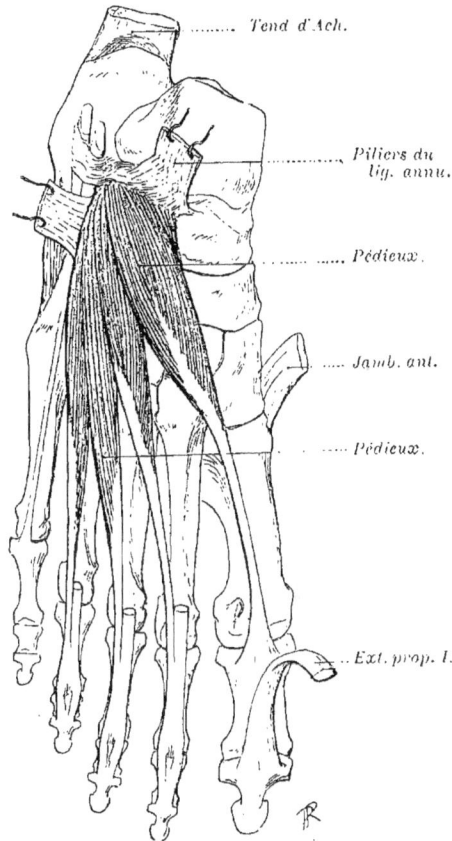

Fig. 343. — Le muscle pédieux.

allongé et aplati, le court fléchisseur plantaire naît : 1° de la grosse
tubérosité de la face inférieure du calcanéum et de l'échancrure
qui sépare cette tubérosité de la petite ; 2° de la partie la plus
reculée de la face inférieure de l'os ; 3° du tiers supérieur de la
face supérieure de l'aponévrose plantaire ; 4° des cloisons intermusculaires externe et interne. — Peu à peu le corps charnu, étroit et épais,
s'étale et se divise en quatre faisceaux penniformes, dont les tendons
se rendent aux quatre derniers orteils, ceux des deuxième et troisième
étant plus gros et plus superficiels. Ces tendons pénètrent avec ceux du

1. Certains auteurs (Henle, Gegenbaur) décrivent, à part, le faisceau interne sous le nom de
extensor hallucis brevis.

long fléchisseur dans les gaines ostéo-fibreuses des orteils. Au niveau

des articulations métatarso-
phalangiennes, les tendons
du court fléchisseur forment
une gouttière à concavité supérieure qui reçoit le tendon
du long fléchisseur. Chaque
tendon se divise ensuite en
deux bandelettes qui s'écartent, pour laisser passer le
tendon long fléchisseur, et se
rapprochent ensuite pour
aller s'insérer, l'une à côté
de l'autre, sur les côtés de la
face inférieure de la deuxième
phalange.

Action. — Le court fléchisseur commun fléchit énergiquement les deuxièmes phalanges, il agit très faiblement
sur les troisièmes que fléchit
le long fléchisseur commun
et est presque sans action
sur les premières qui sont
fléchies par les interosseux.

**M. accessoire du long
fléchisseur commun des
orteils** (*M. quadratus plautac
BNA*). — Aplati et quadrilatère, l'accessoire du long flé-

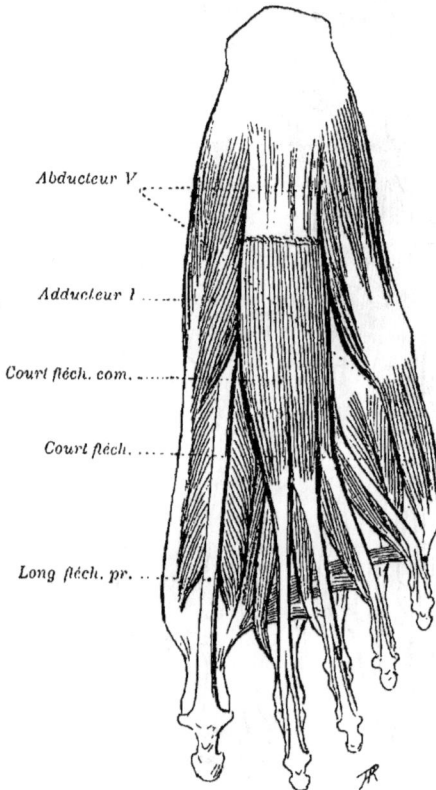

Fig. 344. — Muscles de la plante;
couche superficielle.

chisseur naît en arrière par deux chefs distincts. — Le chef externe
naît par un tendon allongé : de la petite tubérosité de la face inférieure
du calcanéum et de la partie externe du ligament calcanéo cuboïdien,
jusqu'à la crête du cuboïde. — Le chef interne s'attache, par implantation directe des fibres charnues : 1° à la partie inférieure de la face
interne du calcanéum, dans le canal calcanéen ; 2° à la grosse tubérosité
du même os ; 3° à une lame fibreuse, qui s'étend de la face profonde du
ligament annulaire interne à la gouttière osseuse du canal calcanéen,
et sépare les vaisseaux plantaires du long fléchisseur propre ; 4° au
ligament calcanéo-scaphoïdien inférieur.

Les deux faisceaux, d'abord séparés, se fusionnent en un corps mus-

culaire unique qui se divise bientôt en deux plans : 1° un plan superficiel, constitué par un ten-
don étroit, qui succède à
une partie du chef interne
et qui va se perdre à la
face profonde du tendon
du long fléchisseur com-
mun ; 2° un plan profond,
exclusivement charnu, qui
va s'attacher : a) aux tendons
terminaux du long fléchisseur commun, et plus spé-
cialement au tendon du petit orteil ; b) à l'anastomose
que le long fléchisseur
propre envoie au long fléchisseur commun ; c) au
tendon du long fléchisseur
propre.

Action. — Se contractant
seul, l'accessoire fléchit très
faiblement les troisièmes
phalanges. Son vrai rôle
est de s'opposer à l'obliquité du long fléchisseur
commun, et d'empêcher le
mouvement de torsion que
ce dernier imprime aux
orteils.

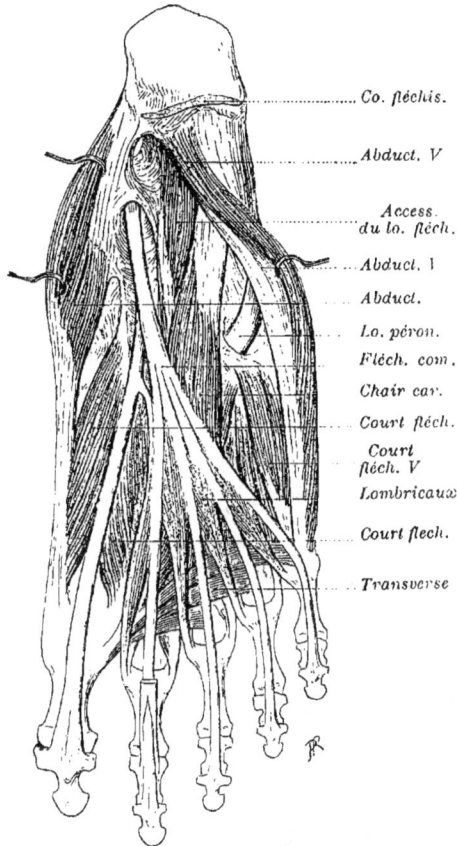

Co. fléchis.
Abduct. V
Access.
du lo. fléch.
Abduct. 1
Abduct.
Lo. péron.
Fléch. com.
Chair car.
Court fléch.
Court
fléch. V
Lombricaux
Court fléch.
Transverse

Fig. 345. — Muscles de la plante ; couche moyenne.

**Innervation des muscles
de la région plantaire moyenne.** — Tous deux sont innervés par le plantaire
interne.

RÉGION PLANTAIRE INTERNE

Elle comprend quatre muscles : l'abducteur du gros orteil, son court
fléchisseur, son adducteur oblique et son adducteur transverse.

M. abducteur du gros orteil (*M. abductor hallucis BNA*). — L'abducteur du gros orteil est le plus superficiel et le plus volumineux des
muscles du groupe interne. Au premier abord, il paraît avoir des
origines multiples : 1° à la tubérosité interne du calcanéum ; 2° au
ligament annulaire interne du cou-de-pied ; 3° à la face profonde de

Abrégé d'Anat. — I.

28

l'aponévrose plantaire; 4° à la cloison qui le sépare du court fléchisseur commun; 5° à la gaine du long fléchisseur commun, par une expansion qui cloisonne le canal calcanéen. — En réalité, l'origine calcanéenne est la seule importante. Toutes les fibres y aboutissent, les inférieures directement, les supérieures en décrivant une courbe plus ou moins marquée, suivant qu'elles sont plus ou moins élevées. De la convexité de ces courbes tendineuses, se détachent des trousseaux fibreux qui vont se fixer à la malléole interne, à la petite apophyse du calcanéum, au col de l'astragale, à la tubérosité du scaphoïde, sans constituer des insertions, au sens rigoureux du mot.

Le tendon terminal apparaît à la face superficielle ou interne du corps charnu. Il se fixe sur le sésamoïde interne et sur la partie externe de l'extrémité postérieure de la première phalange après avoir envoyé une expansion au tendon de l'extenseur.

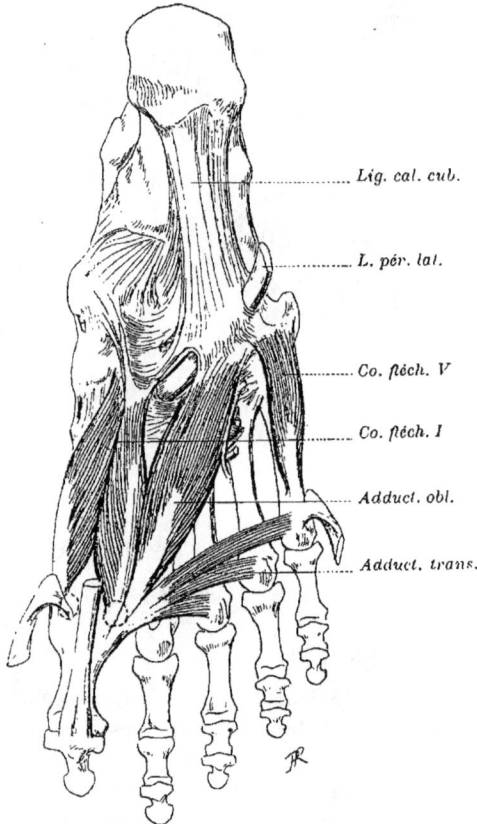

M. court fléchisseur du gros orteil (*Flexor hallucis brevis BNA*). — Situé au-dessous du précédent, qu'il déborde en dehors, le court fléchisseur naît par un tendon étalé dont les fibres moyennes s'insèrent sur le premier et le deuxième cunéiforme, les fibres externes se continuant avec le ligament calcanéo-cuboïdien inférieur, et les fibres internes avec l'expansion du tendon jambier postérieur. Au tendon fait suite un corps charnu qui, d'abord unique, ne tarde pas à se diviser en deux faisceaux : le *faisceau*

Lig. cal. cub.

L. pér. lat.

Co. fléch. V

Co. fléch. I

Adduct. obl.

Adduct. trans.

FIG. 346. — Muscles de la plante, couche profonde.

interne se place sur le bord interne du tendon du long fléchisseur propre, puis se jette sur le tendon de l'abducteur, pour s'attacher avec lui sur le sésamoïde interne et la partie interne de la base de la première phalange du gros orteil; le *faisceau externe* longe le bord externe du tendon du long fléchisseur propre et va se confondre avec le tendon des adducteurs, pour s'insérer avec lui sur le sésamoïde externe et sur la base de la première phalange.

M. adducteur oblique (*M. adductor hallucis (caput obliquum) BNA*). — Profondément situé dans la région plantaire moyenne, l'adducteur oblique naît supérieurement : 1° de la crête du cuboïde; 2° du plan superficiel du ligament calcanéo-cuboïdien inférieur; 3° du troisième cunéiforme; 4° de la base des deuxième et troisième métatarsiens; 5° d'une arcade fibreuse étendue du ligament calcanéo-cuboïdien à l'aponévrose interosseuse, arcade sous laquelle s'engagent les vaisseaux et nerfs plantaires externes.

Le corps musculaire, très épais, se dirige en bas et en dedans, et va s'insérer par un tendon aplati sur le sésamoïde externe et surtout sur la partie externe de l'extrémité supérieure de la première phalange, après avoir envoyé une expansion au tendon de l'extenseur.

M. adducteur transverse (*M. adductor hallucis (caput transversum) BNA*). — Couché transversalement sur les têtes des derniers métatarsiens, l'adducteur transverse naît, par quatre languettes charnues, sur les capsules des articulations métatarso-phalangiennes correspondantes et sur le ligament intermétatarsien profond.

Toutes ces languettes se dirigent obliquement en avant et en dedans, vers l'articulation métatarso-phalangienne du gros orteil et se fusionnent en un corps charnu unique, qui se termine sur le tendon de l'adducteur oblique.

Innervation des muscles de la région plantaire interne. — Les deux nerfs plantaires se partagent cette innervation, le plantaire interne innervant l'abducteur et le court fléchisseur, le plantaire externe, les deux adducteurs oblique et transverse.

RÉGION PLANTAIRE EXTERNE

Les muscles de la région plantaire externe sont au nombre de trois : l'abducteur du petit orteil, son court fléchisseur et son opposant.

M. abducteur du petit orteil (*M. abductor digiti quinti BNA*). — Allongé, rappelant l'abducteur du gros orteil, ce muscle naît : 1° de

la tubérosité postéro-externe de la face inférieure du calcanéum ; 2° de
la tubérosité postéro-interne correspondante, en avant de la ligne
d'insertion du court fléchisseur plantaire ; 3° de la face profonde de
l'aponévrose plantaire externe ; 4° de la cloison qui le sépare du court
fléchisseur commun.

Les fibres charnues se dirigent en avant, constituant un corps musculaire allongé, et se jettent sur un tendon aplati, qui vient se terminer
sur la partie externe de la base de la première phalange du petit orteil
et sur la partie inférieure de la capsule de l'articulation métatarso-
phalangienne. Le tendon terminal envoie souvent une expansion au
tendon de l'extenseur correspondant.

M. court fléchisseur du petit orteil (*M. flexor digiti quinti brevis BNA*).
— Muscle étroit et aplati, le court fléchisseur naît : 1° de la gaine du
long péronier latéral ; 2° de la crête de la face inférieure du cuboïde ;
3° de la base du cinquième métatarsien. Nées de ces différents points,
les fibres charnues constituent un corps musculaire fusiforme qui va *se*
terminer, par de courtes fibres aponévrotiques, sur la base de la première phalange du petit orteil et la capsule de l'articulation correspondante.

M. opposant du petit orteil (*M. opponens digiti quinti BNA*). — Aplati
et triangulaire, ce muscle naît de la gaine du long péronier latéral et
de la crête du cuboïde, par un tendon grêle. Ce dernier contourne la
tubérosité du cinquième métatarsien, donne attache aux fibres charnues qui s'épanouissent en éventail et vont se terminer sur le bord
externe du cinquième métatarsien.

Innervation des muscles de la région plantaire externe. — Tous trois
sont innervés par le plantaire externe.

RÉGION PLANTAIRE MOYENNE

M. interosseux. — Les interosseux du pied occupent et comblent
les espaces intermétatarsiens. Dans la région plantaire, ils débordent
fortement les métatarsiens sur lesquels ils s'insèrent, et forment une
couche continue qui cache les surfaces osseuses. On peut les diviser en
deux groupes : interosseux dorsaux et interosseux plantaires.

Interosseux dorsaux (*M. interossei dorsales BNA*). — Au nombre de
quatre, numérotés de dedans en dehors, ils sont situés dans les espaces
intermétatarsiens.

Prismatiques triangulaires sur une coupe, aplatis et penniformes si

on les examine étalés, ils naissent : 1° des faces latérales des métatarsiens qui circonscrivent l'espace dans lequel ils sont situés, sur toute
la largeur de ces deux faces latérales ;
2° de la face inférieure de la base des
métatarsiens ; 3° de l'aponévrose interosseuse dorsale.

Les fibres charnues viennent se jeter
sur les faces latérales d'une cloison
tendineuse qui se ramasse bientôt en
un tendon. Celui-ci vient se fixer sur
les parties latérales de la base de la
première phalange de l'orteil le plus
rapproché de l'axe du pied, axe passant
par le deuxième orteil. Il n'envoie pas
d'expansion aponévrotique au tendon
de l'extenseur.

Interosseux plantaires (*M. interossei
lantares BNA*). — Au nombre de trois,
numérotés de dedans en dehors, les
interosseux
plantaires
naissent :
1° du tiers
supérieur
du bord in-
férieur des

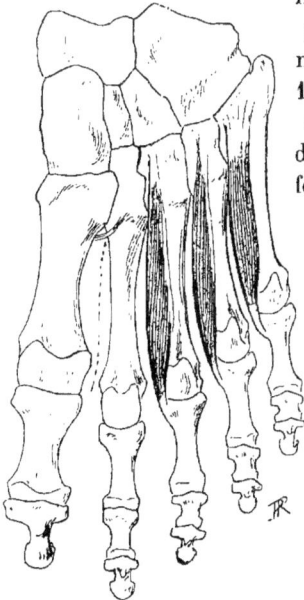

Fig. 347. — Muscles interosseux
dorsaux, vus par la face plantaire.

trois derniers métatarsiens ; 2° de la
face inférieure de la base de ces os ;
3° des expansions intermétatarsiennes
du feuillet superficiel du ligament calcanéo-cuboïdien inférieur. Nées de ces
différents points, les fibres charnues se
fusionnent en petits corps musculaires
allongés, puis se jettent sur un tendon
allant à la base de la phalange qui
s'articule avec le métatarsien sur lequel ils naissent. Cette insertion se
fait sur le tubercule latéral le plus
rapproché de l'axe au pied.

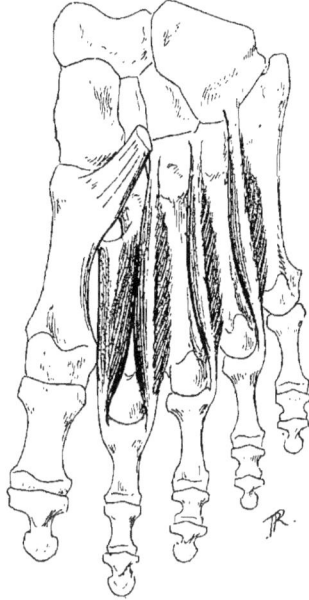

Fig. 348. — Muscles interosseux
plantaires.

Innervation des interosseux. — La
branche profonde du plantaire externe envoie
un filet qui va se perdre dans la partie moyenne de chacun des interosseux.

Action des muscles plantaires et interosseux. — Ils possèdent une triple action : 1° ils impriment aux orteils des mouvements de latéralité par rapport à l'axe du pied qui passe par le deuxième orteil. Les interosseux dorsaux les écartent de cet axe, ils sont donc abducteurs ; ainsi que le court abducteur et le court fléchisseur (faisceau interne) pour la région plantaire interne, et le court abducteur et le court fléchisseur pour la région plantaire externe. — Les interosseux plantaires rapprochent les orteils de l'axe du pied. Ils sont donc adducteurs. Au niveau du gros orteil, l'adduction est produite : *a*) par le faisceau externe du court fléchisseur ; *b*) par l'adducteur oblique ; *c*) par l'adducteur transverse. — 2° Tous, sauf l'adducteur transverse, sont des fléchisseurs énergiques de la première phalange. — 3° Ils produisent l'extension des deux dernières phalanges, moins par action directe que par élongation des extenseurs.

APONÉVROSE DU MEMBRE ABDOMINAL

Comme celle du membre thoracique, l'aponévrose du membre abdominal se présente comme une longue gaine infundibuliforme, évasée en haut au niveau de ses attaches sur la ceinture pelvienne. où elle se continue avec les aponévroses du tronc, cylindro-conique à la cuisse, à la jambe et au pied, et terminée par cinq prolongements en culs-de-sac au niveau des orteils. Nous l'étudierons au niveau de chacun des différents segments du membre.

Hanche. — Au niveau de la hanche, l'aponévrose recouvre les muscles de la région fessière. Dans le sens vertical, nous la voyons se détacher en haut de la lèvre externe de la crête iliaque et se continuer inférieurement avec l'aponévrose fémorale. Suivie d'avant en arrière, nous la voyons commencer au niveau du bord postérieur du tenseur du fascia lata, recouvrir le moyen fessier qui s'insère en partie à sa face profonde, puis se bifurquer en arrière pour englober le grand fessier. Au niveau du moyen fessier, l'aponévrose présente un épaississement considérable ; cette partie épaissie, intermédiaire au grand fessier et au tenseur du fascia lata, représente la partie moyenne atrophiée du deltoïde fessier. Au niveau du grand fessier, elle est au contraire mince et transparente ; de sa face profonde se détachent des cloisons qui séparent les gros faisceaux du muscle.

Cuisse. — L'aponévrose fémorale (fascia lata), épaisse et résistante, forme une gaine conique autour des muscles de la cuisse.

C'est à la face externe de la cuisse qu'elle atteint son maximum d'épaisseur. Sur cette partie externe viennent se fixer le tenseur du fascia lata et une partie importante des fibres du grand fessier. La traction de ces fibres charnues différencie sur la partie externe du fascia lata une bandelette longitudinale très épaisse, continue en haut avec l'aponévrose fessière, venant se fixer en bas sur le condyle externe du tibia; cette portion épaissie de l'aponévrose constitue la *bandelette de Maissiat.*

La partie antérieure de l'aponévrose s'attache en haut à l'arcade crurale; elle se fixe inférieurement sur la partie supérieure du tibia. Dans son segment supérieur, au-dessous du tiers interne de l'arcade crurale, l'aponévrose présente une minceur extrême et est criblée d'orifices livrant passage aux lymphatiques unissant les ganglions superficiels aux ganglions profonds. Cette portion perforée constitue le *fascia crebriformis*, longtemps méconnu à cause de sa minceur. Le *fascia crebriformis* se continue avec la partie sous-jacente de l'aponévrose au niveau d'un repli falciforme à concavité supérieure (repli de Hey ou de Allan Burns) qui limite inférieurement l'orifice livrant passage à la saphène interne. — Au niveau du genou, l'aponévrose épaissie renforce la capsule articulaire.

Dans sa partie interne et postérieure, l'aponévrose plus mince recouvre les adducteurs et les fléchisseurs de la cuisse.

A l'aponévrose fémorale se rattachent les cloisons intermusculaires et la gaine des vaisseaux fémoraux.

Cloisons intermusculaires. — Les cloisons intermusculaires sont au nombre de deux, l'une externe, l'autre interne. La première, étendue du grand trochanter au condyle externe, donne insertion en avant au vaste externe, en arrière à la courte portion du biceps.

La cloison interne est essentiellement constituée par l'aponévrose d'origine du vaste interne. Elle se détache de la lèvre interne et de la branche de bifurcation interne de la ligne âpre. Sa face postérieure prend une part importante à la constitution du canal de Hunter.

Gaine des vaisseaux fémoraux. — **Canal crural; canal de Hunter.** — Les vaisseaux fémoraux traversent la cuisse dans un canal de forme prismatique triangulaire, que leur constitue l'aponévrose fémorale. Ce canal commence au niveau de l'anneau crural pour se terminer à l'anneau du troisième adducteur.

L'anneau crural, orifice supérieur de la gaine des vaisseaux fémoraux, est limité, en avant par l'*arcade crurale*, en arrière par le *ligament de Cooper*, portion épaissie de l'aponévrose d'enveloppe du pectiné, en dehors par la *bandelette ilio-pectinée*, la gaine du psoas. L'angle in-

terne de cet orifice triangulaire est émoussé par le *ligament de Gimbernat*. Ces différentes formations seront décrites en même temps que les
aponévroses des muscles larges de l'abdomen dont elles sont une
dépendance. Les vaisseaux n'occupent que les deux tiers externes de
l'anneau crural ; le tiers interne, libre, parfois occupé par un ganglion
(ganglion de Cloquet), est obturé par une mince membrane, le *septum
crurale*. C'est à cette partie interne de l'anneau, qui livre passage à la
hernie crurale, que l'on réserve parfois, peut-être avec quelque raison,
le nom d'anneau crural.

Au niveau de la partie supérieure du triangle de Scarpa, la gaine
des vaisseaux est constituée de la façon suivante. L'aponévrose, après
avoir enveloppé le couturier, se dédouble encore, au niveau du bord
interne de ce muscle : son feuillet superficiel passe au-devant des vaisseaux fémoraux, son feuillet profond descend, en arrière de ces vaisseaux, sur le psoas iliaque, et se relève sur le pectiné, pour rejoindre
ensuite le feuillet superficiel. Le feuillet prévasculaire très mince n'est
autre que le *fascia crebriformis*.

La partie inférieure de la gaine porte le nom de *canal de Hunter*. A
ce niveau la gaine vasculaire est formée en dehors par le vaste interne,
en arrière par le grand adducteur, en avant par le feuillet profond de
la gaine du couturier. Mais ce qui donne à cette portion de la gaine
vasculaire une physionomie toute spéciale, c'est précisément l'épaisseur
de sa paroi antérieure. Celle-ci est en effet renforcée par des fibres aponévrotiques qui passent obliquement du tendon du grand adducteur
sur le vaste interne. Cette paroi antérieure est perforée par le passage
du nerf saphène interne et de l'artère grande anastomotique qui sortent
à ce niveau de la gaine des vaisseaux.

Jambe. — Tendue du genou aux malléoles, l'aponévrose de la jambe
représente un cône presque complet, interrompu seulement au niveau
de la face interne du tibia.

Son épaisseur varie suivant les points. En arrière, elle est assez
mince, sauf inférieurement où elle s'épaissit pour relier les bords latéraux du tendon d'Achille à la partie postérieure des malléoles. C'est à
la partie supérieure de la région antéro-externe qu'elle présente son
maximum d'épaisseur. Elle donne attache à ce niveau aux fibres des
muscles sous-jacents ; elle s'amincit ensuite, mais présente un peu
au-dessus du ligament annulaire antérieur un épaississement en forme
de bandelette, unissant le bord externe du péroné au bord antérieur du
tibia (*lig. transversum cruris*).

De la face profonde de l'aponévrose jambière se détachent deux cloisons intermusculaires, dont l'une va se fixer sur le bord antérieur du

péroné, l'autre sur le bord postérieur de cet os. Ces deux cloisons divisent l'espace sous-aponévrotique en trois loges, antérieure, externe, postérieure, renfermant les trois groupes musculaires que nous avons décrits plus haut.

Ligaments annulaires du cou-de-pied. — Les ligaments du cou-de-pied sont au nombre de trois ; on les distingue en antérieur, interne et externe.

Le *ligament annulaire antérieur* (ligament en V, ligament en Y), examiné après ablation des téguments, apparaît comme une bande d'aspect tendineux qui émerge du creux astragalo-calcanéen, gagne la face antérieure du cou-de-pied, puis se divise en deux branches, dont l'une, ascendante, va s'insérer sur la partie inférieure de la crête du tibia, et dont l'autre, descendante, va contourner le bord interne du pied pour se continuer avec l'aponévrose plantaire interne.

Au premier abord, ce ligament paraît représenter un simple épaississement de l'aponévrose superficielle ; mais si cela peut être considéré comme vrai pour la branche inférieure, il n'en est plus de même pour la branche supérieure.

Cette branche est en effet constituée par deux feuillets : le *feuillet* ou *pilier superficiel* naît de la face supérieure de la grande apophyse du calcanéum à la partie externe du creux astragalo-calcanéen. Il se porte en haut et en dedans, croisant

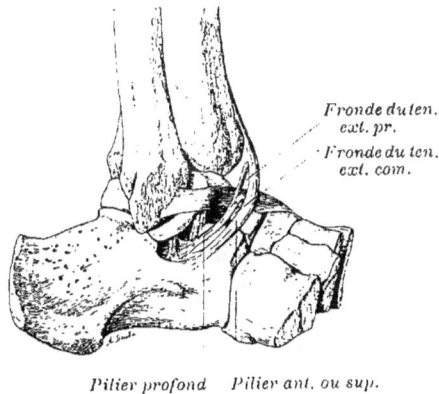

Fronde du ten. ext. pr.
Fronde du ten. ext. com.

Pilier profond   Pilier ant. ou sup.

Fig. 349. — Ligament annulaire du cou-de-pied ; branché supérieure.

obliquement les tendons du péronier antérieur, de l'extenseur commun et de l'extenseur propre ; au niveau du jambier antérieur, il se dédouble pour envelopper celui-ci, puis se termine sur la partie inférieure de la crête du tibia et le bord antérieur de la malléole externe.

Le *feuillet* ou *pilier profond* naît de la partie la plus reculée du creux astragalo-calcanéen. A ce niveau, ses fibres s'insèrent sur la face supérieure de la grande apophyse du calcanéum ; quelques-unes, s'engageant profondément dans le canal astragalo-calcanéen ou *sinus tarsi*, vont même s'attacher à la petite apophyse du calcanéum. D'abord

séparées, toutes ces fibres se ramassent en un faisceau compact qui
cravate étroitement la face externe du col de l'astragale et s'engage
sous les tendons du péronier antérieur et de l'extenseur commun. Au
niveau du bord interne de celui-ci, la plupart des fibres se recourbent,
contournent les tendons et viennent s'accoler à la face profonde du
feuillet superficiel pour revenir se fixer par un trajet récurrent à l'origine calcanéenne de celui-ci. Les fibres restantes continuent leur trajet,
mais bientôt elles contournent le tendon de l'extenseur propre pour
s'accoler à la face profonde du feuillet superficiel et partager la terminaison des précédentes.

Comme on le voit, la branche supérieure du ligament annulaire se
comporte d'une façon bien différente vis-à-vis des tendons de la région.
Le tendon du jambier antérieur est simplement contenu dans un dédoublement du ligament; or, comme le feuillet préligamenteux est très
mince, le tendon peut presque être considéré comme cheminant en
avant du ligament; c'est ce qui explique la saillie de ce tendon au
niveau du cou-de-pied (*musculus catenæ*). Par contre, les tendons du
péronier antérieur et des extenseurs sont retenus par de véritables
frondes fibreuses qui les maintiennent et leur servent de poulies de
réflexion, d'où le nom de *ligament fundiforme*, donné parfois à
la branche supérieure du ligament annulaire antérieur. C'est à ce
système de frondes, qu'il faut réserver le nom de ligament de Retzius,
qui a le premier décrit cette disposition anatomique [1].

Le *ligament annulaire interne* (*lig. laciniatum tarsi*) naît du
bord postérieur et du sommet de la malléole interne et se termine
sur le tendon d'Achille, la face interne du calcanéum et l'aponévrose plantaire interne. Il recouvre les tendons du jambier postérieur, du long fléchisseur commun et du long fléchisseur propre
du gros orteil, ainsi que les vaisseaux et nerfs tibiaux postérieurs.
Chacun de ces organes chemine dans une coulisse spéciale. Ces
différentes coulisses sont séparées les unes des autres par des cloisons
qui partent de la face profonde du ligament pour aller se fixer sur le
squelette.

Le *ligament annulaire externe* (*retinaculum peroneorum*), qui
maintient les tendons du péronier dans leur trajet sur la face externe
du cou-de-pied, est en réalité formé de deux portions: une portion supérieure (*ret. peron. sup.*), constituée par des fibres unissant les deux
lèvres de la gouttière rétro-malléolaire; une portion inférieure (*ret.
peron. inf.*), qui comprend des fibres péronéo-calcanéennes superficielles,
au-dessous desquelles se trouvent des fibres frondiformes qui, nées du

---

1. Les vaisseaux tibiaux antérieurs cheminent en arrière du ligament.

calcanéum, au-dessous des tendons, contournent ceux-ci pour venir s'attacher à leur point de départ ; ces fibres profondes réalisent ainsi une disposition analogue à celle de la portion frondiforme du ligament annulaire antérieur.

La coulisse fibreuse du péronier forme un canal d'abord unique.

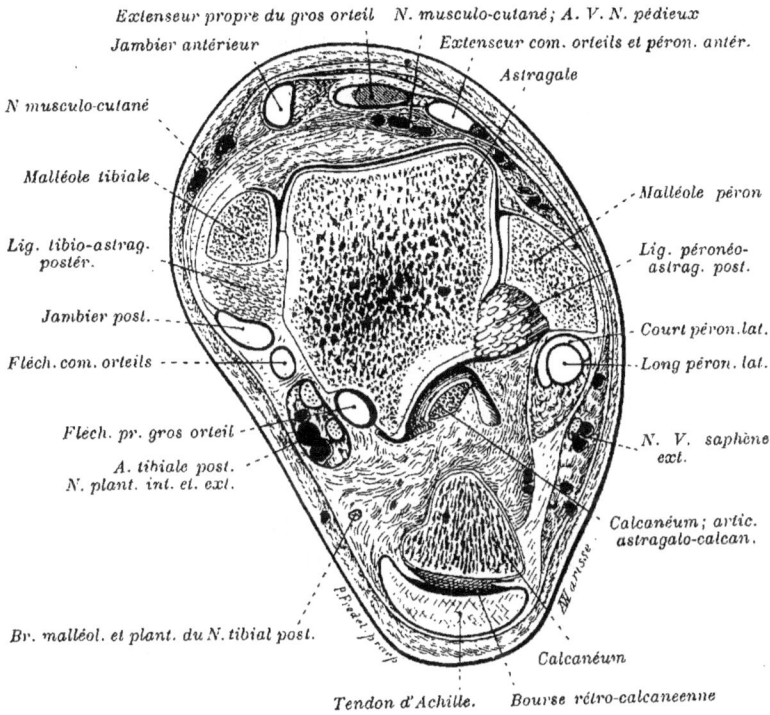

Fig. 350. — Coupe passant par les malléoles et la face supérieure du calcanéum. — Sujet fixé par la formaline chromique. Côté droit, segment distal de la coupe (P. Fredet).

Mais au niveau même des fibres en frondes, ce canal est divisé en deux canaux secondaires par une cloison qui s'étend de la coulisse fibreuse au tubercule du calcanéum.

Pied. — Les aponévroses du pied se divisent en aponévroses plantaires et en aponévroses dorsales.

Aponévroses plantaires. — Les feuillets aponévrotiques de la face plantaire forment deux plans : l'un superficiel, aponévrose plantaire proprement dite ; l'autre profond, aponévrose interosseuse plantaire.

Le plan superficiel est lui-même décomposable en trois segments : aponévrose plantaire moyenne, interne et externe.

Aponévrose plantaire moyenne. — Très résistante et d'aspect tendi-neux, l'aponévrose plantaire moyenne a la forme d'un triangle dont le sommet répond aux deux tubérosités de la face inférieure du calca-néum, et dont la base se trouve au niveau des articu-lations métatarso-phalangien-nes. Sa face inférieure répond à la peau dont la séparent l'épais coussinet adipeux plan-taire et la semelle veineuse ; sa face supérieure donne in-sertion dans son tiers posté-rieur au court fléchisseur plantaire. Ses bords latéraux s'enfoncent dans deux pro-fonds sillons antéro-posté-rieurs pour aller se fixer sur le squelette, comme nous le verrons plus loin.

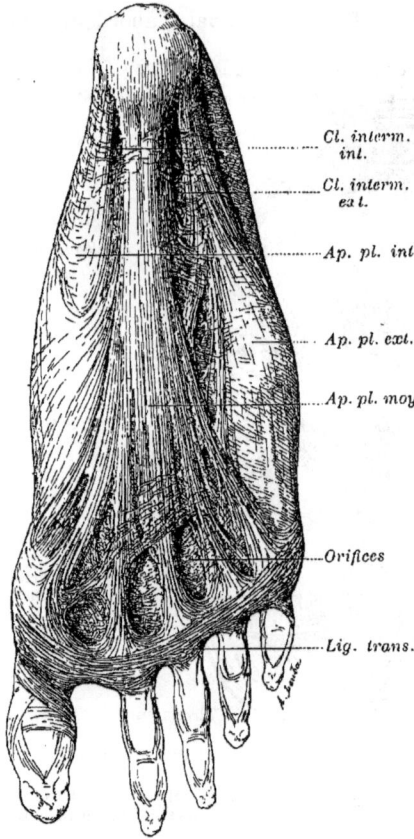

Cl. interm. int.

Cl. interm. ext.

Ap. pl. int.

Ap. pl. ext.

Ap. pl. moy.

Orifices

Lig. trans.

Fig. 351. — Aponévrose plantaire.

L'aponévrose plantaire moyenne est essentiellement constituée par des fibres à direction longitudinale, qui naissent pour la plupart des deux tubérosités du calca-néum. D'abord réunies en une nappe continue, elles se groupent ensuite en cinq bandelettes qui, arrivées au niveau des articulations métatarso-phalan-giennes, se divisent en trois languettes : une médiane, qui va s'insérer à la face profonde de la peau ; deux latérales, qui contournent les articulations métatarso-phalangiennes, pour se continuer l'une avec l'autre sur la face dorsale des tendons extenseurs.

A ces fibres longitudinales s'ajoutent quelques fibres transversales peu nombreuses. Au niveau des têtes métatarsiennes ces fibres consti-tuent un ligament transverse superficiel beaucoup moins marqué que la formation homologue de la main.

Des bords de l'aponévrose plantaire moyenne se détachent des fibres obliques dont les unes (*fibres superficielles*) se perdent sur les aponévroses plantaires externe et interne, alors que les autres (*fibres profondes*) se portent sur le squelette en constituant les cloisons intermusculaires. En dedans, ces fibres profondes s'accolent aux fibres du tendon d'origine de l'abducteur du gros orteil et prennent même part à la constitution de ce tendon ; quelques-unes d'entre elles vont cependant s'attacher sur le tubercule du scaphoïde et le bord inférieur du premier cunéiforme. En dehors, elles se dirigent obliquement vers le bord externe du pied et s'insèrent à la gaine du péronier latéral, à la crête du cuboïde et à l'extrémité postérieure du cinquième métatarsien.

On peut rattacher à l'aponévrose plantaire moyenne le ligament plantaire interdigital dont la disposition est calquée sur celle du ligament homologue de la main.

Aponévrose plantaire interne. — Mince et celluleuse en arrière, cette aponévrose s'épaissit en avant grâce aux fibres qu'elle reçoit du bord interne de l'aponévrose moyenne. Elle recouvre l'abducteur et le court fléchisseur du gros orteil.

Aponévrose plantaire externe. — En arrière, cette aponévrose est très résistante et son épaisseur le cède à peine à celle de l'aponévrose moyenne ; elle est constituée à ce niveau par un trousseau très résistant qui se détache de la tubérosité du calcanéum et se divise en deux faisceaux dont l'un, externe, va se fixer sur la tubérosité du Vᵉ métatarsien et dont l'autre, interne, se fusionne avec la partie externe de l'aponévrose plantaire moyenne. En avant, l'aponévrose plantaire externe devient mince et celluleuse et laisse apercevoir par transparence les muscles sous-jacents.

Aponévrose plantaire profonde. — L'aponévrose plantaire profonde, ou interosseuse plantaire, tapisse la face inférieure des muscles interosseux. Mince et celluleuse dans sa partie postérieure, elle s'épaissit en avant, au niveau des têtes métatarsiennes, pour former le ligament transverse intermétatarsien profond.

Loges plantaires. — Les feuillets aponévrotiques que nous venons de décrire divisent la région plantaire en trois loges, moyenne, interne et externe, séparées par deux cloisons intermusculaires. Comme nous l'avons vu, celles-ci sont essentiellement formées par des fibres émanées de l'aponévrose plantaire moyenne ; ces cloisons sont d'ailleurs incomplètes. C'est ainsi que la cloison intermusculaire interne fait défaut : et en arrière, là où les organes du canal calcanéen passent dans la région plantaire moyenne, et en avant, au niveau du point où les deux adducteurs du gros orteil passent dans la loge interne. De même la cloison intermusculaire externe est incomplète en arrière, permettant ainsi au court fléchisseur du 5e orteil d'empiéter par ses origines sur la loge moyenne; elle fait également défaut en avant, là où passe le court fléchisseur du petit doigt.

De ces trois loges, la moyenne est la plus importante; elle contient non seulement les muscles de la région plantaire moyenne, mais même l'adducteur oblique et transverse et le faisceau externe du court fléchisseur du gros orteil.

Aponévroses dorsales. — Les aponévroses dorsales sont au nombre de trois : l'aponévrose superficielle. l'aponévrose du pédieux, l'aponévrose interosseuse dorsale.

L'aponévrose superficielle recouvre toute la face dorsale du pied. Elle fait suite en haut au ligament annulaire antérieur, elle se continue inférieurement avec les gaines digitales.

L'aponévrose du pédieux, très mince, recouvre la face superficielle de ce muscle, mais se prolonge au delà de son bord interne pour recouvrir l'artère pédieuse et se perdre ensuite à la face profonde de l'aponévrose superficielle, après s'être engagée au-dessous du tendon de l'extenseur propre.

L'aponévrose interosseuse dorsale recouvre la face dorsale des interosseux et des métatarsiens.

Il existe donc sur la face dorsale du pied deux loges superposées dont la superficielle contient les tendons extenseurs, et la profonde le pédieux, l'artère pédieuse et la terminaison du nerf tibial antérieur.

Gaines synoviales du pied.

On peut diviser ces gaines en dorsales, externes et plantaires.

Gaines dorsales. — Elles comprennent la gaine du jambier antérieur, la gaine de l'extenseur propre du gros orteil, la gaine de l'extenseur commun.

La *gaine du jambier antérieur*, longue de 6 à 8 cm., commence à 2 ou 3 cm. au-dessus du bord supérieur du ligament annulaire antérieur; elle se termine au voisinage de l'interligne astragalo-scaphoïdien.

Au tendon du jambier antérieur est encore annexée une bourse séreuse placée près de la terminaison du tendon, entre celui-ci et sa gouttière cunéenne.

La *gaine de l'extenseur propre du gros orteil* commence plus bas que celle du jambier antérieur. Son extrémité supérieure répond, en effet, au ligament frondiforme. Inférieurement, elle se termine un peu au-dessus de l'interligne cunéo-métatarsien.

Outre cette gaine synoviale, le tendon possède encore deux bourses séreuses placées au niveau de l'interligne cunéo-métatarsien. De ces deux bourses, l'une est superficielle, pré-tendineuse; l'autre profonde, rétro-tendineuse. Ces deux bourses peuvent communiquer entre elles et avec la gaine synoviale du tendon. On conçoit que les dimensions et la disposition inférieure de cette gaine seront variables suivant qu'elle se sera ou non fusionnée avec ces organes séreux.

La *gaine de l'extenseur commun des orteils*, moins longue, mais plus large que les précédentes, commence un peu au-dessus du ligament frondiforme et descend jusqu'au niveau de l'interligne scapho-cunéen. Son cul-de-sac inférieur est souvent subdivisé en culs-de-sac plus petits annexés à chaque tendon.

On rencontre parfois en arrière de cette gaine une bourse séreuse répondant à la tête de l'astragale; cette bourse communique généralement avec la gaine principale.

Gaines externes. — A la partie externe du pied se

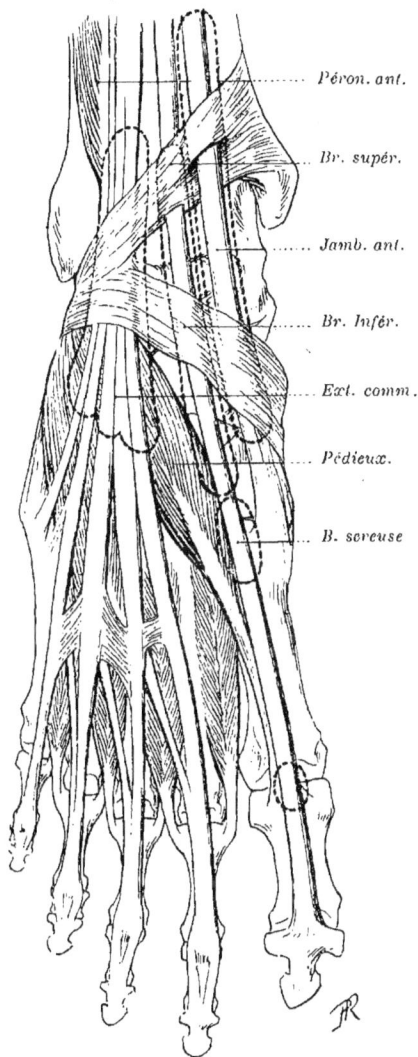

Fig. 352. — Ligament annulaire, tendons et synoviales tendineuses de la face dorsale du cou-de-pied et du pied.

trouve la *gaine commune des péroniers latéraux*. Cette gaine, unique dans sa partie rétro-malléolaire, se divise inférieurement en deux culs-de-sac dont l'un suit le court péronier jusqu'à l'interligne calcanéo-cuboïdien, et dont l'autre accompagne le tendon du long péronier jusqu'à l'entrée de la gouttière calcanéenne. Elle communique parfois à ce niveau avec la gaine plantaire du long péronier latéral, sous la face profonde du tendon.

Gaines plantaires. — Les gaines plantaires comprennent :

La *gaine du long péronier*, qui commence dans la gouttière cuboïdienne et accompagne le tendon jusque près de son insertion ;

La *gaine du jambier antérieur*, qui, longue de 7 à 8 cm., commence à trois travers de doigt au-dessus du sommet de la malléole interne et accompagne le tendon jusqu'à son insertion scaphoïdienne ;

La *gaine du long fléchisseur commun*; située en arrière et en dedans de la précédente dont elle est séparée par une cloison cellulo-fibreuse fort mince, elle commence un peu moins haut, mais se prolonge plus bas sur le tendon, jusqu'au niveau de l'interligne scapho-cunéen ;

La *gaine du long fléchisseur propre du gros orteil*. Plus profondément située que les précédentes, elle commence plus bas à un centimètre au-dessus de l'interligne tibio-tarsien, descend avec le tendon dans la gouttière astragalienne, puis sous la petite apophyse du calcanéum, et va se terminer vers l'interligne scapho-cunéen. Dans la dernière partie de son trajet elle croise la gaine précédente, au-dessus de laquelle elle est située. A ce niveau les deux séreuses adossées ne sont séparées que par un mince feuillet celluleux ; elles communiquent assez souvent (2 fois sur 10).

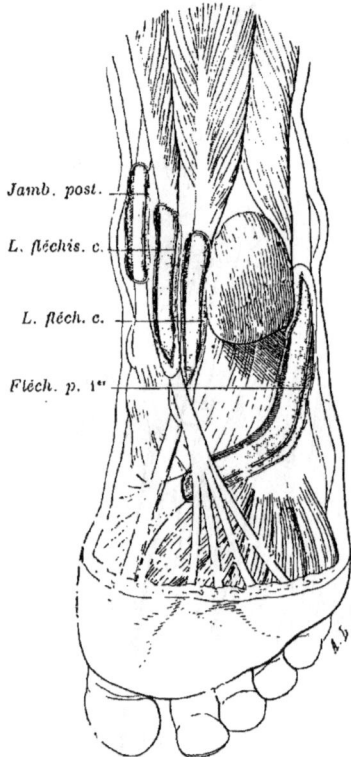

Jamb. post.
L. fléchis. c.
L. fléch. c.
Fléch. p. 1er

FIG. 353. — Tendons et synoviales tendineuses de la plante du pied.

Les *gaines phalangiennes* entourent les tendons des fléchisseurs dans leurs canaux ostéo-fibreux. Leur disposition rappelle celle des gaines correspondantes des doigts. Mais contrairement à ce qui se passe à la main, elles restent toujours à distance des gaines tarsiennes, avec lesquelles elles ne communiquent jamais.

CHAPITRE CINQUIÈME

MUSCLES PEAUCIERS DE LA TÊTE ET DU COU

Les muscles peauciers de la tête et du cou constituent un groupe de muscles qui présentent entre eux les rapports les plus étroits au point de vue de leur disposition topographique, de leur innervation, de leur origine et de leur rôle physiologique.

Tous ces muscles sont des peauciers, c'est-à-dire qu'ils sont immédiatement sous-jacents aux téguments. Ils ont généralement une insertion fixe, osseuse ou fibreuse, et une insertion mobile, cutanée. Les insertions cutanées se font par des pinceaux de fibrilles tendineuses qui se fixent soit sur la membrane basale du derme, soit dans l'épaisseur même de l'épithélium, au niveau des renflements interpapillaires (Podwyssozky).

Tous les muscles peauciers de la face et du cou sont innervés par la VIIe paire. Ils représentent le territoire musculaire secondaire du facial, dont le territoire primitif est représenté par la musculature de l'arc hyoïdien.

Au *point de vue phylogénique*, on admet généralement avec Gegenbaur que les peauciers de la face représentent des dérivés du peaucier du cou. Cette hypothèse, confirmée par les recherches ultérieures de Ruge et de Popowsky, peut être acceptée, mais avec les deux restrictions suivantes : la première est qu'il existe au niveau du cou deux peauciers superposés, l'un superficiel à fibres longitudinales, l'autre profond à fibres transversales, et que ces deux muscles interviennent l'un et l'autre dans la formation des muscles faciaux ; la deuxième est que les muscles orbiculaires de la face, ou tout au moins certaines parties de ces orbiculaires, ne dérivent point des peauciers du cou et préexistent à l'envahissement de la face par ces muscles.

Quoi qu'il en soit, la musculature cutanée de la face est une acquisition phylogénique relativement récente. Aussi ne faut-il pas s'étonner de la fréquence des anomalies qu'on rencontre à ce niveau ; les unes sont réversives et représentent un retour à un état primitif ; les autres sont progressives et tendent à la constitution d'un type supérieur.

Au *point de vue physiologique*, les peauciers de la face et du cou sont avant tout des muscles expressifs ; en d'autres termes, ils ont pour fonction principale de traduire extérieurement les impressions volontaires ou non de la vie cérébrale. Mais il importe de remarquer qu'ils peuvent jouer un rôle important quoique secondaire dans l'ouverture ou l'occlusion des différents orifices de la face et interviennent ainsi dans la préhension et la mastication des aliments, dans les actes respiratoires, dans la protection du globe oculaire, etc.

Nous décrirons les muscles peauciers du cou et de la face dans l'ordre suivant :

Abrégé d'Anat. — I.   29

1. Muscle peaucier du cou.

2. Muscles de l'oreille externe.	Auriculaires antérieur, supérieur et postérieur.
3. Muscles des paupières.	Occipital, frontal, pyramidal, orbiculaire des paupières, sourcilier.
4. Muscles du nez.	Transverse, dilatateur des narines, myrtiforme.
5. Muscles des lèvres.	Risorius, grand zygomatique, petit zygomatique, releveur superficiel, releveur profond, canin, triangulaire des lèvres, carré, houppe du menton, buccinateur, orbiculaire des lèvres, incisifs supérieur et inférieur.

1. Peaucier (*M. subcutaneus colli BNA*).

Le peaucier, muscle sous-cutané du cou, occupe la région antérieure et latérale du cou, en empiétant par ses extrémités sur les régions pectorale et faciale.

Il naît : 1° de la peau de la partie supérieure des régions pectorale et deltoïdienne sur le trajet d'une ligne étendue du deuxième cartilage costal à l'acromion ; 2° sur la gaine aponévrotique du trapèze et sur les aponévroses parotidienne et massétérine. Les origines cutanées sont constantes et toujours très nettes. Les origines aponévrotiques font au contraire assez souvent défaut.

Le peaucier se termine : 1° à la base de l'éminence mentonnière et, en dehors d'elle, à la lèvre externe du bord inférieur du maxillaire inférieur, en remontant jusqu'à la ligne oblique externe, sur laquelle il peut s'étendre en partie ; 2° à la peau de la commissure des lèvres et à la peau de la partie inférieure de la joue. Ces insertions faciales se font sur deux lignes horizontales échelonnées, l'une inférieure répondant aux insertions osseuses, l'autre supérieure répondant aux insertions cutanées.

Ces insertions faciales manquent d'ailleurs souvent de netteté, à cause des échanges de fibres musculaires qui se font entre le peaucier et les muscles voisins. Le peaucier se continue en effet normalement : avec le muscle de la houppe du côté opposé par des fibres croisées ; avec le carré du menton auquel il abandonne un nombre de fibres très variable ; — plus rarement avec le triangulaire des lèvres, par le bord interne de ce muscle, avec le grand zygomatique et avec l'orbiculaire ; — exceptionnellement avec le temporal superficiel et avec le muscle auriculaire postérieur.

Rapports. — Engainé dans un dédoublement du fascia superficialis, séparé de la peau par le pannicule adipeux, le peaucier se moule sur les inflexions de la poitrine, du cou et de la face. Sa face postérieure répond à des régions très différentes, sous-claviculaire, deltoïdienne supérieure, sus-claviculaire, sterno-mastoïdienne, sous-maxillaire, sus-hyoïdienne médiane, à la partie inférieure de la peau et quelquefois aux régions parotidienne et massétérine; elle est séparée de l'aponévrose cervicale superficielle par un tissu cellulaire lâche.

Son bord antérieur, saillant pendant la contraction, forme avec celui du côté opposé un vaste triangle à base sternale, à sommet sus-hyoïdien. Son bord postérieur, oblique en bas et en arrière, est peu net, et comme perdu dans le tissu cellulaire sous-cutané.

Action. — Pendant la contraction du peaucier, la peau de la poitrine s'élève faiblement, et, tandis que le maxillaire s'écarte à peine de quelques millimètres, on voit la commissure des lèvres s'abaisser jusqu'à 2 et 3 cm. et découvrir les dents; la partie inférieure de la joue descend à son tour ainsi que les narines. Ce muscle se contracte : 1° dans l'effort; 2° dans certaines émotions : il exprime la frayeur (Duchenne); mais pour Darwin il ne serait expressif qu'associé au frontal et aux abaisseurs de la mâchoire.

2. **Muscles de l'oreille externe.**

Les muscles de l'oreille externe comprennent : 1° les muscles intrinsèques, dont les deux insertions se font sur le cartilage du pavillon; 2° les muscles extrinsèques, dont l'une des extrémités se fixe sur le pavillon, tandis que l'autre s'attache aux os et aux aponévroses voisines. Nous ne décrirons ici que les muscles extrinsèques; l'étude des muscles intrinsèques sera faite en même temps que celle de l'oreille externe.

Les muscles extrinsèques sont au nombre de trois : les auriculaires antérieur, supérieur et postérieur.

Muscle auriculaire antérieur (*M. auricularis anterior BNA*). — Ce muscle, situé en avant de l'oreille, affecte la forme d'un triangle isocèle, dont la base répond aux origines du muscle; il naît d'une intersection fibreuse qui lui est commune avec le temporal superficiel, et se termine par un tendon qui se fixe sur l'épine de l'hélix.

Muscle auriculaire supérieur (*M. auricularis superior BNA*). — Ce muscle, large et radié, mais mince, occupe la partie pariétale de la tête. Il naît de l'aponévrose épicranienne et se termine au niveau de la face interne du pavillon : 1° sur la saillie qui reproduit sur cette face la fossette de l'anthélix; 2° sur le bord antérieur de l'hélix qui limite en avant cette fossette.

Muscle auriculaire postérieur (*M. auricularis posterior BNA*). — Ce muscle occupe la région mastoïdienne. Il naît de la base de l'apophyse mastoïde, de la partie adjacente de l'écaille de l'occipital, et accessoire-

29.

ment de l'aponévrose du sterno-mastoïdien. Il se termine sur la convexité de la conque.

Action des muscles auriculaires. — Petits, atrophiés, souvent absents ou anormaux, les muscles auriculaires ont une action fort minime. Nous répéterons avec les classiques que l'auriculaire antérieur est un protracteur du pavillon, l'auriculaire supérieur un élévateur et l'auriculaire postérieur un rétracteur; mais il faut ajouter que c'est là une action plus théorique que réelle. En fait les muscles auriculaires sont en voie de régression, et leur importance physiologique est à peu près nulle.

3. Muscles des paupières.

Les muscles annexés à l'orifice palpébral peuvent être répartis en deux groupes : les *muscles dilatateurs*, au nombre de deux, le releveur de la paupière supérieure et l'occipito-frontal; celui-ci appartient seul au groupe des peauciers faciaux, le premier fait partie de la musculature de l'orbite et sera décrit en même temps que celle-ci; les *muscles constricteurs* au nombre de trois, le pyramidal, le sourcilier et l'orbiculaire des paupières.

1. Muscle occipito-frontal (*M. occipito-frontalis BNA*). — Le muscle occipito-frontal peut être considéré comme un muscle digastrique, étendu d'avant en arrière sur la voûte du crâne. Nous décrirons successivement : sa partie postérieure, muscle occipital; sa partie antérieure, muscle frontal; son tendon intermédiaire, aponévrose épicranienne.

A. *Muscle occipital* (*M. occipitalis BNA*). — Le muscle occipital occupe la région occipitale dont il recouvre les bosses supérieures. Plat, mince, de forme quadrilatère, il mesure environ 5 à 6 cm. de large, sur 3 cm. de haut.

Il naît des deux tiers externes de la ligne courbe occipitale supérieure et de la partie postérieure de la région mastoïdienne. Ses origines se font par des fibres aponévrotiques courtes et fortes, qui s'entrecroisent avec celles du sterno-mastoïdien et du trapèze, traversées elles-mêmes horizontalement par une languette tendineuse de l'auriculaire postérieur. Il se termine sur le bord postérieur de l'aponévrose épicranienne.

Rapports. — Tapissé sur ses deux faces par un dédoublement de l'aponévrose épicranienne, il répond par sa face superficielle aux téguments, par sa face profonde au périoste. L'artère occipitale avec ses deux branches de bifurcation, et le grand nerf occipital, cheminent entre le muscle et la peau. Les deux muscles occipitaux droit et gauche sont séparés par un espace triangulaire à sommet inférieur, dans lequel s'enfonce un prolongement de l'épicrâne[1].

B. Muscle frontal (*M. frontalis BNA*). — Le muscle frontal occupe la région frontale, la région sourcilière et l'espace intersourcilier. Large, mince, quadrilatère, comme l'occipital, il est contigu par son bord interne à son congénère du côté opposé; Cruveilhier regarde les deux frontaux comme un muscle impair et médian.

Le frontal naît du bord antérieur de l'aponévrose épicranienne, suivant une ligne convexe supérieurement, et située un peu au-dessous de la suture fronto-pariétale; ces origines se font par continuité des fibres musculaires avec les fibres tendineuses de l'aponévrose.

Il se termine par son bord inférieur sur la peau de la région sourcilière et de la région intersourcilière ou glabelle.

Rapports. — Le muscle frontal est engainé par un dédoublement de l'épicrâne. Par sa face antérieure, il fait corps avec la peau, grâce aux adhérences serrées qui unissent sa gaine au fascia superficialis. Par sa face profonde, il glisse sur le périoste à l'aide d'une couche celluleuse. Les vaisseaux et nerfs frontaux et sus-orbitaires, situés d'abord contre l'os à leur émergence orbitaire, ne tardent pas à se bifurquer en branches cutanées principales qui cheminent sur la face superficielle du muscle, et en branches périostiques qui occupent sa face profonde.

Action du muscle occipito-frontal. — Le muscle occipital tend l'aponévrose épicranienne, qu'il attire en bas et en arrière. Fixant ainsi cette aponévrose, il assure un point d'appui stable au frontal et lui permet d'élever la peau du front et du sourcil. Il y aurait donc deux temps dans les mouvements d'ascension du front et du sourcil, le premier répondant à la contraction de l'occipital, le deuxième à la contraction du frontal[2].

C. Aponévrose épicranienne. — L'aponévrose épicranienne (*épicrâne, aponévrose occipito-frontale*) est une membrane fibreuse interposée entre les muscles peauciers de la voûte cranienne. Elle recouvre

---

1. Sous le nom de muscle *petit occipital* ou *occipital transverse*, on décrit un muscle anormal mais cependant d'existence assez fréquente, représenté par un faisceau assez grêle, de direction horizontale, et répondant au bord inférieur du muscle occipital.

2. Telle est du moins l'opinion classique. On ne saurait l'accepter sans réserve; il est possible que l'occipital entre en jeu après le frontal, pour ramener en arrière la peau du vertex, attirée en avant par le muscle antérieur. Par contre, l'action élévatrice du frontal est indiscutable. A ce point de vue son rôle physionomique est considérable; il se contracte « lorsque les yeux sont écarquillés », intervenant ainsi pour exprimer la frayeur, l'horreur, mais surtout la surprise. C'est plutôt le muscle de l'ébahissement que le muscle de l'attention.

le vertex, et s'avance sur les régions pariétales, frontale et occipitale. Sa position au milieu de muscles qui s'insèrent sur tout son pourtour (frontal, occipital, auriculaires), l'a fait comparer au centre phrénique.

Sa forme est celle d'une calotte moulée sur le sommet de la tête. On peut lui décrire quatre bords. Son bord antérieur répond à l'insertion du frontal. Son bord postérieur reçoit les fibres des deux occipitaux et envoie entre ces muscles un prolongement angulaire qui les sépare entièrement l'un de l'autre et se fixe sur la protubérance occipitale externe. Les bords reçoivent l'insertion du muscle auriculaire supérieur. En avant et en arrière de cette insertion, l'aponévrose se prolonge sur les parties latérales de la voûte; en avant elle descend dans la région temporale et se perd à la face profonde de la peau un peu au-dessous du niveau de l'arcade zygomatique; en arrière, elle engaine le muscle auriculaire postérieur.

Mais les différents muscles qui occupent la périphérie de l'aponévrose épicranienne marquent seulement la fin de la partie tendineuse de celle-ci. Il faut savoir, en effet, qu'au niveau de chacun de ces muscles, l'aponévrose se dédouble en deux feuillets celluleux, dont le superficiel, plus mince, se perd à la face profonde de la peau, alors que le feuillet profond, plus épais, se fixe suivant les points, soit sur le périoste, soit sur les téguments. En arrière, le feuillet profond, par ses insertions exclusivement périostiques, répond à la protubérance occipitale externe, à la ligne courbe occipitale supérieure et au périoste mastoïdien. En avant, il s'attache sur le périoste de la racine du nez; mais c'est là sa seule attache osseuse, et en dehors de ce point et jusqu'au niveau du pavillon, ses insertions sont purement cutanées.

La face externe ou superficielle de l'aponévrose adhère intimement à la peau, avec laquelle elle fait corps. Elle est, pour ainsi dire, fusionnée avec le fascia superficialis qui envoie lui-même à la face profonde du derme ces travées fibreuses, solides, qui cloisonnent le panicule adipeux, et le décomposent en loges remplies par des boules graisseuses à l'état de tension. Les gros troncs vasculaires et nerveux sont situés entre l'aponévrose et le fascia, dans des espaces celluleux qui forment leur adventice. — La face interne ou profonde de l'aponévrose, lisse et d'aspect presque séreux, répond au périoste des os du crâne, sur lequel elle glisse à l'aide d'une couche celluleuse très lâche.

La *structure* de l'aponévrose est différente suivant les points. Sa partie médiane est épaisse au centre plus qu'ailleurs, et nettement tendineuse. Les faisceaux qui la constituent ont, pour la plupart, une direction sagittale ou légèrement oblique. Dans la partie latérale de l'épicrâne, la structure aponévrotique disparaît et fait place à la texture irrégulière des fascia lamelleux.

La *signification morphologique* de l'aponévrose épicranienne est assez obscure.

Ce n'est certainement pas une forme condensée du fascia superficialis auquel elle adhère sans se confondre avec lui. On ne saurait non plus la considérer comme la partie moyenne en voie de régression d'une nappe charnue occipito-frontale primitivement continue; le frontal et l'occipital sont, en effet, originellement distincts. Il faut donc, au contraire, la regarder comme une formation nouvelle représentant la tendance à la fusion de deux muscles autrefois complétement indépendants l'un de l'autre.

Muscle pyramidal (*M. procerus BNA*). — Le muscle pyramidal occupe la partie supérieure du dos du nez et la bosse frontale moyenne. Il est constitué par une petite languette qui a la forme de l'os propre du nez sur lequel elle se moule.

Il naît par ses fibres superficielles du cartilage latéral du nez, à l'aide d'une membrane fibreuse, et par ses fibres profondes du périoste des os propres du nez, sur la partie inférieure de leur bord interne. Il se termine sur la peau de la région intersourcilière. A ce niveau ses fibres s'entrecroisent avec les fibres du frontal, sans cependant se continuer avec celles-ci, comme le montrent nettement les examens histologiques.

Rapports. — Accolés par leurs bords internes, les deux pyramidaux répondent aux téguments par leur face superficielle. Leur face postérieure recouvre les cartilages latéraux, les os propres du nez, et la bosse frontale moyenne, sur lesquels ils glissent à l'aide d'une couche celluleuse.

Action. — Le pyramidal abaisse la peau du front et détermine la formation d'un pli transversal dans l'espace intersourcilier. Sa contraction abaisse la tête du sourcil, diminue la largeur de la fente palpébrale et contribue ainsi à défendre l'œil contre une lumière trop vive. Au point de vue expressif, il donnerait une grande dureté au regard, d'où le nom de muscle de l'aggression que lui donne Duchenne. En réalité sa contraction isolée est assez inexpressive.

Muscle orbiculaire des paupières (*M. orbicularis culi BNA*). — Le muscle orbiculaire des paupières occupe les paupières et la circonférence de l'orbite. C'est un muscle plat disposé autour de la fente palpébrale.

Dans chaque orbiculaire on distingue une portion palpébrale ou interne et une portion orbitaire ou externe. La première fait partie de la paupière et se compose de deux demi-anneaux à insertions fibreuses sur leurs deux extrémités. La seconde entourant l'arcade orbitaire, circonscrit presque complètement la précédente.

Disons tout d'abord que les cartilages tarses qui forment le squelette des paupières se continuent à leurs deux extrémités par une bandelette fibreuse ou ligament palpébral. Il y a deux bandelettes, une interne et une externe, sur lesquelles s'insèrent les fibres de l'orbiculaire. Le ligament palpébral interne (tendon direct de l'orbiculaire) d'une épaisseur de 2 millimètres, d'une longueur de 6 à 7 millimètres, s'insère sur l'apophyse montante du maxillaire supérieur, au niveau de la lèvre antérieure de la gouttière lacrymale, en avant du sac lacrymal. Se portant en dehors, il se bifurque en deux branches dans lesquelles sont creusés les canalicules lacrymaux ; la branche supérieure va au tarse supérieur, l'inférieure au tarse inférieur. De sa face postérieure se détache un faisceau réfléchi (tendon réfléchi de l'orbiculaire), qui se dirige en dedans derrière le sac lacrymal pour s'attacher sur la lèvre postérieure de la gouttière lacrymale. — Le ligament palpébral externe, moins dense et plus étalé que l'interne, fixe au périoste de la circonférence orbitaire les extrémités externes des tarses.

1° La **portion palpébrale** s'insère en dedans à la face antérieure et aux deux bords du ligament palpébral interne ; elle s'insère aussi sur la partie voisine de la circonférence orbitaire. En dehors, elle se fixe à la face antérieure du ligament palpébral externe. — Étendu d'un ligament palpébral à l'autre, le muscle palpébral se compose donc de deux demi-ellipses distinctes, une supérieure et une inférieure.

2° La **portion orbitaire** a deux insertions fixes et superposées à la partie interne de l'orbite : les insertions supérieures se font au ligament palpébral interne, à l'apophyse montante du maxillaire, à l'apophyse orbitaire interne du frontal et au tiers interne et supérieur de l'arcade orbitaire jusqu'à l'échancrure sus-orbitaire ; les insertions inférieures se font au même ligament palpébral interne et au tiers interne et inférieur de l'arcade orbitaire jusqu'au trou orbitaire. — Les fibres de la portion orbitaire figurent donc des ellipses presque complètes, interrompues seulement au niveau de la partie interne de l'orbite.

Rapports. — La portion palpébrale est tapissée sur ses faces superficielle et profonde par une double couche celluleuse à l'aide de laquelle elle glisse en avant sur la peau, en arrière sur le cartilage tarse et le ligament large des paupières.

La portion orbitaire recouvre le pourtour de l'orbite. Elle est recouverte en avant d'une peau épaisse et graisseuse, à laquelle elle adhère sans s'y insérer.

Action. — L'orbiculaire des paupières est un sphincter qui préside à l'occlusion de la fente palpébrale.

La portion palpébrale détermine l'occlusion régulière de l'œil, sans effort, comme dans le sommeil et le clignement.

La portion orbitaire se contracte surtout dans l'occlusion avec effort, en présence d'un danger ou d'une lumière trop vive, il joue un rôle dans la vision des myopes.

Fibres cutanées Muscle de Riolan. Muscle de Horner. — Le muscle orbiculaire émet constamment au niveau de ses angles quelques *fibres cutanées* ascendantes pour la peau du sourcil, et descendantes pour la peau de la joue.

On décrit sous le nom de *muscle ciliaire ou de Riolan*, la partie de la portion palpébrale qui occupe le bord libre de la paupière. Ce muscle sert probablement à l'excrétion des glandes et au mouvement des cils.

Le *muscle de Horner*, né de la crête de l'unguis, se dirige horizontalement en dehors, derrière le faisceau réfléchi du ligament palpébral interne et le sac lacrymal : au niveau des cartilages tarses, il se bifurque et se termine en partie sur le canalicule lacrymal, en partie sur le cartilage tarse. Ce muscle comprime et vide les canalicules lacrymaux et le sac lacrymal.

Muscle sourcilier (*M. corrugator supercilii BNA*). — Le sourcilier est un muscle étroit, arciforme à concavité inférieure comme l'arcade sourcilière sur laquelle il se moule.

Il naît, d'une part, par deux ou trois faisceaux, de l'extrémité interne de l'arcade sourcilière, à 1 cm. de son congénère du côté opposé ; son insertion mobile se fait d'autre part à la peau de la moitié interne du sourcil, à partir du trou sus-orbitaire.

Rapports. — Entièrement noyé dans une graisse molle, il est recouvert par l'orbiculaire, et recouvre l'arcade sourcilière et les vaisseaux et nerfs sus-orbitaires.

Action. — La contraction du sourcilier fronce le sourcil ; elle accompagne presque toujours l'effort physique ou moral.

4. Muscles du nez.

Le nez possède des muscles propres et d'autres qui lui sont communs avec la lèvre supérieure. Les muscles propres sont au nombre de trois : le transverse, le myrtiforme et le dilatateur des narines. Les muscles communs sont les deux releveurs superficiel et profond auxquels il faut joindre le faisceau nasal du triangulaire des lèvres.

Muscle transverse du nez (*M. nasalis, pars transversa B VA*). — Ce muscle, encore appelé triangulaire du nez, est situé au-dessus du sillon horizontal de l'aile du nez. Il est mince, plat et triangulaire ; il s'insère en haut par sa base à une aponévrose étalée qui, franchissant le dos du nez, se continue avec les fibres de l'autre transverse. Une véritable sangle musculaire se trouve ainsi constituée, la fixité du point d'appui étant assurée soit par cette continuité même, soit par les adhérences de l'aponévrose à la peau. — Les insertions inférieures cutanées se font au sillon naso-labial.

Rapports. — Ce muscle, sous-cutané, repose sur le cartilage latéral du nez, sur lequel il glisse à l'aide d'une couche celluleuse.

Action. — C'est un dilatateur et un retrousseur de la narine. — Ordinairement associé aux releveurs, il prend part à l'acte physique de flairer, exprime le mécontentement et le mépris, mais il est surtout le muscle de la sensualité.

Dilatateur des narines (*M. nasalis, pars alaris BNA*). — Ce muscle, sous-cutané, occupe la partie inférieure de l'aile du nez. Constant, mais des plus petits, il ne se reconnaît souvent qu'au microscope. De forme triangulaire à sommet antérieur, il naît, d'une part, en arrière, de la peau du sillon naso-labial, d'autre part, en avant, de la moitié postérieure curviligne du bord inférieur de la valve externe des narines.

De ces origines cutanées, les postérieures paraissent être le point fixe, les antérieures le point mobile.

Action. — C'est un dilatateur vrai de la narine, c'est-à-dire qu'il ne retrousse pas l'angle de la narine, mais agrandit seulement la courbe que dessine la valve externe de celle-ci.

Muscle myrtiforme (*M. depressor septi BNA*). — Le muscle myrtiforme, mince, aplati, quadrilatère, naît par son bord inférieur étroit des saillies alvéolaires de l'incisive latérale, de la canine, quelquefois de la première molaire et par quelques fibres de la gencive. Son insertion mobile cutanée se fait à toute la circonférence postérieure de l'orifice des narines, c'est-à-dire à la partie postérieure de la sous-cloison, à l'espace qui sépare la sous-cloison de l'aile du nez, et à l'extrémité postérieure de cette aile.

Rapports. — Recouvert par l'orbiculaire des lèvres et la muqueuse gingivale, il recouvre le bord alvéolaire du maxillaire supérieur, au-dessous de l'aile du nez.

Action. — Il abaisse l'aile du nez qu'il tire en bas et en arrière, en même temps qu'il l'aplatit; sa contraction énergique amène le nasonnement de la voix. Au point de vue mimique, il contribue à exprimer la sévérité, la douleur physique.

5. Muscles des lèvres.

La musculature des lèvres comprend deux systèmes de fibres, un système périphérique de fibres radiées qui rayonnent sur toute la circonférence de l'orifice buccal, et un système central de fibres circulaires.

Les fibres radiées dilatatrices appartiennent aux muscles risorius,

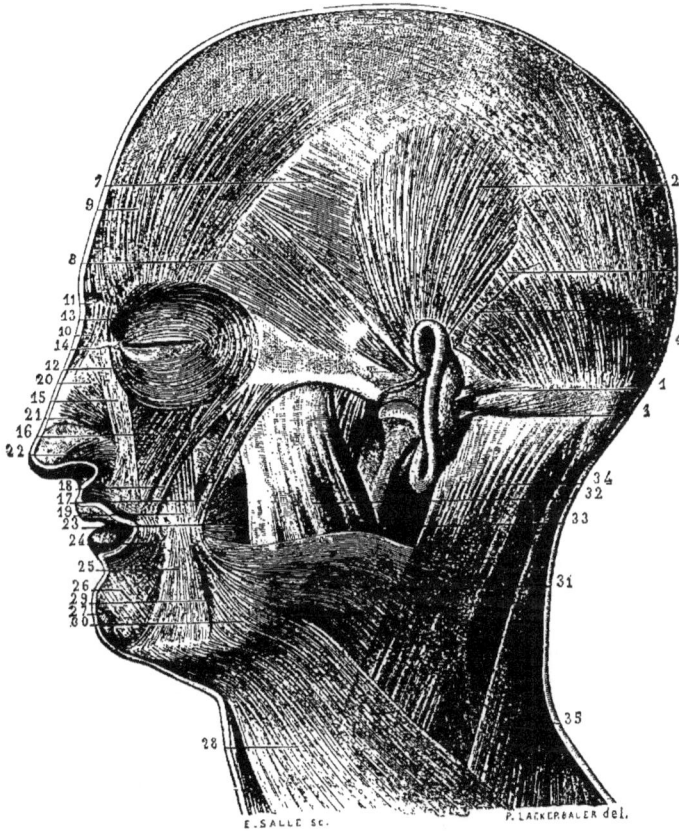

Fig. 354. — Muscles de la face; vue latérale (d'après Sappey).

1. Auriculaire post. — 2. A. supér. — 3. A. ant. — 4. Occipital. — 5, 6. Aponévrose. — 7, 8. Tempor. superfic. — 9. Frontal. — 10. Pyramidal. — 12, 13, 14. Orbiculaire. — 15. Relev. superfic. — 16. Relev. profond. — 17. Gr. zygomat. — 18. Petit zygomat. — 19. Canin. — 20. M. innominé. — 21. Transv. du nez. — 22. Dilatateur. — 23. Buccinat. — 24. Orbiculaire. — 25. Triangulaire. — 26. Carré. — 27. M. de la houppe. — 28, 29, 30. Peaucier. — 31. Risorius. — 32. Masséter.

grand zygomatique, petit zygomatique, releveur superficiel, releveur profond, canin, triangulaire, carré du menton et buccinateur; tous muscles pairs. A ces fibres, il faut ajouter un faisceau venu du peaucier et qui s'insère à l'angle des lèvres. Nous décrirons en même temps le muscle de la houppe du menton qui appartient non à la lèvre, mais à la peau du menton dont il est élévateur.

Les fibres circulaires sont groupées en un seul muscle impair, constricteur de la bouche, l'orbiculaire des lèvres, renforcé par les fibres antéro-postérieures du compresseur des lèvres, et par des muscles disposés derrière lui en arc de cercle, les incisifs supérieur et inférieur.

Risorius (*M. risorius BNA*). — Le muscle rieur de Santorini a été décrit par cet anatomiste (1739), qui le distingua du peaucier. Manquant chez les primates, inconstant chez l'homme, il semble que ce soit un muscle humain en voie de développement progressif.

Grêle, de forme triangulaire à base postérieure, à sommet antérieur, le risorius est situé sur la partie moyenne de la joue. Il naît par sa base de l'aponévrose parotidienne, ordinairement en avant du bord postérieur de la branche montante du maxillaire, et prend son insertion mobile, par son sommet, dans la peau de la commissure des lèvres. Bien développé, le risorius peut s'étendre jusqu'au bord antérieur du sterno-mastoïdien et même jusqu'à son bord postérieur. Ce muscle vient s'unir par son extrémité antérieure au bord postérieur du triangulaire qu'il longe, tantôt se confondant avec lui, tantôt et le plus souvent passant en avant de lui pour aller se fixer aux téguments de la commissure,

Action. — Il tire le coin des lèvres non seulement en dehors, mais en bas; ceci suffit à faire considérer comme douteux son rôle dans le sourire. Vraisemblablement c'est un auxiliaire des muscles du rire.

Muscle grand zygomatique (*M. zygomaticus BNA*). — Étroit, allongé, assez épais, manquant rarement, le grand zygomatique naît par de petits faisceaux tendineux, dans le sillon transversal que présente la face externe de l'os malaire; il prend son insertion mobile par son extrémité antérieure, au tégument de la commissure, en partie à la peau, en partie à la muqueuse.

Rapports. — Superficiel et étendu de l'os malaire à l'angle des lèvres, entre le petit zygomatique en avant et le risorius en arrière, il croise le masséter, la boule de Bichat, et la veine faciale.

Action. — Le grand zygomatique détermine l'ascension oblique de la commissure des lèvres en haut et en dehors; dilatateur de la bouche, il a surtout un rôle mimique considérable. Contracté seul, il est le muscle de la grimace; associé à l'orbiculaire des paupières et aux releveurs de la lèvre supérieure, il est le muscle de la joie.

Muscle petit zygomatique (*M. quadratus labii superioris, caput zygomaticum BNA*). — Le petit zygomatique constitue avec les muscles releveurs superficiel et profond sinon un muscle unique, le carré supérieur des Allemands, du moins un ensemble homogène tant au point de vue anatomique que physiologique.

Grêle, allongé, inconstant, le petit zygomatique est situé à la partie supérieure de la joue, en dedans du grand zygomatique, en dehors du releveur profond et sur le même plan que lui. Il naît par de courtes fibres aponévrotiques de la partie inférieure de l'os malaire au-dessous de l'insertion du grand zygomatique; son insertion mobile se fait à la peau de la lèvre supérieure, à quelques millimètres en dedans de la commissure, et se confond avec le bord externe du releveur profond.

Action. — C'est un releveur ou élévateur de la lèvre, comme les autres releveurs.

Muscle releveur superficiel (*M. quadr. lab sup., cap. angulare BNA*). — Étroit en haut, élargi en bas, il descend d'abord verticalement puis un peu obliquement en dehors dans le sillon naso-génien.

Assez souvent absent, il naît : 1° de la face externe de l'apophyse montante du maxillaire supérieur, creusée d'une dépression verticale; 2° du rebord orbitaire au-dessous de l'orbiculaire; et prend son insertion mobile par ses fibres externes à la peau de la lèvre supérieure près de la commissure, par ses fibres internes à la partie postéro-inférieure de l'aile du nez.

Rapports. — Sous-cutané, il recouvre l'apophyse montante du maxillaire, les muscles du nez, le releveur profond.

Action. — Son action se confond avec celle du releveur profond.

Muscle releveur profond (*M. quadr. lab. sup. cap. infraorbitale BNA*). — Mince, quadrilatère, il est situé au-dessous et en dehors du releveur superficiel.

Il naît par sa partie supérieure des deux tiers internes du rebord orbitaire, au-dessus du trou sous-orbitaire; son insertion mobile se fait en bas : 1° à la peau de la lèvre supérieure, dans presque toute son étendue (faisceau labial); 2° à l'aile du nez, dans toute la hauteur de son bord postérieur (faisceau nasal).

Rapports. — Recouvert en haut par l'orbiculaire, en bas par le releveur superficiel, il est sous-cutané à sa partie moyenne et recouvre les vaisseaux et nerfs sous-orbitaires, le canin, le myrtiforme et l'orbiculaire des lèvres.

Action. — Les deux releveurs superficiel et profond agissent sans doute synergiquement, et leurs tractions obliques en sens inverse comme leur direction aboutissent à une élévation directe de la lèvre supérieure et de l'aile du nez. Ils sont inspirateurs et contribuent au flairer. — Ils expriment la mauvaise humeur, le grognement et le pleurer.

Muscle canin (*M. caninus BNA*). — De forme quadrilatère, plus étroit et plus épais à son extrémité inférieure, le muscle canin occupe la fosse canine du maxillaire supérieur.

Il naît : 1° par un faisceau externe de la partie la plus élevée de la fosse canine, à 1 cm. du trou sous-orbitaire ; 2° par un faisceau interne presque constant à la base de l'apophyse montante du maxillaire supérieur. Parfois une troisième languette lui vient du dos du nez. En bas l'insertion mobile se fait : 1° à la peau de la commissure des lèvres ; 2° à la peau de la lèvre inférieure dans toute son étendue, jusqu'à la ligne médiane.

Rapports. — Le canin est un muscle profond, qui ne devient superficiel qu'à son extrémité inférieure. Sous-jacent au releveur profond, au petit zygomatique, et aux vaisseaux et nerfs sous-orbitaires, il recouvre la fosse canine, le buccinateur et la muqueuse labiale.

Action. — Il élève la commissure en haut et en dedans, ou verticalement suivant la direction de ses fibres. Physiognomiquement, il exprime l'amertume ou la haine menaçante.

Muscle triangulaire des lèvres (*M. triangularis BNA*). — Le triangulaire des lèvres est fixé par sa base au bord inférieur du maxillaire et par son sommet à la commissure des lèvres.

Il naît du tiers antérieur de la ligne oblique externe du maxillaire inférieur, à l'aide d'arcades aponévrotiques entrecroisées avec celle du peaucier. Il prend son insertion mobile : 1° à la peau de la commissure, au même point que le canin ; 2° à la peau de la lèvre supérieure jusqu'au sillon médian et au cartilage de l'aile du nez et de la sous-cloison.

Au niveau de son insertion supérieure, à un centimètre de l'angle buccal, le triangulaire semble se continuer avec le canin ; il n'y a là, en réalité, qu'un entrecroisement des fibres des deux muscles, marqué par un véritable nœud musculaire.

Rapports. — Tout à fait superficiel, il recouvre le peaucier, le buccinateur, et surtout le carré du menton auquel l'attache un tissu conjonctif serré.

Action. — Il abaisse le coin de la bouche en bas et en dehors, et très faiblement la narine et la lèvre supérieure par son faisceau irradié. C'est, avec le sourcilier, un des muscles caractéristiques de l'expression humaine. Sa contraction atteste, pour Darwin, un acte de volonté et d'empire sur nous-même.

Carré du menton (*M. quad. labii inferioris BNA*). — Muscle mince, pâle, de forme losangique, le carré du menton occupe la partie latérale du menton et la lèvre inférieure.

Il naît, en bas, du tiers antérieur de la ligne oblique externe du maxillaire inférieur, comme le triangulaire des lèvres, avec lequel il entrecroise ses fibres, ainsi qu'avec le peaucier. Son insertion mobile se fait en haut, à la peau et en partie à la muqueuse de la lèvre inférieure, sur toute la longueur de celle-ci, sauf au voisinage immédiat de l'angle, et sur toute sa hauteur depuis le sillon mento-labial jusqu'au bord rouge.

Rapports. — Il adhère en dehors à la face profonde du triangulaire, puis devient superficiel et s'entrecroise en dedans et en haut, avec son congénère de l'autre côté; il recouvre l'orbiculaire des lèvres, les vaisseaux et nerfs mentonniers et une partie de la houppe du menton.

Action. — Abaissant en bas et en dehors la lèvre inférieure, il agit dans la mastication. Associé au peaucier il exprime la terreur, et en général les passions tristes et sombres.

Muscle de la houppe du menton (*M. mentalis BNA*). — Ce muscle, de forme conoïde, occupe la partie médiane du menton.

Il naît par son sommet de la saillie alvéolaire de l'incisive externe et de la canine, au-dessous de la gencive, et plus bas de la fossette mentonnière. Son insertion mobile se fait à la partie la plus saillante de la peau du menton et à un raphé fibreux, le ligament de la houppe.

Action. — Ce muscle élève la peau du menton qu'il fronce fortement.

Muscle buccinateur (*M. buccinator BNA*). — Le muscle buccinateur ou muscle de la trompette, est essentiellement le muscle de la joue.

Large, épais, quadrilatère, à petit côté antérieur, profondément situé et recouvert d'une forte aponévrose, ce muscle à développement précoce se différencie nettement des autres peauciers. Pour Luschka, il serait à la bouche ce qu'est le releveur à l'orifice anal.

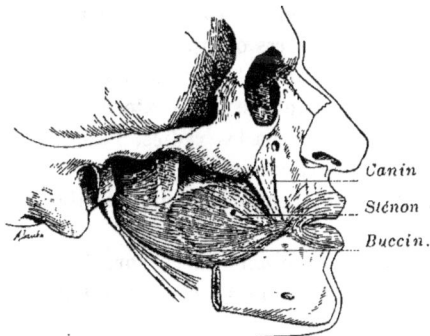

Canin
Sténon
Buccin.

Fig. 555. — Le buccinateur et le canin.

Il s'insère en arrière sur trois lignes, dont deux horizontales, réunies par une verticale : 1° (insertions supérieures) au bord alvéolaire du maxillaire supérieur, au niveau des trois ou quatre dernières molaires, et aussi à la tubérosité maxillaire ; 2° (insertions inférieures) à la ligne oblique externe du maxillaire inférieur, depuis son origine jusqu'au voisinage du trou mentonnier ; 3° (insertions intermaxillaires) au ligament intermaxillaire[1] sur toute la hauteur de son bord antérieur ; — son insertion mobile se fait à la muqueuse de la commissure des lèvres.

Rapports. — Étendu d'arrière en avant, du pharynx aux lèvres, le buccinateur forme avec la muqueuse buccale le plan profond de la joue.

Sa face externe répond à la branche montante du maxillaire inférieur, aux muscles masseter, temporal, zygomatiques, risorius, canin et triangulaire, à la graisse de la joue et à la boule de Bichat. Elle est longée par l'artère et la veine faciale, qui la coupent obliquement, par l'artère transverse de la face, l'artère buccale, le nerf buccal, enfin par le canal de Sténon.

Le muscle est recouvert d'une lame fibreuse très adhérente, épaisse surtout en arrière : l'*aponévrose buccinatrice*.

Action. — C'est un muscle profond, plus viscéral que peaucier. Si la bouche est vide et les lèvres relâchées, il agit comme dilatateur transversal. Si la bouche étant vide, la fente buccale fermée est projetée en avant, le buccinateur s'enfonce dans la cavité buccale en creusant la joue. — Sa contraction expulse le contenu de la bouche vers le pharynx ou à travers les lèvres entr'ouvertes. Il agit dans la mastication et la succion, sert à siffler, à souffler, à jouer des instruments à vent, de la trompette en particulier, d'où son nom. Pour Duchenne, associé à d'autres muscles, il exprimerait le rire ironique, la colère concentrée.

Muscle orbiculaire des lèvres (*M. orbicularis oris BNA*). — L'orbiculaire des lèvres occupe l'épaisseur des lèvres supérieure et inférieure et entoure complètement la fente buccale. L'orbiculaire comprend deux portions distinctes, l'une externe ou excentrique formée par le prolongement des muscles radiés, l'autre interne ou concentrique, dont les fibres appartiennent en propre au muscle constricteur. L'orbiculaire externe circonscrit l'orbiculaire interne, et empiète sur sa partie excentrique.

L'*orbiculaire externe* est formé pour la lèvre supérieure : 1° par les deux faisceaux labial et nasal du triangulaire ; 2° par le buccinateur,

---

1. Le ligament intermaxillaire encore appelé ligament ptérygo-maxillaire ou aponévrose buccinato-pharyngienne étendu du crochet de l'aile interne de l'apophyse ptérygoïde, à l'extrémité postérieure de la ligne oblique interne du maxillaire inférieur, donne attache par son bord antérieur au buccinateur, par son bord postérieur au constricteur supérieur du pharynx.

3° par le muscle incisif supérieur; — pour la lèvre inférieure : 1° par le canin dont le faisceau irradié affecte la même disposition que le faisceau labial du triangulaire; 2° par les faisceaux supérieurs obliquement descendants du buccinateur; 3° par le muscle incisif inférieur. Tous ces muscles étant unilatéraux, il en résulte pour chaque lèvre deux demi-orbiculaires externes droit et gauche.

L'*orbiculaire interne* ou sphincter oris, est un anneau compact qui occupe le bord libre renflé de chaque lèvre. Marginal par rapport à la fente buccale, il est concentrique par rapport à l'orbiculaire externe, derrière lequel il se place par son bord périphérique aminci.

Insertions. — L'orbiculaire externe a pour insertions, celles précédemment citées des muscles radiés.

Les fibres de l'orbiculaire interne étendues d'une extrémité à l'autre de la fente buccale, finissent pour chaque lèvre au niveau de la commissure, formant ainsi un orbiculaire supérieur et un inférieur.

L'orbiculaire supérieur, arrivé à l'angle des lèvres, se recourbe en bas et en dehors, en éparpillant ses fibres; celles-ci s'entrecroisent au-dessous du

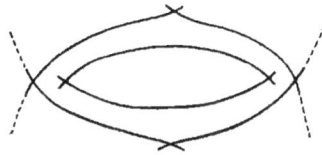

Fig. 356. — Schéma de l'orbiculaire.

niveau de cet angle avec les fibres presque horizontales de l'orbiculaire inférieur, pour se prolonger ensuite sur une certaine distance dans la lèvre inférieure.

L'orbiculaire inférieur moins courbé se termine de même après s'être décussé avec le faisceau supérieur, mais ne se recourbe pas comme lui pour remonter dans l'autre lèvre.

Rapports. — Dans son ensemble, l'orbiculaire des lèvres occupe tout le pourtour des lèvres sous la forme d'un anneau rétréci vers les commissures, élargi sur la ligne médiane. Chaque orbiculaire, supérieur et inférieur, présente une concavité postérieure transversale comme l'arcade maxillaire, en même temps qu'une concavité verticale regardant la fente buccale. — La face antérieure du muscle est en rapport avec les deux releveurs superficiel et profond et le petit zygomatique pour la lèvre supérieure, avec le carré du menton pour la lèvre inférieure; elle n'est sous-cutanée qu'au niveau du sillon médian de la lèvre et de la région des commissures. — La face postérieure recouvre la muqueuse labiale, qui lui adhère assez intimement; elle recouvre une partie des muscles myrtiforme, buccinateur et la houppe du menton.

Il faut encore signaler les rapports plus spéciaux de l'orbiculaire interne avec la couche glandulaire de la muqueuse et les branches de l'artère coronaire.

Action. — L'orbiculaire préside à l'occlusion de la bouche. L'occlusion ordinaire, sans effort, par simple rapprochement des lèvres est due au sphincter oris. L'occlusion avec effort met en jeu l'orbiculaire externe.

L'orbiculaire ferme la cavité buccale, empêche l'écoulement de la salive, la pénétration des corps étrangers, sert à la préhension des aliments, à la succion, à la mastication; il ferme complètement ou partiellement l'ouverture des lèvres dans l'effort physique, l'articulation des mots, le siffler, le baiser. Associé à d'autres muscles, il exprimerait la mauvaise humeur, le dédain, la colère.

Muscle compresseur des lèvres ou muscle de Klein. — Dans l'épaisseur des lèvres, près du bord libre, se trouve un muscle

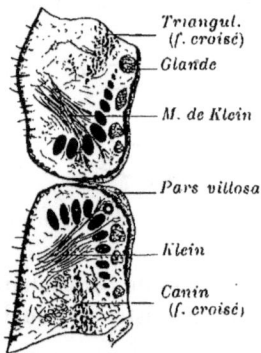

formé par des fibres à direction sagittale, qui se fixent à la peau et à la muqueuse. On le désigne généralement sous le nom de muscle de Klein. Ce muscle n'occupe que le bord libre des lèvres. Il est formé de faisceaux assez serrés, plats ou arrondis, qui traversent la partie marginale de l'orbiculaire. Près du plan médian, la direction de ces faisceaux est descendante (de la peau à la muqueuse) pour la lèvre supérieure, ascendante pour la lèvre inférieure (Roy). Vers l'angle de la bouche, leur trajet se rapproche de l'horizontale. A l'angle même, ils passent sous les faisceaux du risorius et du zygomatique qui s'infléchissent en avant, mais ils ne présentent pas la direction radiée que Klein leur attribue. Ce muscle favorise probablement la succion, et particulièrement celle du sein par le nouveau-né (Luschka).

Fig. 357. — Coupe verticale des lèvres, d'après Roy.

Les cercles noirs disposés en L représentent la coupe de l'orbiculaire interne.

Muscles incisifs (*M. incisivi lab. super. et inf. BNA*). — Les muscles incisifs sont au nombre de deux pour chaque lèvre, il y a donc de chaque côté un incisif supérieur et un inférieur.

Incisif supérieur. — Né du bord alvéolaire entre l'incisive externe et la canine, le muscle se dirige en bas et en dehors en décrivant une courbe à concavité inférieure pour prendre son insertion mobile, dans la région de la commissure.

Il est sous-jacent à l'orbiculaire dont il fait d'ailleurs partie intégrante.

Incisif inférieur. — Il naît par un seul faisceau de l'alvéole de la canine, au-dessus de la houppe du menton; son insertion mobile se fait à la peau de la commissure.

Obliquement dirigé en haut et en dehors, à la rencontre de l'incisif supérieur, il longe le bord inférieur de l'orbiculaire, puis se place derrière lui.

Action. — Ils portent les commissures en avant et en dedans, et déterminent la protraction des lèvres. Ils interviennent avec l'orbiculaire interne dans la succion, le baiser, l'expression de la moue.

CHAPITRE SIXIÈME

MUSCLES MASTICATEURS

Les muscles masticateurs sont représentés chez les vertébrés inférieurs par une masse musculaire unique réunissant le maxillaire primordial à la base du crâne. Chez les vertébrés supérieurs, le système masticateur s'est compliqué peu à peu et s'est différencié en plusieurs muscles distincts : le temporal, le masséter et les deux ptérygoïdiens [1].

Temporal (*M. temporalis BNA*). — Muscle large et rayonné, mince en haut, épais en bas, le temporal naît de la fosse temporale et de l'aponévrose qui le recouvre. Sa zone d'origine osseuse est limitée ; en haut, par la ligne courbe temporale inférieure ; en bas, par la crête temporale de la face externe de la grande aile du sphénoïde, par la gouttière que forme en s'implantant sur l'écaille temporale la racine transverse de l'apophyse zygomatique, et enfin par la crête sus-mastoïdienne. En avant, la zone d'implantation dépasse à peine la suture sphéno-malaire. En arrière, elle est limitée par la courbe formée par la rencontre de la ligne temporale inférieure avec la crête sus-mastoïdienne. Ces origines se font par des fibres charnues, sauf au niveau de la crête infra-temporale où quelques fibres aponévrotiques s'entrecroisent avec les fibres d'origine du faisceau supérieur du ptérygoïdien externe.

Les origines sur l'aponévrose, bien moins importantes, se font par quelques faisceaux sur les deux tiers supérieurs de la face profonde de l'aponévrose temporale. Au-dessous du point où cette aponévrose s'attache sur l'arcade zygomatique, quelques fibres charnues naissent du tiers moyen de la face interne de cette arcade et même du tendon d'origine du masséter.

Les fibres du corps charnu ainsi constitué convergent vers l'apophyse coronoïde, les antérieures verticalement, les moyennes obliquement, les postérieures d'abord horizontalement puis obliquement, après s'être réfléchies sur la gouttière de la racine transverse de l'arcade zygoma-

---

1. Embryologiquement, ces quatre muscles appartiennent à la musculature de l'arc maxillaire, qui comprend encore le muscle interne du marteau, le ventre postérieur du digastrique et le mylo-hyoïdien. Tous ces muscles sont innervés par le nerf maxillaire inférieur, portion motrice du trijumeau.

tique. Toutes vont se jeter sur les deux faces d'un tendon triangulaire très résistant. Ce mode de terminaison donne au temporal, examiné sur une coupe frontale, l'aspect d'un muscle bi-penné avec un chef superficiel aponévrotique, très mince, et un profond osseux, très épais.

Le tendon terminal engaine l'apophyse coronoïde du maxillaire, s'insérant sur le sommet, les bords antérieur et postérieur et la face

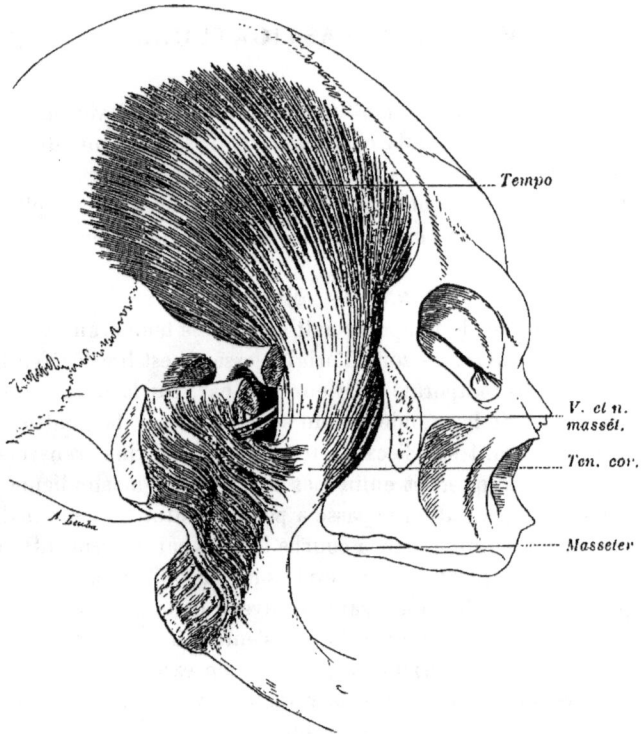

FIG. 358. — Muscle temporal.

interne de celle-ci. En arrière les fibres empiètent sur tout le tiers antérieur de l'échancrure coronoïdienne. En avant elles descendent jusqu'à l'origine de la ligne oblique interne. En dedans elles dépassent fréquemment la base de l'apophyse, tandis qu'en dehors elles ne s'insèrent qu'à la partie toute supérieure de la face externe, au niveau du sommet coronoïdien.

Rapports. — Dans ses trois quarts supérieurs le temporal occupe la loge ostéo-aponévrotique temporale; entre lui et l'os cheminent les vaisseaux temporaux profonds. Plus bas il est en rapport, en dehors avec le masséter et l'arcade zygomatique, en dedans avec le ptérygoïdien externe, le buccinateur et la boule graisseuse de Bichat.

Innervation. — Le temporal est innervé par trois branches du maxillaire inférieur. La postérieure naît du tronc temporo-massétérin. La branche moyenne naît directement du maxillaire inférieur : elle est parfois double. La branche antérieure naît du tronc temporo-buccal au moment où ce nerf traverse les deux faisceaux du ptérygoïdien externe.

Masséter (*M. masseter BNA*). — Quadrilatère, épais, le masséter s'étend de l'apophyse zygomatique à la branche montante de la mâchoire. Il est formé de deux couches superposées, nettement distinctes en arrière, confondues en avant.

La *couche superficielle*, plus considérable, naît du bord inférieur de l'arcade zygomatique depuis la face externe du malaire jusqu'à la jonction des portions malaire et temporale de l'arcade, par une aponévrose très résistante, qui

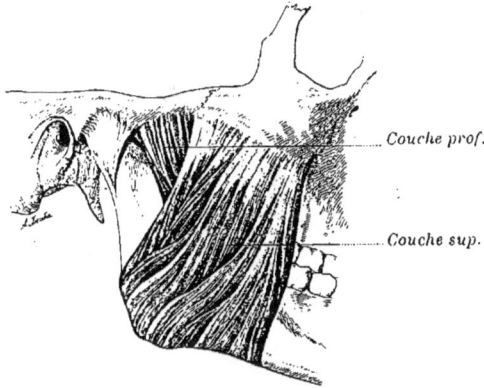

Couche prof.

Couche sup.

FIG. 359. — Muscle masséter.

creuse le bord inférieur si épais de l'arcade. Epaisse en avant, cette aponévrose est découpée inférieurement en plusieurs languettes qui s'allongent à la surface du muscle et s'enfoncent dans son épaisseur.

Les fibres charnues nées de la face interne de cette aponévrose vont se fixer : sur l'angle de la mâchoire qu'elles déjettent en dehors quand elles sont très développées, sur le bord inférieur et sur la partie inférieure de la face externe de la branche montante.

La *couche profonde*, plus courte, déborde en arrière la précédente. Elle naît par implantation directe des fibres charnues sur toute la longueur du bord inférieur et de la face interne de l'arcade zygomatique. Ces fibres descendent presque verticalement et vont s'implanter sur la partie supérieure de la face externe de la branche montante du maxillaire, touchant en bas la zone d'insertion des fibres superficielles, en haut la base de l'apophyse coronoïde en empiètant sur les insertions du temporal.

Rapports. — Le masséter est en rapport en dehors, par l'intermé-

diaire de l'aponévrose massétérine, avec la peau, le risorius de Santorini, le prolongement génien de la parotide, le facial, la transverse de
la face et le canal de Stenon. — Sa face interne répond au maxillaire
et aux muscles buccinateur, temporal et ptérygoïdien externe.

Innervation. — Le masséter est innervé par le nerf massétérin branche du
maxillaire inférieur, qui aborde le muscle par sa face profonde au niveau de
l'échancrure sigmoïde.

Ptérygoïdien interne. (*M. pterygoïdeus internus BNA*). — Obliquement dirigé en bas, en arrière et en dehors, le ptérygoïdien interne
s'étend de l'apophyse ptéry-
goïde à l'angle du maxil-
laire. Par sa forme, il rappelle assez bien le masséter
dont il rejoint du reste les
insertions inférieures, formant avec lui une sangle
qui embrasse l'angle du
maxillaire.

Il naît : 1° de la face
externe de l'aile interne de
l'apophyse ptérygoïde ; 2° de
la face interne de l'aile
externe ; 3° du fond de la
fosse ptérygoïde ; 4° de la
face inférieure de l'apophyse
pyramidale du palatin et
de la partie voisine de la
tubérosité du maxillaire supérieur par un tendon très résistant.

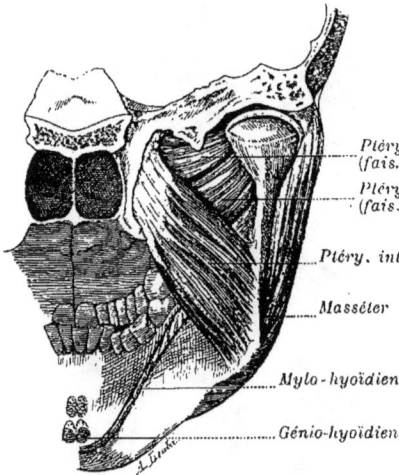

Fig. 360. — Muscles ptérygoïdiens.

Ptéry. ext.
(fais. sup.)
Ptéry. ext.
(fais. inf.)
Ptéry. int.
Masséter
Mylo-hyoïdien
Génio-hyoïdien

De ces origines les fibres musculaires se dirigent en bas, en dehors et
en arrière, pour s'attacher sur la face interne et le bord inférieur de la
branche montante du maxillaire. La surface d'insertion représente assez
bien un triangle dont le sommet répond à l'angle du maxillaire et dont
la base affleure l'orifice du canal dentaire.

Rapports. — Par sa face interne, le ptérygoïdien interne répond au
péristaphylin externe et plus bas au pharynx ; d'abord contigu à celui-ci,
il s'en écarte ensuite, formant l'espace ptérygo-pharyngien. Par sa face
externe, il répond aux deux branches terminales du maxillaire inférieur.

Innervation. — Le nerf du ptérygoïdien interne se détache du maxillaire inférieur un peu au-dessus du ganglion otique.

Ptérygoïdien externe (*M. pterygoïdeus externus B.N.A*). — Le ptérygoïdien externe est formé par deux faisceaux horizontaux, l'un sphénoïdal, l'autre ptérygoïdien.

Le faisceau supérieur ou sphénoïdal naît : 1° du tubercule sphénoïdal ; 2° de la crête sous-temporale du sphénoïde ; 3° de la face externe de l'apophyse ptérygoïde près de sa base; par de courtes fibres aponévrotiques. Ces fibres se continuent par un corps charnu aplati, dirigé en arrière et en dehors, qui va s'insérer: 1° sur le bord antérieur du ménisque articulaire ; 2° sur le tiers supérieur de la facette rugueuse creusée sur la face antérieure du col du condyle.

Le faisceau inférieur ou ptérygoïdien naît : 1° sur les deux tiers inférieurs de la face externe de l'aile externe de la ptérygoïde ; 2° sur la partie externe de l'apophyse pyramidale du palatin ; 3° sur la partie de la tubérosité du maxillaire contiguë à cette apophyse. Il constitue un corps musculaire épais, qui se termine par de fortes fibres aponévrotiques sur les deux tiers inférieurs de la facette du col du condyle.

Les deux faisceaux séparés à leur origine tendent à se fusionner au voisinage de leur insertion condylienne.

Rapports. — Le ptérygoïdien externe répond : en haut, au plafond de la fosse zygomatique; en dehors et en avant, à la boule de Bichat et au plexus veineux ptérygoïdien ; plus en arrière, au masséter par l'intermédiaire du septum sigmoïdal; en arrière et en dedans, au péristaphylin externe et au ptérygoïdien interne.

L'artère maxillaire interne affecte des rapports variables avec ce muscle. Tantôt elle rampe d'abord sur sa face profonde, puis passe entre ses deux chefs d'insertion pour cheminer sur sa face externe avant de gagner le fond de la fosse ptérygo-maxillaire. Tantôt elle occupe dès le début la face externe du muscle. — De nombreux rapports s'établissent encore avec le nerf maxillaire inférieur et ses branches.

Innervation.— Le nerf buccal traverse les deux faisceaux du ptérygoïdien externe, et lui donne des filets ascendants et descendants. Ce muscle reçoit également un filet du nerf du ptérygoïdien interne.

Action des muscles masticateurs. — Les muscles masticateurs impriment à la mâchoire des mouvements d'élévation, de propulsion et de rétropulsion, et des mouvements de diduction ou de latéralité.

Les mouvements d'élévation sont produits par le temporal, le masséter et le ptérygoïdien interne. Les mouvements de propulsion sont déterminés exclusivement par la contraction synergique des deux ptérygoïdiens externes. La rétropulsion est produite par les fibres postérieures du temporal. Les mouvements de latéralité sont produits par la

contraction d'un seul ptérygoïdien externe. Ils supposent la propulsion
d'un des condyles avec rotation sur place du condyle opposé.

APONÉVROSES ANNEXÉES AUX MUSCLES MASTICATEURS

Aponévrose temporale. — Nacrée et brillante, elle naît, en avant,
du bord postérieur de l'apophyse orbitaire externe, en haut et en
arrière de la ligne courbe temporale supérieure et de l'interstice qui
sépare les deux lignes courbes; dans son quart inférieur, l'aponévrose
se dédouble en deux feuillets séparés par du tissu cellulo-graisseux.
Ceux-ci se fusionnent à nouveau plus bas, en un feuillet unique qui va
se fixer sur le bord supérieur tranchant de l'arcade zygomatique.

Aponévrose massétérine. — Mince, mais résistante, elle s'attache
en haut sur le bord supérieur de l'arcade zygomatique, en arrière sur
le bord postérieur du maxillaire, en bas sur son bord inférieur. En
avant elle se fixe sur le bord antérieur de l'apophyse coronoïde.

Aponévroses des ptérygoïdiens. — Chacun de ces muscles est enveloppé par une mince toile celluleuse. De plus, il existe entre les deux
muscles une aponévrose assez résistante, l'aponévrose inter-ptéry-
goïdienne. Plus épaisse en dedans qu'en dehors, elle s'insère, par son
bord supérieur, sur la face antérieure et le bord inférieur de l'apophyse vaginale, et sur l'épine du sphénoïde. Son bord inférieur se perd
en avant sur la face externe du ptérygoïdien interne, et s'insère en
arrière sur la face interne du maxillaire. L'aponévrose inter-ptérygoï-
dienne présente deux renforcements, l'un à sa partie moyenne, le ligament sphéno-épineux, l'autre au niveau de son bord postérieur, le ligament tympano-maxillaire.

CHAPITRE SEPTIÈME

MUSCLES DU COU

Les muscles du cou peuvent être répartis de la façon suivante :
1° sterno-cléido-mastoïdien ; 2° muscles de la région sus-hyoïdienne ;
3° muscles de la région sous-hyoïdienne ; 4° muscles de la région profonde et latérale ; 5° muscles prévertébraux.

1. — **Sterno-cléido-mastoïdien** (*M. sterno-cleido-mastoideus BNA*).

Muscle large et puissant, formé de deux couches, le sterno-cléido-

mastoïdien s'étend de l'apophyse mastoïde à l'articulation sterno-claviculaire. Il naît en bas par trois chefs, un chef sternal et deux chefs claviculaires, ces deux derniers superposés. Généralement ces faisceaux
conservent leur indépendance jusqu'à la mastoïde.

Le CHEF STERNAL s'insère sur la face antérieure de la première pièce
du ᐧsternum,
à 2 cm. au-
dessous de
la fourchette,
au-dessous et
en dedans de
l'encoche cla-
viculaire, par
un fort tendon
plus ou·moins
étalé dont les
fibres internes
vont s'entre-
croiser sur la
ligne médiane
avec les ho-
mologues du
côté opposé.
Les fibres
charnues nées
de ce tendon

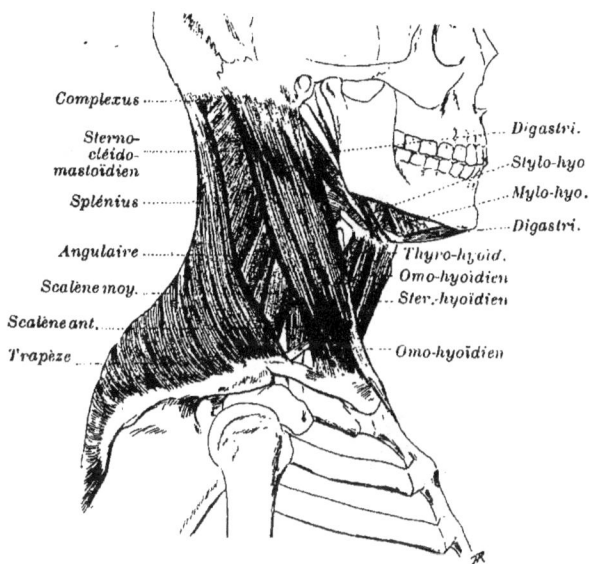

FIG. 361. — Muscles du cou; face latérale.

forment un corps musculaire qui s'élargit et s'amincit en montant sur
les parties latérales du cou, recouvre en partie les chefs claviculaires,
et va s'insérer par une mince aponévrose à la base de l'apophyse mastoïde, et parfois sur la portion externe de la ligne courbe supérieure de
l'occipital. Ce chef porte le nom de sterno-mastoïdien.

Les CHEFS CLAVICULAIRES sont au nombre de deux, l'un superficiel,
cléido-occipital, l'autre profond, cléido-mastoïdien.

Le *chef cléido-occipital* est oblique. Il s'insère sur la face supérieure
de la clavicule sur une longueur de 2 à 4 cm., formant un plan mince
de fibres charnues qui montent en arrière du chef sternal pour se fixer
immédiatement en dehors et en arrière du sterno-mastoïdien, sur la
ligne courbe supérieure de l'occipital jusqu'aux insertions du trapèze.

Le *chef cléido-mastoïdien* est vertical. Il s'insère en arrière du précédent sur la face supérieure de la clavicule au point de réunion des
faces postérieure et supérieure de cet os. Cette insertion se poursuit sur
une longueur de 2 à 4 cm. Le corps charnu se dirige presque vertica-

lement en haut, s'engage sous les chefs précédents, formant à lui seul la couche profonde du sterno-cléido-mastoïdien, et va s'insérer, en se fusionnant avec le chef sternal : 1° au bord antérieur de l'apophyse mastoïde ; 2° à la face externe de cette apophyse.

Un type quadricipital du sterno-cléido-mastoïdien peut être constitué par l'addition d'un chef *sterno-occipital* qu'on rencontre très rarement. Le sterno-cléido-mastoïdien est normalement un muscle tricipital à deux couches.

Rapports. — Le sterno-cléido-mastoïdien est en rapport : *en dehors*, avec la peau, le peaucier, l'aponévrose cervicale superficielle (voir *Aponévroses du cou*, p. 490), la jugulaire externe, les branches du plexus cervical superficiel qui émergent au niveau de son bord postérieur ; *en dedans* : avec le splénius, les scalènes, l'omo-hyoïdien et le sterno-cléido-hyoïdien ; avec l'articulation sterno-claviculaire dont il est séparé par une petite bourse séreuse ; avec le paquet vasculo-nerveux du cou, les filets cardiaques supérieurs du sympathique et de la paire, l'anse de l'hypoglosse.

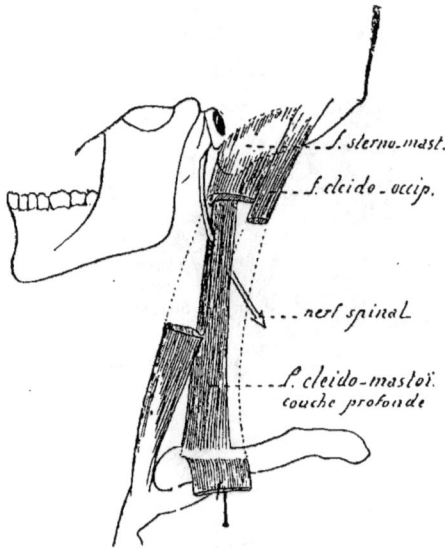

Fig. 362 — Le muscle sterno-cléido-mastoïdien.
Schéma.

Les rapports avec les carotides sont différemment décrits. Pour les uns, la portion terminale de la carotide primitive et ses deux branches débordent le muscle en avant. Pour d'autres, le muscle, du moins lorsqu'il est maintenu étalé par sa gaine aponévrotique, recouvre le paquet carotidien dans toute son étendue.

Action. — Lorsque le sterno-cléido-mastoïdien prend son point fixe inférieurement, il fléchit la tête, l'incline de son côté, et lui imprime en même temps un mouvement de rotation qui porte la face du côté opposé. Dans ce mouvement il agit sur les deux articulations occipito-atloïdienne et atloïdo-axoïdienne. — Les physiologistes ont essayé de préciser le rôle de chacun des faisceaux. On admet généralement que si le muscle superficiel se contracte, il y a surtout rotation de la tête, alors que le profond produit surtout l'inclinaison latérale.

Lorsque le sterno-cléido-mastoïdien prend son point fixe en haut, il devient inspirateur. Ce rôle exige l'immobilisation préalable de la tête par les muscles antagonistes, et paraît dévolu surtout aux chefs sternaux. A l'état normal, ce muscle ne joue dans la respiration qu'un rôle accessoire, il paraît agir comme modérateur de l'expiration (phonation, chant).

Innervation. — Il est innervé par le spinal et les branches de la 3e paire cervicale. La branche externe du spinal perfore généralement la couche profonde et donne au muscle des rameaux qui s'anastomosent avec des rameaux émanés de la branche antérieure de la 3e paire cervicale. Les rameaux qui vont aux autres portions du muscle naissent d'une arcade anastomotique entre le spinal et la 3e cervicale.

§ 2. — Muscles de la région sus-hyoïdienne.

Cette région comprend : le digastrique, le stylo-hyoïdien, le mylohyoïdien, le génio-hyoïdien.

Digastrique (*M. digastricus B.N A*). — Le digastrique est formé, comme son nom l'indique, par deux ventres charnus. Il naît de la rainure

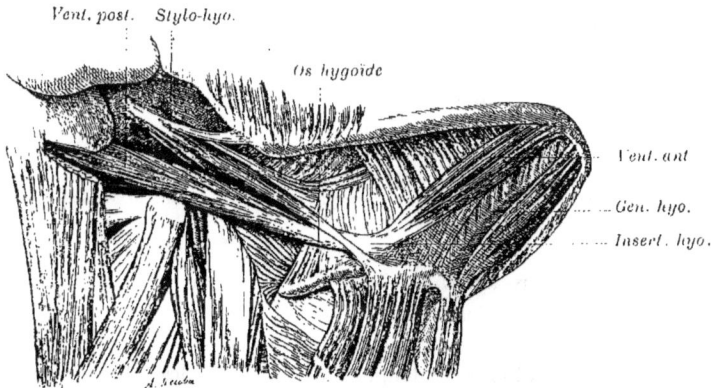

Fig. 363. — Muscles digastrique et stylo-hyoïdien.

digastrique, par des fibres tendineuses auxquelles font suite des fibres charnues. Le corps musculaire ainsi constitué descend en bas, en dedans et en avant, et se jette sur la face interne d'un demi cône tendineux qui se transforme bientôt en un tendon cylindrique. Celui-ci se réfléchit au niveau de l'os hyoïde, en décrivant une courbe à concavité supérieure. Ce tendon après sa réflexion s'aplatit et donne naissance par ses deux faces à des fibres charnues, qui constituent un nouveau

corps musculaire; celui-ci va s'insérer sur une facette ovalaire située sur
la partie antérieure de la face interne du maxillaire, immédiatement
au-dessous de la fossette sub-linguale.

Au niveau de sa réflexion, le muscle est fixé à l'os hyoïde par un
système de fibres formant une expansion qui unit le tendon intermédiaire à la grande corne, et se continue en avant avec une aponévrose
tendue entre les deux ventres du digastrique. Dans quelques cas rares,
à cette expansion se joint une bande fibreuse qui forme une véritable
poulie de réflexion.

Rapports. — Le ventre postérieur répond à la loge parotidienne, en
avant; à la colonne vertébrale, en arrière; au petit complexus, au
splénius et au sterno-mastoïdien, en dehors; aux muscles styliens et au
paquet vasculo-nerveux de l'espace stylo-vertébral, en dedans. Son
tendon intermédiaire est recouvert par la glande sous-maxillaire
la concavité de ce tendon forme avec la XIIᵉ paire et le bord postérieur du
mylohyoïdien le triangle de Pirogoff où l'on peut découvrir l'artère lin-
guale. Le ventre antérieur repose sur le mylo-hyoïdien, et est recouvert
par le peaucier.

Action. — On peut admettre la contraction isolée des deux faisceaux.
La contraction du faisceau postérieur attire l'os hyoïde en haut et en
arrière, celle du faisceau antérieur l'attire en haut et en avant. La
contraction simultanée des deux faisceaux l'élève directement.

Lorsque les deux ventres prennent leur appui sur l'hyoïde, l'antérieur abaisse le maxillaire et l'attire en arrière. Le ventre postérieur
pourrait incliner la tête en arrière.

Innervation. — Chacun des deux ventres possède une innervation spéciale : le
ventre postérieur un filet du glosso-pharyngien et du facial, le ventre antérieur
un filet du nerf du mylo-hyoïdien.

Stylo-hyoïdien (*M. stylo-hyoïdeus* B.NA). — Ce muscle s'étend de
l'apophyse styloïde à l'os hyoïde.

Il se fixe en haut sur la partie externe de la base de l'apophyse styloïde par un tendon cylindrique d'où naissent des fibres charnues.
Celles-ci se dirigent en bas, en avant, en dedans, et se terminent sur
un petit tendon aplati qui se dédouble pour laisser passer le tendon
intermédiaire du digastrique, et vient s'insérer sur la face externe de
l'os hyoïde, soit sur le corps de l'os, soit sur l'extrémité antérieure de
la grande corne au-dessus de l'omo-hyoïdien.

Il n'est pas rare de voir ce tendon envoyer quelques fibres à l'aponévrose qui unit le digastrique à l'os hyoïde et aux tendons de l'omo
et du thyro-hyoïdien.

Action. — Le stylo-hyoïdien attire l'os hyoïde en haut et en arrière,

et avec lui le larynx et la partie inférieure du pharynx. Il joue ainsi
nu rôle important dans la déglutition.

Innervation. — Il reçoit un filet du facial et un filet du glosso-pharyngien ; ces
filets s'anastomosent dans l'épaisseur du muscle.

Mylo-hyoïdien (*M. mylo-hyoïdeus B.NA*). — Ce muscle, large et
plat, s'étend du maxillaire inférieur à l'os hyoïde, formant avec son
congénère une sangle qui
ferme inférieurement la cavité buccale.

Il naît en haut de la ligne
oblique de la face interne du
maxillaire. Le corps musculaire ainsi formé, très étalé,
comprend trois ordres de
fibres. Les antérieures, courtes, descendent s'implanter
horizontalement sur un raphé
aponévrotique médian ; elles
se continuent parfois avec les
fibres homologues du côté

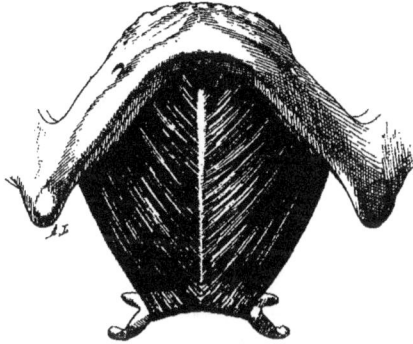

Fig. 364. — Muscle mylo-hyoïdien.

opposé. Les fibres moyennes, plus longues, d'autant plus obliques
qu'elles sont plus inférieures, vont également se fixer sur le raphé. Les
fibres postérieures, plus longues, descendent presque verticalement pour
s'attacher sur la face antérieure de l'os hyoïde au-dessous du génio-
hyoïdien, près du bord inférieur de l'os. — Le raphé médian est plus
ou moins marqué suivant les sujets.

Rapports. — Ce muscle répond : en dehors, à la glande sous-
maxillaire, au digastique, au peaucier ; en dedans, au génio-glosse
et au génio-hyoïdien dont il est séparé par un espace contenant la
glande sublinguale, le canal de Warthon, des rameaux de la XIIᵉ paire
et les vaisseaux sublinguaux (Loge sublinguale).

Innervation. — Le filet nerveux du mylo-hyoïdien vient du dentaire inférieur,
branche du maxillaire inférieur qui l'émet avant de pénétrer dans son canal
osseux.

Génio-hyoïdien (*M. genio-hyoïdeus BNA*). — Intimement accolés, les
deux génio-hyoïdiens sont recouverts par le muscle précédent. Ils naissent des apophyses géni inférieures, descendent en bas et en arrière
en s'étalant un peu, et vont se terminer sur la face antérieure du corps
de l'os hyoïde qu'ils recouvrent presque entièrement. Généralement

vers leur terminaison, leur face postérieure s'excave pour recevoir le bord antérieur de l'hyo-glosse.

Innervation. — Ce muscle est innervé par un filet de l'hypoglosse.

Action du mylo et du génio-hyoïdien. — Lorsqu'ils prennent leur point fixe sur l'os hyoïde, ces muscles abaissent la mâchoire inférieure. Lorsqu'ils prennent leur point fixe sur le maxillaire, ils élèvent l'os hyoïde et interviennent alors dans la déglutition et la phonation (sons aigus).

♄ 3. — Muscles de la région sous-hyoïdienne.

Cette région comprend quatre muscles disposés sur deux plans : le plan superficiel est formé par le sterno-cléido-hyoïdien et l'omoplato-hyoïdien ; le plan profond est formé par le sterno-thyroïdien et le thyro-hyoïdien.

Sterno-cléido-hyoïdien (*M. sterno-hyoïdeus B.NA*). — C'est un muscle plat qui naît : 1º de la face postérieure de l'extrémité interne de la cla-vicule ; 2º du ligament costo-claviculaire ; 3º de la partie voisine du sternum.

Le corps musculaire monte ensuite un peu obliquement en haut et en dedans, et vient se termi-ner par de courtes fibres apo-névroti-ques sur le bord inférieur du corps de l'os hyoïde.

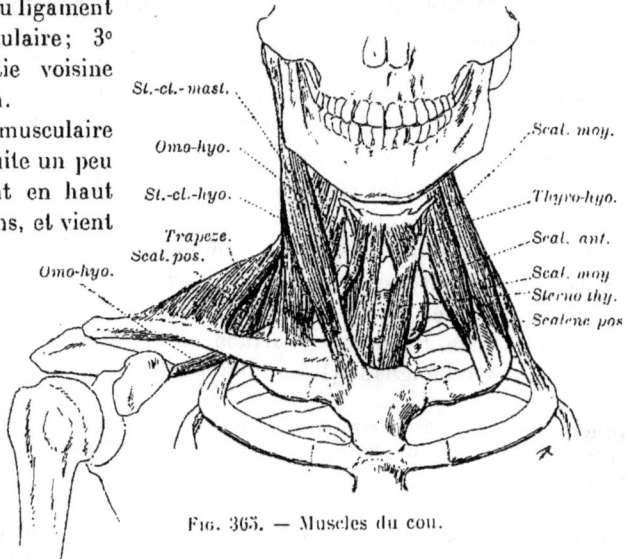

St.-cl.-mast.

Omo-hyo.

St.-cl.-hyo.

Trapèze.
Scal. pos.

Omo-hyo.

Scal. moy.

Thyro-hyo.

Scal. ant.

Scal. moy
Sterno thy.
Scalène pos

Fig. 365. — Muscles du cou.

Rapports. — D'abord recouvert en bas par la clavicule et le sterno-mastoïdien, plus haut par le peaucier et le feuillet prémusculaire de l'aponévrose moyenne, ce muscle recouvre le sterno-thyroïdien et le thyro-hyoïdien. Il déborde ce dernier en dedans et se met en rapport avec la glande thyroïde.

Innervation. — Ce muscle reçoit son nerf de l'anse de l'hypoglosse.

Omo-hyoïdien (*M. omo-hyoïdeus BNA*). — C'est un muscle digastrique. Il naît du bord supérieur de l'omoplate, immédiatement en dedans de l'échancrure coracoïdienne et du ligament qui transforme cette échancrure en un trou.

Le corps musculaire, mince et aplati, se dirige en avant et en haut, contourne la portion inférieure des scalènes, et se relève en décrivant une courbe à concavité supérieure; il passe au-devant du paquet vasculo-nerveux du cou, se place à côté du sterno-cléido-hyoïdien et se termine sur la moitié externe du bord inférieur du corps de l'os hyoïde. Dans la grande majorité des cas l'omo-hyoïdien présente, au niveau du point où il croise la jugulaire interne, un tendon intermédiaire qui le divise en deux ventres.

Rapports. — Dans son tiers postérieur, il est recouvert par le trapèze et la clavicule. Dans son tiers moyen, il traverse le triangle susclaviculaire et se met en rapport avec les nombreux organes qui y sont contenus. Dans son tiers antérieur, il répond au sternomastoïdien.

Innervation. — Ce muscle reçoit un filet pour sa portion supérieure, un autre pour sa portion inférieure. Ces deux filets proviennent de l'anse de l'hypoglosse.

Sterno - thyroïdien (*M. sternothyroïdeus BNA*). — Muscle mince et allongé, le sterno-thyroïdien naît :

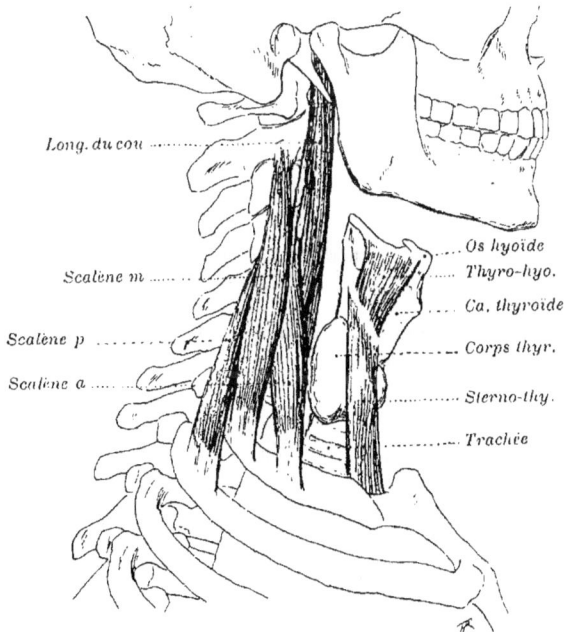

FIG. 366. — Muscles du cou.

Labels: Long. du cou — Scalène m — Scalène p — Scalène a — Os hyoïde — Thyro-hyo. — Ca. thyroïde — Corps thyr. — Sterno-thy. — Trachée

1° de la face postérieure de la première pièce du sternum ; 2° de la face postérieure du cartilage de la 1re côte, et par quelques fibres de l'extrémité interne du cartilage de la 2e. Son origine, oblique en bas et en dedans, a une longueur de 5 à 6 cm., et se met en contact avec celle du côté opposé.

En haut le corps musculaire se termine sur la ligne oblique de la face latérale du cartilage thyroïde. — Quelques fibres se perdraient sur le constricteur supérieur du pharynx. — Enfin, au-dessus du sternum, le muscle présente souvent une étroite intersection aponévrotique.

Rapports. — Il répond : en avant, au sterno-cléido-hyoïdien et à l'omo-hyoïdien, à la 1re côte, au sternum, au sterno-mastoïdien ; en arrière, aux troncs brachio-céphaliques veineux, à la trachée, au corps thyroïde ; et plus en dehors, à la carotide primitive et à la jugulaire interne.

Innervation. — Le sterno-thyroïdien possède généralement deux filets nerveux provenant de l'anse de l'hypoglosse.

Thyro-hyoïdien (*M. thyreo-hyoïdeus BNA*). — Muscle court et large, sus-jacent au sterno-thyroïdien qu'il semble continuer, le thyro-hyoïdien s'attache inférieurement sur la ligne oblique qui réunit les deux tubercules de la face externe du cartilage thyroïde. Le corps charnu se porte ensuite verticalement en haut, et va se fixer par de courtes fibres aponévrotiques : 1° sur le bord inférieur du corps de l'os hyoïde en arrière du sterno-hyoïdien ; 2° sur le bord externe de la grande corne.

Innervation. — Le nerf du thyro-hyoïdien naît de l'hypoglosse au moment où celui-ci passe au-dessus de l'extrémité postérieure de la grande corne de l'os hyoïde.

Action des muscles sous-hyoïdiens. — Ces muscles prennent généralement leur point d'appui en bas. Ils abaissent donc l'os hyoïde. Tous, sauf le sterno-thyroïdien, agissent sans intermédiaire sur cet os. Le sterno-thyroïdien agit en fixant le cartilage thyroïde.

Lorsqu'ils fixent l'os hyoïde, les muscles sous-hyoïdiens interviennent dans l'abaissement de la mâchoire.

§ 4. — Muscles de la région profonde et latérale.

Cette région est essentiellement constituée par les scalènes.

Scalènes (*M. scaleni BNA*). — Situés au fond du creux sus-claviculaire, à la partie antéro-latérale du rachis cervical, les scalènes forment dans leur ensemble une masse musculaire, étendue des apophyses transverses des vertèbres cervicales au pourtour de l'orifice supérieur du thorax.

Bien que l'on ait décrit tour à tour un scalène unique, et jusqu'à cinq et même sept scalènes, on admet généralement avec raison qu'il y en a trois : le scalène antérieur, le scalène moyen, le scalène postérieur. Le premier est séparé des deux autres par le passage de l'artère sous-clavière et des troncs du plexus brachial. Le scalène moyen et le scalène postérieur ne sont séparés que par un interstice celluleux; c'est ce qui explique qu'ils soient souvent confondus dans une même description. Les scalènes antérieur et moyen peuvent être considérés comme des intercostaux, le scalène postérieur comme un surcostal.

Scalène antérieur (*M. scalenus antérior BNA*). — Il naît le plus souvent du sommet et du bord inférieur des tubercules antérieurs des apophyses transverses des 4e, 5e, 6e vertèbres cervicales, par autant de languettes tendineuses grêles. Quelquefois il prend une origine supplémentaire sur la 3e, plus rarement sur la 7e.

Les trois languettes d'origine se fusionnent pour donner naissance à

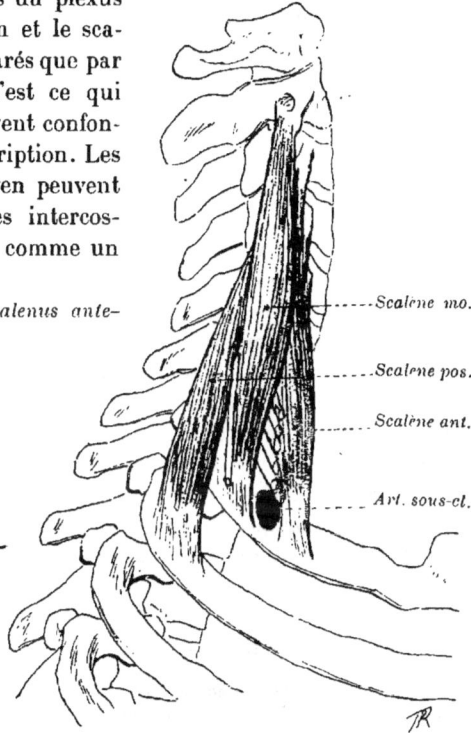

Scalène mo.

Scalène pos.

Scalène ant.

Art. sous-cl.

Fig. 367. — Muscles scalènes.

un corps charnu. Les fibres qui constituent celui-ci se jettent sur la face profonde d'une lame tendineuse, contournée en demi-cône, qui va se fixer à la face supérieure de la première côte, près du bord interne, relevant le tissu osseux en une saillie, le tubercule de Lisfranc.

Scalène moyen (*M. scalenus medius BNA*). — C'est le plus grand des trois. Il naît le plus souvent des quatre ou cinq dernières vertèbres cervicales, parfois des six dernières, ces origines se faisant au bord externe et à la concavité des gouttières transversaires. Il va se fixer en bas à la face supérieure et au bord externe de la première côte.

Scalène postérieur (*M. scalenus posterior BNA*). — Il est constitué

Abrégé d'Anat. — I. 31

par deux chefs, l'un superficiel mince, l'autre profond épais.

Le chef superficiel naît par trois languettes tendineuses des tubercules postérieurs, et quelquefois de la lame intertuberculeuse des apophyses transverses des 4e, 5e, 6e vertèbres cervicales. Il se termine sur le bord supérieur, parfois sur la face externe de la 2e côte, mais on l'a vu se prolonger plus bas.

Le chef profond naît du tubercule postérieur et de la gouttière intertuberculeuse de la 7e vertèbre cervicale, pour se fixer inférieurement à la face supérieure de la première côte, en arrière et en dehors du scalène moyen.

Rapports. — Dans leur ensemble les scalènes figurent un demi-cône, avec deux faces, l'une antéro-externe convexe, l'autre postéro-interne concave.

La face externe répond au phrénique, aux artères cervicale ascendante, cervicale transverse et scapulaire supérieure, à la veine sous-clavière, au grand dentelé, à l'omo-hyoïdien. C'est à la partie moyenne de cette face qu'émergent, entre les scalènes moyen et antérieur, les cordons du plexus brachial et l'artère sous-clavière. Entre les scalènes moyen et postérieur émerge souvent le nerf du grand dentelé ou nerf de Ch. Bell. — La face interne répond au ganglion de Neubauer, au premier muscle intercostal, au cul-de-sac pleural, à la première portion de l'artère sous-clavière et à l'origine de ses collatérales.

Action. — Lorsque les scalènes prennent leur point fixe sur le thorax, ils impriment au cou un mouvement d'inclinaison latérale, avec un léger mouvement de torsion du côté opposé. — Lorsqu'ils prennent leur point fixe sur la colonne cervicale, ils élèvent les deux premières côtes et deviennent inspirateurs.

Innervation. — Le scalène antérieur reçoit son innervation des branches antérieures des 3e, 4e et 5e paires cervicales. — Les scalènes moyen et postérieur sont innervés par les branches antérieures des 3e et 4e nerfs cervicaux, par des branches du plexus brachial, et par un filet né du nerf du rhomboïde.

§ 5. — Muscles prévertébraux.

Ces muscles sont au nombre de trois : le grand droit antérieur, le petit droit antérieur, le long du cou.

Grand droit antérieur (*M. rectus capitis anterior BNA*). — C'est le plus antérieur et le plus externe des muscles prévertébraux.

Il naît inférieurement du sommet des tubercules antérieurs des 3e, 4e, 5e, 6e vertèbres cervicales par des tendons cylindriques, d'autant plus volumineux qu'ils sont plus élevés. Le corps musculaire ainsi constitué et presque toujours renforcé d'un faisceau anastomotique qui lui vient du long du cou, se dirige verticalement en haut et se termine sur la face inférieure de l'apophyse basilaire, en arrière et en dehors du tubercule pharyngien, dans une fossette séparée du trou occipital par la crête d'insertion du petit droit antérieur. Le grand droit antérieur est un digastrique incomplet. Il possède, en effet, sur la partie moyenne de sa face antérieure une intersection aponévrotique. Il est recouvert par l'aponévrose vertébrale qui le sépare du paquet vasculonerveux.

Innervation.—L'anastomose qui joint la 2ᵉ à la 3ᵉ racine cervicale donne un filet pour la partie supérieure du muscle. La 4ᵉ cervicale fournit un filet pour sa partie inférieure.

Petit droit antérieur

(*M. rectus capitis anterior minor B.NA*). — Muscle court et aplati, le petit droit antérieur naît inférieurement : d'un tubercule situé au niveau de l'implantation de la racine antérieure de l'apophyse

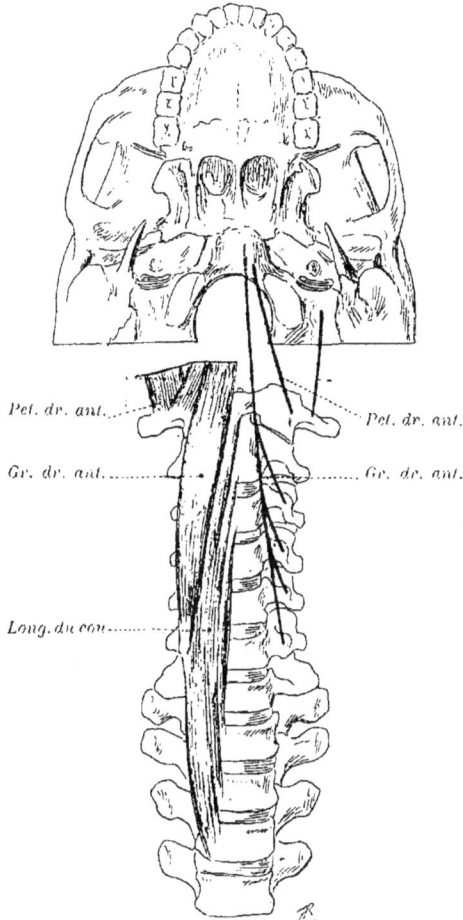

Fig. 368. — Muscles du cou; grand droit antérieur, petit droit antérieur, long du cou.

transverse de l'atlas; des masses latérales et d'une petite arcade fibreuse réunissant ce tubercule au sommet de l'apophyse.

Le corps charnu va se terminer sur la face inférieure de l'apophyse basilaire sur la crête placée en arrière de la fossette du grand droit antérieur, et sur la lame fibreuse qui comble la partie la plus interne de la suture pétro-basilaire.

Innervation. — Le plexus cervical lui envoie deux filets, l'un venu de la 1re cervicale, l'autre de l'anastomose unissant la 2e à la 3e paire.

Long du cou (*M. longus colli BNA*). — Allongé et multifide, le long du cou est d'une constitution relativement complexe. On peut le regarder comme formé de trois portions : l'une interne, l'autre supéro-externe, la troisième inféro-externe.

La portion interne est constituée par un corps charnu qui prend naissance sur les faces antéro-latérales du corps des trois premières dorsales et reçoit en dehors et en dedans des faisceaux de renforcement. En dedans ce sont trois languettes tendineuses venues des trois dernières cervicales ; en dehors ce sont trois faisceaux se détachant du tubercule antérieur des apophyses transverses des 4e, 5e et 6e cervicales. Ainsi renforcé, le corps charnu se termine en haut sur les faces antéro-latérales du corps des 2e, 3e, 4e vertèbres cervicales.

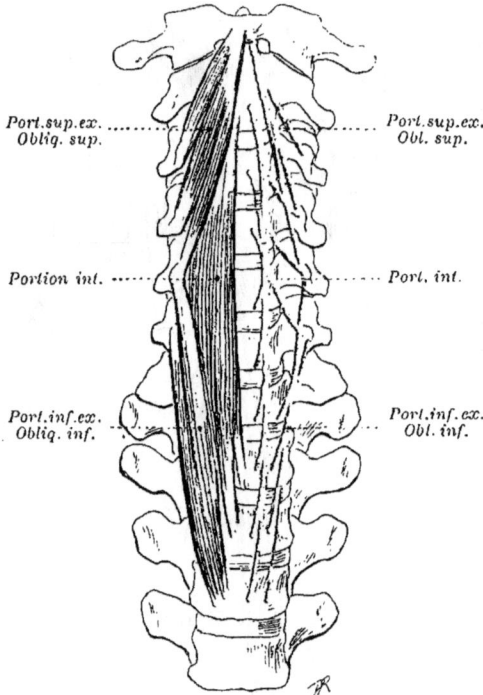

Fig. 369. — Long du cou.

Les labels de la figure : Port.sup.ex. / Obliq. sup. ; Portion int. ; Port.inf.ex. / Obliq. inf. ; Port.sup.ex. / Obl. sup. ; Port. int. ; Port.inf.ex. / Obl. inf.

La portion inféro-externe naît sur les parties latérales du corps des trois premières dorsales, et se fixe en haut sur le tubercule antérieur des apophyses transverses des 6e et 7e cervicales.

La portion supéro-externe est constituée par deux faisceaux naissant des tubercules antérieurs des 3e et 4e dorsales ; elle s'attache en haut sur la partie inféro-latérale du tubercule antérieur de l'atlas.

Innervation. — Le long du cou reçoit ses nerfs du plexus cervical. Ses faisceaux supérieurs reçoivent un filet de l'anastomose qui unit la 2e à la 3e cervicale ; ses faisceaux inférieurs sont innervés par un rameau venu de la 4e cervicale.

Action des muscles prévertébraux. — Le grand et le petit droit sont fléchisseurs de la tête. Lorsqu'il se contracte isolément, le grand droit tend à imprimér à la tête un mouvement de rotation du côté opposé. Le long du cou fléchit la colonne cervicale, et lui imprime une courbure à concavité antérieure.

APONÉVROSES DU COU

Les aponévroses du cou sont constituées par des membranes conjonctives, les unes vraiment fibreuses, les autres simplement lamelleuses, qui enveloppent les organes de cette région[1].

Comme ces derniers, muscles, vaisseaux, viscères, précèdent leurs enveloppes dans le développement embryologique, et que celles-ci représentent seulement du tissu interstitiel se moulant peu à peu sur l'organe qu'il doit recouvrir, il est indispensable de connaître la disposition générale de la région cervicale. Or, celle-ci est divisée en deux grandes régions secondaires, dorsale et ventrale, dont la limite est indiquée extérieurement par le méplat que l'on voit entre le trapèze et le sterno-mastoïdien, et profondément par une cloison fibreuse qui s'étend de ce méplat aux apophyses transverses cervicales. De là, une région antérieure du cou proprement dit, et une région postérieure.

RÉGION ANTÉRIEURE DU COU

Les muscles de cette région sont disposés sur trois plans concentriques : le premier comprend les sterno-mastoïdiens, le second les muscles sous-hyoïdiens, le dernier les muscles prévertébraux. Il y a donc trois aponévroses que nous pouvons, provisoirement du moins, considérer comme annexées à ces trois groupes musculaires, et que nous désignerons sous le nom de superficielle, moyenne et profonde. Mais de plus, il existe une gaine viscérale pour la trachée, l'œsophage et le corps thyroïde, une gaine vasculaire pour le paquet vasculo-ner-

---

1. Les aponévroses du cou ont donné lieu à de nombreux travaux. A. Burns (d'Édimbourg), en a le premier donné une description systématique. Depuis, il n'est pas un anatomiste qui ne leur ait consacré un chapitre spécial. Les descriptions de Velpeau, de Malgaigne et surtout de Richet sont restées classiques. Plus récemment, Poulsen (1886) et Merkel (1891), ont publié deux importants mémoires sur ce point d'anatomie. On trouvera dans la thèse de Fayet (Paris, 1893) la bibliographie de la question. L'accord est d'ailleurs loin d'être fait et la phrase que Malgaigne écrivait en 1838 : « l'aponévrose cervicale, espèce de protée anatomique, qui se présente avec une forme nouvelle sous la plume de chacun de ceux qui ont tenté de la décrire », reste plus vraie que jamais. La description que nous en donnons se rapproche dans ses grandes lignes de celle de nos classiques, mais en diffère cependant sur plus d'un point.

L'importance des différents feuillets aponévrotiques du cou varie d'ailleurs beaucoup suivant les sujets. Il faudra autant que possible étudier les aponévroses cervicales sur des sujets maigres, assez âgés, possédant, suivant l'expression de Luschka, l'habitus fibreux. On utilisera concurremment la dissection, les injections dans les espaces celluleux et les coupes sur des sujets durcis par congélation ou mieux par injection chromo-formique.

veux et accessoirement une enveloppe, moins importante que les précédentes, pour le coussinet adipeux du cou.

Aponévrose cervicale superficielle. — L'aponévrose superficielle, placée sous la peau et le peaucier, entoure le cou dans toute son étendue en hauteur comme en largeur; elle est donc en réalité commune à la région antérieure et à la région postérieure du cou.

Sa ligne d'insertion supérieure se fixe sur le squelette crânio-facial (protubérance occipitale externe, ligne courbe occipitale supérieure, apophyse mastoïde, conduit auditif cartilagineux, aponévrose massétérine, bord inférieur du maxillaire). Son insertion inférieure s'attache au bord externe de l'acromion, au bord antérieur de la clavicule et du manubrium sternal.

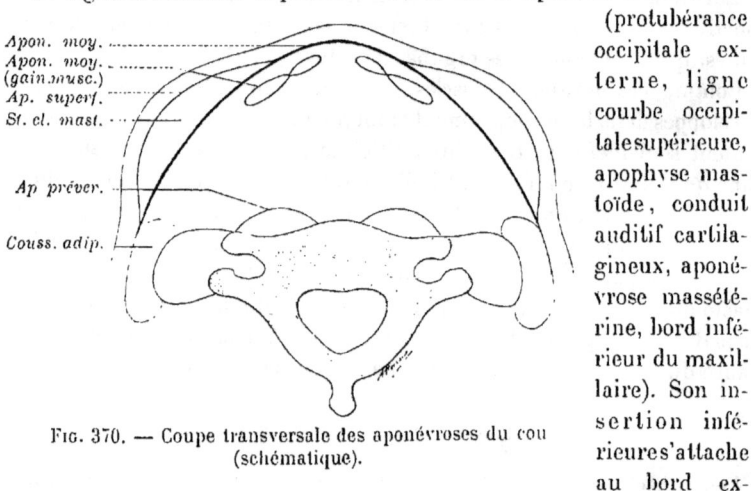

Apon. moy.
Apon. moy.
(gain.musc.)
Ap. superf.
St. cl. mast.

Ap préver.

Couss. adip.

Fig. 370. — Coupe transversale des aponévroses du cou (schématique).

Profondément, l'aponévrose cervicale présente une fixation transversale sur la crête de la face antérieure du corps de l'os hyoïde. Sa face profonde donne encore naissance à deux lames frontales, les cloisons intermusculaires, qui naissent au niveau du bord antérieur du trapèze et viennent s'attacher aux tubercules des apophyses transverses après avoir constitué une gaine aux muscles scalènes.

Pour rendre plus facile l'étude de l'aponévrose superficielle, dont nous ne décrirons ici que la partie antérieure, on divise celle-ci, suivant les régions qu'elle occupe, en aponévrose sterno-mastoïdienne, sous-hyoïdienne, sus-claviculaire, sus-hyoïdienne médiane, sous-maxillaire et parotidienne.

Nous laisserons de côté l'*aponévrose parotidienne* que nombre d'auteurs se refusent, peut-être non sans raison, à regarder comme une dépendance de l'aponévrose cervicale superficielle, et qui sera d'ailleurs décrite ultérieurement (Voy. t. III, *Splanchnologie*).

L'*aponévrose ou gaine du sterno-mastoïdien* constitue un fourreau, enveloppant complètement le muscle. Cette gaine, fixée en avant et en arrière, donne au muscle une forme large et étalée, bien différente de l'aspect arrondi et ramassé qu'il prend lorsqu'il est isolé de l'aponévrose. Le *feuillet superficiel* de cette gaine est épais et résistant au niveau de la partie supérieure du muscle, là où le peaucier fait défaut; il adhère intimement à la peau en ce point. Plus bas il devient au contraire très mince. Aussi les injections artificielles, poussées dans la gaine du sterno-mastoïdien, forcent-elles presque toujours le feuillet antérieur au voisinage de la clavicule. C'est dans un dédoublement de ce feuillet superficiel que sont contenus les troncs des nerfs cervicaux superficiels et la jugulaire externe dans son trajet prémusculaire. Le *feuillet profond* est toujours très mince, et tend à se fusionner avec le feuillet prémusculaire de l'aponévrose moyenne.

La *portion sous-hyoïdienne* de l'aponévrose cervicale superficielle s'étend, dans le sens vertical, de l'os hyoïde au bord antérieur du manubrium sternal, tandis que dans le sens transversal elle réunit les bords antérieurs des sterno-mastoïdiens. A ce niveau l'aponévrose est d'une minceur extrême; elle est de plus, généralement, intimement unie avec le feuillet prémusculaire de l'aponévrose moyenne. Aussi est-il facile de comprendre que Merkel puisse nier l'existence de ce segment de l'aponévrose superficielle.

On peut en dire autant de la *portion sus-claviculaire*. Il est très malaisé de mettre en évidence, scalpel en main, le feuillet aponévrotique qui réunirait le bord postérieur du sterno-mastoïdien au bord antérieur du trapèze, et, chez la plupart des sujets, l'aponévrose cervicale superficielle peut être considérée comme faisant défaut en ce point, à moins qu'on ne veuille la considérer comme formée par la toile celluleuse du coussinet adipeux du cou, qui apparaît à découvert entre les deux muscles, au fond de la fosse sus-claviculaire (Voy. fig. 373).

L'*aponévrose sus-hyoïdienne* présente une disposition différente, suivant qu'on l'envisage dans la région sus-hyoïdienne médiane ou dans la région sus-hyoïdienne latérale ou sous-maxillaire.

Au niveau de la première, l'aponévrose recouvre la sangle des mylohyoïdiens, comblant l'espace triangulaire compris entre les ventres antérieurs des digastriques et l'os hyoïde; elle se fixe en bas, sur ce dernier, et se perd latéralement sur la mince gaine celluleuse du digastrique.

Dans la région sus-hyoïdienne latérale, la disposition devient plus complexe en raison de la présence de la glande sous-maxillaire. Lorsqu'on étudie la région sur une coupe transversale, on voit que l'aponévrose venue de la région sous-hyoïdienne rencontre le bord infé-

rieur de la glande un peu au-dessous de l'os hyoïde. Elle se divise alors
en deux feuillets : un feuillet superficiel, qui recouvre la face cutanée
de la glande et va s'insérer sur le
bord inférieur du maxillaire, en se
continuant en partie avec l'aponévrose massétérine; un feuillet profond, qui va s'attacher sur l'os hyoïde
après s'être réfléchi au-dessus du
tendon intermédiaire du digastrique
(Voy. fig. 371).

En arrière, l'aponévrose se perd
sur le bord externe de la bandelette
sterno-maxillaire, trousseau fibreux
résistant qui va de l'angle du maxillaire à la gaine du sterno-mastoïdien et à celle du ventre postérieur
du digastrique. En avant, elle se
continue avec la gaine du ventre
antérieur de ce muscle.

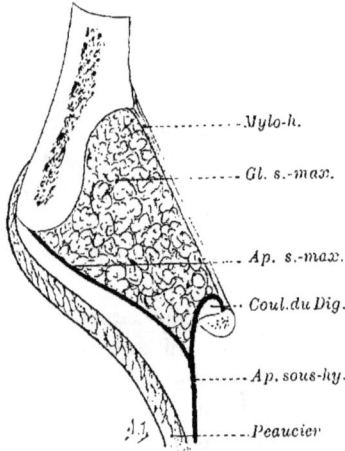

Fig. 371. — Aponévrose sous-maxillaire. — Coupe verticale par la loge
sous-maxillaire.

Cette aponévrose limite en dehors
la loge de la glande sous-maxil-
laire; la paroi interne de celle-ci est formée par les muscles mylo-
hyoïdien et hyo-glosse. Ceux-ci ne sont recouverts que par un très
mince périmysium que l'on ne saurait décrire comme une aponévrose
profonde (Merkel). Ainsi que nous le verrons plus loin, la glande sous-
maxillaire n'adhère point aux parois de sa loge et s'énuclée avec la
plus grande facilité. (V. t. III, Splanchnologie.)

C'est pour obéir à l'usage que nous avons rattaché les aponévroses des régions
sus-hyoïdiennes, médiane et latérale, à l'aponévrose cervicale superficielle. En réalité, il s'agit là de feuillets autonomes, dont le rattachement à l'aponévrose cervicale superficielle est purement conventionnel, et qui devraient être décrits à part.
En dernière analyse, on se trouve ainsi amené à constater avec Merkel que l'aponévrose cervicale superficielle se trouve réduite à la gaine du sterno-mastoïdien.
Cela n'a d'ailleurs rien qui puisse nous étonner; l'aponévrose cervicale superficielle
est en voie de régression. Elle est suppléée, pour ne pas dire remplacée, par la
nappe contractile sous-cutanée, qui constitue le peaucier, et les seuls points où l'aponévrose a conservé quelque épaisseur sont précisément ceux au niveau desquels le
peaucier fait défaut, comme au niveau de la partie supérieure de la région sterno-
mastoïdienne.

Aponévrose moyenne. — L'aponévrose moyenne (*aponévrose
omo-claviculaire*, Richet; — *alsaponeurose*, Merkel) forme un
triangle aponévrotique qui s'étend de l'os hyoïde au thorax, et
d'un omo-hyoïdien à l'autre, par-dessous les sterno-mastoïdiens et

l'aponévrose superficielle, par-dessus la trachée et les gros vaisseaux.

Comme l'a bien montré Merkel, l'aponévrose moyenne est formée de deux lames superposées, l'une superficielle prémusculaire, l'autre profonde rétro-musculaire.

La **lame prémusculaire** est dense et opaque; à elle seule Merkel reconnaît le caractère aponévrotique réel. Elle naît supérieurement du corps de l'os hyoïde. Inférieurement elle se dédouble en deux feuillets, qui divergent pour venir s'insérer, l'un à la lèvre antérieure, l'autre à la lèvre postérieure du manubrium sternal. Plus en dehors, la lame prémusculaire ne se dédouble pas et se fixe au bord postérieur de la clavi-

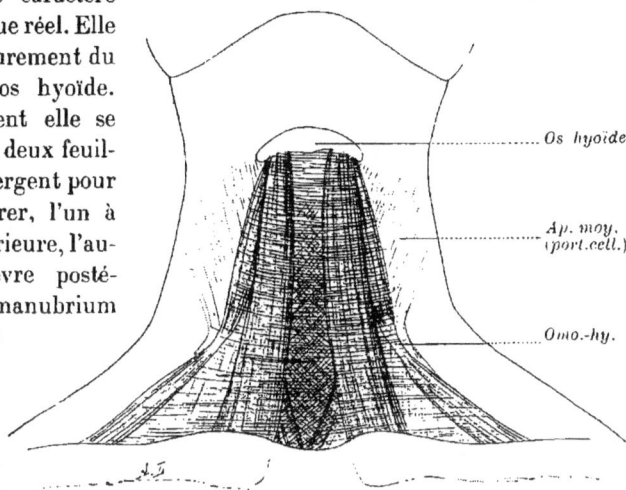

Fig. 372. — L'aponévrose moyenne.
Vue de face.

Os hyoïde

Ap. moy. (port.cell.)

Omo.-hy.

cule. Latéralement, la lame prémusculaire se comporte différemment suivant les points. Au niveau du ventre supérieur de l'omo-hyoïdien, elle dépasse ce muscle pour se perdre sur la gaine vasculaire et l'enveloppe conjonctive du coussinet adipeux du cou. Au niveau du ventre inférieur, elle se termine en se fixant sur la gaine conjonctive qui entoure le tendon intermédiaire et le corps charnu de l'omo-hyoïdien. Les connexions de la face antérieure de la lame prémusculaire diffèrent, suivant la conception que l'on adopte sur la disposition de l'aponévrose cervicale superficielle dans la région sous-hyoïdienne. Pour ceux qui pensent, avec Merkel, que l'aponévrose cervicale superficielle fait défaut en ce point, la lame prémusculaire est sous-cutanée. Si l'on accepte, au contraire, que l'aponévrose superficielle réunit les deux sterno-mastoïdiens, il faut admettre qu'à ce niveau l'aponévrose superficielle est intimement unie à la lame prémusculaire, dont il est impossible de la séparer. Sauf au niveau du creux sus-sternal, il n'y a, en effet, qu'une seule lame fibreuse en avant des muscles sous-hyoïdiens. Dans tous les cas, sur les parties latérales, la lame prémusculaire adhère intimement

au feuillet profond de la gaine du sterno-mastoïdien, avec lequel elle
est pour ainsi dire fusionnée.

La **lame profonde** de l'aponévrose moyenne, mince et celluleuse,
engaine le sterno-cléido-hyoïdien et l'omo-hyoïdien, et comble l'espace
angulaire compris entre ces deux muscles. C'est à tort qu'on le décrit
comme enveloppant l'hyo-thyroïdien et le sterno-thyroïdien, qui sont
compris dans la gaine viscérale.

Au point de vue embryologique, les deux lames de l'aponévrose moyenne sont
absolument distinctes. La lame prémusculaire se montre comme un feuillet condensé dès le sixième mois fœtal, alors qu'autour d'elle tout est celluleux. La lame
intermusculaire a une apparition beaucoup plus tardive (Merkel).

Envisagée au point de vue de sa *signification morphologique*, l'aponévrose
moyenne serait un muscle cléido-hyoïdien rétrogradé et différencié en parties
fibreuses et musculaires (Gegenbaur). Unique chez les reptiles, anormalement unique
chez l'homme, ce muscle s'est dissocié pour former les divers faisceaux sous-
hyoïdiens. Mais cette explication de l'origine de l'aponévrose moyenne s'applique-
t-elle à la lame prémusculaire ou à la lame intermusculaire? C'est là un point
encore obscur et au moins discutable, qui ne nous paraît pas encore complètement
tranché.

L'aponévrose moyenne possède une double *fonction* musculaire et circulatoire.

Sa fonction *musculaire* consiste à maintenir dans leur direction naturelle les
muscles sous-hyoïdiens. Elle règle leur course dans ses coulisses et empêche leur
écartement.

Sa fonction *circulatoire*, bien exposée pour la première fois par Bérard aîné (1830),
s'exerce sur les veines de la base du cou. Ces veines traversent l'aponévrose dans
des canaux fibreux ; et comme cette aponévrose est fixée aux os de toutes parts, à
l'hyoïde, à la clavicule, au sternum, les canaux sont naturellement tendus, et les
veines sont béantes à la coupe. Cette béance augmente à chaque inspiration parce
que les os en s'écartant tendent les aponévroses qui s'y fixent. Aussi y a-t-il appel
du sang veineux dans l'inspiration. Il en résulte qu'il y a une zone d'aspiration
physiologique au niveau de la base du cou. Au point de vue opératoire, c'est là une
zone dangereuse, car la pression négative qui règne dans ces canaux veineux peut
entraîner l'entrée de l'air dans les veines.

Comme on le voit, nous admettons, avec Bérard, que c'est au changement de
place des insertions osseuses qu'il faut attribuer la tension inspiratoire de l'aponévrose moyenne. Le rôle de l'omo-hyoïdien nous paraît nul ou négligeable, contrairement à l'opinion de Richet. En revanche, la contraction du sterno-mastoïdien peut
soulever les parties latérales du feuillet prémusculaire, et intervenir à titre d'agent
secondaire pour augmenter la tension de l'aponévrose.

L'espace sus-sternal. — L'espace sus-sternal est compris, pour les
uns, entre l'aponévrose superficielle et la lame prémusculaire ; pour les
autres, entre les deux feuillets de dédoublement de cette dernière lame.
Sur les coupes sagittales (v. fig. 375), il affecte une forme triangulaire.
Après injection, il présente une forme générale quadrilatère, mais un
examen plus attentif fait reconnaître qu'il se compose d'une cavité
médiane flanquée de deux diverticules latéraux. Ces diverticules communiquent avec la cavité centrale par un orifice rétréci (porte de
Gruber).

La partie médiane de l'espace sus-sternal contient de la graisse, les veines jugulaires antérieures et leur arc veineux anastomotique, quelquefois des ganglions lymphatiques. Dans les culs-de-sacs latéraux se trouve le segment horizontal des jugulaires antérieures.

Aponévrose profonde. — L'aponévrose profonde, ou prévertébrale, recouvre les muscles profonds du cou proprement dit, muscles qui sont immédiatement appliqués contre la colonne vertébrale et répartis en deux groupes, l'un interne, l'autre externe.

La *loge interne* s'étend en hauteur de la base du crâne à la 3ᵉ ver-

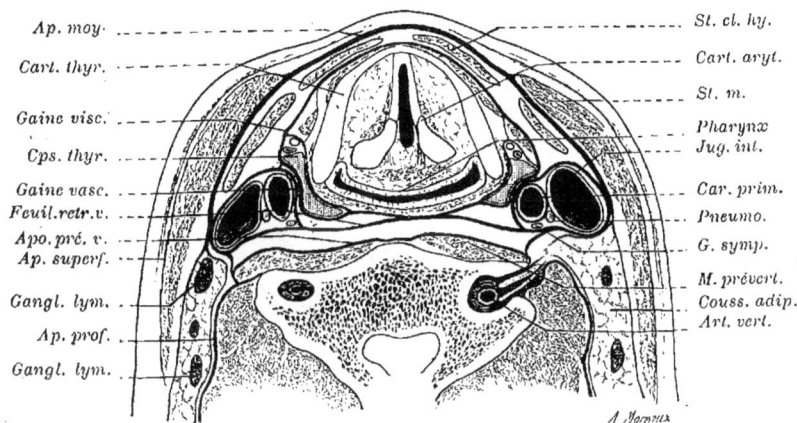

Fig. 373. — Coupe transversale du cou passant au niveau de la partie glottique du larynx (segment inférieur de la coupe).

tèbre dorsale, en largeur du ligament commun vertébral antérieur aux tubercules antérieurs des apophyses transverses. Elle contient les droits antérieurs et le long du cou. La *loge externe* contient les scalènes. Nous avons vu que c'est de l'aponévrose des scalènes que partent les cloisons intermusculaires, qui séparent le cou antérieur de la nuque.

Gaine viscérale. — La gaine viscérale est un étui lamelleux, de densité très variable suivant les points, qui entoure la trachée et l'œsophage. Elle les sépare en avant de l'aponévrose moyenne, en arrière de l'aponévrose prévertébrale.

La gaine viscérale affecte une forme cylindrique. Elle contient non seulement l'œsophage et la trachée, mais encore le corps thyroïde, ainsi que le plan profond des muscles sous-hyoïdiens (hyo-thyroïdien et sterno-thyroïdien). Elle ne s'interpose point entre ces différents organes, auxquels elle constitue une enveloppe commune.

Mince et celluleuse, elle se déchire facilement sous la sonde cannelée, et doit être simplement considérée comme un tassement de l'atmosphère conjonctive lâche, qui entoure les viscères cervicaux. Il ne faut pas la confondre avec les tuniques fibreuses propres de la trachée et de l'œsophage, ni avec la capsule du corps thyroïde. Cette dernière adhère intimement au parenchyme glandulaire, dont il est difficile de la séparer; c'est dans son épaisseur même que se ramifient les branches terminales des vaisseaux thyroïdiens.

La gaine viscérale du cou se continue supérieurement autour du

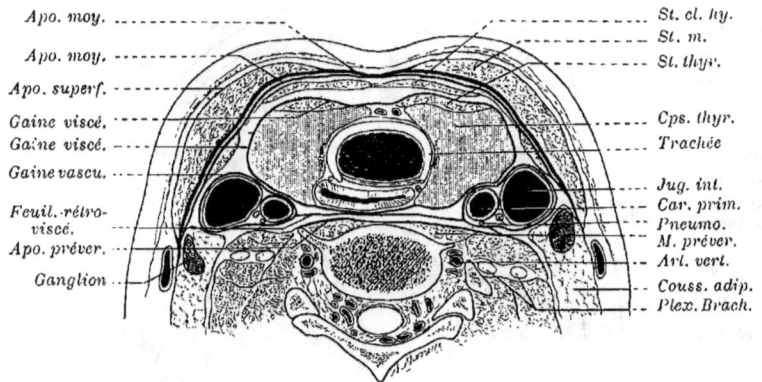

Fig. 374. — Coupe transversale du cou passant immédiatement au-dessous de l'isthme du corps thyroïde.

pharynx jusqu'au crâne, sur lequel elle se fixe. En bas, elle se prolonge dans le médiastin.

Inférieurement, la partie antérieure de la gaine se perd sur les étuis fibreux des gros troncs artériels et veineux de la base du cœur, et s'unit ainsi par leur intermédiaire au feuillet fibreux du péricarde, d'où le nom de lame *thyro* ou *cervico-péricardique* que lui a donné Richet. Latéralement, la gaine adhère à la gaine vasculaire. Cette union s'établit non seulement par le contact direct de l'enveloppe viscérale et de la gaine des gros vaisseaux, mais encore par les ailerons fibreux émanés de cette gaine et accompagnant les branches secondaires se portant vers le corps thyroïde ou le conduit laryngo-trachéal.

La gaine viscérale est attachée à la colonne vertébrale par deux lames sagittales. Ces lames, fusionnées par leur face externe avec la gaine vasculaire, ne se développent comme cloisons sagittales que lorsque les viscères sont fortement déplacés en avant. Elles se fixent en arrière sur l'aponévrose prévertébrale. Ces cloisons sagittales se prolongent sur les côtés du pharynx jusqu'à la base du crâne.

De cette disposition résulte un long espace celluleux, l'espace rétro-viscéral, limité en avant par le pharynx et l'œsophage, en arrière par la colonne vertébrale et l'aponévrose prévertébrale, latéralement par les cloisons sagittales. Le tissu cellulaire lâche qui remplit cet espace se continue inférieurement avec celui du médiastin postérieur. Les abcès siégeant dans cet espace suivent parfois cette voie.

Gaine vasculaire. — La gaine vasculaire est un étui fibreux, plus ou moins dense suivant les sujets, qui entoure la carotide, la jugulaire interne et le pneumogastrique. Elle constitue à ces trois organes une enveloppe commune ; mais de sa face profonde, partent de minces septa celluleux qui la divisent en trois étuis secondaires. L'étui artériel est le plus lâche, ce qui s'explique par les pulsations de l'artère ; il a derrière lui la gaine étroite du pneumogastrique et en dedans l'étui veineux, beaucoup plus dense et moins extensible.

Le grand sympathique englobé dans la gaine vasculaire, à la partie supérieure de celle-ci, qui répond à l'espace stylo-vertébral[1] en devient indépendant à la partie moyenne du cou, et possède une gaine fibreuse autonome.

La gaine vasculaire adhère en dedans à la paroi viscérale et surtout aux lames sagittales. En dehors, au niveau de l'étui veineux, elle s'unit à l'aponévrose moyenne ; cette adhérence est très importante. En effet, lorsque l'aponévrose moyenne se déploie dans la contraction du sterno-mastoïdien, elle attire à elle la gaine vasculaire et dilate la veine jugulaire interne.

Inférieurement, la gaine entourant la fin de la jugulaire et de la sous-clavière abandonne l'aponévrose moyenne, mais se fixe par des prolongements lamelleux à la face postérieure de la clavicule. Elle bénéficie dès lors de l'expansion thoracique inspiratoire.

Gaine du coussinet adipeux. — Le coussinet adipeux du cou s'étend en hauteur de l'apophyse mastoïde à l'entrée du thorax. Sur les coupes transversales, il affecte la forme d'un triangle répondant en avant à la face postérieure des gros vaisseaux, en arrière aux muscles prévertébraux et aux scalènes. Son sommet s'avance en arrière des vaisseaux. Sa base est recouverte par la partie postérieure du sterno-mastoïdien et la partie antérieure du trapèze ; elle apparaît entre ces deux muscles dans le creux sus-claviculaire. Ce coussinet, que l'on peut comparer, mais non assimiler à la boule de Bichat, est enveloppé par une toile celluleuse assez résistante, qui adhère aux gaines du sterno-mastoïdien et du trapèze, ainsi qu'à la gaine des vaisseaux. C'est égale-

---

1. Ou espace sous-parotidien postérieur.

ment sur cette enveloppe du coussinet adipeux que se perd latéralement, au moins dans sa moitié supérieure, le feuillet prémusculaire de l'aponévrose moyenne. .

Espaces celluleux du cou. — Abstraction faite des gaines musculaires, vasculaires et viscérales, il existe au niveau du cou plusieurs espaces celluleux injectables, dont l'importance est assez grande au point de vue pathologique, encore qu'elle ait été grandement exagérée.

Ces espaces sont : 1° l'espace sous-cutané entre le fascia superficialis d'une part, l'aponévrose superficielle et l'aponévrose moyenne, d'autre part; 2° l'espace sus-sternal compris dans le dédoublement de l'aponévrose moyenne; 3° l'espace préviscéral, compris entre l'aponévrose moyenne et la gaine viscérale; 4° l'espace rétroviscéral ou prévertébral.

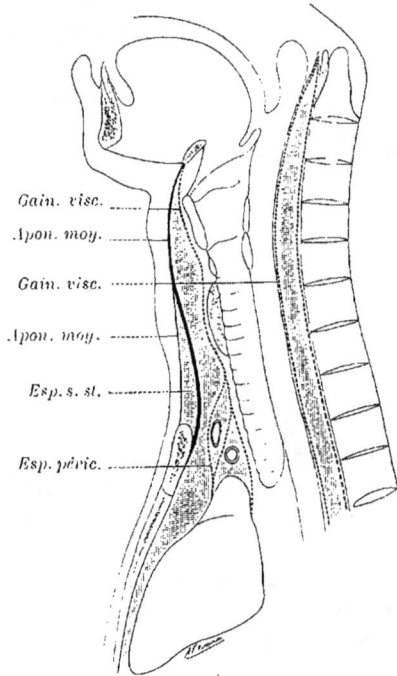

Gain. visc.
Apon. moy.
Gain. visc.
Apon. moy.
Esp. s. st.
Esp. péric.

FIG. 375. — Coupe sagittale schématique du cou.

RÉGION POSTÉRIEURE DU COU

Dans la région postérieure du cou, les aponévroses ont une disposition calquée sur celle des masses musculaires. Or, les muscles sont disposés suivant quatre zones concentriques. Abstraction faite de l'aponévrose superficielle, mince et adhérente aux téguments, il y aurait donc trois feuillets profonds interposés entre les muscles. Le premier de ces feuillets sépare le trapèze du splénius. Le deuxième est interposé entre ce dernier muscle et les complexus. Le troisième sépare les complexus du transversaire épineux en bas, et plus haut, des muscles droits et obliques de la tête. Au niveau de ces petits muscles, ce feuillet s'épaissit notablement; c'est à cette portion épaissie que Trolard donne le nom d'*aponévrose profonde de la nuque*.

CHAPITRE HUITIÈME

MUSCLES DU THORAX

Les muscles du thorax comprennent les muscles de la région antéro-latérale, les muscles intercostaux et les muscles endothoraciques.

§ I. — MUSCLES DE LA RÉGION ANTÉRO-LATÉRALE

La région antéro-latérale du thorax est formée par quatre muscles : le grand pectoral, le petit pectoral, le sous-clavier et le grand dentelé. Tous ces muscles naissent de la cage thoracique et vont se terminer sur le squelette du membre supérieur, soit sur les éléments de la ceinture scapulaire, soit sur l'humérus.

Grand pectoral (M. pectoralis major BNA). — Le grand pectoral, situé à la partie antéro-supérieure du thorax, est un muscle large et rayonné.

Il naît : 1° des deux tiers internes du bord antérieur de la clavicule, épaissi à ce niveau et présentant l'aspect d'une véritable face ; — 2° de toute la face antérieure du sternum dans la moitié correspondante ; — 3° de la face antérieure des six premiers cartilages costaux et de l'extrémité antérieure de la sixième côte ; — 4° du bord supérieur de l'aponévrose du grand droit de l'abdomen.

Les origines claviculaires se font par de très courtes fibres aponévro-

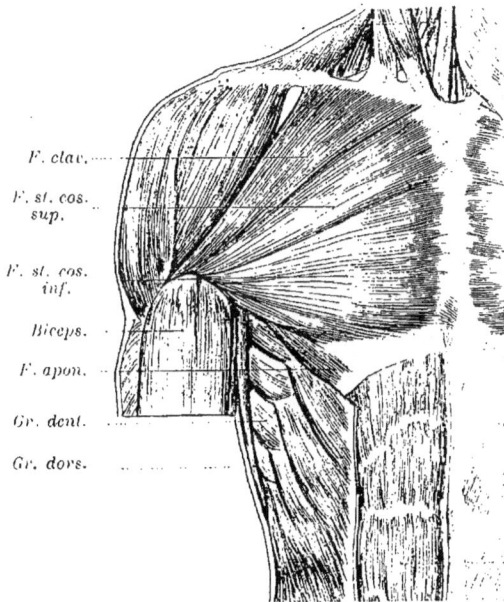

F. clav.
F. st. cos. sup.
F. st. cos. inf.
Biceps.
F. apon.
Gr. dent.
Gr. dors.

FIG. 376. — Grand pectoral.

tiques et par implantation directe des fibres charnues. — Les origines sternales se font par des fibres tendineuses parallèles à l'os et lui adhérant sur presque toute leur étendue; ces fibres s'entre-croisent au niveau de la ligne médiane avec celles du côté opposé, formant ainsi au-devant du sternum un raphé aponévrotique de largeur variable. — Les origines chondro-costales se font de la façon suivante : du premier cartilage se détache une languette charnue aplatie, dont la ligne d'origine se prolonge souvent sur l'aponévrose d'enveloppe du premier intercostal externe. Les origines sur le deuxième et le troisième cartilage se font par de petits faisceaux plats qui s'attachent sur la face antérieure de ces cartilages, tout près du sternum. La quatrième languette est plus volumineuse que les précédentes. Elle le cède cependant en volume aux cinquième et sixième qui se détachent, la première de toute l'étendue du cartilage costal, la deuxième du cartilage et de la portion antérieure de la sixième côte. Ces deux dernières languettes sont souvent renforcées par de petits faisceaux charnus nés de l'aponévrose du quatrième et du cinquième espace intercostal. — L'origine sur la gaine du grand droit antérieur se fait par un faisceau charnu assez mince.

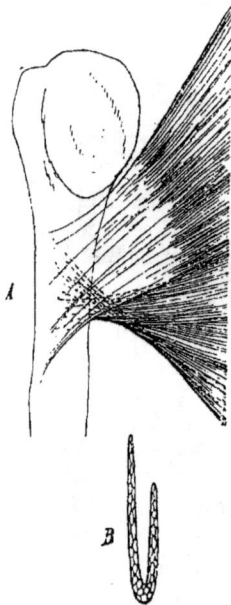

Fig. 377. — A : Schéma de l'insertion du grand pectoral; B : Coupe du tendon.

Large et étalé à ses origines, rétréci et épais à mesure qu'il se porte en dehors, le corps musculaire peut se décomposer en trois portions : claviculaire, sterno-costale supérieure, sterno-costale inférieure. La *portion claviculaire* se dirige en bas et en dehors, passe en avant de la portion sterno-costale supérieure, se jette sur un tendon aplati qui croise à angle très aigu les tendons des deux autres portions, et vient occuper la moitié inférieure de la lèvre externe de la gouttière bicipitale. — La *portion sterno-costale-supérieure*, séparée de la précédente par un espace celluleux toujours bien marqué, se dirige aussi en bas et en dehors. Elle se termine également sur un tendon aplati qui croise très obliquement le tendon de la portion précédente auquel il s'unit le plus souvent, et va s'insérer en arrière de lui à la lèvre externe de la coulisse bicipitale, soit à la même hauteur, soit à un niveau plus élevé. — La portion *sterno-costale inférieure* fait suite à la précédente dont elle est difficilement isolable. L'obliquité de ses fibres est d'autant plus marquée qu'elles naissent plus bas. Toutes vont se terminer sur un tendon commun, mince et large, qui s'engage sous les tendons des deux portions précédentes, qu'il déborde en haut, et se termine sur la lèvre externe de la coulisse bicipitale. Mais tandis que les fibres des deux premières portions sont parallèles, la portion inférieure subit une sorte de torsion : les fibres les plus élevées de la zone d'origine vont se continuer avec les fibres tendineuses inférieures, tandis que les fibres nées plus bas s'engagent au dessous des précédentes et se continuent avec les fibres les plus élevées du tendon. En somme, cette torsion mise à part, les fibres de la portion inférieure s'entre-croisent en X avec le tendon commun aux deux portions précédentes.

Le tendon terminal affecte donc la forme d'un V ouvert en haut, dont la branche antérieure, parfois dédoublée, appartient aux portions claviculaire et sterno-costale supérieure, alors que la branche postérieure appartient à la portion sterno-costale inférieure.

Rapports. — Superficiellement, le grand pectoral est en rapport : par sa portion supérieure avec le peaucier ; par sa portion moyenne avec la glande mammaire dont le sépare un tissu cellulaire lâche ; et dans le reste de son étendue avec la peau. Sa face profonde recouvre les cartilages des sept premières côtes, les intercostaux externes, le sous-clavier et les origines du petit pectoral. Elle est séparée des deux derniers muscles par l'aponévrose clavi-coraco-axillaire, et contribue à former la paroi antérieure du creux de l'aisselle.

Action. — Le grand pectoral peut prendre son point fixe soit sur le thorax, soit sur l'humérus. Dans le premier cas on peut lui considérer deux portions.

L'action de la portion supérieure (costale supérieure et claviculaire), varie suivant la position du bras. Lorsque le bras est dressé verticalement, cette portion abaisse l'humérus jusque dans la position verticale. Lorsque les bras sont placés en croix, la contraction du grand pectoral produit l'adduction directe. Lorsque les bras sont pendants, elle les rapproche du tronc ; en même temps les coudes se portent en dedans, en avant et en haut (Duchenne).

La portion inférieure complète ce mouvement d'abaissement de l'humérus quand celui-ci a déjà été amené à l'horizontale par la portion supérieure.

Les deux portions du grand pectoral agissant simultanément impriment à l'humérus, préalablement en rotation externe, un mouvement de rotation en dedans, qui se combine dans certains cas aux mouvements d'abaissement (geste du prédicateur).

Lorsque le grand pectoral prend son point fixe sur l'humérus, il agit sur les côtes, le sternum, la clavicule, et tend à soulever le tronc en le rapprochant du bras (mouvement de grimper). Son action respiratoire est fort contestée.

Innervation. — Le nerf du grand pectoral naît de la portion moyenne du plexus brachial, de la 6e ou de la 7e paire cervicale. Il passe sous le muscle sous-clavier, aborde le grand pectoral par sa face profonde. Un filet presque constant venu du nerf du petit pectoral traverse ce dernier muscle pour venir se perdre dans le grand pectoral.

Petit pectoral (*M. pectoralis minor BNA*). — Situé au-dessous du grand pectoral, le petit pectoral, aplati et triangulaire, s'étend des 3e, 4e et 5e côtes au sommet de l'apophyse coracoïde.

Il naît par trois languettes, du bord supérieur et de la face externe des 3e, 4e et 5e côtes, dans le voisinage des cartilages costaux. Parfois il prolonge son attache sur ces cartilages, surtout au niveau de la 3e côte. Chaque digitation naît du bord supérieur de la côte correspondante par une lamelle aponévrotique très mince, et de la face externe de la côte par implantation directe des fibres charnues.

Ces fibres se dirigent en haut en dehors et un peu en arrière, consti-

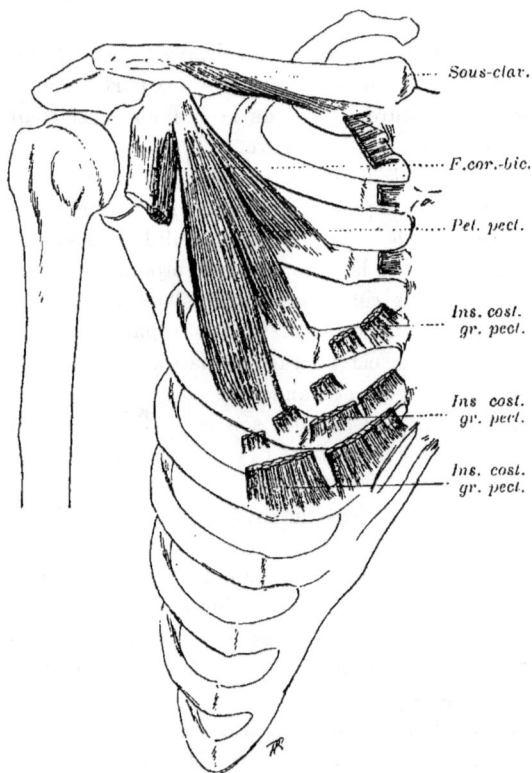

Fig. 378. — Insertions costales du grand pectoral. Petit pectoral et sous-clavier.

tuant un corps musculaire de plus en plus épais qui va s'insérer, par un tendon aplati, à la moitié antérieure du bord interne de l'apophyse coracoïde, empiétant toujours sur la face supérieure de celle-ci. Quelquefois entre le tendon et la coracoïde se trouve une petite bourse séreuse.

Rapports. — Il est recouvert par le grand pectoral. Sa face posté-rieure, d'abord appliquée sur la paroi thoracique, est en rapport avec les côtes, les muscles intercostaux externes, le grand dentelé et les branches de la mammaire externe. Plus en dehors, le muscle prend part à la constitution de la paroi antérieure du creux axillaire et entre en rapport avec le paquet vasculo-nerveux. Le bord supérieur du petit pectoral est séparé de la clavicule par un espace triangulaire, dont l'aire est fermée par l'aponévrose clavi-coraco-axillaire.

Action. — Lorsque le petit pectoral prend son point fixe sur les côtes, il imprime à l'omoplate : 1° un mouvement qui la porte en avant et en dehors ; 2° un mouvement de bascule qui porte l'angle antérieur de l'os en avant et en bas, tandis que l'angle inférieur se porte en haut et en arrière. — Lorsque le petit pectoral prend son point fixe sur l'omo-plate, il devient inspirateur.

Innervation. — Né de la réunion de la 6e et de la 7e paire cervicale, le nerf du petit pectoral se porte en bas, passe en arrière de l'artère sous-clavière, mais avant de s'enfoncer dans le muscle il reçoit une anastomose des nerfs du grand pectoral.

Sous-clavier (*M. subclavius B.N.A*). — Muscle court, allongé, fusi-forme, le sous-clavier est caché sous la face inférieure de la clavicule.

Il naît sur le cartilage de la 1re côte et sur la partie la plus interne de la portion osseuse de celle-ci, par un tendon long et fort d'où se déta-chent des fibres charnues. Ces fibres vont se fixer à la face inférieure de la clavicule, dont elles creusent la partie moyenne d'une véritable gouttière, quand elles sont très développées. Les fibres externes se jet-tent sur un fort tendon, qui s'enfonce comme un coin entre les liga-ments conoïde et trapézoïde.

Rapports. — Par sa face supérieure, le sous-clavier répond à la cla-vicule. Il y est fixé par l'aponévrose clavi-coraco-axillaire. Sa face infé-rieure répond au plexus brachial, à l'artère et à la veine axillaire, à la 1re côte. En avant, il est recouvert par l'aponévrose clavi-pectorale et par le grand pectoral.

Action. — Lorsque le point fixe est pris sur la côte, le muscle abaisse la clavicule et le moignon de l'épaule. Lorsque le point fixe est pris sur la clavicule, il devient inspirateur.

Innervation. — Le sous-clavier reçoit un filet nerveux résultant d'une anasto-mose entre les 6e et 7e cervicales. Ce filet s'unit au phrénique.

Grand dentelé (*M. serratus magnus B.N.A*). — Muscle large, aplati, rayonné, il s'étend des dix premières côtes au bord interne de l'omo-plate. On peut lui considérer trois portions.

La *portion supérieure*, toujours bien distincte, se détache de la face

externe des deux premières côtes et d'une arcade aponévrotique réunissant ces deux os. Elle se porte en haut, en arrière et en dehors, et va se
terminer sur l'angle supérieur et interne de l'omoplate, entre l'angulaire
et l'omo-hyoïdien.

La *deuxième portion* naît de la face externe des 2ᵉ, 3ᵉ et 4ᵉ côtes,
suivant une ligne oblique en bas et en avant. Se portant en dehors

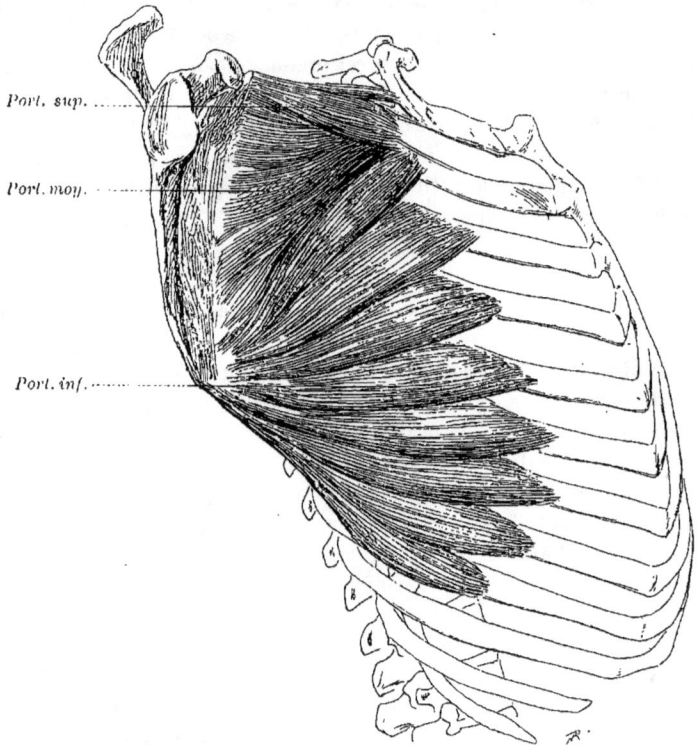

Fig. 379. — Grand dentelé. L'omoplate a été écartée du thorax.

et en bas, elle s'attache au bord spinal de l'omoplate sur toute son
étendue.

La *troisième portion*, la plus volumineuse, affecte la forme d'un éventail et naît de la face externe des 5ᵉ, 6ᵉ, 7ᵉ, 8ᵉ, 9ᵉ et 10ᵉ côtes; elle va se
terminer sur l'angle inférieur de l'omoplate.

Rapports. — Dans sa moitié inférieure le grand dentelé répond en
arrière au grand dorsal, en avant à la peau. Dans sa moitié supérieure
il est recouvert antérieurement par les deux pectoraux. Sa partie postérieure est en rapport avec le sous-scapulaire. Sa partie moyenne

forme la paroi interne du creux axillaire, et entre en rapport avec la
mammaire externe et des ganglions lymphatiques.

Par sa face profonde le grand dentelé est en rapport avec les dix premières côtes, les intercostaux et l'origine des scalènes.

Action. — Le grand dentelé prend ordinairement son point fixe sur
le thorax. En se contractant en totalité il porte en masse l'omoplate en
avant, en dehors et en haut. Cet effet est produit également par la contraction isolée de la partie moyenne. La contraction de la partie supérieure et de la partie inférieure produit au contraire un mouvement de
sonnette, par lequel l'angle de l'omoplate se déplace autour d'un axe
passant, non par l'angle inférieur, mais bien par l'angle externe ou
interne. La contraction en masse du grand dentelé produit l'élévation
directe de l'épaule.

Lorsque le grand dentelé prend son point fixe sur l'omoplate il agit
sur les côtes, et Duchenne a démontré expérimentalement que c'était
un inspirateur énergique.

De plus, le grand dentelé contribue, avec la pression atmosphérique, à appliquer l'omoplate sur le thorax.

Innervation. — Le grand dentelé est innervé par le nerf respiratoire de
Ch. Bell, ou grand nerf thoracique, branche du plexus brachial. Né des 5e et
6e paires cervicales, ce nerf descend verticalement pour aborder le muscle par sa
face superficielle, fournissant quelques filets pour chacune de ses digitations.

Aponévroses de la région antéro-latérale du thorax. —
Aponévrose du grand pectoral. — L'aponévrose du grand pectoral est
une toile mince et celluleuse adhérant assez fortement aux fibres
charnues sous-jacentes. Sur la face antérieure, elle se continue en haut
avec l'aponévrose cervicale superficielle, en dehors avec celle du deltoïde; en bas elle contourne le bord inférieur du grand pectoral dont
elle tapisse la face profonde.

Aponévrose clavi-coraco-axillaire. — Le sous-clavier et le petit pectoral sont enveloppés par une lame aponévrotique qui, née de la clavicule, engaine chacun de ces muscles et se prolonge dans la cavité
axillaire au-dessous du bord inférieur du petit pectoral.

Cette aponévrose clavi-coraco-axillaire de Richet naît en avant et en
arrière des insertions claviculaires du sous-clavier par deux feuillets
qui engainent ce muscle. Ces deux feuillets se réunissent en un seul
qui descend vers le bord supérieur du petit pectoral. Cette portion
supérieure de l'aponévrose est désignée parfois sous le nom de clavi-
pectorale; elle est épaisse, surtout en dehors, où elle présente souvent
un renforcement très net, le ligament coraco-claviculaire interne.
Arrivée sur le petit pectoral, l'aponévrose se dédouble à nouveau, l'en-

toure et se reconstitue ensuite pour venir, d'après l'opinion courante,
se fixer à la peau du creux axillaire constituant le ligament suspenseur
de l'aisselle. Comme nous l'avons vu, elle se continue en réalité avec
l'aponévrose axillaire, que nous avons décrite en étudiant les aponévroses du membre supérieur.

§ 2. — MUSCLES INTERCOSTAUX

Les muscles intercostaux, comme leur nom l'indique, sont situés
entre les côtes dont ils remplissent les intervalles. Il y en a donc
onze paires. On les divise en intercostaux externes et internes, et on
leur rattache généralement les muscles surcostaux.

Intercostaux externes (*M. intercostales externi BNA*). — Les intercostaux externes s'éten-
dent d'une côte à une
autre, depuis les articulations costo-transversaires
jusqu'à l'extrémité ex-
terne des cartilages cos-
taux, n'occupant ainsi
que les trois quarts postérieurs des espaces inter-
costaux.

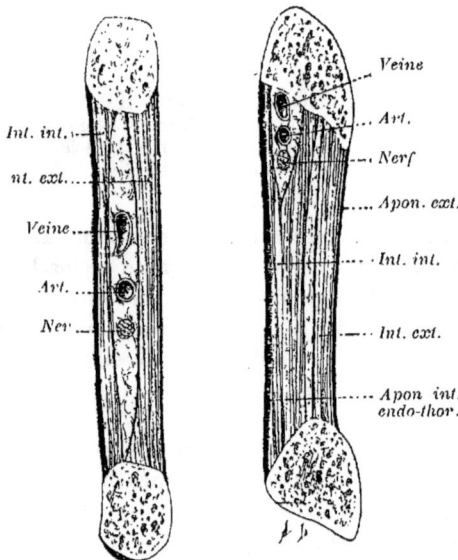

Fig. 380. — Coupes des intercostaux.

Leurs fibres naissent
de la lèvre externe de
la gouttière de la côte
supérieure; elles se por-
tent en bas et en avant
pour se fixer sur le bord
supérieur de la côte inférieure. Chaque intercos-
tal externe constitue une
nappe mi-charnue, mi-
tendineuse, dont l'épais-
seur, peu considérable en arrière, augmente ensuite pour diminuer de
nouveau en avant.

Rapports. — Recouverts en dehors par les différents muscles appliqués sur le thorax, ils répondent par leur face interne aux muscles
intercostaux internes, sauf en arrière, où ils arrivent au contact du
fascia endothoracique et de la plèvre.

Intercostaux internes (*M. intercostales interni B.NA*). — Les intercostaux internes plus minces que les précédents, s'étendent dans chaque
espace, de l'angle des côtes au sternum. Obliques en bas et en arrière,
ils croisent à angle aigu la direction des intercostaux externes. Leur
mode d'origine varie suivant le point considéré. En arrière et dans le
voisinage de l'angle des côtes, ils naissent uniquement de la lèvre interne
de la gouttière sous-costale. Plus en avant, ils naissent par deux ordres
de fibres : les unes, de beaucoup les plus nombreuses, se détachent, comme
les fibres de l'intercostal externe de la lèvre externe de la gouttière sous-
costale ; les autres, plus clairsemées, s'implantent sur la lèvre interne
de la même gouttière. Ainsi se trouve formé un canal prismatique,
limité, en haut par la gouttière sous-costale, en dehors et en dedans par
les deux portions du muscle. C'est dans ce canal et par conséquent dans
un dédoublement de l'intercostal interne que cheminent les vaisseaux
et nerfs intercostaux.

Les fibres de l'intercostal interne se portent en bas et en arrière, et se
terminent sur le bord supérieur de la côte sous-jacente.

Rapports. — Dans leurs trois quarts postérieurs, ces muscles répondent extérieurement aux intercostaux externes qui les laissent à découvert en avant. Par leur face profonde, ils sont en rapport avec le fascia
endothoracique et la plèvre. Les vaisseaux et nerfs de l'espace intercostal
cheminent d'abord entre l'intercostal externe et l'intercostal interne,
puis dans l'épaisseur de celui-ci.

Action des intercostaux. — Le rôle des intercostaux est un des
points les plus discutés de la physiologie musculaire. Nous ne rappelle-
rons point ici les multiples opinions émises. Le rôle de ces muscles n'a
en effet qu'une importance fort médiocre. L'étude phylogénique des
intercostaux, la tendance de leurs éléments contractiles à être remplacés
par du tissu fibreux montrent en effet que ce sont des organes en voie
de régression, dont l'importance physiologique diminue de jour en
jour. Aussi nous bornerons-nous à indiquer ici, comme la plus vraisemblable, l'opinion de Kuss et Duval, qui admettent que les intercostaux se contractent pendant les mouvements respiratoires pour résister, soit à la pression de l'air intérieur, soit à celle de l'air extérieur.

Surcostaux. — Muscles courts, aplatis, de forme triangulaire, les
surcostaux sont étendus du sommet des apophyses transverses de la dernière cervicale et des onze premières dorsales aux douze côtes. Dans la
partie inférieure du thorax, ils sont formés de deux faisceaux ; l'un
interne, va à la côte sous-jacente (surcostal court), l'autre externe, plus
long, saute une côte (surcostal long). Les surcostaux courts s'insèrent

sur le bord supérieur de la côte entre l'angle et la tubérosité de celle-ci. Les surcostaux longs s'attachent au niveau de l'angle de la côte.

Action. — Prenant leur point fixe sur les apophyses transverses, ils élèvent les côtes et sont inspirateurs.

Innervation. — Les intercostaux et les surcostaux sont innervés par les nerfs intercostaux.

§ 3. — MUSCLES ENDOTHORACIQUES

Les muscles endothoraciques comprennent le triangulaire du sternum, les sous-costaux, le diaphragme.

Triangulaire du sternum (*M. sterno-costalis BNA*). — Court et aplati, en grande partie tendineux, ce muscle naît par une courte aponévrose des bords latéraux de l'appendice xyphoïde, des parties latérales du tiers inférieur du corps du sternum et souvent du cartilage de la 4e côte. A cette aponévrose font suite les fibres charnues qui se portent en dehors, les inférieures horizontalement, les supérieures en suivant un trajet obliquement ascendant; ces fibres s'ordonnent en digitations qui vont se terminer par de courtes fibres tendineuses au bord inférieur et à la face interne des 3e, 4e, 5e et 6e cartilages costaux.

Rapports. — En rapport en avant avec la face postérieure du sternum, les cartilages costaux, les muscles intercostaux et les vaisseaux mammaires internes, il répond par sa face postérieure au péricarde et à la réflexion de la plèvre costale.

Action. — Le triangulaire, prenant son point fixe en bas, abaisse les cartilages costaux. Il est donc expirateur.

Muscles sous-costaux (*M. subcostales BNA*). — Situés entre la plèvre et les intercostaux internes, à 2 ou 3 cm. en dehors de l'articulation costo-vertébrale, les sous-costaux sont de minces languettes, charnues à leur partie moyenne, tendineuses à leurs deux extrémités, descendant obliquement en bas et en dedans de la face interne d'une côte à la deuxième côte sous-jacente.

Diaphragme (*M. diaphragma BNA*). — Le diaphragme a la forme d'une voûte implantée autour de l'orifice inférieur du thorax. Les dimensions transversales de la voûte ou coupole diaphragmatique l'emportent de beaucoup sur ses dimensions antéro-postérieures. Cette conformation est due à la saillie de la colonne vertébrale, qui s'enfonce en arrière dans la coupole diaphragmatique qu'elle tend à subdiviser en deux voûtes secondaires droite et gauche. Cette tendance à la division en deux voûtes secondaires s'accentue encore grâce à l'irrégularité de courbure du diaphragme, la partie centrale sur laquelle repose le cœur étant comme repoussée en bas par le poids de ce viscère. La forme du diaphragme, telle que nous venons de la décrire est celle qu'affecte le muscle sur le cadavre en expiration forcée. — Sur le vivant la forme du diaphragme est modifiée par les mouvements respiratoires.

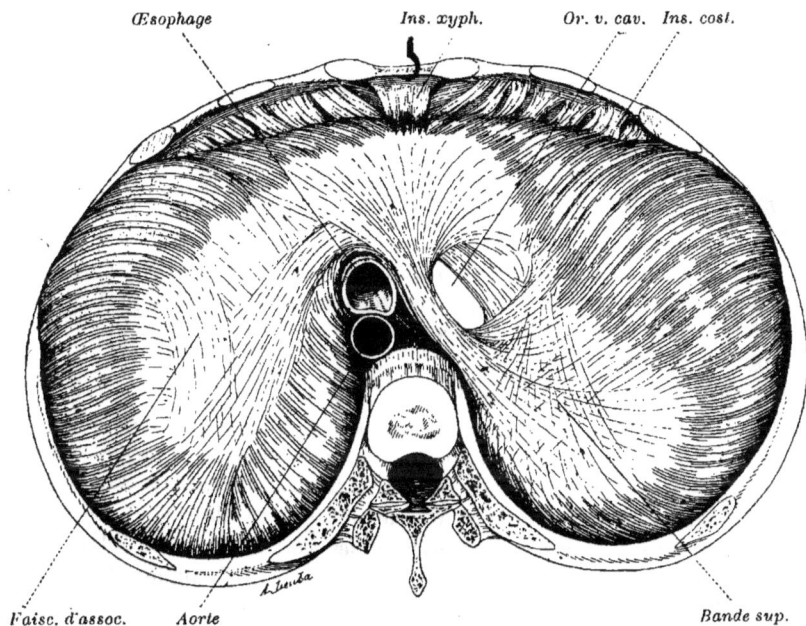

Fig. 381. — Centre phrénique.

Pendant l'inspiration les deux coupoles latérales disparaissent et se fusionnent en une voûte unique, dont le point culminant répond à la partie moyenne du muscle.

Le diaphragme comprend deux parties : l'une centrale, aponévrotique, l'autre périphérique, charnue.

Centre phrénique. — La partie centrale se présente sous l'aspect d'une nappe tendineuse nacrée; elle affecte, suivant la comparaison classique, la forme d'une feuille de trèfle dont le pédicule serait remplacé par l'échancrure vertébrale. Les folioles de ce trèfle fibreux se distinguent en droite, gauche et antérieure. La foliole antérieure ou moyenne est ordinairement la plus développée; elle est un peu déviée

à gauche du plan médian. Les folioles latérales plus allongées, sont
réunies à la portion centrale du trèfle par une partie rétrécie.

Portion charnue. — Les fibres charnues se détachent de tout le
pourtour de l'orifice inférieur du thorax, et vont se fixer à la périphérie du centre aponévrotique. On peut ainsi les répartir en plusieurs portions : vertébrale, costale et sternale, selon que les fibres prennent
naissance sur les vertèbres, le sternum, ou les côtes.

1. — **Portion vertébrale.** — Les fibres de cette portion se détachent :
1° du corps des vertèbres lombaires ; 2° d'une arcade aponévrotique
étendue du corps de la 1ʳᵉ ou de la 2ᵉ vertèbre lombaire à l'apophyse
transverse de la 1ʳᵉ, arcade qui embrasse l'origine du psoas.

a) *Piliers.* — Les fibres qui naissent des corps vertébraux se groupent en deux faisceaux ; les piliers du diaphragme.

Le pilier droit, plus volumineux, naît du corps de la 2ᵉ et de la 3ᵉ vertèbre lombaire, et des disques qui réunissent ces deux vertèbres entre
elles et aux vertèbres voisines. Il n'est pas rare de voir ce pilier se prolonger jusque sur le bord supérieur de la 4ᵉ vertèbre lombaire. Cette
origine se fait par un tendon aplati couché sur la face antérieure des
corps vertébraux.

Ce tendon comprend en réalité deux faisceaux distincts, l'un principal, l'autre accessoire. Le faisceau principal, large, naît du corps de
la 3ᵉ vertèbre lombaire. Le faisceau accessoire, plus grêle, se détache
du corps de la 2ᵉ et renforce en dehors le faisceau précédent. Celui-ci,
d'autre part, reçoit par son bord interne une série de fibres tendineuses
qui lui viennent de la face antérieure des corps vertébraux et qui
l'abordent obliquement ; ces fibres s'entre-croisent sur la ligne médiane
avec celles du côté opposé, en même temps qu'elles s'intriquent avec celles
du grand ligament vertébral commun antérieur. Ainsi formé le tendon
du pilier se dirige en haut, en avant et un peu en dehors, s'éloignant
peu à peu de la face antérieure des vertèbres pour gagner leur face latérale droite. Il donne naissance à des fibres charnues par ses deux faces
et son bord externe ; son bord interne resté libre se recourbe en dedans
et rejoint le bord interne du tendon du pilier gauche. Quant aux fibres
charnues d'abord condensées, elle s'étalent, et vont se fixer : les
moyennes sur l'échancrure postérieure du centre phrénique, les externes
sur le bord droit de l'échancrure ; les internes enfin vont se jeter dans
le pilier gauche dont elles constituent la partie interne.

Le pilier gauche présente une disposition à peu près analogue, mais
ses origines vertébrales sont moins étendues, ne se faisant que sur la
2ᵉ vertèbre lombaire et les disques adjacents ; lorsque par hasard le
tendon d'origine s'attache sur la 3ᵉ lombaire, cette insertion est toujours

moins forte qu'à droite. Les fibres charnues, moyennes et externes, se
fixent au bord gauche de l'échancrure postérieure; les internes se
fusionnent avec celles du pilier droit.

De l'union des deux piliers résulte une arche tendineuse sous laquelle

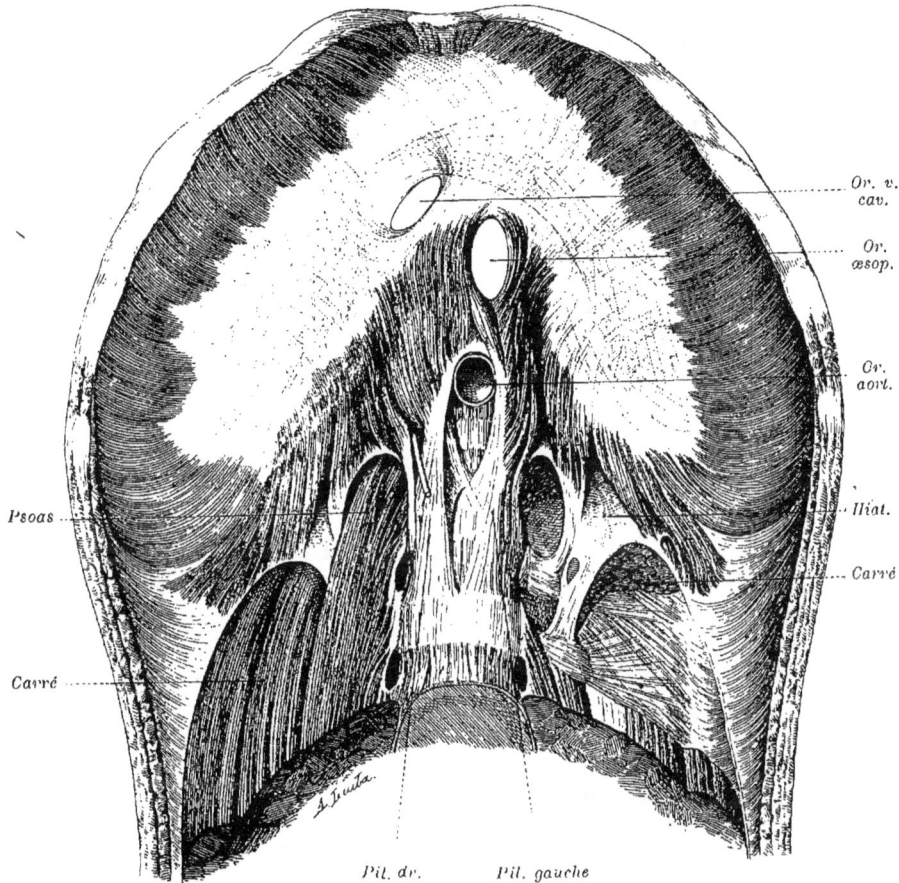

Fig. 382. — Insertions vertébrales : les piliers.

passe l'aorte. Quant au corps charnu de chacun des piliers, il présente
un ou deux interstices; l'un interne, constant, livre passage au grand
splanchnique, l'autre externe inconstant est traversé par le grand sympathique.

b) *Arcade du psoas*. — Cette arcade qui se détache du corps de la
2e vertèbre lombaire est souvent confondue à son origine avec les fibres

externes du tendon des piliers. Elle contourne le bord externe du psoas et va s'attacher en arrière de ce muscle sur la face antérieure de l'apophyse transverse de la 1re lombaire, près de la base de cette apophyse, ou plus rarement sur l'apophyse de la 2e. Toutes les fibres charnues, nées de cette arcade, vont se fixer sur la partie postérieure des bords latéraux de l'échancrure du centre phrénique.

2. — **Portion costale**. — Elle est constituée par les fibres charnues qui se détachent des six dernières côtes, et de trois arcades aponévrotiques réunissant les 10e, 11e et 12e côtes et l'apophyse transverse de la 1re lombaire.

a) *Fibres costales*. — Les fibres charnues qui s'attachent sur le 7e arc costal se fixent sur la face interne du cartilage costal, au niveau de son tiers moyen. La digitation qui naît du 8e arc costal se fixe à la moitié externe de sa portion cartilagineuse. Au niveau de la 9e côte, les fibres naissent à la fois de la portion osseuse et du cartilage. Au niveau de ses origines sur les 7e, 8e et 9e côtes le diaphragme intrique ses fibres avec celles du transverse, mais il n'y a aucune continuité entre ces deux muscles. Au niveau des 10e, 11e et 12e côtes, les fibres charnues s'insèrent sur la face interne de l'extrémité antérieure de ces os. La plupart des fibres qui s'insèrent sur ces trois dernières côtes se continuent avec les fibres du transverse.

b) *Arcades aponévrotiques*. — La première arcade va du sommet de la 10e côte à celui de la 11e. La deuxième unit la 11e côte à la 12e. La troisième s'étend de l'extrémité de la 12e côte à la face antérieure de l'apophyse transverse de la 1re ou de la 2e lombaire. Cette troisième arcade constitue le *ligament cintré* des classiques. C'est un véritable ligament intercostal. Le nombre des fibres charnues qui naissent sur ce ligament varie beaucoup suivant les sujets ; dans nombre de cas elles forment un plan continu, dans d'autres, elles manquent, en partie ou en totalité ; il existe alors un orifice où le tissu rétro-rénal communique avec le tissu cellulaire sous-pleural : c'est l'*hiatus costo-lombaire*.

3. — **Portion sternale**. — Elle naît par de courtes fibres aponévrotiques sur la partie inférieure de la face postérieure du sternum, et se termine sur la partie antérieure de la foliole médiane. Elle est généralement formée de deux faisceaux séparés sur la ligne médiane par un espace celluleux qui peut faire défaut. La portion sternale est séparée de la portion costale par un interstice assez large, souvent comblé en partie par un petit faisceau du transverse.

Architecture. — Le diaphragme peut être considéré comme formé par une série de muscles digastriques, dont le centre phrénique serait le tendon intermédiaire. Ces fibres tendineuses, continues par leurs deux extrémités avec des fibres charnues, constituent les éléments essentiels du centre phrénique. Mais ces fibres qu'on pourrait appeler fondamentales sont maintenues par des fibres d'association. Celles-ci se groupent, en deux bandelettes transversales superposées dans le sens vertical. La bandelette supérieure bien visible sur la face convexe du centre phrénique passe en arrière de l'orifice cave. La bandelette inférieure, plus apparente sur la face abdominale, forme la partie antérieure de ce même orifice.

Orifices. — Le diaphragme présente trois grands orifices :

L'orifice de la veine cave inférieure, le plus grand des trois, est placé en plein centre phrénique, à l'union des folioles droite et médiane. La veine cave le remplit totalement, et lui adhère par un tissu fibreux rigide interdisant toute compression.

L'orifice aortique est formé par l'union des faisceaux internes des tendons des deux piliers droit et gauche; il livre passage à l'aorte et au canal thoracique. L'aorte adhère intimement à la partie antérieure de l'orifice.

L'orifice œsophagien est situé en avant du précédent et, comme lui d'ailleurs, placé un peu à gauche du plan médian. Entièrement musculaire, et, de forme elliptique, il est limité par les faisceaux internes entre-croisés des deux piliers. Il livre passage à l'œsophage et aux deux pneumogastriques.

Le diaphragme est encore traversé : par la grande azygos, qui passe ordinairement à travers l'origine du pilier droit entre ses deux faisceaux et, quelquefois, dans l'orifice aortique; — par la petite azygos, qui traverse le pilier gauche de la même façon ; — par les deux splanchniques qui passent par les mêmes interstices, mais sur un plan plus élevé; — par le grand sympathique qui s'insinue généralement entre les piliers et les fibres nées de l'arcade du psoas.

Rapports. — La face supérieure du D. présente deux portions, l'une horizontale, l'autre verticale. La hauteur de cette dernière portion augmente d'avant en arrière et atteint son maximum devant la colonne vertébrale; elle forme avec la paroi thoracique le sillon costo-diaphragmatique, où s'insinuent le cul-de-sac pleural et le bord inférieur du poumon pendant l'inspiration. La portion horizontale à droite et à gauche répond à la plèvre; à sa partie moyenne elle répond au péricarde qui couvre la foliole antérieure. Celui-ci adhère peu au centre phrénique, mais seulement à la partie antérieure de la surface de contact.

La face inférieure du D. est tapissée par le péritoine sauf au niveau du bord postérieur du foie. Elle répond par l'intermédiaire du péritoine à droite au foie, à gauche à la grosse tubérosité de l'estomac et à la face externe de la rate. Les reins et les capsules surrénales sont immédiatement appliqués sur les fibres naissant du ligament cintré.

Quant aux piliers, appliqués contre les faces latérales de la colonne vertébrale, ils répondent au pancréas et à la troisième portion du duodénum et sont séparés de la face postérieure de l'estomac par l'arrière-cavité des épiploons.

Action. — Le D. est avant tout un muscle inspirateur; il augmente la capacité thoracique : 1° en modifiant sa propre courbure; en effet, en se contractant les fibres tendent à perdre leur forme cintrée; 2° en abaissant son centre phrénique; 3° en élevant les six dernières côtes, mécanisme par lequel les diamètres antéro-postérieur et transversal sont augmentés. Le point d'appui nécessaire est fourni au D. par les viscères abdominaux ainsi que l'ont établi Magendie puis Duchenne.

Grâce à son rôle inspirateur le D. intervient dans certains actes normaux ou anormaux, le rire, le bâillement, le sanglot, le hoquet, le vomissement, la défécation, la miction, l'accouchement, etc. Il se contracte énergiquement pendant l'effort.

Innervation. — Le diaphragme est innervé par le phrénique, né des 3ᵉ, 4ᵉ et 5ᵉ paires cervicales. Arrivé sur le muscle le nerf abandonne une première série de filets, puis il traverse le centre phrénique et s'épanouit en filets sous-péritonéaux.

Les six derniers nerfs intercostaux fournissent quelques filets au diaphragme, qui reçoit en outre quelques filets du grand sympathique.

CHAPITRE NEUVIÈME

MUSCLES DE L'ABDOMEN

Les parois antérieures et latérales de l'abdomen sont essentiellement constituées par quatre muscles larges : le grand oblique, le petit oblique, le transverse et le grand droit. Les trois premiers, venus des parties inférieures de la cage thoracique et de la crête iliaque, se terminent par de larges tendons aponévrotiques, qui s'unissent en deux feuillets formant une loge fibreuse pour le dernier; ils vont ensuite s'entrecroiser sur la ligne médiane en un raphé fibreux, la ligne blanche. Avec Gegenbaur, il est à remarquer que la largeur et l'étendue de ces muscles sont en rapport avec l'absence de côtes dans la région abdominale.

A ces quatre muscles il faut ajouter un petit muscle inconstant, le pyramidal, logé dans la partie inférieure de la gaine du grand droit.

Grand oblique *(M. obliquus abdominis externus B.N.A.* — C'est un muscle large, comprenant un corps charnu, qui répond à la partie inférieure de la cage thoracique et à la paroi latérale de l'abdomen, et un large tendon aponévrotique s'étendant sur toute la hauteur de la paroi antérieure de l'abdomen.

Il s'attache aux sept ou huit dernières côtes, sur leur face externe et leur bord inférieur, par autant de digitations qui s'engrènent avec les digitations du grand dentelé pour les cinq premières côtes, avec celles du grand dorsal pour les trois dernières. Ces digitations qui augmentent progressivement de volume jusqu'à la 8e, s'étagent selon une ligne oblique en bas et en arrière. La première, inconstante, naît de la partie antérieure de la 5e côte, à peu de distance

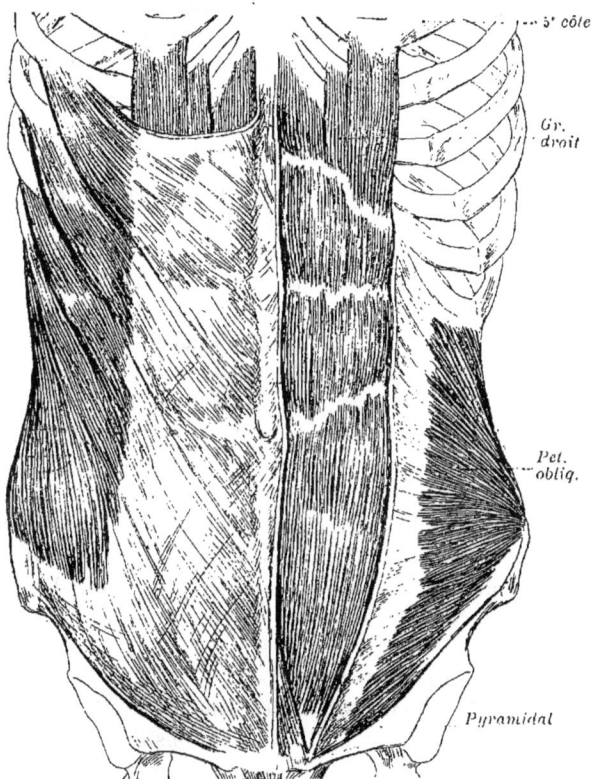

FIG. 383. — Grand droit de l'abdomen.

du cartilage, les suivantes s'éloignent d'abord puis se rapprochent de l'extrémité antérieure des côtes.

Assez souvent, le grand oblique reçoit par sa face profonde deux ou trois faisceaux charnus qui se détachent de la partie antérieure des 9e, 10e et 11e côtes; de la réunion de ces faisceaux résulte une large lame musculaire, dont les fibres moyennes sont les plus longues, tandis que les inférieures, presque verticales, se dirigent vers la crête iliaque.

La partie charnue du grand oblique, se termine en avant, au niveau du bord externe du grand droit sur lequel elle empiète légèrement en haut; en bas, elle se termine sur une ligne horizontale qui répond au tiers antérieur de la crête iliaque, et se continue sur l'abdomen, jusqu'à la rencontre de la ligne précédente avec laquelle elle s'unit à angle droit.

A part les fibres inférieures qui, venues des 10e, 11e et 12e côtes, vont se fixer à la moitié postérieure de la lèvre externe de la crête iliaque, toutes continuent la direction primitive en avant, deviennent fibreuses, et constituent la large et resplendissante aponévrose du grand oblique.

Toutes les fibres aponévrotiques qui naissent du bord vertical du muscle, forment un plan qui passe au-devant du grand droit pour se rendre à la ligne blanche; celles qui naissent du bord horizontal vont à la lèvre externe de la crête iliaque, à l'épine iliaque antéro-supérieure et, de celle-ci à l'épine et à la symphyse pubiennes, formant ainsi un arc tendineux, l'arcade de Fallope.

Les détails relatifs à la texture, aux insertions et aux rapports de cette aponévrose seront étudiés plus loin. (Voyez *Aponévroses de l'abdomen.*)

Rapports. — Le grand oblique répond : superficiellement, à la peau et au tissu cellulaire sous-cutané ; en haut, au grand dentelé et au grand pectoral ; plus bas et en arrière, au grand dorsal qui recouvre son bord postérieur. D'autres fois, ce bord postérieur limite avec le grand dorsal un espace triangulaire, le triangle de J.-L. Petit. (Voyez *Aponévroses de l'abdomen.*)

Le grand oblique recouvre partiellement les sept ou huit dernières côtes, les intercostaux correspondants et le petit oblique. Inférieurement son aponévrose forme la paroi antérieure du canal inguinal et entre en rapport avec le cordon chez l'homme, le ligament rond chez la femme.

Petit oblique (*M. obliquus internus abdominis* BNA). — Le petit oblique, large et plat, dirige ses fibres en sens inverse de celles du grand oblique sous lequel il est situé. Il est aussi constitué par une portion charnue aplatie, que continue un large tendon aponévrotique.

Il naît par des fibres charnues et tendineuses du versant externe de la crête iliaque, dans les trois quarts antérieurs de celle-ci. En arrière de cette insertion osseuse, des fibres se détachent, en plus ou moins grand nombre, de l'aponévrose du grand dorsal. En avant, quelques faisceaux musculaires se détachent, par de courtes fibres aponévrotiques, de la gouttière fibreuse formée par l'arcade crurale, dans le quart ou le tiers externe de celle-ci.

De cette longue insertion les fibres charnues irradient : les postérieures en haut, les moyennes en dedans, les antérieures en bas et en dedans. Le corps charnu ainsi formé s'élargit en avant. Les faisceaux postérieurs vont se fixer par trois digitations au bord inférieur de l'extrémité de la 12ᵉ côte et aux cartilages des 11ᵉ et 10ᵉ. Les faisceaux antérieurs se continuent en un tendon large et plat, l'aponévrose du petit oblique. Cette aponévrose, qui fait suite à la majorité des fibres du muscle, se partage, à peu de distance du grand droit, en deux feuillets qui enveloppent ce muscle et se réunissent ensuite sur la ligne médiane à leurs homonymes du côté opposé. Quelques faisceaux musculaires, venus de l'arcade crurale, vont s'insérer sur l'épine et la symphyse pubiennes.

Crémaster. — On peut rattacher au petit oblique le muscle crémaster. De la partie du petit oblique qui est logée dans la gouttière crurale se détache un faisceau de fibres charnues, qui constituent le faisceau externe du crémaster. Ce faisceau, parfois isolé, ne peut dans certains cas être séparé du petit oblique dont il semble représenter la partie inférieure. Il descend au-devant du cordon vers les bourses, mais à mesure que les fibres approchent du testicule, elles s'éparpillent en formant des anses à concavité supérieure (tunique érythroïde), qui se réunissent pour former le faisceau interne du crémaster ; ce faisceau, ascendant, s'insère sur l'épine du pubis. — Chez la femme le crémaster n'est représenté que par quelques fibres musculaires, placées au-devant du ligament rond.

Transverse de l'abdomen (*M. transversus abdominis* BNA). — Le transverse est un muscle large et mince, situé en arrière du précédent et enroulé autour de la paroi antéro latérale de l'abdomen. Il est constitué par une partie charnue intermédiaire à deux larges aponévroses, l'une antérieure, l'autre postérieure.

Il naît : 1° par six digitations, de la face interne de la portion cartilagineuse des 6 dernières côtes ; ces digitations, d'abord séparées par les digitations du diaphragme, se réunissent au-dessous du rebord thoracique en une lame continue ; 2° de la lèvre interne de la crête iliaque dans la moitié antérieure de celle-ci, et du tiers externe de l'arcade crurale en arrière du petit oblique ; 3° du sommet des apophyses transverses de toutes les vertèbres lombaires par une forte lame tendineuse (aponévrose postérieure du transverse).

Les fibres du corps charnu se terminent par des languettes fibreuses dont la réunion constitue un tendon plat analogue à celui des obliques. C'est l'aponévrose antérieure du transverse, qui va finalement s'entrecroiser sur la ligne médiane avec celle du côté opposé, participant à la formation de la ligne blanche. (Voir *Aponévroses de l'abdomen*.)

Le transverse et le petit oblique sont généralement fusionnés au niveau de la partie inférieure de leurs aponévroses de terminaison.

Leurs faisceaux tendineux ainsi réunis contournent le bord externe du grand droit et vont s'insérer sur la crête pectinéale, formant le « tendon conjoint ».

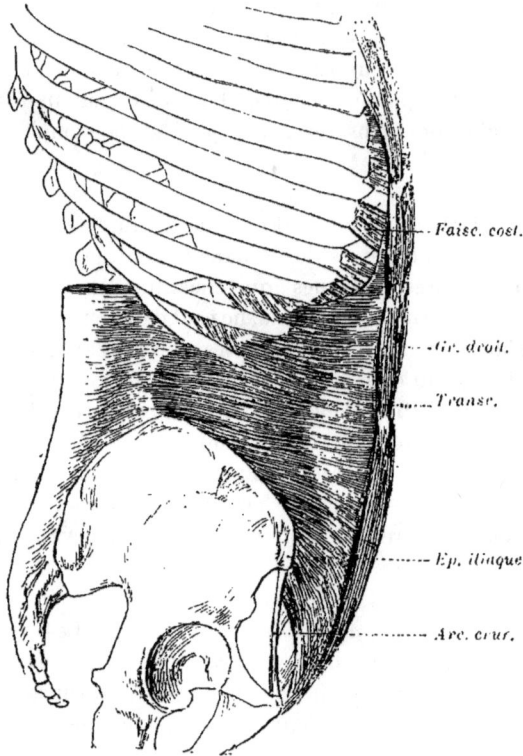

Rapports. — Le transverse est recouvert par la peau, le grand oblique, le petit oblique. Entre lui et le petit oblique cheminent les rameaux des vaisseaux circonflexes. Le transverse n'est séparé du péritoine que par le fascia transversalis.

Innervation des obliques et du transverse. — Ces trois muscles reçoivent leurs nerfs des mêmes troncs : des cinq derniers nerfs dorsaux et des deux abdomino-génitaux qui continuent la série des intercostaux. Ces nerfs cheminent entre le transverse et le petit oblique, sauf les abdomino-génitaux qui perforent d'abord le transverse avant d'atteindre cet interstice; dans leur parcours ils abandonnent des branches pour les muscles qu'ils traversent.

Fig. 384. — Transverse de l'abdomen.

Grand droit de l'abdomen (M. rectus abdominis BNA). — Le grand droit s'étend de la partie antéro-inférieure du thorax au pubis. Il naît des cartilages des 5e, 6e et 7e côtes et de l'appendice xyphoïde. Les insertions costales se font par trois languettes charnues : 1° sur l'extrémité de la 5e côte et le bord inférieur de la moitié externe de son cartilage; 2° sur la face externe du cartilage de la 6e; 3° sur la face externe et le bord inférieur du cartilage de la 7e. Les insertions xyphoïdiennes se font par un large faisceau charnu sur le bord de l'appendice xyphoïde et le ligament costo-xyphoïdien.

Le grand droit se termine sur le pubis dans l'intervalle qui sépare l'épine de la symphyse, par un tendon ordinairement divisé en deux

languettes ; l'une
interne, s'insère
au-devant de la
symphyse, en
s'entrecroisant
avec celle du
côté opposé, tan-
dis que l'externe,
plus large, s'at-
tache à l'angle
du pubis. Cette
insertion est plus
ou moins large
selon l'existence
ou l'absence du
pyramidal.

Le grand droit
de l'abdomen
présente des in-
tersections ten-
dineuses en zig-
zag. Ordinaire-
ment au nombre
de quatre, dont
trois pour la moi-
tié supérieure du
muscle, ces in-
tersections n'oc-

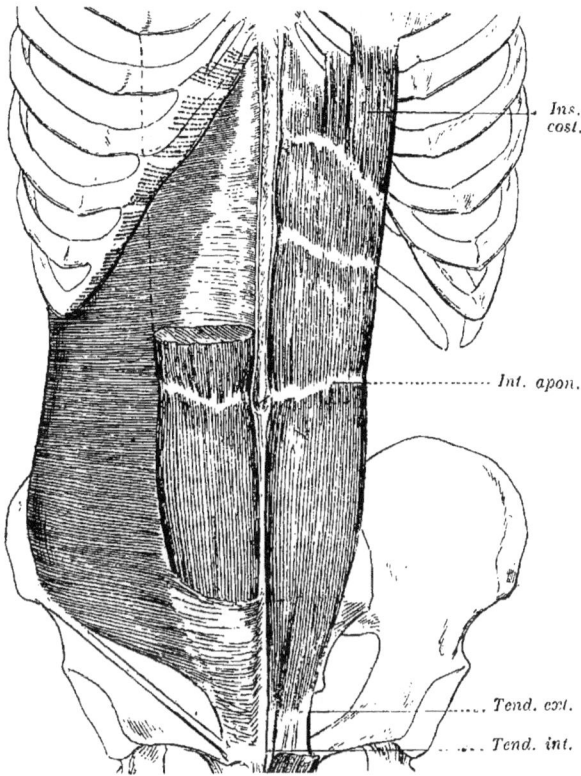

Fig. 385. — Grand droit de l'abdomen.

cupent pas toute l'épaisseur du muscle. Leur existence doit être rattachée à l'origine métamérique du grand droit.

Rapports. — Le grand droit contenu dans sa gaine répond en
avant à la peau et inférieurement à la face postérieure des pyramidaux. Sa face postérieure répond : en haut, aux cartilages costaux, depuis
la 5e jusqu'à la 9e côte, et aux intercostaux correspondants ; plus bas,
au péritoine, dont le muscle n'est séparé inférieurement que par le
fascia transversalis. Les bords internes des deux droits sont séparés par
la ligne blanche. L'artère épigastrique chemine dans la gaine du muscle.

Innervation. — Ce muscle est innervé par les branches antérieures des cinq
derniers nerfs dorsaux, par le grand abdomino-génital et très exceptionnellement
par le petit abdomino-génital.

Pyramidal (*M. pyramidalis* B.N.A). — C'est un petit muscle situé sur le côté de la ligne blanche au-devant du muscle droit, au-dessus du pubis. Il naît par de courtes fibres tendineuses, de la face antérieure de la surface angulaire du pubis, sur une largeur de 2 à 5 millimètres, de l'épine pubienne à l'épine fibreuse du moyen adducteur.

De là, les fibres charnues, montent, d'autant plus obliques qu'elles sont plus externes, pour se fixer aux faces latérales du quart inférieur de la ligne blanche. Le pyramidal est contenu dans la gaine du droit, dont il est parfois séparé par une lame fibreuse. Il y a alors un dédoublement du feuillet antérieur de la gaine du grand droit.

Innervation. — Ce muscle reçoit un filet de la 12ᵉ paire dorsale.

Action des muscles de la région antéro-latérale de l'abdomen. — *Grand oblique.* — Ce muscle prend ordinairement son point fixe en bas. Si la colonne vertébrale est immobilisée, il abaisse les côtes, sinon il produit la flexion du tronc, avec rotation du thorax si l'action est unilatérale. Quand le muscle prend son point fixe en haut, il soulève le bassin. Sa contraction bilatérale réduit les dimensions de la cavité abdominale.

Petit oblique. — Son action se rapproche de celle du grand oblique. Étant donnée la direction de ses fibres qui croisent celles du grand oblique, il fait exécuter au thorax un mouvement de rotation qui le porte de son côté, s'il agit sans son homologue.

Transverse. — Il agit sur les dernières côtes et les attire en dedans, mais il agit surtout sur le contenu abdominal.

Grand droit. — Lorsque le grand droit prend son point fixe sur le bassin, il abaisse le thorax en fléchissant le rachis. Lorsqu'il prend son point fixe sur les côtes, il peut porter le bassin en avant.

Action sur les cavités abdominale et thoracique. — La contraction de tous ces muscles diminue considérablement les dimensions de la cavité abdominale, surtout dans le sens vertical. Ils jouent aussi le rôle de sangle contractile, rétrécissant la cavité abdominale dans le sens transversal et antéro-postérieur. Ce rôle est considérable en ce qui concerne le transverse.

Ces muscles interviennent dans la défécation, la miction forcée, l'accouchement, le vomissement et surtout dans l'expiration. Ce rôle expirateur est dû : 1º au refoulement du contenu abdominal et, par conséquent, du diaphragme ; 2º à l'action des obliques et du droit inférieur sur les côtes inférieures qu'ils abaissent.

APONÉVROSES DE L'ABDOMEN

On décrit sous le nom d'aponévroses de l'abdomen les feuillets conjonctifs, qui enveloppent ou terminent les muscles de la paroi abdominale.

Comme au cou et au périnée, la difficulté de leur étude tient autant à l'entrelacement des divers feuillets, qu'à la confusion constante des termes employés; le mot aponévrose signifiant tantôt la gaine d'un muscle (ap. d'enveloppe ou de contention), tantôt son tendon aplati (ap. d'insertion). Au cou, les aponévroses-gaines prédominent; à l'abdomen, ce sont les aponévroses d'insertion. Celles-ci constituent des formations complexes, en avant et en arrière de la portion charnue, dans les régions lombaire et sterno-pubienne. Les aponévroses d'enveloppe, moins importantes, se confondent plus ou moins, en avant et en arrière, avec ces aponévroses d'insertion. La plus interne de ces aponévroses d'enveloppe, qui tapisse la face profonde du transverse, prend une importance particulière dans la partie inférieure de la région, où elle acquiert une plus grande épaisseur; cette portion renforcée a reçu le nom de fascia transversalis.

Les aponévroses abdominales postérieures et antérieures doivent être décrites séparément.

APONÉVROSES ABDOMINALES POSTÉRIEURES

Elles occupent la région lombaire, et peuvent être réparties en quatre plans comme les muscles auxquels elles sont annexées.

Premier plan. — Il est formé par le grand oblique en dehors, le grand dorsal en dedans, présentant entre eux un intervalle plus ou moins développé, le triangle de Jean-Louis Petit.

Le grand oblique, après s'être inséré sur les trois quarts antérieurs de la crête iliaque, ne va pas plus loin; il n'a pas d'insertion vertébrale. De cette insertion iliaque les 3 à 4 derniers centimètres sont seuls tendineux, et constituent la très faible aponévrose d'insertion du grand oblique.

Le grand dorsal a une belle et large aponévrose triangulaire, à base interne répondant à la série des apophyses épineuses, de la 6e dorsale à la dernière sacrée. Son bord inféro-externe correspond, dans sa moitié supérieure au quart postérieur de la crête iliaque, dans sa moitié inférieure à une arcade aponévrotique allant du sacrum à l'os iliaque, et commune au grand dorsal et au grand fessier. Son bord supéro-externe donne naissance aux fibres musculaires, qui se dirigent vers l'omoplate

et l'humérus, les supérieures presque horizontalement, les inférieures
presque verticalement. Ce sont ces dernières qui forment le bord
interne du triangle de J.-L. Petit, ou triangle lombaire inférieur, dont
le bord externe est constitué par le bord postérieur du grand oblique.

Ce triangle, à grand axe vertical et à base inférieure iliaque, est dans
les cas les plus favorables large d'à peine un centimètre, et haut d'un

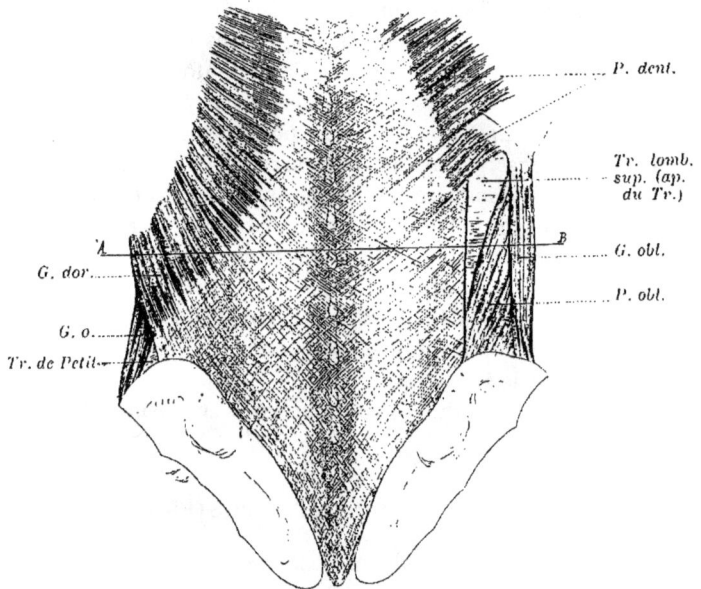

Fig. 386. — Région lombaire; face postérieure.

A gauche, plan superficiel; le grand dorsal et son aponévrose. — A droite, plan moyen; le grand
dorsal a été enlevé.

centimètre et demi. Lorsque les deux muscles qui le limitent viennent
au contact, il est réduit à l'état d'une simple fente, et il disparaît
lorsqu'ils se recouvrent. La proportion de son existence est de 25 pour
100 chez l'enfant, de 77 pour 100 chez les sujets âgés. Le fond de ce
triangle est constitué par l'aponévrose du transverse, avec un ou plusieurs orifices nerveux (branches postérieures des derniers nerfs intercostaux). Ce triangle ne tire son intérêt que de la possibilité d'une hernie
se faisant par ce point faible de la paroi abdominale postérieure (hernie
lombaire, ou de J.-L. Petit); par là également ont tendance à se faire
jour les abcès intra-abdominaux, notamment les abcès périnéphrétiques.

Deuxième plan. — Il est formé, comme le premier, de deux muscles juxtaposés, le petit oblique en dehors, le petit dentelé postérieur et inférieur en dedans.

L'aponévrose d'insertion du petit dentelé, oblique en bas et en dedans, se termine sur les apophyses épineuses des trois dernières dorsales et des trois premières lombaires. Large lame continue, elle contourne par derrière la masse commune sacro-lombaire, et devient si adhérente à la face profonde de l'aponévrose du grand dorsal, qu'il est impossible de l'en distinguer.

Le petit oblique descend comme le petit dentelé postérieur et inférieur des dernières côtes, mais pour venir se terminer à la crête iliaque. Comme le grand oblique qui le recouvre, c'est un muscle iliaque et non vertébral, dépourvu à peu près complètement d'aponévrose d'insertion. Il s'avance plus en arrière que le grand oblique, jusqu'à l'extrémité postérieure de la crête iliaque. Son seul rapport indirect avec la colonne vertébrale consiste en ce que son aponévrose d'enveloppe ou gaine, et non son aponévrose d'insertion, se prolonge plus ou moins jusqu'aux apophyses épineuses, en se soudant à l'aponévrose du grand oblique et à celle du grand dorsal.

Entre le petit dentelé et le petit oblique se trouve le triangle de Grynfeltt. La base de ce triangle est formée par la 12ᵉ côte, son côté externe par le bord libre du petit oblique, son côté interne par le petit dentelé postérieur et inférieur. Son sommet, inférieur et interne, est tronqué, le plus souvent, par la masse sacro-lombaire.

Le fond de ce triangle, beaucoup plus large que le triangle de J.-L. Petit, est formé par l'aponévrose du transverse. Superficiellement il est recouvert par l'aponévrose du grand dorsal.

Troisième plan. — Sous ces deux premiers plans, plus ou moins fusionnés à leur partie interne, on trouve, *en dedans*, la grosse masse musculaire commune, comblant la gouttière transverso-épineuse, et *en dehors*, la belle et forte aponévrose du transverse. Des trois muscles larges de l'abdomen, le transverse est le seul qui soit en arrière vraiment et complètement aponévrotique. Son aponévrose forme une large lame quadrangulaire, à fibres horizontales, fermant complètement l'hiatus costo-ilio-vertébral. Elle se fixe en dedans par une série de languettes sur le sommet des apophyses transverses lombaires. Mince dans sa moitié inférieure, elle est renforcée dans sa partie supérieure par ce qu'on appelle le ligament lombo-dorsal ou lombo-costal de Henle. C'est là une lame fibreuse résistante, tendue transversalement des apophyses transverses des deux premières lombaires au sommet de la 12ᵉ côte, ou, si celle-ci est courte, au sommet de la 11ᵉ.

Quatrième plan. — Il est constitué par le carré des lombes, muscle profond, presque intra-abdominal, étendu verticalement du sommet des apophyses transverses à la crête iliaque; il est entièrement charnu. Seule son aponévrose d'enveloppe antérieure nécessite une description. Cette aponévrose se fixe en dedans, un peu en avant du sommet des apophyses transverses, et en dehors, sur la face antérieure ou profonde de l'aponévrose du transverse. Assez mince en général, elle est renforcée à sa partie supérieure, où elle constitue le ligament cintré du diaphragme. Ce ligament est une arcade fibreuse horizontale, allant du sommet et de la face antérieure de la 2e apophyse transverse à l'extrémité de la 12e côte. Il donne attache au faisceau lombaire externe du diaphragme.

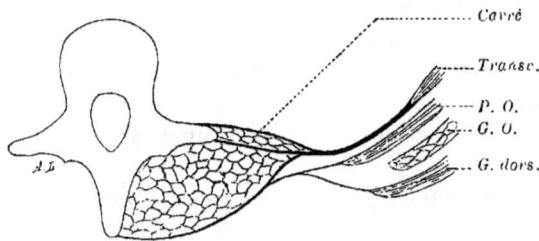

Fig. 387. — Schéma classique. L'aponévrose du transverse divisée en trois feuillets.

Coupe transversale de la région lombaire.

Il importe maintenant de jeter un coup d'œil d'ensemble sur la région, telle qu'elle se présente sur une coupe horizontale.

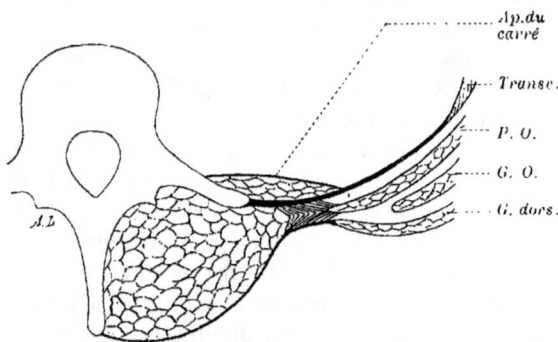

Laissant de côté la masse commune et les petits muscles accessoires, nous pouvons dire que des quatre grands muscles (grand dorsal, grand oblique, petit oblique et transverse), il y en a deux qui sont peu ou pas tendineux et purement iliaques : ce sont le grand et le petit oblique; et deux qui sont largement aponévrotiques et essentiellement vertébraux : ce sont le grand dorsal, muscle épineux, et le transverse, muscle transversaire. Ces deux belles aponévroses limitent une loge qui contient la masse commune. En avant de cette loge, il en existe une deuxième, limitée en arrière par l'aponévrose du transverse, en avant par l'apo-

Fig. 388. — Disposition des aponévroses abdom. postér. suivant la description du texte.

Coupe transv. par la ligne AB de la fig. 386.

névrose d'enveloppe du carré des lombes. En résumé, on trouve dans la région lombaire trois aponévroses distinctes, dont les deux postérieures représentent des aponévroses d'insertion, alors que l'antérieure constitue une aponévrose d'enveloppe.

Cette interprétation n'est pas la formule classique admise jusqu'ici en France, où l'aponévrose du transverse est considérée comme la souche commune de toutes les aponévroses abdominales postérieures : cette aponévrose se terminerait en se bifurquant pour se fixer par ses trois lames aux apophyses épineuses (feuillet postérieur), au sommet des apophyses transverses (feuillet moyen) et à la base de ces mêmes apophyses (feuillet antérieur). Opinion inexacte, comme l'est celle des Allemands qui donnent le grand rôle à l'aponévrose du grand dorsal considérée alors comme une sorte d'aponévrose commune, sur laquelle tous les muscles de la région prendraient insertion. — Ces divergences d'opinion s'expliquent par la rencontre, en un espace relativement restreint, de plusieurs aponévroses superposées, par la nature différente de ces aponévroses (apon. d'enveloppe et d'insertion), enfin par leurs adhérences et même leur fusion.

APONÉVROSES ABDOMINALES ANTÉRIEURES

Les aponévroses abdominales antérieures sont représentées par les trois vastes lames tendineuses des deux obliques et du transverse (apon. d'insertion), et plus profondément par le fascia transversalis (apon. d'enveloppe).

Les trois aponévroses d'insertion ne commencent pas sur la même ligne verticale. De dehors en dedans naît d'abord celle du grand oblique, en un point situé légèrement en dedans de l'épine iliaque antérieure et supérieure; puis vient celle du petit oblique et enfin celle du transverse; le bord externe sinueux de cette dernière constitue la ligne semi-lunaire de Spiegel.

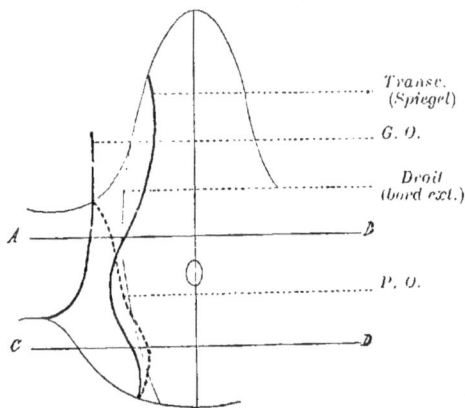

Fig. 389. — Lignes d'origine des aponévroses des trois muscles larges.

Schéma. — AB, CD, niveaux des coupes de la figure suivante.

Le trajet des fibres tendineuses continue celui des fibres charnues, c'est dire que les aponévroses des obliques se croisent, et entre elles et avec celles du transverse restées horizontales; cette disposition est éminemment favorable à la solidité de la sangle fibreuse abdominale.

Arrivées au niveau du bord externe du muscle droit, les trois aponévroses se séparent en deux nappes qui passent l'une en avant, l'autre
en arrière du muscle, pour lui constituer une gaine. Arrivées sur son
bord interne, au niveau de la ligne médiane, elles s'entrelacent avec
celles du côté opposé pour former la ligne blanche. Cette division des
trois aponévroses en deux couches n'existe que pour les 2/3 supérieurs
de la paroi abdominale, c'est-à-dire jusqu'à 2 travers de doigt au-
dessous de l'ombilic : dans toute cette étendue, une coupe montre que
le grand oblique passe tout entier en avant du grand droit, le transverse tout entier en arrière, et que le petit oblique, muscle moyen, se
bifurque pour enfermer le droit entre ses deux lames antérieure et
postérieure. Le muscle droit a ainsi dans toute cette portion une gaine
fibreuse complète. Au contraire, à 4 ou 5 cm. au-dessous de l'ombilic,
les trois lames aponévrotiques passent en avant du muscle droit : il
ne reste en arrière de ce muscle que le fascia transversalis.

Nous allons maintenant étudier en détail les formations spéciales
constituées par ces aponévroses antérieures des muscles larges, c'est-à-
dire la ligne blanche, la gaine des muscles droits, le canal crural et le
canal inguinal.

I. Ligne blanche. — La ligne blanche est un raphé tendineux,
étendu, sur la ligne médiane, du sternum au pubis. Elle s'insère en haut
sur la face antérieure de l'appendice xyphoïde; en bas, elle s'attache
sur le bord supérieur de la symphyse pubienne.

Sa longueur est en moyenne de 33 cm.; son épaisseur de 2 à 3 mm.
Sa largeur varie au-dessus et au-dessous de l'ombilic. Au-dessus, et
même jusqu'à 1 ou 2 travers de doigt au-dessous de l'ombilic, elle est
rubannée et atteint presque 2 cm. de largeur. Plus bas, elle est
linéaire, ce qui fait qu'il est difficile de pratiquer une ponction ou
une incision exactement sur le raphé, et que, presque toujours, dans
une laparotomie sous-ombilicale on pénètre dans la gaine de l'un ou
l'autre droit.

La texture fibreuse de la ligne blanche lui donne une grande solidité. La ligne blanche est en effet constituée essentiellement par des
fibres transversales auxquelles s'ajoutent quelques fibres longitudinales : ces dernières ne présentent guère d'importance qu'à la partie
inférieure, où elles forment les deux petits ligaments sus-pubiens antérieur et postérieur (adminic. lin. alb.).

La ligne blanche est percée de nombreux orifices. Un seul est volumineux, l'ombilic. Les autres, vasculaires ou nerveux, sont au contraire
tout petits, et n'offrent d'intérêt que par les hernies, graisseuses ou
péritonéales, qui peuvent s'y faire, en particulier dans la portion sus-
ombilicale (hernies épigastriques).

II. **Ombilic.** -- L'ombilic ou nombril est, chez le fœtus à terme, un orifice vasculaire, percé dans la ligne blanche, et qui donne passage aux deux artères ombilicales et à la veine du même nom. Après la chute du cordon, et dès le dixième jour qui suit la naissance, les vaisseaux sont oblitérés et un bouchon fibreux ferme l'orifice ombilical. Chez l'adulte, l'orifice ombilical est obturé par le bouchon cicatriciel qui adhère à son contour.

Extérieurement l'ombilic présente l'aspect d'une fossette circulaire ou elliptique plus ou moins profonde : la profondeur, qui augmente avec l'âge, est plus considérable chez les sujets gras, et en particulier chez les femmes. Lorsqu'on examine attentivement l'ombilic, on distingue du pourtour au centre : le bourrelet cutané périphérique qui marque le point où finit le pannicule adipeux ; le sillon ombilical, dépression circulaire, qui résulte de l'adhérence très intime de la peau et du fascia superficialis au niveau du contour de l'anneau ; enfin, au centre, le mamelon ou papille, qui est le moignon même de la cicatrice cutanée : d'aspect froncé, le mamelon porte tantôt au centre, tantôt sur le côté, une cicatrice blanche, linéaire, qui est la trace de la plaie consécutive à la chute du cordon.

Quand on enlève la peau, après avoir coupé les adhérences, l'anneau ombilical proprement dit apparaît avec une forme quadrilatère. Au contraire, vu par le ventre, il est plutôt curviligne : cela est dû à la pré-

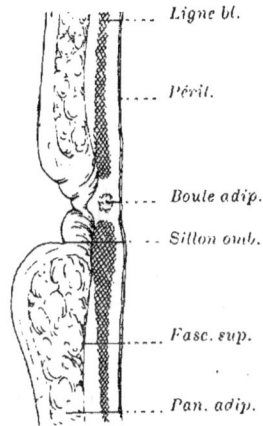

Fig. 390. — L'ombilic.
Coupe verticale.

sence de fibres arquées qui se surajoutent en arrière aux fibres aponévrotiques de la ligne blanche. Comme le remarque justement Blandin, il représente assez bien la gueule d'un four, avec un bord inférieur droit et un bord supérieur cintré. Tandis que le bord supérieur cintré de l'anneau ombilical est libre d'adhérences, son bord inférieur reçoit l'insertion de l'ouraque et des deux artères ombilicales venues d'en bas, et de la veine ombilicale venant d'en haut. Au centre de ces quatre cordons fibreux se trouve quelquefois une petite fossette intervasculaire, qui peut s'exagérer en cas d'ascite.

Au contraire, par l'orifice même de la gueule du four, ou orifice central, pénètre une boule adipeuse qui s'avance sous la peau. C'est par cet orifice que l'épiploon, l'intestin, le liquide de l'ascite, refoulant devant eux le péritoine peuvent venir faire saillie sous la peau déplissée.

Contre la face interne de l'anneau ombilical est appliqué le péritoine
pariétal, qui n'adhère que lâchement à l'anneau. Le fait qu'il existe à
ce niveau un espace où, seuls, la peau et le péritoine ferment la cavité
abdominale montre bien que l'ombilic est un des points les plus faibles
de la paroi abdominale; si les hernies ne sont pas plus fréquentes à
ce niveau, c'est que la pression des viscères s'exerce surtout contre le
bas-ventre. Cependant sur un certain nombre de sujets, le péritoine
est renforcé sur sa face pariétale par une lame fibreuse très variable,
que Richet a bien décrite sous le nom de fascia umbilicalis. « Le péritoine qui enveloppe la veine ombilicale est, depuis l'anneau jusqu'à 3
ou 4 cm. au-dessus de cette ouverture, doublé par une lamelle blanchâtre à fibres dirigées transversalement et coupant à angle droit la
direction de la veine. Ces fibres peuvent être suivies jusque sur les
bords des muscles droits, où elles se confondent manifestement avec
le feuillet postérieur de leur gaine aponévrotique. » Cette lame fibreuse
limite avec la ligne blanche, une sorte de canal suivi par la veine
ombilicale, canal que Richet assimile au canal inguinal, et auquel il fait
jouer un rôle dans la formation et le trajet des hernies. Les recherches
ultérieures de Hugo Sachs ont confirmé l'existence de ce fascia, mais
ont aussi montré que son développement était des plus variables. Son
rôle, au point de vue de la pathogénie des hernies ombilicales est
d'ailleurs fort discutable.

III. **Gaine des muscles droits.** — Chacun des deux muscles droits
est enfermé, comme nous l'avons vu, dans un fourreau rigide; cette
gaine à ceci d'exception-
nel, qu'elle est formée par des aponévroses d'insertion, c'est-à-dire par les tendons des muscles voisins.

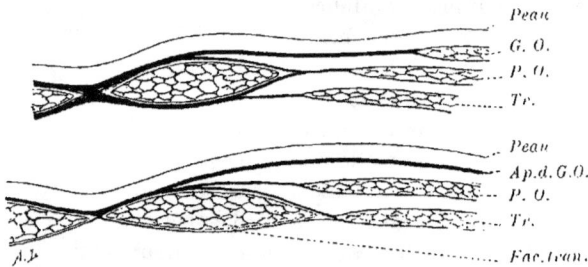

FIG. 391. — Coupe transv. de la paroi abdom. antérieure.

En haut, coupe au-dessus de l'ombilic, par la ligne AB de la fig. précéd. —
En bas, coupe au-dessus de l'ombilic et de l'arcade de Douglas, par CD.

La forme générale de la gaine est
celle d'une cavité plate et allongée, étendue du rebord costal à la
symphyse pubienne. Il y a deux feuillets, un antérieur et un postérieur.

Le feuillet *antérieur* est épais sur toute sa hauteur, mais surtout dans sa partie inférieure. Il est formé, comme nous l'avons vu, au-dessus de l'ombilic, par l'aponévrose du grand oblique et le feuillet anté-rieur de l'aponévrose du petit oblique; au-dessous, par les trois aponé-vroses des deux obliques et du transverse.

Le feuillet *postérieur*, qui fait défaut au niveau de la portion prétho-racique du muscle, est dense et résistant dans la région sus-ombilicale et dans la partie supérieure de la région sous-ombilicale; le feuillet pos-térieur de l'aponévrose du petit oblique et l'aponévrose du transverse, le constituent. Au-dessous, il est mince et lamelleux; c'est qu'à ce niveau les trois tendons des muscles larges passent en avant, et il ne reste en arrière que le feuillet postérieur de la gaine du transverse ou fascia transversalis.

On peut donc distinguer deux zones dans ce feuillet postérieur : une zone supérieure fibreuse, une zone inférieure celluleuse; leur limite est marquée nettement par une arcade tendineuse, l'*arcade de Douglas*. Cette arcade, qui marque la fin de l'aponévrose du trans-verse en arrière, décrit une courbe à concavité inférieure; quand elle est très cintrée, ses extrémités semblent se prolonger jusqu'au pubis sous forme de piliers, un pilier interne médian allant jusqu'au ligament sus-pubien postérieur, un pilier externe se continuant avec des fibres verticales différenciées de la portion inguinale du fascia transversalis pour constituer le ligament de Hesselbach (Voy. plus loin). L'arcade de Douglas est située à 4 ou 5 cm. au-dessous de l'ombilic.

Dans la gaine fibreuse est contenu le muscle droit revêtu d'un mince périmysium; il est là, dans une sorte de sac celluleux, qui permet son glissement dans le fourreau inextensible. De chaque côté, les attaches latérales de ce périmysium forment deux ailerons qui contiennent les vaisseaux nourriciers, et qui divisent la gaine fibreuse en deux espaces, l'un antérieur, ou prémusculaire, l'autre postérieur, ou rétro-muscu-laire.

IV. **Région inguino-crurale.** — Au niveau de la partie inférieure de l'abdomen, c'est-à-dire dans la région inguino-crurale, la paroi abdo-minale présente deux orifices, l'anneau crural et le canal inguinal, qui tirent une importance spéciale de ce fait qu'ils livrent souvent passage aux viscères abdominaux herniés. Ces orifices sont limités par toute une série de formations fibreuses que l'on décrit isolément. mais qui dépendent en réalité des plans aponévrotiques voisins.

Arcade crurale. — L'arcade crurale (ligament de Fallope, ligament de Poupart, arcade fémorale) est une bande fibreuse étendue de l'épine

iliaque antéro-supérieure au bord supérieur du pubis. Pour quelques
anatomistes, c'est un faisceau indépendant, un véritable ligament; pour
le plus grand nombre, c'est uniquement le bord inférieur de l'aponévrose du grand oblique. C'est à cette dernière opinion qu'il convient de
se rattacher. Comme l'a bien montré Klaatsch, chez les singes et le
fœtus humain, le grand oblique possède un faisceau charnu qui naît de
l'épine iliaque et se termine
sur le pubis. C'est ce faisceau
qui, rétrogradant dans le sens
tendineux au cours du développement, constitue l'arcade
crurale.

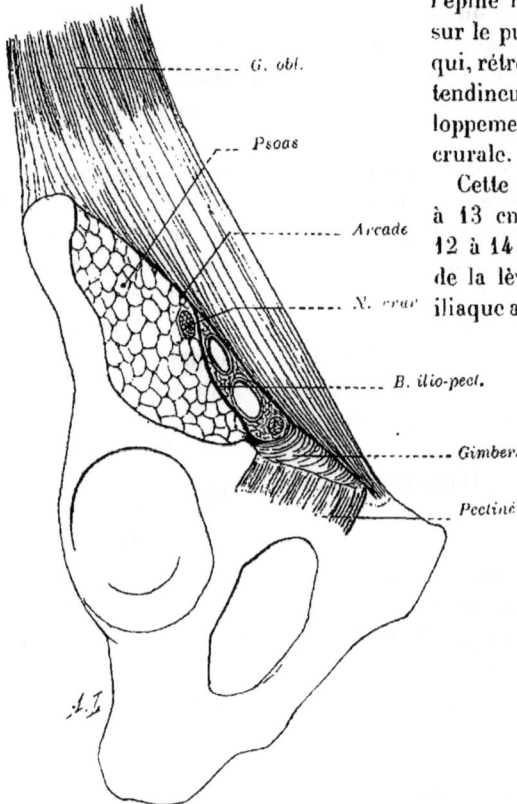

Cette arcade, longue de 11
à 13 cm. chez l'homme, de
12 à 14 chez la femme, naît
de la lèvre externe de l'épine
iliaque antéro-supérieure. Elle
se termine sur l'é-
pine pubienne.
Examinée dans ses
connexions natu-
relles, après abla-
tion des plans sus-
jacents, l'arcade
crurale apparaît en
forme d'S couché.
Dans son tiers ex-
terne, elle décrit
une courbe à con-
cavité inférieure
pour contourner la
partie saillante et
arrondie du psoas
iliaque, et s'unit
intimement à l'a-
ponévrose d'enve-

Fig. 392. — Arcade centrale. — Au-dessous d'elle, l'orifice
musculaire en dehors, l'orifice vasculaire en dedans.
Vue par la face antérieure.

loppe de ce muscle, en formant avec elle un raphé fibreux. Dans ses deux
tiers internes, elle devient convexe en bas à cause de la traction qu'exerce
sur elle l'aponévrose fémorale; elle passe en pont par-dessus les vaisseaux
fémoraux. Point très important, l'arcade crurale, dans cette portion
interne, subit en outre, d'avant en arrière, un reploiement de plus en
plus marqué qui l'enroule en gouttière, de sorte que le bord inférieur

n'est plus visible en avant, il regarde en arrière et un peu en haut, formant ainsi un véritable crochet. Ce qu'on voit en avant, c'est le coude du repli sur lequel vient s'insérer l'aponévrose fémorale (fascia crebriformis); sur le bord libre devenu postérieur s'insère, comme nous le verrons tout à l'heure, le fascia transversalis avec ses renforcements inguinaux. Enfin le fond même de la concavité de la gouttière reçoit les éléments du cordon (V. canal inguinal).

Ligament de Gimbernat. — Ce ligament forme une lame triangulaire, tendue presque horizontalement (sujet debout) et mesurant au plus 2 cm. de longueur. Son bord antérieur est continu avec le quart interne de l'arcade crurale; son bord postérieur est obliquement inséré sur la crête, puis sur l'aponévrose pectinéales; le sommet répond à l'épine du pubis; la base regarde en dehors et un peu en arrière. Ses faces ne sont point libres; un prolongement de l'aponévrose du pectiné recouvre sa face inférieure. Sa face supérieure est partiellement cachée par des formations fibreuses, dépendances du fascia transversalis.

Comme l'arcade crurale, le ligament de Gimbernat est une dépendance de l'aponévrose du grand oblique; il faut le regarder comme une portion réfléchie de l'arcade crurale.

Bandelette ilio-pectinée. — L'arcade crurale délimite avec le bord antérieur de l'os iliaque une vaste ouverture, qui fait communiquer la cavité abdominale avec la cuisse. Cette ouverture est divisée en deux par la bandelette ou ligament ilio-pectiné. Là encore, il ne s'agit pas d'un ligament isolé, autonome, mais simplement d'une portion épaissie de la gaine du psoas ou fascia iliaca. Cette bandelette part du point où finit la fusion de l'arcade crurale et du fascia iliaca, et descend obliquement pour se fixer sur l'éminence ilio-pectinée. Elle sépare l'anneau crural de l'orifice qui livre passage au psoas iliaque et au nerf crural.

Portion inguino-crurale du fascia transversalis. — Le fascia transversalis, ou feuillet profond de la gaine celluleuse du transverse, présente dans la région inguino-crurale une disposition spéciale, il est en effet condensé dans cette région en raison de la pression abdominale qui acquiert son maximum à ce niveau dans la station debout. Suivi de dehors en dedans, il vient d'abord se fixer sur le fascia iliaca. Au niveau de la partie moyenne de l'arcade, c'est-à-dire au niveau des vaisseaux, il se fixe sur le bord postérieur de l'arcade, puis continue sa route au-dessous de cette dernière, pour descendre en avant des vaisseaux dans le triangle de Scarpa (Swijashéninow). Il ne tarde d'ailleurs pas à se fusionner avec la gaine vasculaire. Enfin, tout à fait en dedans, il s'insère sur l'épine du pubis, empiétant sur la crête pectinéale derrière le ligament de Gimbernat qu'il double.

Dans ses deux tiers internes, ou portion inguino-crurale proprement dite, le fascia transversalis est renforcé par deux ordres de fibres, des fibres verticales et des fibres transversales.

1° Les FIBRES VERTICALES forment parfois une nappe continue, doublant toute cette portion des trois muscles larges, comprise entre le bord externe du muscle grand droit en dedans, et l'orifice inguinal profond en dehors ; mais le plus souvent elles se dissocient en deux faisceaux distincts, un interne et un externe.

a) Le faisceau interne, ou *ligament de Henle* (falx inguinalis) est un aileron falciforme, triangulaire à base inférieure, dont le bord interne vertical fait corps avec le bord interne de la gaine du muscle droit dont il semble émaner. Le bord externe, oblique en bas et en dehors, concave et tranchant, reste généralement à distance des vaisseaux épigastriques. La base s'insère sur la crête pectinéale et sur la partie interne de l'arcade crurale. — La signification du ligament de Henle a donné lieu à un grand nombre de discussions. Faut-il, comme nous venons de le faire, regarder ce ligament comme une dépendance du fascia transversalis? Convient-il de le décrire comme un tendon d'insertion latérale du grand droit? Appartient-il au contraire aux fibres inférieures du petit oblique et du transverse dont il représenterait un tendon réfléchi (*tendon conjoint* des anatomistes anglais)? Nous serions portés à croire que ces différentes opinions contiennent une part de vérité et que la constitution du ligament de Henle est en réalité complexe.

b) Le faisceau externe, ou *ligament de Hesselbach* (ligamentum interfoveolare) a la même conformation générale que le ligament de Henle. C'est un repli falciforme, tendineux, triangulaire à base inférieure, compris entre l'orifice inguinal profond (fossette inguinale externe) et les vaisseaux épigastriques. Sa base, élargie, s'attache au bord postérieur, enroulé, de l'arcade crurale, dans le tiers moyen de celle-ci. Ce ligament ne descend pas comme le précédent jusqu'à l'os iliaque, dont il est séparé par l'anneau crural et les vaisseaux fémoraux. Quand ce ligament est bien développé, il peut atteindre la gaine du droit au niveau de l'arcade de Douglas, dont il constitue alors le pilier externe (V. plus haut). — La signification du ligament de Hesselbach est assez obscure. Il est en effet parfois remplacé par un petit faisceau musculaire, le *muscle interfovéolaire*. Aussi admettrons-nous qu'il constitue la représentation fibreuse d'un faisceau du transverse qui, complètement développé, irait de l'arcade crurale au pilier externe de l'arcade de Douglas.

Entre les deux ligaments est un point faible, variable d'étendue et d'épaisseur, suivant la disposition de ces ligaments : il répond à la fossette inguinale moyenne (interne de quelques auteurs). Comme cet espace n'est comblé que par le fascia transversalis, ici lamelleux ou même simplement celluleux, il se laisse facilement déprimer. C'est le chemin que suivent les hernies inguinales directes.

2° Les FIBRES TRANSVERSALES constituent la *bandelette ilio-pubienne* de Thomson : c'est un ruban fibreux, haut d'un travers de doigt à peine, long de 10 à 12 cm., qui court parallèlement à l'arcade crurale, à laquelle il répond par son bord inférieur. Son bord supérieur affleure le pourtour inférieur de l'orifice inguinal profond. Par son extrémité interne, il s'insère sur l'épine du pubis et la crête pectinéale, s'intriquant là avec les insertions du ligament de Gimbernat et du ligament de Henle, et entrant ainsi dans la formation du ligament de Cooper. Son extrémité externe se fixe au niveau de l'épine iliaque antérieure et supérieure.

Ligament de Cooper. — Nous pouvons maintenant définir complètement ce qu'on entend sous le nom de ligament de Cooper. C'est un confluent de parties fibreuses qui se fixent au niveau de la crête pectinéale, et qui transforment ainsi l'arête osseuse tranchante en une crête émoussée. Nous voyons en effet converger à ce niveau : l'aponévrose du pectiné, venant d'en bas, le ligament de Gimbernat, le ligament de Colles, enfin le fascia transversalis, avec son renforcement vertical interne (lig. de Henle) et son renforcement transversal (bandelette ilio-pubienne).

Anneau crural. — L'arcade crurale limite avec le bord antérieur de l'os iliaque un large espace que la bandelette ilio-pectinée divise en deux orifices secondaires. C'est au plus interne de ces orifices, que l'on donne le nom d'*anneau crural*.

Cet anneau est triangulaire. Son bord antérieur n'est autre que la portion libre de l'arcade crurale, qui passe comme un pont du psoas sur le pubis. Son bord externe oblique correspond à la bandelette ilio-pectinée. Son bord postérieur répond au muscle pectiné, recouvert de son aponévrose et recouvrant à son tour la crête pectinéale. L'angle postérieur, mousse, correspond à l'éminence ilio-pectinée. L'angle externe très aigu est formé par l'union de l'arcade et de la bandelette ilio-pectinée. L'angle interne au contraire est arrondi; il est formé par le bord libre du ligament de Gimbernat.

Les deux tiers externes de cet orifice sont complètement occupés par les vaisseaux fémoraux, artère en dehors, veine en dedans : le tiers interne au contraire n'est rempli que très incomplètement par un ganglion lymphatique (ganglion de Cloquet). La partie interne de l'anneau crural est fermée du côté de l'abdomen par une cloison membraneuse qui a reçu le nom de *septum crurale*; ce septum celluleux criblé d'orifices lymphatiques ne présente qu'une médiocre résistance. Aussi est-ce essentiellement le point faible de la région et le lieu de passage de la hernie crurale. Quant à l'origine de ce septum crurale, on le rattache tantôt au fascia propria du péritoine, tantôt au fascia transversalis.

Canal inguinal. — Il faut entendre sous ce nom, très impropre, le trajet que suivent à travers la paroi abdominale le cordon spermatique

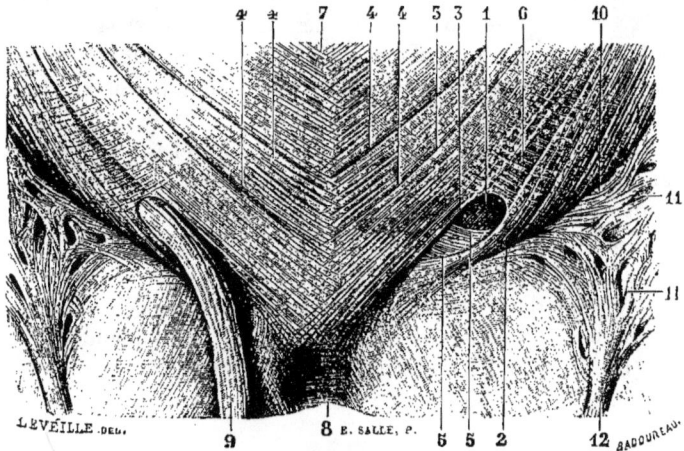

FIG. 393. — Partie inférieure de l'aponévrose abdominale (d'après Sappey).

1. Anneau inguinal externe. — 2. Pilier inférieur. — 3. Pilier supérieur. — 4 et 5. Pilier postérieur ou ligament de Colles. — 6. Fibres arciformes. — 7. Ligne blanche. — 9. Cordon. — 10. Arcade crurale. — 11. Fascia cribriformis. — 12. V. saphène interne.

chez l'homme, le ligament rond chez la femme. Tandis que les plans extrêmes (grand oblique et fascia transversalis) sont perforés, les plans moyens (petit oblique et transverse) ne sont que soulevés : cette phrase résume la disposition générale de la région.

On décrit schématiquement à ce canal deux orifices, un cutané ou interne, un profond ou externe, et quatre parois, antérieure, postérieure, supérieure, inférieure.

1° L'*anneau inguinal cutané*, ou externe (externe signifiant ici extérieur) est situé à un travers de pouce de la ligne médiane, sur le bord supérieur du pubis, au niveau de l'épine pubienne, qui sert de repère sur le vivant. C'est un véritable hiatus triangulaire, à base pubienne, creusé dans la partie interne et inférieure de l'aponévrose du grand oblique. Les insertions pubiennes de ce muscle sont divisées, comme nous l'avons vu, en plusieurs faisceaux, qui constituent les trois

piliers de cet orifice inguinal cutané : pilier inférieur ou externe, pilier
supérieur ou interne, pilier postérieur ou profond. Aux fibres de ces
piliers s'ajoutent quelques fibres arciformes, qui rétrécissent d'autant
l'hiatus, et de triangulaire le rendent ovalaire : ainsi rétréci, l'orifice
laisse à peine passer le bout du petit doigt.

Des trois piliers, deux sont formés par le grand oblique du même

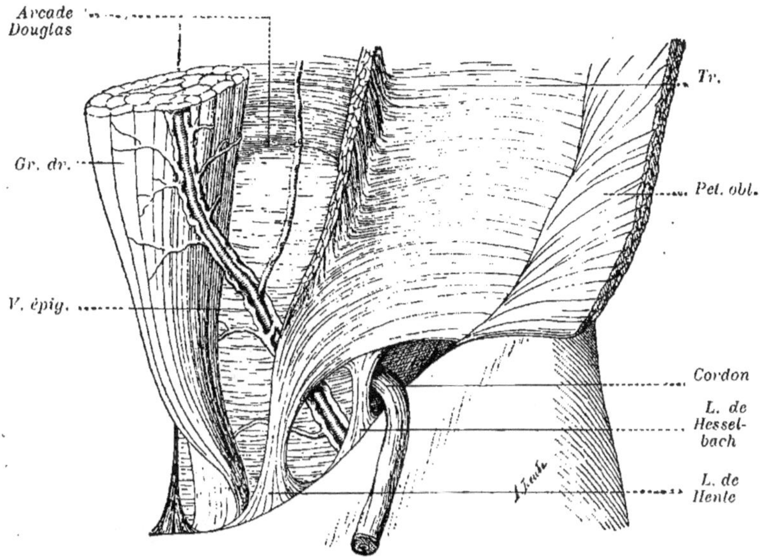

FIG. 394. — Vaisseaux épigastriques. Ligaments de Henle et de Hesselbach
(en partie, d'après Braune).

côté (l'inférieur et le supérieur), le troisième appartient au grand
oblique du côté opposé (pilier profond ou lig. de Colles).

a) Le pilier inférieur ou externe est petit et concave, déprimé qu'il
est par le passage du cordon qui s'appuie sur lui : il vient se terminer
sur la partie externe de l'épine pubienne, laissant en arrière de lui et
invisibles les fibres recourbées de l'arcade crurale qui constituent le
ligament de Gimbernat.

b) Le pilier inférieur ou interne, plus large, est rectiligne et va s'insérer à la face antérieure de la symphyse, s'entrecroisant un peu sur la
ligne médiane avec celui de l'autre côté.

C'est à la jonction supérieure de ces deux piliers, qui laissent entre
eux un espace angulaire, que se trouvent les fibres arciformes (ou inter-
columnaires). Nées de la partie moyenne et externe de l'arcade crurale,
et même de l'épine iliaque antérieure et supérieure, elles irradient sur

l'aponévrose du grand oblique, en croisant les faisceaux longitudinaux, qu'elles maintiennent au contact et dont elles empêchent l'écartement dans la distension de l'abdomen. Leur développement est très variable suivant les sujets.

c) Le pilier profond, ou lig. de Colles, répond à la moitié interne de l'anneau inguinal superficiel. Il est placé en arrière du pilier supérieur qu'il croise à angle droit, en avant du muscle droit et du pyramidal. Il est formé par les fibres aponévrotiques du grand oblique de l'autre côté; celles-ci franchissent la ligne médiane en passant devant les muscles droits et vont se fixer au bord supérieur du pubis et à la crête pectinéale de l'autre côté.

La circonférence de l'orifice inguinal cutané donne attache à une membrane celluleuse qui n'est autre que l'aponévrose du grand oblique, laquelle, après avoir recouvert le tendon de ce muscle, vient se fixer à l'anneau, pour se prolonger de là sur le cordon spermatique et descendre dans les bourses.

2° *L'anneau inguinal profond ou interne* (le mot interne signifiant ici intérieur), ou encore orifice péritonéal, marque l'entrée des organes qui vont de l'abdomen dans les bourses et les grandes lèvres. Il est situé à l'union du tiers moyen et du tiers interne de l'arcade crurale. Semi-lunaire à concavité externe, sans limite précise en dehors, il est nettement limité en dedans par une arête saillante, le pli falciforme. Ce pli est formé par la rencontre à angle droit du bord externe du lig. de Hesselbach vertical et du bord supérieur de la bandelette ilio-pubienne horizontale. L'angle de rencontre de ces deux faisceaux est arrondi par des fibres arciformes qui donnent à ce bord sa forme semi-lunaire.

Sur l'ouverture de l'anneau interne est appliqué le péritoine, qui ne s'y enfonce pas normalement chez l'adulte, tandis que chez le fœtus il traverse tout le canal pour former le conduit péritonéo-vaginal. Au contraire, le fascia transversalis, même chez l'adulte, pénètre dans toute la longueur du trajet inguinal, pour constituer l'enveloppe fibreuse du cordon.

Le canal inguinal s'étend d'un orifice à l'autre. D'une longueur de 3 travers de doigt (5 cm.), il occupe le tiers interne de l'arcade crurale, à laquelle il n'est pas absolument parallèle : son obliquité en bas est plus accentuée, et il forme avec l'arcade un angle d'environ 15° dont le sommet est à l'épine pubienne; il est de plus oblique en avant. Ce n'est pas un canal au sens exact du mot : il n'y a pas de parois propres et préformées; le cordon se fraie un chemin à travers la paroi abdominale, refoulant le fascia transversalis, perforant le grand oblique, et soulevant le transverse et le petit oblique. Il est donc entendu que le mot paroi indique seulement les parties en rapport avec telle ou telle face du cordon.

1° La paroi *antérieure*, longue de 3 cm., est représentée dans toute sa longueur par l'aponévrose du grand oblique, doublée dans sa moitié externe seulement par les fibres inférieures, encore charnues et horizontales, du petit oblique et du transverse.

2° La paroi *postérieure*, longue de 5 à 6 cm., est formée par le fascia transversalis. Nous avons vu que celui-ci présentait à ce niveau un renforcement horizontal (bandelette ilio-pubienne) et deux renforcements verticaux (lig. de Henle et de Hesselbach). Entre ces deux derniers ligaments se trouve un point faible. Celui-ci répond à la fossette inguinale moyenne. Il livre passage à la variété de hernie inguinale, dite hernie directe.

3° La paroi *inférieure* est constituée par la gouttière que forme l'arcade crurale dans son tiers interne. Cette gouttière est complétée en arrière par le fascia transversalis (en particulier par ses fibres de renforcement transversales ou bandelette ilio-pubienne de Thomson).

4° La paroi *supérieure* est formée par le bord supérieur du petit oblique et du transverse intimement unis à ce niveau.

CHAPITRE DIXIÈME

MUSCLES DU DOS ET DE LA NUQUE

Répartis en deux masses symétriques que sépare la crête épineuse, les muscles du dos sont superposés en plusieurs couches.

Les couches superficielles sont formées de muscles à fibres plus ou moins transversales, s'étalant largement sur les parois postérieure et latérale du tronc pour gagner le membre supérieur. — La couche profonde comprend des muscles à faisceaux longitudinaux, placés de chaque côté de la colonne vertébrale, et unissant entre elles les différentes pièces squelettiques du tronc.

COUCHES SUPERFICIELLES

Trapèze (*M. trapezius BNA*). — Le trapèze est le plus superficiel des muscles du dos ; il est large et plutôt triangulaire que trapézoïde. Sa base répond à la colonne vertébrale, tandis que son sommet tronqué est dirigé vers l'épaule. Réunis, les deux trapèzes forment un vaste losange musculaire recouvrant comme un capuchon la nuque et le dos, de l'occipital au bas de la colonne dorsale, et d'une épaule à l'autre.

Ce muscle naît : 1° par son angle supérieur, de la protubérance occipitale externe et du tiers interne de la ligne courbe occipitale supérieure; 2° par sa base, du ligament cervical postérieur, du sommet de l'apophyse épineuse de la 7e cervicale et de toutes les vertèbres dorsales, ainsi que des ligaments interépineux correspondants.

L'attache occipitale se fait par une mince lamelle tendineuse. Le long de la colonne vertébrale le muscle apparaît charnu presque dès son origine, sauf au niveau de la moitié inférieure du cou, où les fibres tendineuses augmentent de longueur jusqu'à la 7e cervicale, pour diminuer progressivement jusqu'à la 3e dorsale, formant avec celles du côté opposé une large aponévrose ovalaire. En bas, au niveau des 3 ou 4 dernières dorsales, ces fibres redeviennent de plus en plus longues et forment un petit triangle aponévrotique à pointe inférieure.

De ces origines, les fibres musculaires convergent vers la ceinture thoracique, suivant trois directions. Les fibres *supérieures*, d'abord presque verticales, puis de plus en plus obliques, vont par un trajet curviligne se fixer au tiers externe du bord postérieur de la clavicule et sur la face supérieure de cet os. Très rapprochées, à l'insertion occipitale, du sterno-cléido-mastoïdien, elles s'en écartent en descendant et délimitent avec lui le triangle sus-claviculaire. — Les fibres *moyennes* se dirigent transversalement en dehors; elles vont se fixer au bord interne et à la face supérieure de l'acromion, et au versant supérieur de l'épine de l'omoplate, jusqu'au tubercule que présente cette épine, en dehors de la facette triangulaire par laquelle elle rejoint le bord spinal de l'os. — Les fibres *inférieures*, presque transversales d'abord, puis d'autant plus obliquement ascendantes qu'elles sont plus inférieures, se rassemblent en une aponévrose triangulaire qui s'engage sous la portion moyenne, glisse sur la facette triangulaire de la base de l'épine, et va s'insérer au versant supérieur du tubercule auquel se rendent les derniers faisceaux de la portion moyenne.

Rapports. — Muscle superficiel, le trapèze recouvre le splénius, les complexus, l'angulaire, le petit dentelé postérieur et supérieur, le sus et le sous-épineux, le rhomboïde et le grand dorsal. Son bord antérieur limite en arrière le triangle sus-claviculaire.

Action. — L'excitation simultanée de toutes les portions du trapèze élève l'omoplate et l'attire en dedans; de plus la tête se redresse, les épaules s'effacent et la poitrine s'étale. Celle-ci se creuse au contraire dans l'atrophie du muscle, tandis que le moignon de l'épaule s'abaisse et que l'angle inférieur de l'omoplate fait saillie sous la peau. C'est en effet la tonicité du trapèze qui maintient l'épaule à sa hauteur normale.

Duchenne a montré que chaque portion du muscle possède une

action propre. Toutes élèvent le moignon de l'épaule, mais la portion

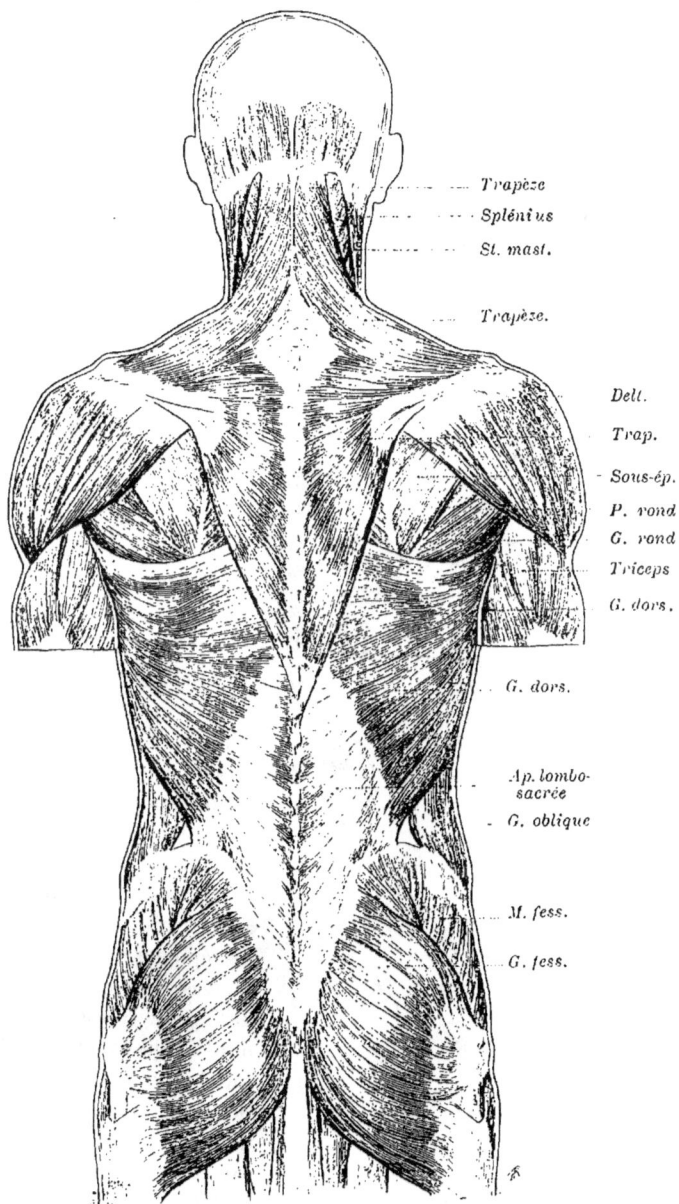

Fig. 395. — Muscles de la face postérieure du tronc (couche superficielle).

claviculaire, dite respiratoire, incline en plus la tête du côté excité, la renverse en arrière, et lui imprime un mouvement de rotation du côté opposé. La portion moyenne est surtout adductrice du scapulum. La portion inférieure n'élève le moignon qu'en attirant en bas et en dedans l'angle interne de l'omoplate.

Innervation. — Il est innervé par la branche externe du spinal et par la 3ᵉ paire cervicale.

Grand dorsal

(*M. latissimus dorsi BNA*). — Le grand dorsal, large, aplati, mince, de forme triangulaire, monte de la région lombaire vers le bras en contournant la moitié inférieure du thorax et le bord postérieur de l'aisselle.

Ses *origines* se font : 1° aux apophyses épineuses et aux ligaments surépineux des cinq à six dernières vertèbres dorsales, par une mince aponévrose ; 2° aux apophyses épineuses lombaires et sacrées, par l'intermédiaire de l'aponévrose lombo-sacrée dont ses fibres forment l'élément essentiel ; 3° au tiers postérieur de la lèvre externe de la crête iliaque, par une lamelle aponévrotique ; 4° à la face externe et au bord supérieur des trois ou quatre

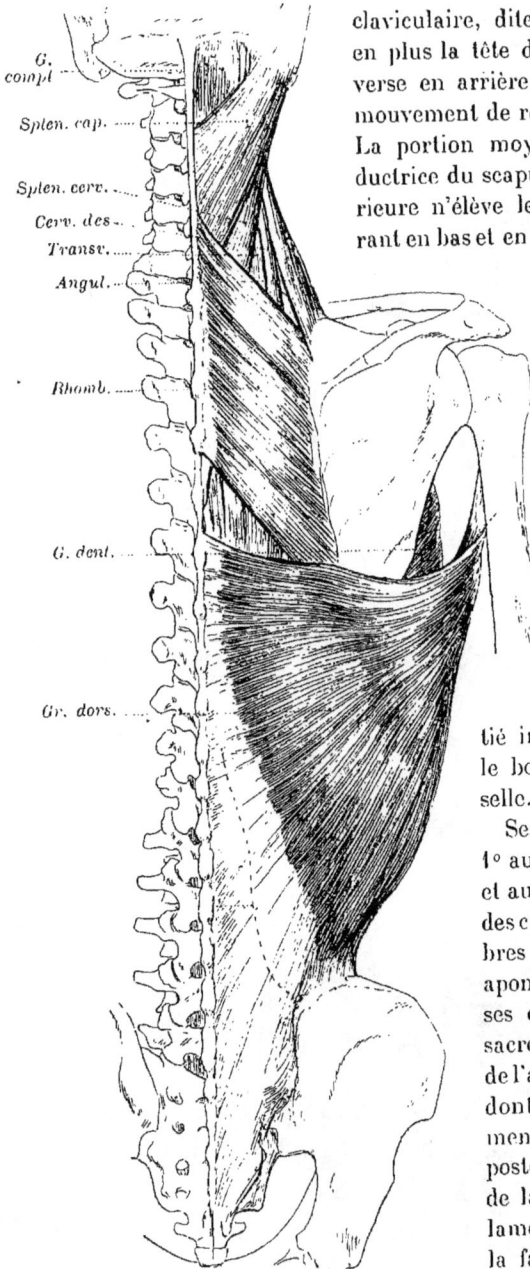

G. compl.
Splen. cap.
Splen. cerv.
Cerv. des
Transv.
Angul.
Rhomb.
G. dent.
Gr. dors.

Fig. 396. — Le grand dorsal.

dernières côtes, par autant de languettes charnues entrecroisées avec les digitations du grand oblique.

Les fibres musculaires, d'abord étalées, forment une mince nappe charnue. Les fibres supérieures ont un trajet horizontal, les moyennes sont de plus en plus obliquement ascendantes ; les inférieures qui forment le bord externe du muscle sont presque verticales. Cette nappe musculaire se résume bientôt en un faisceau beaucoup plus épais, qui monte en se tordant vers l'aisselle, longe le muscle grand rond puis contourne son bord inférieur. La face antérieure du grand dorsal devient ainsi postérieure et s'applique au tendon du grand rond, tandis que sa face postérieure devenue antérieure répond aux vaisseaux et nerfs axillaires.

Le tendon du grand dorsal, rectangulaire et aplati, apparaît au point où ce muscle croise le grand rond ; il va s'insérer dans la coulisse bicipitale sur une ligne rugueuse qui traverse obliquement le fond de cette gouttière. Là, les tendons du grand dorsal et du grand rond qui jusque-là étaient mobiles l'un sur l'autre, s'unissent le plus souvent. — Le tendon du grand dorsal donne toujours, par son bord inférieur, une expansion à l'aponévrose brachiale.

Rapports. — Au niveau du dos, le grand dorsal, muscle superficiel, recouvre le petit dentelé inférieur, les muscles spinaux, l'angle inférieur de l'omoplate, le rhomboïde. Son bord externe délimite avec le bord postérieur du grand oblique et la crête iliaque le triangle de Petit. Au niveau de l'aisselle, son tendon prend part à la constitution de la paroi postérieure de celle-ci ; le paquet vasculo-nerveux passe en avant de lui.

Action. — Généralement le grand dorsal prend son point fixe sur la colonne vertébrale. Lorsque le bras est élevé et écarté du tronc, il l'abaisse, le rapproche du tronc et le porte en arrière en lui imprimant un mouvement de rotation qui oriente en dehors sa face postérieure. Lorsque le bras est parallèle à l'axe du tronc, les fibres horizontales attirent l'omoplate vers la ligne médiane, les fibres obliques abaissent fortement l'humérus, et par suite le moignon de l'épaule.

Si le grand dorsal prend son point fixe sur l'humérus, il élève les côtes et prend part aux inspirations forcées. — Il soulève le tronc dans l'action de grimper.

Innervation. — Le nerf du grand dorsal naît de la partie inférieure et postérieure du plexus brachial, et aborde le muscle tout près de l'aisselle, par sa face antérieure.

Rhomboïde (*M. rhomboïdeus BNA*). — Large et mince, le rhomboïde est formé de faisceaux parallèles, descendant obliquement de la colonne vertébrale vers le bord spinal de l'omoplate.

Ses fibres naissent de la partie inférieure du ligament cervical, de l'apophyse épineuse de la 7ᵉ cervicale et des quatre premières dorsales, ainsi que des ligaments interépineux correspondants. Elles vont se fixer au bord spinal de l'omoplate, jusqu'au voisinage de l'angle supéro-interne, par des fibres charnues et aussi par une bandelette aponévro-tique qui longe le bord spinal et va s'attacher à l'angle inférieur de l'os, immédiatement au-dessus et en arrière du grand dentelé. Parfois une intersection celluleuse à l'union du cinquième supérieur avec les quatre cinquièmes inférieurs divise le muscle en deux portions, (grand et petit rhomboïdes).

Action. — Par sa tonicité, le rhomboïde contribue à maintenir le scapulum solidement appliqué contre le thorax. — Par sa contraction : il attire d'abord en dedans, l'angle inférieur de l'omoplate qui tourne sur son angle externe ; dans un deuxième temps, il produit l'élévation directe et en masse de l'épaule.

Innervation. — Le nerf du rhomboïde naît, tantôt de la dernière branche du plexus cervical, tantôt de la première branche du plexus brachial.

Angulaire de l'omoplate (*M. levator scapulæ* B.N.A). — Situé sur le même plan que les scalènes, l'angulaire naît des tubercules posté-rieurs des apophyses transverses des quatre premières vertèbres cervi-cales, par quatre languettes tendineuses réunies en avant aux lan-guettes d'origine du scalène postérieur, en arrière à celles du splénius.

Les faisceaux charnus qui naissent de ces languettes, d'abord séparés, se réunissent bientôt en un ventre musculaire, qui descend en bas, en arrière et en dehors, et va s'insérer à l'angle supérieur et interne, et à la partie sus-épineuse du bord spinal de l'omoplate.

Action. — La contraction de l'angulaire : 1° imprime à l'omoplate un mouvement de rotation autour d'un axe passant par l'angle externe qui reste fixe (Duchenne) ; 2° élève en masse l'omoplate de 2 à 3 cm. environ.

Innervation. — Les nerfs de l'angulaire viennent des branches antérieures du plexus cervical. Le filet principal naît de la 4ᵉ paire.

Muscles dentelés postérieurs. — Ces muscles, au nombre de deux, sont unis par une aponévrose mince et transparente, fixée en dedans à la crête épineuse, en dehors à l'angle des côtes. L'ensemble ferme et bride la loge des muscles vertébraux.

Petit dentelé supérieur (*M. serratus post. sup.* B.N.A). — Ce muscle descend de la région cervico-dorsale vers les côtes supérieures. Aplati, quadrilatère, il naît, de la partie inférieure du ligament cervical postérieur, de l'apophyse épineuse de la 7e cervicale et de celles des deux ou trois premières vertèbres du dos, par une aponévrose mince, large et resplendissante, qui descend jusqu'au voisinage de l'angle des côtes. Il se divise là en quatre digitations charnues légèrement imbriquées, qui vont s'insérer au bord supérieur et à la face externe des 2e, 3e, 4e et 5e côtes, à deux travers de doigt en dehors de l'angle costal.

Petit dentelé inférieur (*M. serratus post. inf. BNA*). — De même forme, mais plus large et plus haut que le précédent, il monte au contraire de la région dorso-lombaire vers les dernières côtes.

Il naît des apophyses épineuses des trois premières lombaires et des trois dernières dorsales, ainsi que des ligaments interépineux correspondants, par une aponévrose intimement unie dès son origine à l'aponévrose du grand dorsal qui la recouvre et avec laquelle elle concourt à former l'aponévrose lombo-sacrée. Le corps charnu est formé par quatre digitations parallèles qui vont s'insérer au bord inférieur et à la face externe des quatre dernières côtes. De largeur inégale et progressivement décroissante des supérieures aux inférieures, ces digitations s'insèrent d'autant plus en dehors qu'elles se fixent à une côte plus élevée. L'insertion de la digitation supérieure au bord inférieur de la 9e côte n'a pas moins de 8 à 10 centimètres.

Action des dentelés postérieurs. — Élévateur des côtes supérieures, le petit dentelé supérieur est inspirateur, tandis que l'inférieur qui abaisse les dernières côtes est expirateur.

Innervation des dentelés postérieurs. — Ils reçoivent quelques filets grêles des branches postérieures des premiers nerfs dorsaux pour le petit dentelé supérieur, des derniers pour l'inférieur. Il faut y ajouter pour le premier un filet du nerf du rhomboïde et pour le second un filet du nerf du grand dorsal.

COUCHE PROFONDE

Les muscles de la couche profonde présentent une structure métamérique et appartiennent en propre au dos, tandis que les muscles superficiels se rattachent au membre supérieur. Logés dans les gouttières vertébrales, ils sont formés de faisceaux longitudinaux, dont les superficiels sont longs et les profonds de plus en plus courts.

Nous les diviserons en deux groupes : *muscles spinaux dorsaux et muscles de la nuque.*

A. — MUSCLES SPINAUX DORSAUX

Ils sont au nombre de quatre de chaque côté : le sacro-lombaire, le long dorsal, l'épi-épineux et le transversaire épineux. L'épi-épineux qui n'occupe que la région dorsale est souvent considéré comme une portion du long dorsal.

Masse commune. — Mais ces muscles qui montent de chaque côté dans la gouttière vertébrale correspondante, tout le long des régions lombaire, dorsale et même cervicale, ne sont pas séparables dans toute leur étendue. Inférieurement ils sont fusionnés en une masse unique, la *masse commune*.

Celle-ci, très grêle dans la partie inférieure de la gouttière formée par le sacrum et l'os coxal, se renfle à mesure que cette gouttière s'élargit. A la région lombaire, c'est une masse cuboïde très épaisse. Mais, déjà à ce niveau la masse commune présente un rudiment de division, indiqué par la présence de rameaux vasculaires émergeant par un interstice tendineux. En creusant cet interstice on arrive sans trop de peine à diviser la masse commune en une portion externe (m. sacro-lombaire) et une portion interne (m. long dorsal).

La face postérieure de la masse commune exclusivement tendineuse, forme le tendon commun des muscles long dorsal et sacro-lombaire. La masse commune est bridée en arrière, dans la gouttière qui la contient par l'aponévrose lombo-dorsale avec laquelle elle s'unit intimement à sa partie inférieure. Enfin, si l'on désinsère ce tendon commun et si l'on rejette en dehors toute la masse commune, on découvre le plus profond des muscles qui la constituent : le transversaire épineux, directement appliqué sur les lames vertébrales.

Muscle sacro-lombaire ou ilio-costal (*M. ilio-costalis* BNA). — Le plus externe des trois muscles longs, il s'étend de l'os iliaque à l'apophyse transverse des quatre ou cinq dernières vertèbres cervicales.

Confondu à son origine avec le long dorsal dans la masse commune, il naît cependant plus particulièrement : 1° de cette partie externe du tendon commun qui descend vers l'épine iliaque postérieure et supérieure, et de la crête iliaque, par des fibres surtout charnues; 2° un peu de l'aponévrose lombo-iliaque; 3° de la face externe d'une cloison aponévrotique sagittale qui sépare la masse commune en deux parties.

Le corps charnu ainsi constitué présente sur sa face postérieure une longue série de rubans aponévrotiques juxtaposés et parallèles. Il se sépare du long dorsal au-dessous de la 12ᵉ côte, et s'applique à la face postérieure des côtes en dedans de l'angle. C'est une longue pyramide, à sommet supérieur, émettant par son bord externe des *faisceaux de terminaison* qui vont aux côtes sus-jacentes, et recevant par son bord interne des *faisceaux de renforcement* qui viennent du bord supérieur des côtes sous-jacentes.

En effet, le corps charnu issu du tendon commun se décompose en cinq ou six faisceaux aplatis qui s'insèrent par étages au bord inférieur des six dernières côtes, au niveau de l'angle. Ces faisceaux musculaires se détachent de la face externe du muscle qui s'amincit progressivement et finirait en pointe effilée vers le milieu du dos, s'il n'était reconstitué, au fur et à mesure, par des faisceaux de renforcement qui le prolongent jusque dans la région cervicale. Longs et grêles, ces faisceaux naissent du bord supérieur des côtes, un peu en dedans de l'angle, et, montant obliquement en haut et en dedans, viennent s'agréger au muscle sur son bord interne.

De ces faisceaux de renforcement, ceux qui naissent des six côtes inférieures s'épuisent bientôt en faisceaux musculaires continuant jusqu'à la tubérosité de la pre-

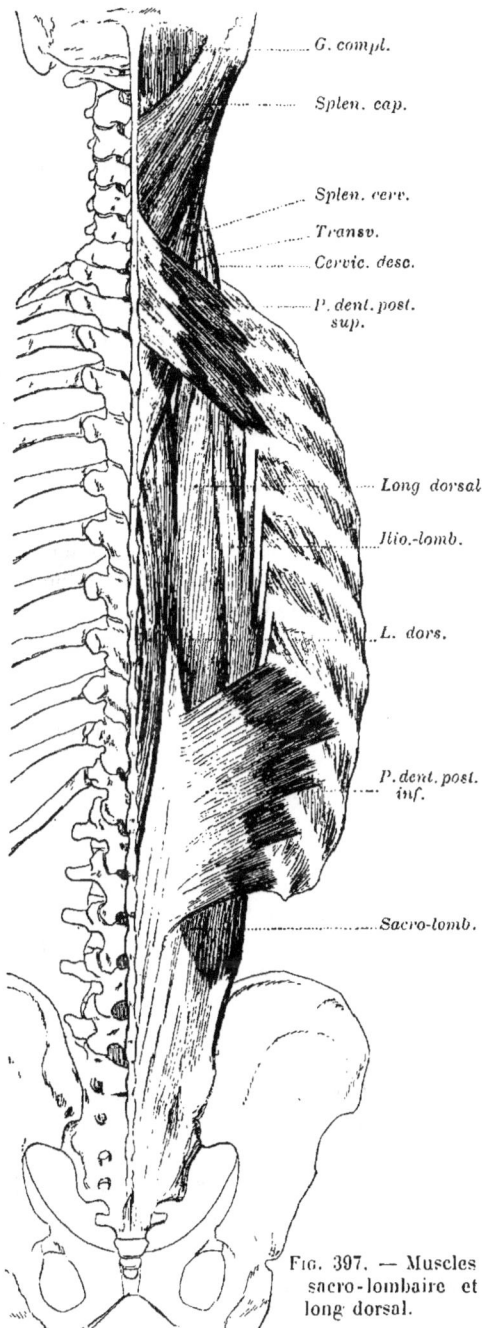

G. compl.

Splen. cap.

Splen. cerv.

Transv.

Cervic. desc.

P. dent. post. sup.

Long dorsal.

Ilio.-lomb.

L. dors.

P. dent. post. inf.

Sacro-lomb.

Fig. 397. — Muscles sacro-lombaire et long dorsal.

mière côte la série des faisceaux de terminaison du sacro-lombaire proprement dit ; les faisceaux supérieurs au contraire ne s'épuisent que sur les tubercules postérieurs des vertèbres cervicales. Trolard a montré que la portion lombaire de l'ilio-costal participait aussi à ce même mode de terminaison costale, par cinq languettes qui se fixent au sommet des apophyses costiformes, homologues des côtes, et qui sont visibles en réclinant en dedans la masse commune.

Long dorsal (*M. longissimus dorsi BNA*). — Constituant la partie interne de la masse commune, dont le sacro-lombaire forme la partie externe, il recouvre le transversaire épineux.

Il naît : 1° de la partie interne, très forte du tendon commun ; cette partie interne est formée par des bandelettes aponévrotiques qui se détachent des apophyses épineuses du sacrum et des trois ou quatre vertèbres lombaires inférieures ; 2° des rugosités de la face interne de l'os iliaque par des fibres charnues, et de la tubérosité iliaque par une lame tendineuse placée au milieu du corps musculaire ; 3° de la cloison aponévrotique qui le sépare du sacro-lombaire.

Le corps charnu se sépare du sacro-lombaire un peu au-dessous de la 12e côte, et monte verticalement, en diminuant de volume, jusqu'à la hauteur de la 2e côte. La grêle pyramide qu'il forme est continuée jusqu'au crâne par le transversaire du cou et le petit complexus. Ses faisceaux de terminaison se détachent de sa partie antérieure, rangés en deux longues séries, l'une *externe*, l'autre *interne*.

La série *externe*, costale, est formée de faisceaux qui vont se fixer : dans la région lombaire, à tout le bord inférieur des apophyses costiformes, représentant les côtes lombaires, et, dans la région dorsale, au bord inférieur des côtes, entre l'angle de la côte, et l'apophyse transverse de la vertèbre correspondante.

La série *interne* est formée de faisceaux qui vont se fixer aux tubercules accessoires de toutes les vertèbres lombaires, formations homologues des apophyses transverses des vertèbres dorsales et aux apophyses transverses de la colonne dorsale. Dans l'une et l'autre série, le nombre des faisceaux est théoriquement de dix-sept ; mais il est rare qu'il atteigne ce chiffre.

Comme le sacro-lombaire, le long dorsal s'épuiserait de bonne heure sans des *faisceaux de renforcement* venus du sommet des tubercules accessoires des deux ou trois premières lombaires et des cinq ou six dernières dorsales. Tous ces faisceaux sont difficiles à séparer ; ce sont les vaisseaux qui s'engagent dans leurs interstices, qui servent de points de repère.

Épi-épineux du dos (*M. spinalis dorsi BNA*). — Aux fibres de renforcement du long dorsal, la plupart des classiques français ajoutent une autre série de petits faisceaux très longs, qui naissent de l'apophyse épineuse des deux premières lombaires et des deux dernières dorsales. Winslow les séparait du long dorsal, et les décrivait comme formant un petit muscle autonome. Etroit, fusiforme, l'épi-épineux est placé sur le côté des apophyses épineuses des vertèbres dorsales, il repose sur le **transversaire épineux**, et tend à se confondre en dehors avec le long dorsal. Le grêle ventre charnu ne tarde pas à se diviser en languettes, qui vont s'insérer au sommet des apophyses épineuses des huit vertèbres dorsales comprises entre la 1re et la 10e.

Fig. 398. — Transversaire épineux.

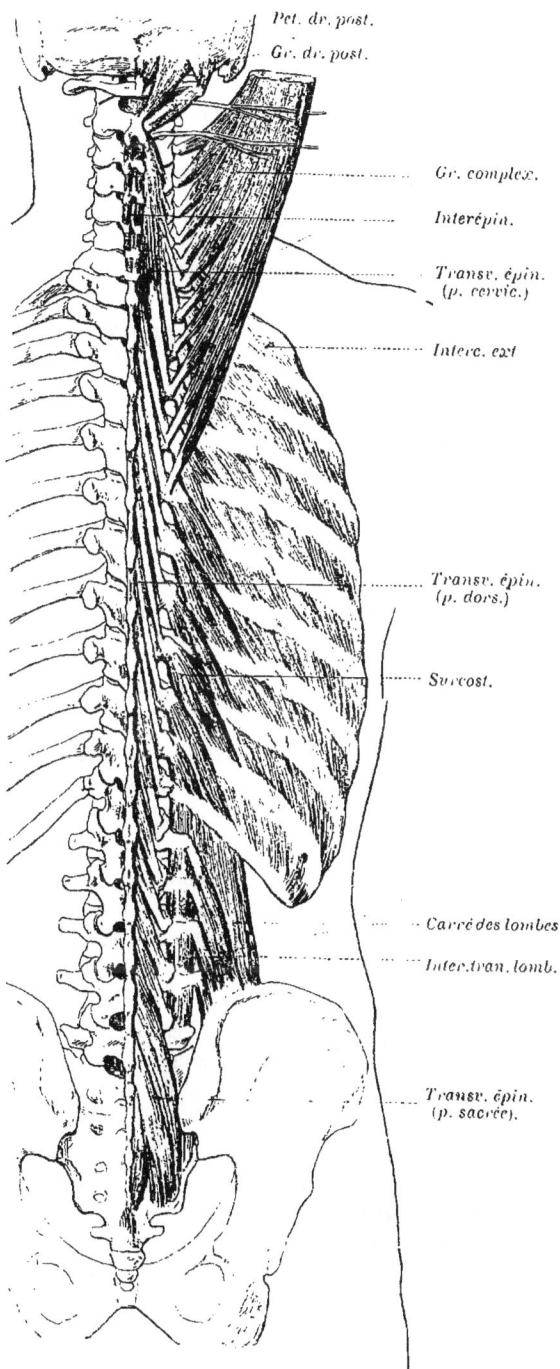

Pet. dr. post.

Gr. dr. post.

Gr. complex.

Interépin.

Transv. épin. (p. cervic.)

Interc. ext

Transv. épin. (p. dors.)

Surcost.

Carré des lombes

Inter.tran.lomb.

Transv. épin. (p. sacrée).

Ce muscle est ainsi formé d'une série de faisceaux en arc jetés d'une épine dorsale à une épine lombaire, et concentriques les uns aux autres, les plus profonds étant les plus courts.

Transversaire épineux (*M. multifidus spinæ BNA*). — Étendu du sacrum à l'axis, le transversaire épineux est directement appliqué sur les parties latérales des apophyses épineuses et sur les lames vertébrales. Sous-jacent au sacro-lombaire et au long dorsal, il en est séparé par une couche celluleuse que traversent des vaisseaux et des nerfs. Il occupe la partie interne de la grande gouttière vertébro-costale, divisée en deux gouttières parallèles par la crête mousse que forment les sommets des apophyses transverses. Son volume, très variable, est tour à tour croissant et décroissant, suivant la mobilité des régions qu'il traverse. Il est formé par un très grand nombre de faisceaux, montant obliquement d'une apophyse transverse aux apophyses épineuses des trois ou quatre vertèbres qui surmontent celle-ci. Ces faisceaux superposés en trois couches, sont en partie confondus.

Trolard a résumé cette constitution en une formule simple, réalisée typiquement au moins à certains étages lombaires. Le transversaire épineux se compose de *chevrons musculaires*, dont chacun a son insertion fixe à l'apophyse transverse, et se compose de quatre faisceaux superposés dont les insertions mobiles sont les suivantes : le faisceau

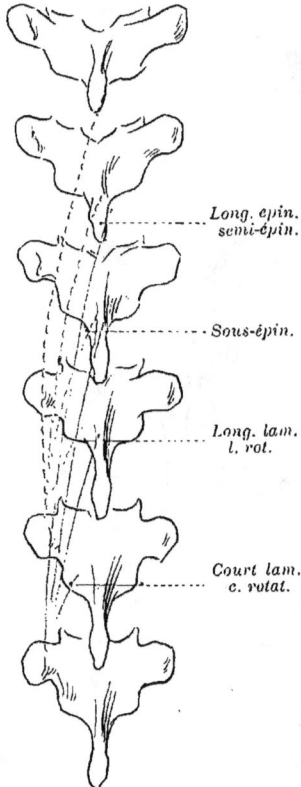

Fig. 399. — Schéma du transversaire épineux.

Labels in figure: Long. épin. semi-épin. — Sous-épin. — Long. lam. l. rot. — Court lam. c. rotat.

le plus externe et le plus long va s'insérer au sommet de l'apophyse épineuse de la 4e vertèbre située au-dessus de celle qui donne l'insertion fixe; le second va à la base de l'apophyse épineuse de la 3e vertèbre sus-jacente; le 3e à la partie interne du bord inférieur de la lame de la 2e vertèbre placée au-dessus; enfin le 4e faisceau, le plus profond, le plus interne et le plus court, presque transversalement dirigé, se rend à la partie externe du bord inférieur de la lame de la vertèbre immédiatement sus-jacente.

C'est en associant en séries longitudinales les faisceaux homologues de la succession des chevrons, que les anciens auteurs français, et, à leur exemple, la plupart des auteurs étrangers, décrivent les trois couches du transversaire épineux : *transversaire épineux superficiel*, formé des faisceaux les plus longs ; — *muscle compliqué de l'épine* (multifide), formé par les faisceaux moyens plus courts, plus obliques et sous-jacents aux précédents ; — *muscles rotateurs de l'épine* enfin, qui sont les faisceaux des deux derniers ordres : *rotateurs longs* allant à la 2ᵉ vertèbre, et *rotateurs courts*, presque transversaux, allant à l'arc de la vertèbre immédiatement sus-jacente.

Action des muscles spinaux. — Le long dorsal, par ses faisceaux de terminaison externe, et surtout le sacro-lombaire, étendent la colonne vertébrale et l'inclinent latéralement. L'épi-épineux est un extenseur direct de celle-ci. Le transversaire épineux est un rotateur qui tourne la face antérieure des corps vertébraux du côté opposé.

Antagonistes des scalènes et des muscles de l'abdomen, les muscles spinaux déterminent l'extension de la colonne vertébrale par leur contraction synergique, et par leur tonicité, ils prennent une part importante au maintien de l'équilibre du corps pendant la station ou la marche.

Innervation des muscles spinaux. — Ces muscles sont innervés par les branches postérieures des nerfs dorsaux et lombaires.

B. — MUSCLES DE LA NUQUE

Splénius (*M. splenius* BNA). — Le trapèze, le rhomboïde et le petit dentelé supérieur étant enlevés, on découvre le splénius. Celui-ci naît de la moitié ou des deux tiers inférieurs du ligament cervical postérieur, des apophyses épineuses de la 7ᵉ cervicale et des cinq premières dorsales, ainsi que des ligaments sur-épineux correspondants. De ces insertions cervico-dorsales, le muscle se porte en haut et en dehors, divisé en deux faisceaux, l'un interne, l'autre externe.

Le faisceau interne volumineux (*splénius de la tête*) va se fixer par des fibres tendineuses : au bord postérieur et à la face externe de l'apophyse mastoïde, au sommet et un peu au bord antérieur de cette apophyse qu'il engaine — et à la partie voisine de la ligne courbe occipitale supérieure. D'abord recouvert par le trapèze, il se dégage du bord antérieur de celui-ci, et devient sous-cutané jusqu'au bord postérieur du sterno-cléido-mastoïdien qui recouvre son insertion mastoïdienne.

Le faisceau externe (*splénius du cou*) né des 3ᵉ, 4ᵉ et 5ᵉ vertèbres dorsales par un triangle tendineux, monte presque verticalement le long du bord externe du faisceau supérieur, sous lequel il s'engage pour aller se fixer par deux ou trois faisceaux aux tubercules postérieurs des apophyses transverses des 1re et 2e cervicales, quelquefois de la 3e. Son bord externe est longé par l'angulaire.

Action. — La contraction bilatérale des splénius porte la tête dans l'extension; la contraction isolée de l'un d'eux l'incline en outre de son côté et fait tourner la face du côté opposé.

Innervation. — Un filet du grand nerf occipital d'Arnold se distribue à la partie supérieure de ce muscle. Sa partie inférieure reçoit des filets des 3e et 4e branches cervicales postérieures.

Muscles complexus. — Le groupe des complexus est formé par trois muscles, le grand complexus, le petit complexus et le transversaire du cou.

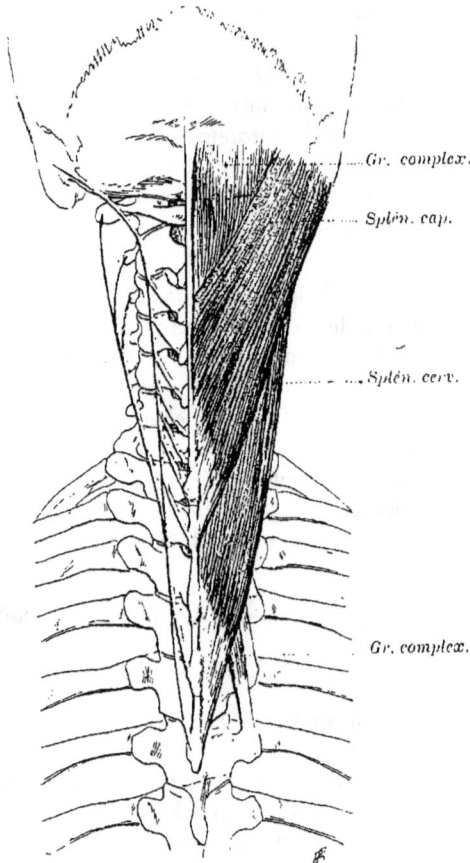

Fig. 400. — Splénius.

Grand complexus (*M. complexus major B.NA*). — Ce muscle continue jusqu'au crâne le transversaire épineux du dos. Il naît en général : 1° des quatre, cinq ou six premières vertèbres dorsales et de la 7e cervicale, par des faisceaux tendineux fixés au sommet des apophyses transverses, en dedans des insertions du long dorsal; 2° des quatre vertèbres cervicales inférieures par deux faisceaux plutôt charnus que tendineux, insérés à la face interne des apophyses articulaires et à la base des apophyses transverses; 3° assez souvent, par un ou deux faisceaux très grêles des apophyses épineuses de la 7e cervicale et de la 1re dorsale. Tous ces faisceaux se dirigent en haut et en dedans; ils se rassemblent sur les côtés du ligament cervical postérieur, et vont s'insérer à l'occipital, sur une large surface rugueuse située immédiatement en dehors de la crête occipitale externe entre, les deux lignes courbes.

Le corps charnu est ordinairement formé de deux chefs accolés : le chef interne, d'origine dorsale, est interrompu en son milieu par un vrai tendon, et revêt ainsi l'aspect d'un muscle digastrique; le chef externe, d'origine cervicale, plus court, mais plus large, présente seulement une intersection aponévrotique transversale vers son tiers supérieur.

Petit complexus (*M. complexus minor BNA*). — C'est un muscle allongé, large et mince inférieurement, plus étroit en haut, disposé sagittalement entre le grand complexus et le transversaire du cou.

Il naît par quatre, cinq

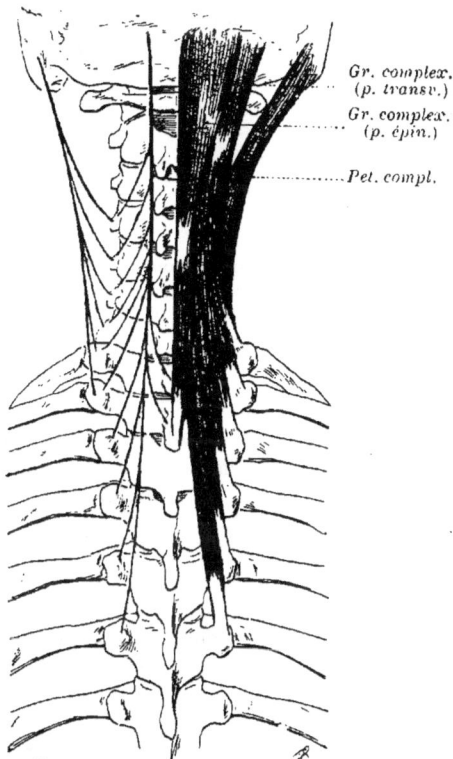

Gr. *complex.*
(*p. transv.*)
Gr. *complex.*
(*p. épin.*)
Pet. compl.

Fig. 401. — Les complexus.

ou six faisceaux, étroitement unis avec ceux du grand complexus, des vertèbres cervicales inférieures et dorsales supérieures, dans l'angle rentrant que forment les apophyses transverses et les apophyses articulaires, plus près de la transverse au dos, uniquement sur l'articulaire au cou.

Le mince ventre charnu va se fixer au bord postérieur et au sommet de l'apophyse mastoïde; il est accolé au grand complexus, sauf dans son tiers supérieur où il s'en écarte à angle aigu.

Transversaire du cou (*M. longissimus cervicis. Henle*). — Situé en dehors des complexus, en dedans de la portion supérieure du long dorsal et de la portion cervicale du sacro-lombaire, il naît, par cinq languettes réunies bientôt en un corps charnu grêle et verticalement ascendant, du sommet des apophyses transverses des cinq premières dorsales. Il va s'attacher sur les six dernières cervicales, aux tubercules postérieurs de leurs apophyses transverses.

Le petit complexus et le transversaire du cou, très souvent unis par des faisceaux musculaires au long dorsal, peuvent être regardés comme faisant partie du même système.

Action des muscles complexus. — Ces trois muscles sont extenseurs de la tête; lorsqu'ils agissent unilatéralement, ils l'inclinent de leur côté.

Innervation des complexus. — Le grand complexus est innervé par les branches postérieures des trois premiers nerfs cervicaux. Les filets du petit complexus viennent surtout du grand nerf occipital, mais aussi des 3ᵉ et 4ᵉ paires cervicales postérieures. Ceux du transversaire du cou sont fournis par les branches postérieures des derniers nerfs cervicaux et des premiers nerfs dorsaux.

Muscles profonds de la nuque. — Au-dessous du splénius et des complexus, se trouvent les plus profonds des muscles de la nuque, étendus de l'axis et de l'atlas à l'occipital. Au nombre de quatre, ces muscles sont directement appliqués sur les os et les ligaments.

Grand droit postérieur (*M. rectus capitis posterior major BNA*). — Triangulaire à sommet axoïdien, il naît de l'apophyse épineuse de l'axis sur les côtés de la crête de celle-ci et avant sa bifurcation; d'abord arrondi, il s'aplatit en montant obliquement en dehors, pour s'insérer à la moitié externe de la ligne courbe inférieure de l'occipital, et à la surface sous-jacente de l'os.

Petit droit postérieur (*M. rectus capitis posterior minor BNA*). — Épais et court, il s'attache sur la face latérale du tubercule postérieur de l'atlas, monte presque verticalement et s'épanouit en éventail sur le tiers interne de la ligne courbe occipitale inférieure, et sur la surface osseuse située au-dessous.

Grand oblique (*M. obliquus capitis inferior BNA*). — Fusiforme et assez épais, il naît de la face latérale de l'apophyse épineuse de l'axis qu'il excave largement, et se porte en haut, en avant et en dehors, pour s'insérer à la face inférieure de l'apophyse transverse de l'atlas.

Petit oblique (*M. obliquus capitis superior BNA*). — Il naît du sommet et de la face supérieure de l'apophyse transverse de l'atlas et monte en sens inverse du grand oblique pour se fixer par une large insertion au tiers externe de la ligne courbe occipitale inférieure, au-dessus et en dehors de l'insertion du grand droit qu'il recouvre.

Rapports des muscles droits et obliques. — Les deux grands droits divergent de bas en haut, formant un sinus à pointe inférieure qui loge les petits droits, séparés seulement par le ligament cervical postérieur très aminci. En dehors, le grand droit limite avec les deux obliques un espace trian-gulaire où l'on aperçoit l'artère vertébrale et où passe la branche postérieure du 1er nerf cervical. Du tissu cellulaire dense traversé par de nombreuses vei-nes unit tous ces muscles.

Action des mus-cles droits et obli-ques. — Tous ces muscles sont extenseurs de la tête. Le petit droit n'a pas d'autre action. Les autres inclinent la tête latéralement, et de plus le grand droit et le grand oblique font tourner la face de leur côté.

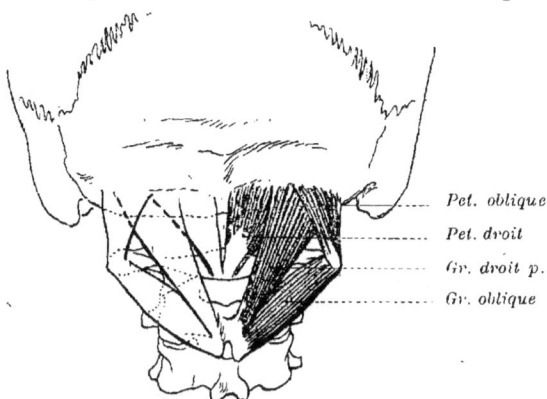

Pet. oblique

Pet. droit

Gr. droit p.

Gr. oblique

Fig. 402. — Muscles profonds de la nuque.

Innervation des muscles droits et obliques. — Tous ces muscles sont inner-vés par la branche postérieure du 1er nerf cervical.

Épi-épineux du cou (*M. spinalis cervicis B.NA*) — Très variable, même d'un côté à l'autre chez un même sujet, ce muscle s'étend, d'ordinaire, des épines des deux cervicales inférieures ou dorsales supé-rieures à celles de la 2e et de la 3e cervicale. Parfois les muscles des deux côtés sont réunis en un seul, placé au-dessus des épines, dans le sillon qui sépare leur pointe.

CHAPITRE ONZIÈME

MUSCLES INTERTRANSVERSAIRES
ET INTERÉPINEUX

Muscles intertransversaires. — Les apophyses transverses des vertèbres sont unies entre elles par de petits muscles courts et arrondis, les intertransversaires dont la disposition varie au niveau des différents segments de la colonne vertébrale.

Intertransversaires du cou. — Au cou. il y a deux intertransver-

saires pour chaque espace : un postérieur, qui est le véritable intertransversaire, un antérieur qui a la valeur d'un intercostal. Les uns et les
autres sont au nombre de sept.

Les intertransversaires postérieurs naissent de la face inférieure de
la gouttière creusée sur la partie externe des apophyses transverses,
et descendent s'attacher sur la partie la plus externe de la lèvre postérieure de la gouttière de la vertèbre sous-jacente.

Les intertransversaires antérieurs, plus larges que les précédents et
diminuant de volume de haut en bas, sont situés en avant et en dedans
des postérieurs. Ils naissent de la face antérieure et du bord inférieur
de la racine antérieure des apophyses transverses, et se terminent sur
le bord supérieur de la racine antérieure de la vertèbre sous-jacente.

Entre ces deux séries d'intertransversaires, doublées, l'antérieure,
par le grand droit antérieur de la tête et le long du cou, la postérieure
par les muscles de la nuque, passent l'artère vertébrale, les plexus
veineux qui l'accompagnent, le nerf vertébral et les branches antérieures des nerfs cervicaux.

Innervation. — Les intertransversaires sont innervés par des filets venus des
branches antérieures des nerfs cervicaux.

Droit latéral (M. rectus capitis lateralis BNA). — Ce muscle n'est en
réalité qu'un intertransversaire, le premier de la série. Il naît de la
partie externe de la branche antérieure de l'apophyse transverse de
l'atlas et d'une arcade fibreuse jetée du sommet de celle-ci à son point
d'implantation sur les masses latérales. Il se termine sur l'apophyse
jugulaire de l'occipital où il frappe une empreinte rugueuse triangulaire à sommet interne.

Il répond en avant à la jugulaire interne et aux IXe, X^e et XIe paires.

Innervation. — Il reçoit son nerf de l'anastomose qui unit les 1re et 2e paires
cervicales.

Intertransversaires du dos. — Ces muscles n'existent qu'à l'état de
vestiges : les ligaments intertransversaires.

Intertransversaires des lombes. — Au nombre de cinq, ils sont
formés de deux faisceaux de valeur morphologique différente : un
interne, intertransversaire vrai, qui naît soit du tubercule mamillaire,
soit de l'apophyse accessoire de chaque vertèbre lombaire, et va se fixer
sur le tubercule mamillaire de la vertèbre sous-jacente ; un externe plus
volumineux, rudiment d'intercostal étendu du bord inférieur du processus
costiforme au bord supérieur de l'apophyse de la vertèbre sous-jacente.

Action des intertransversaires. — Les intertransversaires impriment à la colonne vertébrale un mouvement de flexion latérale par
rapprochement des apophyses transverses.

Carré des lombes (*M. ilio-costalis lumborum BNA*). — Aplati, de forme quadrilatère, le carré des lombes est situé sur les parties latérales de la colonne lombaire (v. fig. 323, p. 400). Il répond : en arrière au ligament lombo-costal de Henle et à la masse commune qu'il déborde en dehors ; en avant et en dedans, au psoas et aux abdomino-génitaux qui passent entre les deux muscles ; en avant et en dehors, au rein et à sa capsule adipeuse.

Il est formé de deux portions, l'une externe, l'autre interne.

La *portion externe*, la plus volumineuse, naît : 1° du bord supérieur du ligament ilio-lombaire ; 2° de la crête iliaque sur une longueur de 2 ou 3 cm. Elle forme un corps musculaire aplati qui monte en s'étalant et se termine : 1° sur le sommet des apophyses transverses des premières lombaires ; 2° sur les parties latérales du corps de la 12e dorsale et souvent sur l'apophyse transverse de cette vertèbre ; 3° sur les deux tiers internes du bord inférieur de la 12e côte.

La *portion interne*, située sur un plan plus antérieur que la précédente qu'elle croise obliquement, naît du sommet des apophyses transverses des quatre dernières vertèbres lombaires. Elle forme une lame musculaire assez mince qui vient se terminer sur le bord inférieur de la 12e côte.

En somme le carré des lombes est formé par trois ordres de fibres : 1° des fibres externes, verticales (*ilio-costales*) ; 2° des fibres internes, obliques en haut et en dedans (*fibres ilio-lombaires*) ; 3° des fibres encore internes, mais obliques en haut et en dehors (*fibres lombo-costales*).

Action. — Quand il prend son point fixe sur la crête iliaque, il incline la colonne lombaire de son côté. Par son action sur la 12e côte. il intervient dans l'expiration ; quand il prend son point fixe en haut, il relève le bassin de son côté.

Innervation. — Les filets nerveux du carré des lombes viennent à la fois du 12e nerf intercostal et des premiers nerfs lombaires.

Muscles interépineux (*M. interspinales BNA*). — Muscles courts et arrondis, les interépineux recouvrent les apophyses épineuses, ils sont au nombre de deux pour chaque espace, séparés l'un de l'autre par le ligament interépineux.

Au cou, il en existe six paires disposées de l'apophyse épineuse de l'axis à celle de la 1re dorsale. Assez épais, ils naissent et se terminent sur les tubercules postérieurs des apophyses épineuses.

Au dos, ils font généralement défaut, sauf entre la 12e dorsale et la 1re lombaire.

Aux lombes, plats et minces, ils sont au nombre de cinq paires et s'attachent sur le sommet et le bord inférieur des apophyses épineuses. La cinquième paire s'insère inférieurement sur la crête sacrée.

Enfin Trolard a décrit dans la gouttière sacrée un faisceau musculaire assez fort : *l'interépineux du sacrum.*

Action. — Les interépineux sont extenseurs du rachis.

CHAPITRE DOUZIÈME

MUSCLES DE LA RÉGION CAUDALE

L'atrophie de la région caudale, que nous avons vu se traduire par une fusion et une diminution des éléments squelettiques, se manifeste également par la régression des muscles moteurs du coccyx ; ces muscles atrophiés sont au nombre de trois.

L'extenseur du coccyx (*M. sacro-coccygeus posterior BNA*) naît de la face postérieure des deux dernières vertèbres sacrées, quelquefois de l'épine iliaque postérieure et inférieure et se termine sur le bord de la petite corne du coccyx ; il porte le coccyx en arrière. Le plus souvent, il est remplacé par un plan aponévrotique compris entre les fibres du grand fessier et le ligament sacro-coccygien postérieur.

Le fléchisseur du coccyx (*M. sacro-coccygeus anterior BNA*), homologue de l'abaisseur de la queue des mammifères, est également remplacé le plus souvent par un petit trousseau fibreux entrecroisé avec celui du côté opposé. Appliqué sur la face antérieure du coccyx il s'étend de la dernière pièce sacrée ou de la première pièce coccygienne aux dernières pièces de cet os.

L'abducteur du coccyx ou ischio-coccygien (*M. abductor coccygeus BNA*) naît : 1º de la face interne de l'épine sciatique ; 2º de l'insertion sciatique du petit ligament sacro-sciatique qu'on regarde d'ailleurs comme une portion de l'ischio-coccygien en voie de régression ; 3º de la partie voisine de l'aponévrose de l'obturateur interne. Ses fibres mêlées de nombreuses fibres tendineuses, qui accusent sa tendance à l'atrophie, se dirigent en bas, en arrière et en dedans, et viennent se terminer sur le bord externe du coccyx et sur la partie inférieure des bords correspondants du sacrum.

Sans action en tant que moteur du coccyx, ce muscle continue en arrière le diaphragme pelvien du releveur. Il répond : en dedans, à l'épanouissement des vaisseaux hypogastriques ; en dehors, à la graisse du creux ischio-rectal.

Innervation. — L'ischio-coccygien reçoit un filet du IVᵉ nerf sacré.

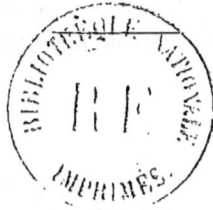

$1

TABLE DES MATIÈRES

LIVRE I

NOTIONS D'EMBRYOLOGIE

LIVRE II

OSTÉOLOGIE

ARTHROLOGIE

MYOLOGIE

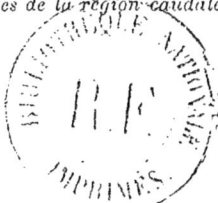

55910. — Imprimerie LAHURE, 9, rue de Fleurus, à Paris.